临床普通外科疾病诊治

LINCHUANG PUTONG WAIKE
JIBING ZHENZHI

主 编 王 征 陈图锋 谢有强 孙文杰 王纯涛

U0194152

科学技术文献出版社
SCIENTIFIC AND TECHNICAL DOCUMENTATION PRESS
·北 京·

图书在版编目（CIP）数据

临床普通外科疾病诊治 / 王征等主编. — 北京：科学技术文献出版社，2018.5
ISBN 978-7-5189-4440-8

Ⅰ.①临… Ⅱ.①王… Ⅲ.①外科—疾病—诊疗 Ⅳ.①R6

中国版本图书馆CIP数据核字(2018)第099264号

临床普通外科疾病诊治

策划编辑：曹沧晔　　　责任编辑：曹沧晔　　　责任校对：赵　瑷　　　责任出版：张志平

出 版 者　科学技术文献出版社

地　　址　北京市复兴路15号　邮编　100038

编 务 部　(010) 58882938，58882087（传真）

发 行 部　(010) 58882868，58882874（传真）

邮 购 部　(010) 58882873

官方网址　www.stdp.com.cn

发 行 者　科学技术文献出版社发行　全国各地新华书店经销

印 刷 者　济南大地图文快印有限公司

版　　次　2018年5月第1版　2018年5月第1次印刷

开　　本　880×1230　1/16

字　　数　461千

印　　张　15

书　　号　ISBN 978-7-5189-4440-8

定　　价　148.00元

前　言

自20世纪中叶以来，全球兴起新的技术革命，十多年的发展，赶超过去数百年，现代外科进入蓬勃发展的阶段。作为一名外科医师，必须不断学习，要具备广泛的知识和精湛的医术，才能满足临床的需要，才能更快更好地解除患者的病痛。为了满足广大外科医务人员提高业务水平的的需要，我们组织了一批专家、教授及年轻的医师编写了本书，以期为现代外科临床事业的发展增添一份力量。

本书重点介绍了普通外科的基础知识及临床常见疾病的普外科诊疗方法，内容详实、新颖，体现科学性，突出实用性，希望能成为广大医务工作者的良师益友。参编的专家教授长期工作在繁忙的医、教、研第一线，在编写过程中付出了艰辛的劳动，并且得到了各级领导、专家的大力支持和帮助，在此表示衷心的感谢。

由于编写内容较多，时间紧促，尽管在编写过程中我们反复校对再三审核，但书中难免有不足之处，望各位读者不吝赐教，提出宝贵意见，以便再版时修订，谢谢！

编　者
2018 年 4 月

目　录

第一章

外科感染

第一节 一般概念

尽管随着外科感染及其治疗观念的不断更新、外科技术和抗菌药物不断取得重大进展，当今外科感染和手术后感染并发症仍然严重威胁着外科患者的生命。

一、外科感染的定义

外科感染的一般定义是指需要用手术方法治疗（包括切开引流、异物去除、肠道渗漏修补等）的感染性疾病以及在创伤或手术后发生的感染并发症，如今外科感染包含的范围较以前更为扩大。凡是外科患者在住院期间以及在诊疗过程中所发生的感染，特别是在重症监护室（ICU）中所可能发生的感染均属于外科感染研究的范畴。外科感染往往具有以下特点：①病变多呈局灶性，容易集中在局部；②多为几种细菌的混合感染，即使在开始时是由单一细菌引起，随着病情的发展常转为混合感染；③局部症状较明显且突出。一般而言，外科感染如不解除其机械性或解剖性问题，单纯应用抗菌药物往往难以根治。此外，随着病因学、微生物学的发展，有些习惯上沿用的名称已显得不够恰当，如从前常将外科感染分为特异性和非特异性感染两大类。非特异性感染是指常见的葡萄球菌、链球菌、大肠埃希菌等致病菌引起的疖痈、丹毒、急性乳腺炎等化脓性感染；而结核病、破伤风和气性坏疽等感染则被称为特异性感染。实际上，现已明确，结核病是由结核分枝杆菌引起的急性或慢性感染，而破伤风和气性坏疽则是由厌氧菌引起的外科感染。因此，比较合理的分类方法是分成需氧菌性外科感染和厌氧菌性外科感染两大类。又如气性坏疽这一名称也不够确切，应改称梭状芽孢杆菌性肌坏死更为合理，因为产气的软组织感染很多，包括梭状芽孢杆菌性蜂窝织炎以及其他厌氧菌引起的软组织感染，如坏死性筋膜炎等均有组织坏死和皮下气体形成。

二、外科感染的分类

（一）根据致病菌的来源分类

外科感染通常可分为外源性感染和内源性感染两大类。

外源性感染的致病菌系来自周围环境，而内源性感染的致病菌在多数情况下是患者自身的正常菌群的成员，少数来自周围患者或医护人员的正常菌群或带菌者。外源性感染，如疖、痈、丹毒、蜂窝织炎、急性乳腺炎的致病菌通常是葡萄球菌或链球菌，在致病菌及其侵入的门户方面，随着时间的推移也不断有所变化。五十多年以前溶血性链球菌是引起外科病室中各种感染并发症的主要致病菌，但自从磺胺类药和青霉素发明以来，金黄色葡萄球菌逐渐成为外科感染的主要致病菌。在以往数十年中，革兰阴性菌感染的发病率引人注目。目前，假单胞菌、克雷白杆菌和沙雷杆菌已上升为外科感染的重要致病菌。

新的损伤性外科技术和机械设备也为这些致病菌提供了侵入的门户。此外，免疫抑制剂、化疗药物、激素疗法的广泛应用常使外科患者的免疫功能发生抑制或缺陷，从而为各种外源性和内源性细菌感染提供合适的条件，甚至有些平时非致病性细菌也可在这些免疫功能抑制或缺陷的患者中引起严重的感染，在开展技术改进的进程中应注意这一问题。

不论是外源性或内源性感染，都涉及感染源、传播途径和易感部位三个环节。关于感染源，皮肤、口腔、肠道和泌尿道是四个重要的贮菌库，传播途径即生态环境的改变是发生外科感染的基础。外科手术、慢性病变以及各种治疗和诊断操作都可把贮菌库内的微生物带到易感部位。在正常情况下，正常菌群是不易转移定植部位的，因为它不能适应新部位的生物物理、生物化学环境，而且由于原籍菌的生物拮抗作用就更无立足之地，但在种种因素影响下，就有可能在易感部位滋生，这些因素包括抗生素疗法、核素、激素和外科手术等，最显著的例子是在创伤和休克后发生的肠道菌群移位，肠道内的细菌可移位至肠系膜淋巴结、肝脏，甚至全身血流。

（二）根据感染源的不同部位分类

外科感染可分为以下四类：

（1）口腔和上呼吸道菌群引起的感染例如脑脓肿、硬膜外脓肿、耳鼻咽喉感染、胸部感染，包括肺脓肿、脓胸。这些感染大多由厌氧菌引起，因为在这些栖息地厌氧菌与需氧菌的比例为 10：1。

（2）肠道正常菌群引起的感染例如腹腔内感染、腹膜炎、肠间脓肿、膈下脓肿、肝脓肿、胆道感染以及腹部手术后感染，约有 50%～100% 由厌氧菌引起，因为肠道内厌氧菌与需氧菌的比例为 1 000：1～10 000：1。

（3）泌尿生殖道正常菌群引起的感染如尿路感染，包括膀胱炎、肾盂肾炎、肾脓肿、肾周围炎，妇科感染包括盆腔炎、盆腔脓肿、子宫内膜炎、输卵管炎、妇科手术后感染，60%～90% 与厌氧菌有关。

（4）皮肤正常菌群引起的感染如皮肤和软组织感染。皮肤的正常菌群主要是葡萄球菌、丙酸杆菌、消化球菌、真杆菌、棒状杆菌和双叉杆菌等，特别是表皮葡萄球菌与厌氧棒状杆菌，两者大约各占一半，它们的生态平衡具有防止皮肤感染的作用。当皮肤正常菌群发生生态失调（dysbiosis）时，口腔、肠道和泌尿道的正常菌群可随时在皮肤或软组织定植而引起感染。上半身的外科感染多半来自口腔细菌，下半身的外科感染则多半来自肠道细菌。

传统的医学教学强调感染的一元论，即一菌致一病，一药治一菌。这种单纯的一元论仅适用于一般的内科感染的初期，如肺炎球菌性肺炎、链球菌性咽炎。相反，现今外科感染的致病菌常为多菌性，涉及需氧菌和厌氧菌，通常为内源性机会菌。患者的免疫功能缺损，包括表皮缺损常是造成感染的原因。从前外科感染主要是由外源性细菌（葡萄球菌、溶血性链球菌、结核菌、沙门杆菌）引起，在过去几世纪中，人与致病菌之间的生态学发生了改变。因此，需要对机体的正常菌丛有所了解，才能基本了解很多临床上常见的外科感染。外科感染的现代概念直接来源于正常菌丛在感染病理生理学中的重要性。当宿主与细菌的生态平衡被某些因素（器械操作，人工脏器移植）打破时，这些平时无害的细菌就会产生致病作用而引起感染。局部环境的改变，也可使本来在原位无害的细菌产生感染，也可使细菌从原位转移至异位繁殖而引起感染，抗菌药物的应用也可打破这种生态平衡，将有些常住的微生物消灭，而为另一些常住微生物打开感染的门户（机会菌感染）。

（三）根据病程长短分类

按发病时间的长短分为急性、亚急性和慢性感染。病程不足 3 周者称为急性感染，超过 2 个月者称为慢性感染，而介于上述两者之间则称为亚急性感染。

（四）按发病机制分类

按其主要发病机制可分为原发感染、二重感染、机会性感染以及医院内获得性感染等。

三、常见的三种感染

1. 切口感染 医学科学的发展包括：①抗菌术和无菌术的发明；②外科技术的改进；③预防性抗生素的应用。虽对外科感染的预防发挥了重要的作用，但是腹部手术后切口感染仍是使外科医师感到的一个麻烦问题。手术后切口感染不仅延长了住院日期，增加患者的痛苦，也使患者和社会的经济负担大大增加。

　　手术后切口感染除与手术时细菌污染有关外，还有其他的因素如细菌的数量和毒性、机体的免疫防御功能、切口局部的血供，这些因素与对切口感染和手术时细菌污染有关；还有其他的因素，如细菌的数量和毒性、机体免疫防御功能和切口局部的血供，这些因素均对切口感染的发生有重要影响。为了预防切口感染，必须在围术期采取一定的措施。

　　抗生素可以预防感染的发生，但它不是万能的，抗生素的预防性应用必须严格掌握其指征，杜绝滥用，否则不仅造成浪费，更重要的易增加耐药株的产生。必须从严掌握无菌操作入手，并注意手术前和手术中影响切口的因素，积极预防防治（表1-1，表1-2）。

表1-1　手术前影响切口感染的因素

增加感染的因素	降低感染的因素
手术前长期住院	抗菌肥皂淋浴
皮肤或鼻咽部有致病菌	全身抗生素预防疗法
远隔部位有炎症	结肠手术前肠道准备
休克、低血容量和灌流不足	皮肤备皮剪毛、不剃毛
营养不良	组织灌洗充分
长期酗酒	严格无菌原则
老年	白细胞 $<1\times10^9/L$ 时
输注中性粒细胞	
皮肤类固醇疗法	
皮肤无反应性	
细胞毒药物	
放射疗法	
肥胖症	
晚期癌肿	
局部血液供应不足	
糖尿病、肝硬化	
再次手术	
邻近造瘘口	

表1-2　术中影响切口感染的因素

增加感染的因素	降低感染的因素
异物	单丝缝线
坏死组织	延迟缝合
缺血组织	合适抗生素的局部应用
局部或全身血管收缩	局部组织 PO_2 高
手术室工作人员有炎症	塑料伤口包扎
血肿	封闭式吸引引流

　　2. 免疫功能缺陷患者中的外科感染　　免疫功能缺陷可能是先天性，但绝大多数是获得性，是由于创伤、异物、营养不良、肿瘤、病原体感染使用免疫抑制性药物所致。中性粒白细胞、T淋巴细胞或B淋巴细胞缺乏使患者容易受到各种致病菌的侵犯而发生感染。中性粒白细胞缺乏的患者特别容易发生革兰阴性肠道菌和葡萄球菌感染；B淋巴细胞缺乏和低球蛋白血症患者容易发生肺炎球菌或嗜血杆菌等包膜菌感染；而T淋巴细胞缺乏的患者则很易发生细胞内细菌（分枝杆菌、李司忒杆菌、军团杆菌）、真菌（念珠菌、隐球菌和曲霉菌）、原虫（卡氏肺囊虫）和病毒（巨细胞病菌、单纯疱疹病毒）感染。

　　很多机会菌除了在免疫功能缺陷患者中引起感染外，通常并不致病。免疫功能缺陷患者常同时遭受多种机会菌的侵袭，普通细菌引起的感染在免疫功能缺陷患者中常会产生不寻常的临床表现。因此，在治疗前应设法确定致病菌，采取相应的治疗措施。

（1）分类：免疫功能缺陷患者常分为下列几类：

1）先天性细胞免疫或体液免疫缺陷，或两者都有缺陷，这类患者大多是儿童。

2）恶性肿瘤患者。

3）接受免疫抑制疗法，包括皮质类固醇、免疫抑制剂或放射疗法的恶性肿瘤和脏器移植患者。

4）患者中性粒细胞计数 $<0.5\times10^9/L$ 或中性粒细胞的吞噬功能异常或吞噬后细胞内杀菌功能异常，如慢性肉芽肿病。

5）绝大多数患者虽非典型的免疫功能缺陷，但其免疫功能在脾切除术后或被糖尿病等慢性消耗性疾病或外科手术操作，如静脉内高营养、烧伤或大剂量广谱抗生素所损害。

6）各种后天性获得性免疫功能缺陷症，最显著的例子是艾滋病（AIDS），这是由于 HIV 病毒引起的 T 淋巴细胞功能严重缺陷，近年来发病率迅速上升并有蔓延的趋势，据国内最近报道，HIV 测试阳性者已超过百万人，此病通过不洁性交、注射毒品和血液制品传播，这类患者对各种机会菌感染特别敏感，死亡率极高。

（2）病因：在免疫功能缺陷患者中造成感染的病因有：

1）细菌：任何致病菌均可引起感染，甚至平时非侵入性非致病菌包括假单胞菌属、沙雷杆菌属、变形杆菌属、普鲁菲登菌属和诺卡菌属等革兰阴性菌也可引起严重感染，这些细菌很多来源于医院内环境，且常对一般抗菌药具有耐药性。

2）真菌：念珠菌属、曲菌属、隐球菌属、毛霉菌属等均能在免疫功能抑制患者中产生疾病，最常见的是念珠菌病，常在接受大剂量广谱抗生素的患者中发生。

3）病毒：最常见的是巨细胞病毒，但带状疱疹病毒和单纯疱疹病毒也很重要，甚至牛痘病毒也可在免疫功能缺陷患者中引起严重问题。

4）原虫：卡氏肺囊虫是很多免疫功能缺陷患者发生肺炎的重要病因，鼠弓形虫也可致病，治疗效果较佳。

（3）诊断：必须全面分析，包括下列步骤：

1）仔细复习患者最近的免疫状态，从前的抗菌药治疗和所有的培养报告。

2）送细菌、真菌、病毒等培养。

3）考虑作必要的真菌、病毒和原虫的血清学试验。

4）特殊诊断措施，包括肺活检或经支气管活检以证实卡氏肺囊虫，用免疫方法（单克隆抗体或免疫荧光）作 T 淋巴细胞亚群的定量计数。

5）确诊感染是浅表性抑或全身性。特别注意口腔、肺、尿路、肛周区、穿刺或留置导管处和皮肤软组织部位的感染。

（4）治疗：治疗时必须避免病情恶化，且不明显改变患者的正常菌群。采用一般措施改进患者的免疫防御功能，纠正电解质紊乱，供应足够热卡，暂时调整脏器移植患者的免疫抑制剂用量，修正癌症患者的化疗。如 B 淋巴细胞缺乏，可定期注射免疫球蛋白，中性粒细胞降低时可输入白细胞混悬液，但疗效不能持久。挑选敏感的抗菌药物，有些病例有多种感染因素存在，需联合应用多种抗菌药。免疫功能缺陷患者如发现有肺部浸润，需迅速联合应用多种抗生素，包括氨基糖苷类、头孢菌素类抗生素，甚至磺胺甲噁唑以治疗可能的卡氏肺囊虫病，如怀疑全身性念珠菌病，需及时开始应用两性霉素 B 而不可等待确诊以免耽搁治疗。

3. 医院内感染　医院内感染（nosocomial infection）又名医院内获得性感染，顾名思义是指患者在住院期间获得的感染，如住院期间内获得的感染而在出院后才发病者仍作医院感染计；反之，住院前获得的感染经潜伏期在住院期间内发病者不能列为医院内感染。医院工作人员在医院内获得的感染也属医院内感染。这些医院感染在无菌术和抗菌术发明后大部分获得了控制。据国外资料，入院前无感染的患者在医院内获得感染的发病率为 3% ~ 7%。通过大组和多中心调查，一个比较现实的估计：清洁伤口感染率为5%～10%，清洁－污染伤口感染率为22%～25%，远比估计的高；重症监护室的感染发生率高达44.8%。除了偶在医院内传播的病毒感染外，比较常见的医院内感染是患者在住院期间通过各种诊疗操作而由常见的致病菌引起的感染。

下列情况可诊断为医院内感染：有明确潜伏期的感染，自入院时起超过平均潜伏期后发生的感染；对于无明确潜伏期感染，规定入院48h后发生的感染；本次感染与上次住院直接相关；在原有感染的基础上出现其他部位新的感染，或在原感染已知病原体基础上又分离出新的病原体；由于诊疗操作激活的潜在感染；医务人员在医院工作期间获得的感染。

引起医院内感染的原因主要有：①很多住院患者的免疫功能缺陷，后者可以是先天性，但绝大多数是获得性，由于应用药物治疗癌肿、维持移植脏器不受排斥或抑制自身免疫过程而引起。婴儿和老人特别容易发生医院内感染。②近年来很多疾病采用损伤性技术作为诊断、监测和治疗的方法，如血管造影、静脉内或动脉内留置导管、静脉内高营养、泌尿道留置导管、气管内留置导管和喷雾治疗以及各种引流管和短路术。③重症监护病房内所用的各种器材本身也可构成感染的来源和媒介，如被污染的静脉输液或其容器、辅助呼吸器和湿化装置、塑料导管等。④应用大剂量广谱抗生素后可出现耐药菌株，易引起医院内感染，这类医院内感染又称机会菌感染，治疗常十分棘手和困难。

医院内感染的好发部位是泌尿道、手术切口、呼吸道或放置减张缝线或引流管的皮肤处。腹腔感染和大面积深度烧伤感染是外科严重医院内感染的两种典型，细菌数量多、毒性强、倍增时间短。绝大多数的医院感染均由革兰阴性菌、葡萄球菌或真菌引起，主要为肠杆菌科细菌和假单胞菌，大肠埃希菌和脆弱类杆菌是腹腔感染中最常见的致病菌，此外不要忽视厌氧菌的作用，因其产生的短链脂肪酸在脓肿形成的酸性条件下，可以遏制吞噬细胞杀灭厌氧菌和需氧菌，在混合性感染中这种作用尤为有害。通常好发于中性粒白细胞计数为$(0.5\sim1)\times10^9/L$的癌症患者中，产生败血症，但细菌侵入的门户常不清楚。细胞中介免疫明显抑制的患者也可在医院内发生病毒感染，如带状疱疹病毒、巨细胞病毒和肝炎病毒等引起的感染。其他机会菌如军团杆菌、诺卡菌以及卡氏肺囊虫等也可引起感染。

在治疗医院内感染时，最重要的关键是警惕此种感染的可能性。建立控制医院内感染的组织机构，包括建立医院内感染的管理体系，加强宣传教育工作，并制定严格的报告和规章制度，同时健全医院内感染的管理监测网络，定期采样抽查，尽早发现问题并提出防治措施。对高危患者应密切注意监测，并有一套完善的现代性诊疗计划。对医务人员应经常进行教育，使他们注意可能的感染源。对医院内的高危地区，包括手术室、重症监护室、候疗室、血液透析室等应特别加强检查和监督。

（王　征）

第二节　发病机制

感染是致病菌与宿主防御机制之间的复杂反应过程。目前外科感染仍是外科医师面临的一大挑战，并未因抗生素的不断更新而彻底解决。相反，由于外科手术范围的扩大、手术难度的提高和各种新诊疗手段的应用而有增加的趋势（医院内感染和医源性感染）。

一、病因学

外科感染过程涉及致病菌、环境条件以及宿主免疫防御机制的相互作用，如三者处于相对平衡状态，发生感染的机会极小。倘若失去这种平衡，例如细菌的数量或毒性增加；环境条件有利于细菌的侵入和繁殖；或宿主的免疫防御功能缺陷或被抑制，则不可避免地会引起感染的发生。Altemier曾对创口感染的危险提出下列公式：

创口感染的危险＝污染细菌数×毒性÷宿主抵抗力。显然，创口污染细菌越多，毒性越大，宿主抵抗力越弱，则创口感染的危险性越大，反之亦然。

（一）细菌因素

在外科感染的发生和发展过程中，致病菌无疑起着主导作用，其中细菌的数量和毒性尤为重要。致病菌数量越多，毒性越强，发生感染的机会也越大。一般而言，伤口细菌数超过 $10^5/g$ 组织，就有发生感染的可能；细菌的毒性指细菌侵袭组织的能力而言，不同菌种和菌株具有不同的毒性。因此，在一般情况下，有些细菌致病，有些不致病，或仅条件致病。

临床资料证明，革兰阳性菌脓毒症的发生至 20 世纪 90 年代已达脓毒症的 40% 以上，其中金黄色葡萄球菌感染居首位，它常与革兰阴性菌脓毒症同时发生，产生协同作用。金黄色葡萄球菌的致病成分较革兰阴性菌更为复杂，包括细胞壁成分：肽聚糖和磷壁酸，两者为单核/巨噬细胞和淋巴细胞的强烈刺激因子，可诱导肿瘤坏死因子（TNF - α）、白介素（IL）、γ 干扰素（IFN - γ）和一氧化氮等炎症介质的合成和释放，其能力为革兰阴性菌脂多糖的 100～10 000 倍。金黄色葡萄球菌的胞外酶和外毒素，例如肠毒素和中毒性休克毒素均属多肽类蛋白质超抗原（sIAg），具有强烈的抗原刺激能力。以淋巴细胞为主要靶细胞，与淋巴细胞的抗原受体结合，释放大量促炎症因子，如 TNF - α、IFN - γ。此外，中毒性休克毒素也可刺激单核/巨噬细胞，释放促炎症因子，直接抑制心肌功能。当肠毒素和脂多糖共同作用时，可使 TNF、TNF - α 和 IL - 6 等炎症介质的水平更高，持续时间更长，而使各自的致死剂量降低 100 倍。

细菌侵袭组织的能力主要决定于细菌产生的各种毒素和酶。金黄色葡萄球菌能产生凝固酶、溶血素、坏死毒素和杀白细胞素；溶血性链球菌能产生溶血素 O 和 S、透明质酸酶、链激酶和脱氧核糖核酸酶，这几种毒素是链球菌感染迅速扩散和脓液稀薄的原因。革兰阴性杆菌所产生的内毒素，具有复杂的生物活性，是引起补体激活和感染性休克的物质基础。梭状芽孢杆菌能产生各种外毒素，包括痉挛毒素、溶血毒素、神经毒素等。厌氧性类杆菌也能产生内毒素。凡毒性较强的细菌容易产生严重的外科感染。

近来发现胃肠道是 SIRS 的枢纽器官和炎性介质扩增器。除外源性细菌感染外，胃肠道内细菌被认为是内在感染的来源。发生感染后可出现低灌注、再灌注损伤以及外科饥饿所致肠黏膜营养匮乏，造成肠道屏障功能削弱，肠黏膜通透性增加而发生肠道内毒素及细菌移位，其所产生的外源性介质可经门静脉入肝，刺激肝窦内皮细胞和库普弗细胞，促使内生性炎性介质的释放而引发 SIRS。

（二）环境条件

外科感染的产生与局部环境条件有很大关系。局部组织缺血缺氧，灌注压低，局部伤口中存在异物、坏死组织、空腔、血肿和渗液均有利于细菌的滋长繁殖。众所周知，厌氧菌的滋长繁殖依赖于组织的氧化还原电位差（Eh）。Eh 降低有利于厌氧菌的滋长繁殖。厌氧菌菌血症较需氧菌者少见，仅占 20%，这可能与血液氧含量高而厌氧菌不易在血中繁殖有关。某些代谢障碍，例如糖尿病、尿毒症、皮质类固醇疗法和免疫抑制疗法等均能引起血管反应缺陷、白细胞趋化和吞噬功能异常，从而有利于感染的发生。

（三）宿主因素

宿主的免疫防御功能对于感染的发生也有重要影响。营养不良、慢性肝肾疾病、糖尿病等均会严重影响宿主的免疫防御功能。营养不良和肝硬化能降低抗体、补体和各种免疫球蛋白及纤维连接素的合成。抗体、补体和免疫球蛋白等是调理素的组成部分。调理素缺乏直接影响细菌的吞噬，因为中性粒细胞、吞噬细胞和单核—吞噬细胞系统只有在调理素作用充分时才能发挥其吞噬功能。Saba 等证明，纤维连接素降低也会严重影响单核 - 吞噬细胞系统的功能。低蛋白血症和补体 C3 缺乏常能诱发外科感染。此外，转铁蛋白也十分重要，它和乳铁蛋白一样能结合铁，而铁是细菌滋长繁殖所必需。当体内摄铁过多，或溶血反应而使血清铁升高时，铁可能被细菌利用而有利于感染的发生和扩散。

中性粒细胞是主要的吞噬细胞之一，中性粒细胞减少或功能异常使感染发生的机会大大增加。某些药物或放射疗法可引起中性粒细胞数量减少，而中性粒细胞功能异常则可因乙醇、泼尼松、阿司匹林等引起。类固醇，奎宁衍生物可抑制白细胞的脱粒，从而干扰白细胞的杀菌作用。有些先天性遗传性疾病，如慢性肉芽肿病，DiGorge 综合征可使白细胞的过氧化氢、髓过氧化物酶的杀菌系统失效，因此这类先天性疾病患者常易并发严重外科感染。

细胞因子 TNF-α、IL-1、IL-8 是重要的促炎细胞因子。TNF 能活化内皮细胞，激活中性粒细胞、促进其沿血管内皮聚集并从内皮细胞间游出，刺激单核-巨噬细胞生成细胞因子。在启动宿主应答反应、诱导急性炎症中 TNF-α 起到关键作用。IL-1 主要激活巨噬细胞和内皮细胞，而 IL-8 是中性粒细胞的趋化因子，可促进炎症反应。

花生四烯酸代谢包括前列环素、血栓素、白三烯等。前列环素由巨噬细胞、内皮细胞生成，可使血管扩张、血管壁通透性增高。血栓素使血小板聚集、微血管收缩、促使微血栓形成。花生四烯酸以脂氧化酶作用生成白三烯，可激活白细胞、收缩平滑肌，其中 LTB 有很强的中性粒细胞趋化作用。

血小板活化因子 PAF 可激活血小板，释放组胺、5-HT 等，是很强的促炎介质。

组织损伤后可激活补体、凝血因子、激肽与纤溶系统。补体激活是感染后的早期改变，SIRS 患者血浆中常有 C3a、C5a 等活化补体片段，除了促使肥大细胞释放组胺外，C3a、C5a 有很强的趋化作用。凝血因子XⅡa 激活后可分解激肽，后者具有活化白细胞、扩张血管及增加血管通透性的作用。

炎症是机体对侵入微生物的重要防御反应，但对外界刺激反应过度可对自身机体造成损害。炎症受到机体抗炎机制的控制，炎症细胞的激活有着明显的自限性，如内毒素刺激在细胞水平上有负反馈自我调节作用；炎症细胞生成的某些介质，如 IL-10、IL-4 具有抗炎作用。促炎效应与抗炎效应两者之间可以发挥协调、平衡或是相互拮抗的作用。在促炎反应占主导时表现为 SIRS，而当抗炎反应占主导时表现为免疫抑制。SIRS 也会出现在感染经治疗后情况基本稳定、又再次遭遇较轻打击之后。原发性损伤使机体处于炎症细胞易被激惹的致敏状态，而再次感染打击即使较轻微，也可以造成机体很强烈的全身反应。

二、病理生理学

外科感染的病理生理学过程主要包括两方面：

（一）局部炎症反应

外科患者的伤口、腹腔、肺部或人体任何部位发生感染时，局部发生微生物侵入并不断繁殖，局部炎症反应的激活而形成临床感染。病菌繁殖过程中产生的多种酶及毒素，可以激活凝血、补体、激肽系统以及血小板和巨噬细胞等，导致炎症介质如补体活化成分、缓激肽、肿瘤坏死因子-α（TNF-α）、白介素-1、血小板活化因子（PAF）、血栓素（TXA）等的生成及释放，并引发相应的效应症状，出现炎症的特征性表现：红、肿、热、痛等。炎症介质可引起血管通透性增加及血管扩张，使得病变区域的血流增加；炎症反应产生的趋化因子吸引吞噬细胞进入感染部位；白细胞与血管内皮细胞以黏附分子结合而附壁，内皮细胞收缩使血管内皮间隙增大，有利于吞噬的移行，促使吞噬细胞进入感染区域以清除感染病原菌；中性粒细胞主要发挥吞噬作用，单核-巨噬细胞通过释放促炎细胞因子协助炎症及吞噬过程。局部炎症反应的作用是使入侵的病原微生物局限化并最终被清除。

细菌及其毒素还可直接或间接激活补体系统。

$$细菌 \underset{旁路}{\overset{传统通道}{\rightleftharpoons}} C3 \sim 9 \rightarrow 细胞溶解$$

细菌侵入人体后与抗体结合，形成抗原抗体复合物，通过传统通道激活 C1，形成 C1 脂酶，作用于 C4 和 C2，形成 C3 转换酶，将 C3 分裂为 C3a 和 C3b，并相继与 C5、C6、C7 作用，与 C8 和 C9 结合，引起细胞膜破坏、细胞溶解和细菌死亡。抗原抗体复合物和内毒素还能通过另一通道（旁路）直接激活 C3。补体系统的激活无疑对炎症和感染起重要作用。C3a 和 C5a 均对中性粒细胞和吞噬细胞有趋化作用（C5a > C3a），两者都是过敏毒素，使血管扩张，并使嗜碱细胞和肥大细胞释放组胺（C3a > C5a）。C567 复合物也具有某些趋化作用。C3b 沉积于细菌表面后，使 C5 裂解为 C5a 和 C5b，C5a 释放至体液中，而 C5b 则结合于细菌表面，与 C6、C7 接触，产生 C567，再与 C8、C9 结合，造成细胞膜损害，最后导致细菌溶解。

总之，血管壁通透性增加是由于激肽、血管活性胺以及前列腺素（PG）等引起。炎性渗液中的前列腺素是中性粒细胞在吞噬细菌时释放，PGE_1 和 PGE_2 均可使血管通透性增加。白细胞浸润则主要由于 C3a 和 C5a 的趋化作用引起，而组织损害则是由于中性粒细胞释放的溶酶体酶和各种蛋白酶所致。

（二）全身炎症反应

感染所致的全身性炎症反应与局部感染的激发途径相似，只是炎症反应的激活更为普遍，而且缺乏局部反应中明确的定向病灶，具有瀑布效应。病菌及其产物逃脱局部防御进入循环系统，导致血管内补体及凝血因子的激活，肥大细胞激活释出的组胺、5 - HT 而导致血管扩张及通透性增高。局部炎症严重时，可以释放出大量 TNF 等促炎因子，使循环系统内的巨噬细胞、中性粒细胞被激活，而且远处的巨噬细胞，如肺泡巨噬细胞、肝内库普弗细胞亦被激活，引起全身播散性炎症细胞活化。由于全身炎症的启动，导致全身血管扩张、血流增加（高血流动力学状态）以及全身水肿。炎症反应生成的趋化因子促使白细胞/内皮细胞相互反应及移行，全身促炎细胞因子链级反应，刺激中性粒细胞释放溶酶体酶，并爆发生成氧自由基，其目的在于杀死吞噬的细菌及分解坏死组织，但同时也引起微血管内皮及血管周围部位的损伤。微循环的炎症性损伤可引起血小板聚集及血管收缩，最终导致微循环障碍及组织破坏。坏死的组织又可引发局灶性炎症反应，并扩展到全身，如此形成恶性循环。全身炎症反应介导的组织特异性破坏是多器官功能障碍发生发展的直接机制。

（王　征）

第三节　皮肤和软组织坏死性感染

近几十年来的临床实践证明，外科感染的发病率有增长的趋势，各种感染仍是外科手术后常见的并发症，其中皮肤和软组织坏死性感染的死亡率很高，可达 30%，其临床特点是组织广泛坏死，病情发展迅速，曾有不同名称，如细菌协同性坏死、链球菌坏死、气性坏疽、坏死性蜂窝织炎、坏死性筋膜炎和坏死性脓皮病等。

一、链球菌坏死

急性链球菌皮肤坏死是由 β 溶血性链球菌引起，曾被称为坏死性丹毒。自从青霉素问世以后，这种感染已极罕见。偶尔可发生于四肢的手术切口，但也可无明显外伤史。由于皮肤的供应动脉因感染而发生血栓形成，皮肤常发生大片坏死，如皮肤的感觉神经也被破坏则可出现皮肤感觉障碍。Meleney 认为，这种感染属于 Shwartzman 过敏反应。炎症部位的皮肤红肿、疼痛，伴畏寒、发热、脉率细速和疲倦乏力，2～4 天后皮肤色泽暗红，出现水疱，内含血性浆液和细菌，接着坏死干结，外貌酷似烧伤的焦痂，但不累及肌肉和骨骼。坏死的皮肤在 2～3 周后脱落，形成溃疡，其边缘潜行。皮下组织肿胀剧烈，筋膜间压力剧增，必须迅速切开筋膜，解除压迫，才能避免肌肉坏死。

链球菌皮肤坏死必须与丹毒、蜂窝织炎和梭状芽孢杆菌性肌坏死鉴别。可用细针穿刺水疱抽取脓液作革兰染色，如见 β 溶血性链球菌则诊断即可明确。皮下组织中无气体或恶臭脓液。治疗方法是早期手术，将潜行皮肤彻底切开，切除坏死组织，敞开伤口，用抗生素溶液冲洗，每日调换敷料。有的需多次手术，才能将坏死组织清除彻底。手术前后应注射大剂量青霉素。

二、坏死性筋膜炎

坏死性筋膜炎是一种较少见的严重软组织感染，它与链球菌坏死不同，常是多种细菌的混合感染。Rea 和 Wyrick 证实，致病菌包括革兰阳性的溶血性链球菌、金黄色葡萄球菌、革兰阴性菌和厌氧菌。以往由于厌氧菌培养技术落后，常不能发现厌氧菌，但近年来证实类杆菌、消化链球菌和肠球菌等厌氧菌常是本病的致病菌之一，但很少是单纯厌氧菌感染。Guiliano 报道 16 例坏死性筋膜炎，共培养出 75 种细菌，15 例至少培养出一种兼性链球菌、10 例类杆菌、8 例消化链球菌。不少资料均证明，坏死性筋膜炎常是需氧菌和厌氧菌的协同作用，兼性菌先消耗了感染组织中的氧气，降低了组织的氧化还原电位差（Eh），细菌产生的酶使 H_2O_2 分解，从而有利于厌氧菌的滋长和繁殖。

根据病情，坏死性筋膜炎可分为两种类型：一种是致病菌通过创伤或原发病灶扩散，使病情突然恶化，软组织迅速坏死。另一种病情发展较慢，以蜂窝织炎为主，皮肤有多发性溃疡，脓液稀薄奇臭，呈洗碗水样，溃疡周围皮肤有广泛潜行，且有捻发音，局部感觉麻木或疼痛，这些特点非一般蜂窝织炎所有。患者常有明显毒血症，出现寒战、高热和低血压。皮下组织广泛坏死时可出现低钙血症。

细菌学检查对诊断具有特别重要意义，尤其是伤口脓液的涂片检查。坏死性感染的鉴别诊断可参见表1-3。

表1-3　皮下组织和皮肤坏死性感染的鉴别诊断

	诱因	疼痛	毒性症状	发热	捻发音	外观	病因学
细菌协同性坏死	切口感染；引流窦道	剧烈	轻微	低热或无	无	中央不规则坏死溃疡，周围皮肤暗红和红斑	微嗜气链球菌加金黄色葡萄球菌（或变形杆菌）
坏死性筋膜炎	伤口感染、会阴部感染、糖尿病、药瘾	不等	明显	中度	常有	多个或单个皮肤坏死，皮肤沿筋膜平面广泛潜行	常为需氧菌和厌氧菌混合感染
链球菌性坏死	偶尔糖尿病或黏液水肿，腹部手术后	剧烈	明显	高热	无	皮下组织有广泛潜行，有大水疱和坏死，表面皮肤似烧伤	主要是A组链球菌
气性坏疽	深达软组织的局部创伤	剧烈	非常显著	中度或高热	常有	皮肤显著肿胀，黄褐色，棕色水疱，紫黑色坏死，流浆液血性脓液	产气杆菌（偶尔是其他梭状芽孢杆菌）
坏死性皮肤黏膜霉菌病	糖尿病，皮质类固醇疗法	轻度	不等	低热	无	中央皮肤黑色坏死，边缘紫黑色隆起	根霉菌毛霉菌犁头霉菌
菌血症坏死性蜂窝织炎	烧伤、免疫抑制、癌肿化疗	轻度	明显	高热	无	中央黑色坏死干痂，周围红斑，与压疮相似，开始时为血性大疱	绿脓假单胞菌、金黄色葡萄球菌
坏死性脓皮病	溃疡性结肠炎、类风湿关节炎	中度	轻微	低热	无	开始时大疱、脓疱或红色结节，以后变成多个较深溃疡，常融合，通常发生于下肢或腹部	非原发感染，继发于多种细菌

坏死性筋膜炎治疗的关键是早期彻底清创手术，充分切开潜行皮缘，切除坏死组织，包括坏死的皮下脂肪组织或浅筋膜，但皮肤通常可以保留。伤口敞开，用3%过氧化氢或1：5 000高锰酸钾溶液冲洗，用纱布疏松填塞，或插数根聚乙烯导管在术后进行灌洗。Baxter建议用含新霉素100mg/L和多黏菌素B 100mg/L的生理盐水冲洗，也有人建议用羧苄西林或0.5%甲硝唑溶液冲洗。术后勤换药以加速坏死组织脱落，发现有坏死组织需再次清创。换药时应重复细菌培养以早期发现继发性细菌例如绿脓假单胞菌、黏液沙雷菌或念珠菌。

坏死性筋膜炎的致病菌包括肠杆菌属、肠球菌属、厌氧性链球菌和类杆菌属，应联合用药，采用氨苄西林以控制肠球菌和厌氧性消化链球菌，氨基糖苷类抗生素以控制肠杆菌属，克林霉素以控制脆弱类杆菌。头孢噻吩、头孢羟羧氧酰胺或头孢氨噻的抗菌谱较广，既能对付需氧菌又能控制厌氧菌。氯霉素的抗菌谱也较广，对脆弱类杆菌也有效，但它是抑菌药且有抑制骨髓的潜在毒性，脆弱类杆菌偶尔也对它产生耐药性，故在危重患者或免疫功能缺陷的患者中最好不用。甲硝唑对脆弱类杆菌高度有效，长期应用也无毒性，故常可联合应用甲硝唑和氨基糖苷类抗生素。

三、细菌协同性坏死

又称进行性协同性坏死，主要是皮下组织坏死，很少扩展至筋膜，致病菌与坏死性筋膜炎相似。在炎灶周围常可发现微嗜气非溶血性链球菌，而在中央坏死区则为金黄色葡萄球菌，此外，还有专性厌氧菌、变形杆菌、肠杆菌、绿脓假单胞菌和梭状芽孢杆菌。

本病多发于腹部或胸部手术切口，特别是腹内脓肿或脓胸引流术后，偶尔也可发生于结肠造瘘口或回肠造瘘口附近或轻微外伤处。主要症状是伤口剧烈疼痛和压痛，常在受伤后 2 周出现。炎症区域的中央紫红硬结，四周潮红，逐渐向外扩展。紫红硬结区坏死后形成溃疡，周围有潜行性皮缘，常伴有散在的卫星状小溃疡或窦道。病变通常局限于皮下脂肪的上 1/3。

治疗方法是广泛切除坏死组织，静脉滴注有效抗生素，局部用氧化锌油膏。

四、非梭状芽孢杆菌性肌坏死

肌坏死系由厌氧性链球菌或多种厌氧菌的协同作用引起，分别称为厌氧性链球菌性肌坏死和协同性厌氧菌性肌坏死。发病率低，即使在战时也极少见。诱因与梭状芽孢杆菌性肌坏死（气性坏疽）相同，但前者潜伏期较长，通常为 3~4 天，病情也较轻。受伤部位肿胀，但疼痛并非初发症状，可逐渐出现，伤口溢出浆液性脓液，炎症组织中可有气体，但不广泛。毒血症出现较晚，大多在临终前出现。治疗方法是广泛扩创，并静脉滴注大剂量青霉素或头孢菌素。如脓液培养出脆弱类杆菌，则可联合应用氨基糖苷类抗生素和甲硝唑。

五、弧菌性软组织坏死性感染

Raland（1970）首先报道由海水弧菌引起的软组织感染，嗣后美国、欧洲、澳大利亚和日本等沿海城市均陆续有病例报道，迄今文献报道已有 500 余例。

海水弧菌包括很多种，主要分为 5 群：副溶血性弧菌，溶藻性弧菌（V. alginolyticus），伤口弧菌（V. vulnifi-cus），梅契尼柯夫弧菌（V. Mechnikov）（CDC 肠群 16），F 群弧菌（CDC EF-6）。副溶血性弧菌是胃肠炎的致病菌之一，但很少引起软组织感染和败血症。溶藻性弧菌偶尔引起伤口感染、中耳炎和脓毒症。梅契尼柯夫弧菌与人类疾病无关。F 群弧菌的致病作用尚不能肯定，伤口弧菌过去曾被称为乳糖阳性海水弧菌，最近发现它是人类的致病菌之一，它对氯化钠的耐受性较副溶血性弧菌差。它不能使蔗糖发酵，又不能产生乙酰甲基原醇（Proskauer 反应），故可与溶藻性弧菌区别。乳糖阳性弧菌（伤口弧菌）对乳糖的发酵作用有时可延迟 3~7 天或较微弱，故从前报道的乳糖阴性弧菌感染可能实际上是乳糖阳性弧菌引起。

上述 5 群嗜盐性弧菌生活于海水和海洋鱼、蟹、贝壳和甲壳类动物中，通常引起胃肠道感染，也可引起肠道外感染。最近证明，这些弧菌能直接通过皮肤破口侵入引起软组织感染或经血液循环（败血症）播散至软组织而引起坏死性感染。

（一）发病机制

进食污染海水弧菌的生牡蛎、鱼、蟹后，弧菌可先引起胃肠炎，再通过血流播散而引起软组织感染。另一途径是人在涉水和游泳时，弧菌可通过细微的伤口或皮肤溃疡侵入。海水弧菌是短小、弯曲如弧状的革兰阴性菌，菌体一端大多有单鞭毛，运动活泼，能产生内毒素，感染后即引起明显的毒血症和低血压。皮下组织中的血管常有透壁坏死性血管炎和血栓形成，以致真皮、皮下组织和脂肪常发生广泛坏死，坏死偶可累及肌肉。

（二）临床表现

患者常有酗酒、肝硬化、血红蛋白沉着症、类固醇治疗、多发性骨髓瘤或白细胞减少症等慢性病病史。潜伏期较短，通常为数小时至数天，出现畏寒、高热，热度可高达 40℃，伴恶心、呕吐，但不一定有腹泻。四肢皮肤可出现红斑或瘀斑，继而出现大小水疱，水疱溃破后形成坏死性溃疡。皮下组织和脂肪也可发生广泛坏死。患者有明显毒血症和低血压,病情发展迅速。四肢肿痛剧烈,白细胞可升高至 $(20\sim40)\times10^9$/L,若降低至 $(2\sim3)\times10^9$/L 则预后恶劣。

(三)诊断

好发于海滨和沿海城市地区,特别在夏季旅游季节。渔民或与海水和海洋生物接触较多者如发生严重软组织感染时,应怀疑本病,可抽血和取脓液或水疱内容物送弧菌培养。如有弧菌生长,则诊断即可确定。

(四)治疗

关键是早期诊断和及时抢救。首先是大量静脉输液以纠正低血压。抗生素应选择氯霉素、红霉素、头孢菌素或磺胺甲噁唑。Joseph 等报道,嗜盐性弧菌常对氨苄西林产生耐药性。伤口弧菌对青霉素敏感。副溶血性和溶藻性弧菌可产生 β 酰胺酶,故应采用氯霉素或红霉素、林可霉素。

手术清创是治疗的关键,必须彻底切除坏死组织,有时需多次清创,必要时甚至截肢以抢救生命。原发性败血症型的死亡率可高达 40% 以上。

六、炭疽

炭疽是炭疽杆菌引起的人畜共患性急性外科感染,又称恶性脓疱病。多见于牛、马和羊等草食动物。人类的炭疽是由接触有病的家畜或污染的皮毛而获得,临床特征主要为皮肤坏死、溃疡、焦痂和周围组织广泛水肿及毒血症,可因败血症致死亡。本病多见于农牧民,屠宰、皮革和毛纺业的工人、兽医及被恐怖分子所引发。

(一)病因和发病机制

炭疽杆菌是粗大无鞭毛的革兰阳性需氧性杆菌,细菌外表有一层荚膜。在外界环境不利于细菌生长时形成芽孢,芽孢有强大的抵抗力,可对抗干燥、热、紫外线、γ 线照射和许多消毒剂。病畜口鼻的分泌物可污染牧场。接触含有炭疽杆菌芽孢的泥土、污物、病畜或其皮毛产品即可传染。炭疽杆菌的荚膜和毒素与致病性有关,荚膜具有抗原性,并有对抗吞噬细胞的作用。炭疽杆菌的外毒素编码 P×01 的有三种成分:①水肿因子;②保护性抗原;③致死因子,形成水肿毒和致死素,前者引起本病的水肿特点,后者诱发巨噬细胞分泌 TNF-α 和 IL-β,介导休克的发生。炭疽包膜编码有 P×02,可抑制免疫细胞吞噬。炭疽杆菌和毒素可从局部病灶侵入血流,引起严重的败血症和毒血症,毒素能改变毛细血管的通透性,引起水肿、出血和血栓形成,并能损伤白细胞。致病菌通常经过皮肤小裂伤侵入体内,经 2~7 日的潜伏期,局部出现小丘疹,随即增大、化脓和破溃(恶性脓疱),中心有棕黑色焦痂,其色如炭,故名炭疽。吸入炭疽芽孢或进食病畜的奶和肉也可引起肺或肠道炭疽病。

(二)临床表现

潜伏期通常为 2~7 日,短的仅数小时。症状和病程与炭疽杆菌传入途径有关。临床上分为皮肤炭疽、肺炭疽和肠炭疽三种类型,常并发败血症、胸膜炎、脑膜炎、心肌炎或中毒性休克。

1. 皮肤炭疽(恶性脓疱症) 较多见,占90%~95%,可分为炭疽痈和恶性水肿两型,常见于脸面、颈项、手臂等暴露部位,由小擦伤或割伤污染炭疽杆菌开始,炭疽杆菌在局部繁殖,先形成一个无痛性丘疹;第2日顶部形成水疱,周围水肿硬结;第3~4日水疱溃破,中心区出现坏死,水肿区扩大,坏死区的四周出现成群小水疱;第5~7日坏死区形成凹陷的黑色干痂,周围水肿,病灶常能自行愈合。黑痂坏死区坚实、疼痛不明显、溃疡不化脓为其特点。细菌可沿淋巴管扩散至区域淋巴结和血液引起败血症和毒血症。患者畏寒发热、头痛、脉速、呕吐、吐泡沫血痰,并有全身毒性症状,如不及时治疗就易致命。

2. 肺炭疽 占2.5%~5.0%,吸入炭疽杆菌芽孢,即被肺泡吞噬细胞吞噬,再通过淋巴管至纵隔淋巴结,在该处发芽滋长、繁殖,引起出血性纵隔炎。起病急,发展迅速,出现非典型性肺炎症状。患者先有感冒样症状,然后在缓解后再突然起病,畏寒、发热、胸痛、气急、吐泡沫血痰、呼吸困难、发绀,常有胸腔积液。痰中可见大量炭疽杆菌。X 线摄片显示纵隔阴影增宽,患者常在数天内因毒素抑制呼吸中枢和肺部毛细血管栓塞而死于呼吸循环衰竭，并可并发出血性脑膜炎。

3. 肠炭疽 极少见，占 2.5% ~ 5.0%，由于进食病畜的肉引起，潜伏期 2 ~ 5 天。患者主诉腹痛、呕吐、腹泻。粪便呈水样浆液或血性。腹胀甚至有腹水。腹部有压痛。小肠黏膜有多发脓疱，穿孔后引起腹膜炎。严重病例可在 1 ~ 3 日内死于严重毒血症和休克。

（三）诊断

患者大多是农牧民或制革工人，黑色的焦痂是皮肤炭疽的特征。有关人群发生呼吸道感染时，尤其当症状与体征不相称时应提高警惕，需想到肺炭疽可能。脓疱内容物、痰、脑脊液、骨髓、受累的淋巴结、血和粪便的涂片检查或细菌培养可见典型的具有荚膜的大杆菌。白细胞计数不升高。热沉淀试验（Ascoli 试验）：滴注病畜内脏的悬浮过滤液于患者的血清上可形成一个混浊环，诊断即可明确。

（四）治疗

建议环丙沙星和多西环素作为首选抗生素，当上述药物有禁忌时，可选择阿莫西林或青霉素。成人（包括妊娠妇女）环丙沙星 400mg 静脉滴注，每 12h1 次，儿童环丙沙星 20 ~ 30mg/kg 静脉滴注，每 12h1 次。成人每日青霉素 1 000 万 U 静脉滴注，小儿每日 10 万 U/kg，儿童每日 50 万 U/kg。对青霉素过敏者改用红霉素或四环素。

局部病灶用 1 ：2 000 高锰酸钾液洗涤，敷以四环素软膏，也可以青霉素 1 000U/mL 湿敷，严禁挤压，禁做手术，以防造成败血症。

（五）预防

总的原则是处理好病畜和防止接触感染，具体措施包括：①消灭牲畜的炭疽病。凡与病畜接触过的牲畜须行预防接种。病畜应隔离，畜尸以及病畜粪便和垫草应焚毁。畜舍应使用 20% 漂白粉溶液消毒。②患者应隔离，分泌物、排泄物、患者居室和用具须用 20% 漂白粉溶液消毒，患者用过的敷料或食物和垃圾应焚毁。接触者应观察 8 日。③畜产品加工厂的工作人员应穿工作服，戴口罩，皮肤破损时应立即用 2% ~5% 碘酊消毒。工作后要洗手。对兽医、饲养员、畜产品加工人员应预防接种炭疽杆菌减毒活菌苗，效果约 92%。每年需强化一次。可采用皮上划痕接种法，接种后一般无不良反应，每年接种 1 ~2 次。明矾沉淀的炭疽杆菌培养滤液也可用作预防接种或肌内注射，也有效。

（王　征）

第四节　厌氧菌感染

厌氧菌感染近年来已受到外科医师的重视，在外科感染中厌氧菌的检出率至少在 50% 以上。根据中山医院的资料，厌氧菌在腹部感染中的检出率为 60.67%，在阑尾脓肿、阑尾切除术后切口化脓中占 70.58%。厌氧菌不仅可引起严重的胸腹部感染和脓肿，而且很多严重的软组织坏死性感染几乎都与厌氧菌有关。

一、发病机制

厌氧菌是人体内主要的正常菌群，类杆菌属在口腔、肠道、泌尿道、女性生殖道最多；梭形杆菌主要存在于上呼吸道和口腔；消化球菌和消化链球菌存在于肠道、口腔、阴道和皮肤；丙酸杆菌常存在于皮肤、上呼吸道和阴道；韦永球菌则存在于口腔、上呼吸道、阴道和肠道。由于厌氧菌是人体内的正常菌群，因此，厌氧菌感染绝大多数属内源性。这些细菌是一种条件致病菌，必须在全身或局部抵抗力下降时才能发生侵入和感染。

全身性因素包括恶性肿瘤、白血病、糖尿病、白细胞减少症、丙种球蛋白降低、应用免疫抑制剂或细胞毒药物、脾切除、胶原病等，手术创伤、营养不良、组织缺氧、组织破坏、异物、外周血管闭塞、需氧菌感染等使局部氧化还原电位差（Eh）降低的因素，均有利于厌氧菌的滋长和感染。

常见外科厌氧菌感染部位如下：口腔感染、腹膜炎、腹腔内脓肿、阑尾炎、憩室炎、肛旁脓肿，直肠周围脓肿、脑脓肿、肺脓肿、肝脓肿和盆腔感染等。女性生殖道的厌氧菌感染常发生于难产和非法流产，因产道组织的破坏和出血有利于厌氧菌的滋长，病情凶险，往往合并附近血管的血栓性静脉炎。在皮肤和软组织感染中，有一种厌氧菌和需氧菌的协同性感染，如坏死性筋膜炎，虽不多见，但一旦发生，可引起大片筋膜和皮肤坏死，病情发展迅速。

二、临床表现

（一）内源性

除破伤风和气性坏疽为外源性感染外，无芽孢厌氧菌感染均为内源性。常见者为脆弱和其他类杆菌、梭形杆菌、梭形荚膜产气杆菌、消化链球菌和消化球菌、真杆菌等。lVLoore、Cato 和 Holdeman 证明从临床感染标本分离出来的 40 种厌氧菌，除 3~4 种外均存在于正常的肠道内，当全身或局部情况改变时，它们才发生侵入和引起感染。我们所收集腹部感染 100 份标本中，厌氧菌阳性率为 60.67%，其中革兰阴性杆菌 42 株，占厌氧菌的 61.76%。在 42 株革兰阴性杆菌中类杆菌 35 株，占 83.33%，其中脆弱类杆菌 32 株，又占类杆菌的 91.42%。另有韦永球菌 8 株，革兰阳性梭状芽孢杆菌 7 株，真杆菌 6 株，革兰阳性球菌 5 株。显然绝大多数的厌氧菌感染的致病菌均为内源性。

（二）多菌性

外科感染中的厌氧菌常与其他细菌同时存在，主要厌氧菌为脆弱类杆菌、梭形芽孢杆菌、厌氧球菌；主要需氧菌以大肠埃希菌、克雷白菌属、铜绿假单胞菌为常见。根据我们的经验，如不做厌氧菌培养，则有半数以上（60.67%）的病原菌不能被及时发现，特别是 12.36% 的病例是单独厌氧菌感染，易被误诊为无菌脓肿。由于厌氧菌感染常为多菌性，不仅细菌协同现象值得注意，而且厌氧菌中最多见的脆弱类杆菌能产生 β 酰胺酶，它能显著降低病灶中青霉素的浓度并将其灭活，采用抗生素治疗时必须加以考虑。

（三）脓液腐臭和产气性

厌氧菌感染的脓液具有特殊的腐臭味，以往常被认为是大肠埃希菌的特征，现已证明，大肠埃希菌产生的脓液并无臭味，恶臭的脓液实际上是厌氧菌引起。

厌氧菌中的产气荚膜杆菌所引起的气性坏疽，其特征是在肌肉和皮下组织内有气体，但产气的外科细菌性感染并不一定就是气性坏疽。实际上，类杆菌和消化链球菌感染时，组织中也常有气体产生。因此，凡是伤口的脓液腐臭或组织中有气体存在，均应首先考虑厌氧菌感染的可能性。

（四）缓发性

无芽孢性厌氧菌的生长通常比较缓慢，因此出现临床症状有时较晚。厌氧菌引起的切口感染甚至在拆线后数天才发现明显的脓液。此外，厌氧菌培养往往需要 3~7 天始有细菌生长。因此，外科感染患者的脓液除送需氧菌和厌氧菌培养外，常规做革兰染色检查对于迅速确诊也有裨益。倘使革兰涂片证明有菌而需氧菌培养阴性时，就应高度怀疑为厌氧菌感染，应毫不迟疑地采取措施治疗厌氧菌，不必等待培养结果。

三、治疗

（一）扩创和引流

厌氧菌感染常伴有广泛的组织坏死，必须彻底切除，因坏死组织能降低局部 Eh，有利于厌氧菌的繁殖，这是治疗厌氧菌感染的先决条件，必须创造不利于厌氧菌生长繁殖的环境。产气荚膜杆菌性肌炎（即气性坏疽）时肌肉广泛坏死，也必须切除，严重的甚至需要截肢。坏死性筋膜炎是较少见的厌氧菌感染，筋膜和皮肤常有广泛坏死，如不彻底切除，常难以控制感染的扩散而导致死亡。

（二）抗生素疗法

必须选择对厌氧菌敏感的抗生素（表 1-4）。

表 1-4　厌氧菌对抗生素的敏感性

	膈上感染		膈上/膈下感染			膈下感染	
	梭杆菌属	产黑类杆菌	消化球菌	消化链球菌	放线菌属	脆弱类杆菌	梭状芽孢杆菌
林可霉素	S*	S	S*	S	S	S	
氯霉素	S	S	S	S	S	S	
甲硝唑	S	S	S	S－R	R	S	
青霉素	S	S*	S	S	S	R	
头孢唑林	S	S*	S	S	S	R	
头孢西丁	S	S	S	S	S	S	
拉氧头孢钠	S	S	S	S	S	S	
亚胺培南	S	S	S	S	S	S	
大环内酯类	R	S	S	S	S	R	

注：S 示 80% 以上菌株敏感；S－R 示 30%~80% 敏感；R 示 30% 以下敏感。* 示可产生耐药。

厌氧菌对氨基糖苷类抗生素常有抗药性。大多数厌氧菌，除脆弱类杆菌外，均对青霉素敏感。林可霉素的抗菌谱与青霉素相仿，如患者对青霉素过敏时可选用。氯霉素几乎对所有的厌氧菌包括脆弱类杆菌在内均有效，但缺点是有骨髓抑制的危险性。厌氧菌对四环素、红霉素和氯霉素的敏感性有差异，且在治疗过程中迅速产生抗药性，克林霉素对厌氧菌感染的疗效优于林可霉素，但它和林可霉素一样，有时会引起致命的假膜性结肠炎。在目前的抗菌药中，疗效最好的首推甲硝唑，对所有的厌氧菌包括脆弱类杆菌有效。Sharp 等（1977）发现甲硝唑的疗效优于克林霉素和林可霉素，此药价格便宜，即使长期使用也无严重并发症。甲硝唑不仅可口服（500mg，每日三次），灌肠（每次 1~2g），静脉制剂 0.5% 静滴 100mL 每日 2~3 次。口服甲硝唑和静脉滴注甲硝唑在结肠手术前准备中的作用，证明这两种方法均能有效地降低伤口的感染率。

前已述及，厌氧菌与需氧菌之间伴有协同作用，因此在治疗厌氧菌感染时须分别采用对需氧菌和厌氧菌敏感的药物。头孢西丁（cefoxitin）对类杆菌属有效，但疗效不如克林霉素、氯霉素或甲硝唑。头孢孟多是一种新的静脉用头孢菌素，抗菌谱较广，对革兰阳性和革兰阴性的需氧菌和厌氧菌均有效。

第三代头孢菌素例如头孢羟羧氧酰胺（moxalactam）、头孢哌酮（cefoperazone）和头孢噻肟（cefo-taxime）对需氧菌和厌氧菌均有效，对所有的厌氧菌均有极强的杀菌力。

（三）高压氧疗法

高压氧能提高组织的氧张力，抑制厌氧菌的繁殖，这一疗法是梭形芽孢杆菌感染治疗中的一个重要方面，但对于无芽孢厌氧菌感染究竟有多少价值，不少人表示怀疑。总之，这种疗法尚需积累资料才能定论。

（四）过氧化氢

过氧化氢是治疗厌氧菌感染伤口的一种有效药物，它所释放的新生氧能杀死厌氧菌。过氧化锌糊剂则可用于治疗某些厌氧菌感染，特别是 Meleney 溃疡。

（王　征）

第五节　梭状芽孢杆菌感染

本节重点介绍下列在外科临床中遇到的四种梭状芽孢杆菌感染。

一、破伤风

破伤风是一种梭状芽孢杆菌感染，以牙关紧闭、全身性肌肉痉挛和强直为其特征。在我国农村和偏僻地区仍时有发生，全世界每年可能有 30 万~50 万例，死亡率约为 45%。

（一）病因和发病机制

破伤风是由侵入伤口的破伤风杆菌所产生的外毒素引起。破伤风杆菌是一种长 2~3μm 的革兰阳性厌氧性梭状芽孢杆菌，芽孢位于菌体的一端，形如鼓槌状。菌体易被杀灭，但芽孢的抵抗力很强，须煮沸 30min、高压蒸汽 10min 或浸于 50% 苯酚中 10~12h 始可将其消灭。

破伤风杆菌在自然界分布甚广，存于灰尘、土壤、人和动物的粪便中，但必须通过皮肤或黏膜的伤口才能侵入人体，并在缺氧的环境下生长繁殖后才能致病。伤口内有破伤风杆菌或其芽孢并不一定发病，因为破伤风杆菌属于专性厌氧菌，它的滋长和繁殖需要无氧的环境，极少量的氧就能使破伤风芽孢不能滋长。破伤风杆菌的芽孢能在人体内生存数月至数年，后来可因轻微损伤使局部情况有利于它发芽滋长时引起疾病。破伤风多发生在损伤后，如战伤和其他各种创伤，锈钉、木刺和污秽的擦伤均可导致破伤风的发生，轻微损伤即使不引起显著的局部缺氧，也会因并发其他细菌感染而使组织的氧化还原电位差（Eh）降低而使破伤风杆菌的芽孢发芽滋长并产生外毒素。曾有报道小腿溃疡、疖、甲沟炎和打针拔牙后发生破伤风。也可发生于烧伤、冻伤、虫、蛇咬伤等。新生儿破伤风是旧法接生后脐带残端感染以及母亲未行主动免疫所致。流产后和产褥期破伤风是因产道接触污染的器械和操作引起。择期性手术后或摘除陈旧的金属异物后偶尔也会发生破伤风。10%~20% 的病例并无损伤史和明显的伤口存在，称为隐源性破伤风（cryptogenic tetanus）。

破伤风的症状和体征是由于破伤风杆菌的外毒素引起。外毒素有两种：主要是痉挛毒素，它是分子量 145 000 的蛋白质，以二聚体（dimer）形式存在，毒力很强，130μg 的纯毒素就足以致命，对神经有特别亲和力，是引起肌肉紧张、痉挛的直接原因；其次是溶血毒素，仅引起局部组织坏死和心肌损害。对毒素传导的途径和作用的部位，取决于创伤部位、毒素量及机体免疫状态。毒素在局部厌氧环境产生后向周围组织扩散，当毒素接触到运动神经末梢时，与其神经节苷脂结合并沿着与神经电位相反的方向传递。若创伤发生在四肢及躯干，毒素易经神经前根、前角进入脊髓节段，最终进入大脑；若创伤发生于头颈部，则可直接通过运动神经进入脑神经核；若毒素量过大，部分毒素经血液循环作用于肌肉组织并同运动神经末梢接触而发生作用。外毒素作用于神经元突触前膜并与脑糖质形成复合物，复合物与神经节苷脂结合并被引导入神经细胞，最终使神经突触不能释放甘氨酸、γ-羟丁酸等抑制性介质，导致脊髓运动神经元和脑干的广泛失抑制，临床上出现肌痉挛、肌强直等征象。它对交感神经和神经内分泌系统也有影响，可引起高血压、心跳加快、大汗淋漓，外周血管收缩和心律不齐等症状，但破伤风毒素的作用似有自限性并能完全逆转，患者恢复后并无后遗损害。

（二）临床表现

潜伏期：长短不一，往往与曾否接受过预防注射、创伤的性质和部位，以及伤口早期处理的方式等因素有关。通常是 2~56 天，但 80% 以上在 14 天内出现症状，但偶有短仅 24h 或长达几个月或数年，或仅在摘除遗留多年的子弹时才发生症状的。潜伏期越短，预后越恶劣，在损伤后 2~3 天内发病者，死亡率接近 100%。

前驱期：有乏力、头晕、头痛、兴奋和烦躁不安等非特征性症状，但最常见特征性症状是下颌紧张、张口不便、吞咽困难、咬肌和颈项部腹背部肌肉紧张或酸痛等。

发作期：通常在出现最初症状后 24~72h 发生反射性肌肉痉挛，间歇的时间越短，预后越为恶劣。肌肉痉挛是由于外周的传入刺激突然增强，使肌肉强直和收缩。最初累及咬肌，以后顺序是脸面、颈项、背、腹、四肢，最后是膈肌、肋间肌。随着疾病的进展，轻微的刺激也能引起强烈的持续性痉挛。咽喉肌和呼吸肌的强直性收缩可造成呼吸困难，引起缺氧和中枢神经系统不可逆性损害和死亡。

咬肌痉挛引起牙关紧锁。肌肉群的持续收缩形成特征性苦笑面容，患者蹙眉，口角歪斜。颈部肌肉群的持续性收缩使颈项强直。咽喉部肌肉痉挛引起吞咽和呼吸困难。腹背肌肉同时收缩引起角弓反张。任何轻微的刺激，如声、光、震动、饮水、注射等均可诱发强烈的阵发性痉挛。痉挛发作时，患者满身大汗、面唇发绀、呼吸急促、表情十分痛苦，流涎或口吐白沫，牙齿有摩擦声，头频频后仰，手足搐搦不止。发作可持续数秒或数分钟不等，间歇期长短不一。病情严重时，发作频繁。在两次发作期间肌肉紧张始终存在。但患者神志始终清楚，感觉也无异常，常有低热、出汗、心跳加快和腱反射亢进。

痉挛发作通常在 3 天内达到高峰，在 5～7 天保持稳定，10 天以后痉挛发作次数逐渐减少，程度减轻，间歇期延长，同时全身肌肉的持续收缩也逐渐减轻和缓解，在 1～2 周末消失。病程一般为 3～4 周，严重的可在 6 周以上。在破伤风痊愈后的一个较长时间内，某些肌群仍可有紧张和反射亢进现象。

破伤风绝大多数表现为全身型，但也偶有局限型者，例如肌肉抽搐、痉挛仅限于创伤或感染部位，或仅有伤肢的肌肉强直。局限型破伤风的病情往往较轻。

（三）并发症

肺不张和肺炎是最常见的并发症，可由于长期卧床、吞咽困难和吸入引起。咽喉肌或呼吸肌痉挛也可引起通气不足和肺不张。有时尚可出现呼吸窒息。50%～70% 患者死亡的原因是肺炎。突然和强烈的肌肉痉挛可引起肌肉撕裂、出血、骨折、脱位和舌咬伤等。交感神经兴奋可引起心血管并发症，如高血压、心跳加速、心律不齐。心肌炎可引起肺水肿和低血压。胃肠道并发症包括胃黏膜糜烂和麻痹性肠梗阻。

（四）诊断

主要根据病史和临床症状，通过详问病史，尤其是近期的外伤并有伤口非正规处理的病史，出现典型的临床表现如牙关紧锁、颈项强直、角弓反张、阵发性全身肌肉痉挛的发作等，诊断一般无困难。早期仅有某些前驱期症状时诊断比较困难，此时应提高警惕，对患者进行密切观察，以免耽误诊断，并需与下列疾病鉴别：

1. 低钙性搐搦　主要影响上肢，血清钙较低，钙剂注射能缓解手足搐搦。

2. 狂犬病　潜伏期较长，早期有流涎、吞咽困难和吞咽肌痉挛症状，但很少出现牙关紧闭。脑脊液中淋巴细胞增高。

3. 士的宁中毒和吩噻嗪、甲氧氯普胺引起的张力障碍（dystonic）反应　症状与破伤风很相像，称为假性破伤风，在痉挛间歇期肌肉松弛，在停药后 24～48h 症状消失，而破伤风的痉挛和肌紧张较持续。

4. 急性癔症和精神病　有时很难与早期或轻度破伤风鉴别，必须仔细观察。

（五）预防

破伤风是一种可以预防的疾病，有效的预防措施如下：

1. 主动免疫法　是预防破伤风的有效方法。母亲主动免疫后，甚至可以预防新生儿破伤风，因为抗体可通过胎盘屏障。注射破伤风类毒素可使人体产生抗体－抗毒素，从而达到免疫的目的。在计划免疫注射中，2 个月～6 岁的儿童应注射白喉、破伤风类毒素和百日咳疫苗（DPT）。出生后 2～3 个月注射第一针，间隔 4～8 周注射第二、三针，1 年后再注射第四针。学龄儿童和成人则应注射三针破伤风和白喉类毒素（Td），注射第一针后 4～8 周注射第二针，6 个月～1 年后注射第三针。以后每隔 10 年"强化注射"一针，每次 0.5mL。这样能使人体保有足够的免疫力。一般于首次注射后 10 日即可产生免疫力。凡接受过此种全程注射者，以后一旦受伤，只需再肌内注射 0.5mL 类毒素，即可于 3～7 日内产生强有力的免疫抗体，不需再注射破伤风抗毒血清。主动免疫法很少产生副作用，偶尔在强化注射时引起局部肿胀、淋巴结肿大和低热。

2. 被动免疫法　一般适用于未接受过主动免疫注射而有下列情况之一的患者：①污染明显的伤口；②严重的开放性损伤，如开放性颅脑损伤、开放性骨折、烧伤；③受伤后伤口未经及时清创，或处理不恰当者，于伤后 24h 内，皮下或肌内注射破伤风抗毒血清。抗毒血清有两种：

（1）破伤风抗毒血清（TAT）：是目前最常用的，剂量为 1 500 国际单位（IU），作皮下或肌内注射。凡伤口大、污染重或受伤已超过 24h 或有糖尿病的患者，剂量须加倍。注射抗毒血清后，血液内抗体可迅速上升，但仅能维持 5～7 日。破伤风的潜伏期较长，对污染严重的创伤应根据情况，在一周后重复注射一次，或每周一次直至伤口基本愈合为止。儿童剂量和成人相同。破伤风抗毒血清制剂，注射前必须常规作过敏试验，试验阳性者，必须用脱敏法进行注射。

过敏试验：抽0.1mL抗毒血清加0.9mL等渗盐水稀释，然后用稀释液0.05～0.1mL于前臂屈侧作皮内注射，另侧前臂注入同量等渗盐水作对照，观察15～30min。若注射抗毒血清处出现超过1cm的红肿硬块或伪足，则为阳性。

脱敏注射法：将所需注射的抗毒血清用等渗盐水稀释10倍后分数次作皮下注射。首次剂量为1mL，以后依次为2、3、4mL，每次间隔30min，直到全量注射完毕。但此法仍可能引起过敏反应，最好改用TIG。

（2）人体破伤风免疫球蛋白（TIG）：由人体血浆中免疫球蛋白提纯而成，剂量为250U，作深部肌内注射，病情需要时剂量加倍，儿童与成人剂量相同，此药的优点是无血清反应，故可不作过敏试验，半衰期长达30天，免疫功效比TAT大10倍以上，是一种理想的破伤风抗毒素，但目前应用不多。

伤口处理：伤口的正确处理也很重要。对战伤、污染严重及有泥土和其他异物的伤口，清创必须彻底，包括清除一切坏死和无活力的组织，去除异物，敞开无效腔。如组织毁损较多，污染严重，彻底清创有困难者，应将伤口完全敞开，不予缝合，用氧化剂如3%过氧化氢或1∶5 000高锰酸钾浸透的敷料覆盖并经常更换，并应注射青霉素，预防感染。

（六）治疗

应采取综合措施，包括：①消除毒素来源；②尽快中和游离毒素；③控制和解除肌肉痉挛；④保持呼吸道通畅及预防并发症等。破伤风的预后除与治疗是否及时和正确有密切关系外，还与患者的年龄、曾否接受破伤风类毒素注射、创伤的性质和部位、潜伏期的长短、阵发性痉挛发生的早晚等有关。轻型破伤风的潜伏期多在14天以上，发作期超过6天。通常有牙关紧锁，但无吞咽困难，全身痉挛短暂而轻。中型破伤风潜伏期、发作期均较短，患者有明显牙关紧锁并有吞咽困难和全身痉挛，但痉挛时呼吸和通气尚可。重型破伤风潜伏期短，发作期在72h以内，患者有牙关紧锁、吞咽困难、肌肉强直以及持续性全身痉挛。凡年龄在50岁以上的患者均属于重型破伤风。

1. 消除毒素来源　伤口处理的目的是改变局部环境，使它不适于破伤风杆菌的生长繁殖，以杜绝毒素来源。在伤口周围浸润注射TIG 1 000U或1 000～3 000IU抗毒血清以中和伤口周围的游离毒素，以免清创时释放入血，应在免疫治疗后1h进行，以便清创时可能释出的大量外毒素及时得到中和，清除坏死组织和异物，用大量氧化剂，如3%过氧化氢或0.1%过锰酸钾溶液冲洗和湿敷伤口。伤口有积脓或引流不畅者，应敞开伤口，用氧化剂湿敷。注射青霉素以杀灭破伤风杆菌，并能预防肺炎等并发症。如伤口已经愈合，一般不需进行清创。

2. 中和游离毒素　TAT应用在原则上是小剂量，大量资料证明大剂量并不能明显降低死亡率，还可能产生毒副作用，在清创和注射大剂量青霉素后，分别按重型、中型和轻型患者给静脉注射精制破伤风抗毒血清10万、7万和5万IU，肌内注射法血中浓度在6h后才逐渐上升，故应以静脉滴注为主。但静脉使用药物不能有效地透过血－脑屏障，故应配合鞘内注射。抗毒血清只能中和游离的毒素，不能中和已与中枢神经结合的毒素，故不能减轻已经发生的症状。使用前必须作血清皮内试验，并应尽早应用。通常可用TAT 1万～2万IU，加入5%葡萄糖液500mL缓慢静滴，每日一次，以不超过6日为宜。

关于破伤风抗毒血清的鞘内注射，优点是剂量小而有效，且能缩短疗程。Sanders统计鞘内注射病死率为8%，对照组为20%。鞘内注射破伤风抗毒血清5 000～10 000IU，如同时注射泼尼松龙12.5mg，可减少这种注射所引起的炎症和水肿反应。

人体破伤风免疫球蛋白（TIG）的疗效远远超过破伤风抗毒血清，且无过敏反应的危险，半衰期为25天，故只需一次肌注3 000～6 000U，不可静脉注射，因可引起高血压，如症状持续2周以上可再肌注3 000U。TIG和泼尼松龙的混合液可鞘内注射，成人剂量TIG500～1 000U，加泼尼松龙12.5mg。在无抗毒血清或TAT过敏又无TIG时可抽取已获主动免疫且血型相同者的血液200～400mL（血浆较好）输给患者也有一定疗效。

3. 控制并解除肌肉痉挛　是综合治疗的中心环节，目的是使患者镇静，减少对外界刺激的敏感性而控制或减轻痉挛。在整个治疗过程中如能控制痉挛的发作，大部分患者能获得治愈。

（1）地西泮：地西泮作用于脊髓的上行性网状激活系统和杏仁核，有镇静、抗惊厥作用，且能阻断外毒素对神经系统的作用。成人每日剂量 40~120mg，对治疗破伤风十分有效，它的优点是作用迅速，能解除肌肉强直，并有明显的镇静作用而不抑制呼吸。在中型破伤风患者中，单用安定能降低氧耗量；在重型破伤风患者中，与其他药物联合应用能显著降低死亡率。

（2）氯丙嗪：每日静脉滴注 200~300mg，能减轻肌肉强直和减少痉挛的发作。

（3）其他：10% 水合氯醛 10mL 口服或 30mL 灌肠，每 4~6h 一次；2%~5% 副醛 4~8mL 静脉注射，可与巴比妥联合应用。苯巴比妥口服或肌内注射 0.1g，每 4~6h 一次，可治疗轻型破伤风患者。痉挛严重时，可静脉注射硫苯妥钠 0.1~0.2g（加于 25% 葡萄糖溶液 20mL 内），或 0.5~1g 加于 5% 葡萄糖溶液 1 000mL 中，以每分钟 20~25 滴的速度静脉滴注，但这种方法会使患者神志不清并抑制呼吸。重型破伤风患者常需采用肌肉松弛剂，如左旋筒箭毒碱、氯化琥珀酰胆碱、氨酰胆碱、戈拉碘铵、粉肌松等。一般均需静脉给药，解痉效果甚好，但同时可引起呼吸肌麻痹，故这种方法只能在具备控制呼吸的设备和人员时应用。

4. 保持呼吸道通畅　病情严重的破伤风患者应早期行气管切开术，以排除气管内分泌物，维持良好的通气功能，预防或减少肺部并发症，它是抢救破伤风成功的关键措施之一。气管切开后，应经常注意吸去分泌物，清洁导管，吸入雾化气体和定期滴入抗生素溶液。

患者应置于监护室，由专人进行医疗和护理。反复的痉挛和持续的肌肉收缩常造成体内严重消耗，应给予高碳水化合物、高蛋白、高热量、高营养饮食，大量维生素 B 和 C，以及足够的水分和电解质，并注意纠正酸碱平衡失调，必要时输血或血浆。如患者不能进食，可作静脉高营养法或鼻饲。

加强护理十分重要。应将患者安置于单人暗室，以免光线、声音等外来刺激引起痉挛。创伤部位应予隔离，用过的敷料和换药用具均应严格灭菌。细心护理是减少和早期发现并发症、降低死亡率的重要措施之一。要严密观察病情的变化，特别注意有无喉痉挛或窒息，保持呼吸道通畅。痉挛时要保护患者以防发生损伤。保持大小便通畅。定期测量血压、脉搏和呼吸，记录体温和出入水量等。病情进入缓解期后，仍有突然发生呼吸停止的可能，故仍应密切观察，不能松懈。

二、梭状芽孢杆菌性肌坏死

又称气性坏疽，它是一种迅速发展的严重急性感染。肌肉广泛坏死，可有气体或无气体产生，伴严重的毒血症，通常发生于开放性骨折、臀部或大腿部肌肉广泛性挫裂伤、存有无效腔和异物或伴有血管损伤的血供不良的伤口，偶尔也可发生于择期性手术，尤其是截肢、结肠和胆囊手术及髋关节再建手术后。肌注肾上腺素后局部偶尔也会引起此种感染。

（一）病因

主要由产气荚膜杆菌引起，包括魏氏杆菌（70%~80%）、恶性水肿杆菌（40%）、败血杆菌（20%）和溶组织杆菌以及产芽孢杆菌等。也可与其他化脓性细菌混合，引起混合性感染。

泥土或肠道中的产气荚膜杆菌污染伤口后，并不一定致病。如全身或局部条件适合，细菌就在局部生长繁殖并分泌多种外毒素和酶。外毒素共有 α、β、γ……等 12 种，主要是 α 毒素，这是一种致命的坏死性溶血毒素，属于一种卵磷脂酶，能裂解卵磷脂与神经磷脂或脂蛋白复合物，破坏多种细胞的细胞膜，引起病理改变，如破坏红细胞膜引起溶血，破坏血管内皮细胞，引起血管通透性改变和组织水肿，破坏其他组织细胞引起坏死。某些菌株也可产生胶原酶、透明质酸酶、溶纤维酶和脱氧核糖核酸酶等，造成局部组织广泛坏死和严重毒血症，但细菌一般不侵入血流，这些酶有强大的分解糖和蛋白质的作用。糖类分解后可产生大量气体，蛋白质分解和明胶液化后则产生气味恶臭的硫化氢。各种毒素和大量气体的积聚可引起血栓形成、溶血、血液循环障碍。由于局部缺血，吞噬细胞和抗体不能到达坏死组织内，加上各种毒素的作用，伤口内的组织，尤其是肌肉，进一步坏死和腐化，更利于细菌的繁殖，使病变更为恶化。大量的组织坏死和外毒素的吸收可引起严重的毒血症。有些毒素可直接侵犯心、肝和肾，造成局灶性坏死和多脏器功能衰竭。

（二）临床表现

潜伏期一般为 1~4 天，但也可短至 6h，长至 3~6 周，多数在伤后 3 天发病。

局部表现：伤部剧痛为最早出现的症状，由于气体和液体迅速浸润组织而致压力增高所引起，呈胀裂样剧痛，一般止痛药不能控制。伤口周围水肿，皮肤苍白、紧张和发亮，随后很快转为紫红色，最后变成灰黑色，并出现大、小水疱，内有暗红色液体，伤口内可流出带有恶臭的浆液性或血性液体。由于气体积聚在组织间隙内，轻压伤口周围皮肤可闻及捻发音。压迫伤口边缘，可见气泡和血性液体从伤口溢出。伤口内肌肉肿胀，色暗红，失去弹性，刀割时不收缩，也不出血。由于血管血栓形成和淋巴回流障碍，有时整个肢体发生水肿、变色、厥冷和坏死。全身表现：主要是由外毒素引起的严重毒血症。在伤部剧痛和肿胀后不久，患者就出现极度软弱、表情淡漠、烦躁不安，并有恐惧感，但神志清醒，也可发生谵妄。面色苍白，出冷汗，脉率 100~120 次/分。体温通常不超过 38.3℃，甚至正常，偶尔高热可达 40℃ 以上。呼吸急促，贫血明显。晚期出现黄疸和血压下降，严重病例可发生多脏器功能衰竭。实验室检查：由于溶血毒素的作用，红细胞计数可迅速降至 $(1~2) \times 10^{12}/L$，血红蛋白下降 30%~40%，白细胞计数一般不超过 $(12~15) \times 10^9/L$。伤口渗液涂片检查可见大量革兰阳性粗大杆菌，但白细胞很少。

（三）诊断

早期诊断和及时治疗非常重要，是保存伤肢和挽救生命的关键。由于病变进展非常迅速，耽误诊断 24h 就足以致命。凡创伤或手术后或骨折上石膏绷带后，伤口突然有剧烈的胀裂样疼痛，局部迅速肿胀，且有明显的中毒症状时，就应高度怀疑梭状芽孢杆菌性感染。

伤口周围触诊有捻发音，渗液细菌涂片检查可见革兰阳性粗大杆菌，X 线片检查发现肌群内有积气阴影，是早期诊断的三项主要依据。伤口渗液细菌培养可肯定诊断，但需时较久，故不宜等待培养结果而耽误及时治疗。

厌氧性链球菌和脆弱类杆菌在感染组织内也可产生气体，故应与梭状芽孢杆菌感染鉴别，前两者虽可出现气肿和捻发音，甚至筋膜坏死，但发病较慢，疼痛和全身中毒症状较轻，伤口渗液涂片检查可分别发现链球菌和革兰阴性杆菌。

（四）治疗

对已缝合的伤口和石膏绷带包扎的伤口，如疑有梭状芽孢杆菌性肌坏死，应立即拆除缝线和石膏，将伤口完全敞开，并以大量氧化剂冲洗，同时严密观察病情变化。

诊断一经确定，即应紧急手术。手术前准备主要包括静脉滴注青霉素 200 万 U 或注射头孢菌素或克林霉素，补液和输血，输血量一般为 400~800mL。一般采用全身麻醉，不宜用局部麻醉。

手术方法是在病变区域作广泛、多处纵向切开，包括伤口及其周围水肿或皮下气肿区，直达颜色正常、能够出血的健康组织为止。彻底清除已坏死的变色肌肉、异物、碎骨片等。如感染局限于某一筋膜腔，可将受累肌束或肌群从起点到止点全部切除。伤口要敞开，并用大量 3% 过氧化氢或 1：5 000 过锰酸钾溶液冲洗或湿敷。如整个肢体肌肉都已受累，或伤肢毁损严重，伴粉碎性骨折和大血管损伤，动脉搏动消失，并有严重毒血症时，为了抢救生命，考虑作高位截肢术，残端开放，不予缝合。

术前起就肌内注射或静脉滴注大剂量青霉素（每日 1 000 万 U）和四环素 2g，至毒血症和局部情况好转后减量应用。如患者对青霉素过敏，可静脉滴注红霉素每日 1.5~1.8g。

高压氧疗法可作为手术的辅助疗法。患者在高压氧舱内吸入相当于 3 个大气压的纯氧，能使血液和组织内含氧量较正常大 15 倍，起到抑制厌氧菌生长、繁殖和产生毒素的作用，甚至可能有杀菌作用。治疗方案是：第一日 3 次，第二和第三日各 2 次，三日内共行 7 次治疗，每次 2h，间隔 6~8h。清创手术在第一次高压氧舱治疗后进行，切除明显坏死的组织，但不作广泛的清创，以后可根据病情，在每次高压氧治疗后，重复进行。通过这种治疗方法，一般可以避免截肢，根据报道凡能完成最初 48h 的 5 次高压氧治疗的患者，几乎都能存活。

气性坏疽抗毒血清的防治效果不佳，它只能起到暂时缓解毒血症的作用，而且还有发生过敏反应的危险，现已摒弃不用。

为了防止气性坏疽传播，应将患者隔离，患者用过的一切衣物、敷料、器材应单独收集，进行消毒。煮沸消毒时间应超过 1h，最好用高压蒸汽灭菌，以防交叉感染。

三、梭状芽孢杆菌性蜂窝织炎

这是梭状芽孢杆菌和诺氏水肿杆菌引起的急性感染，偶尔也可由产气荚膜杆菌引起。感染主要局限于皮下蜂窝组织，沿筋膜间隙迅速扩散，很少侵犯肌肉。由于邻近血管的血栓形成，可引起大片皮肤、皮下组织和筋膜坏死。

（一）临床表现

通常发病缓慢，潜伏期 3~5 日，患者主诉伤口疼痛，伤口周围肿胀，有捻发音，皮肤很少变色。全身症状较轻，有低热和心跳加快，无严重毒血症。病变可沿浅筋膜表面迅速扩展，但不侵及深部肌肉。

（二）诊断

皮下组织常有广泛坏死，病变区域常有气体和浆液性渗液，肌肉通常无坏死。渗液涂片检查如见革兰阳性粗大杆菌，诊断即可明确。梭状芽孢杆菌性肌坏死引起的毒血症较重，以深部肌肉感染和坏死为其特征故易于以鉴别。此外，本病应与坏死性筋膜炎鉴别，后者常为多菌性，通常为链球菌和厌氧性革兰阴性杆菌引起，脓液细菌培养可予以鉴别。

（三）治疗

一旦确诊，伤口应即彻底切开引流，切除坏死组织以达到引流通畅和充分减压的目的，伤口敞开，用大量 3% 过氧化氢溶液冲洗或湿敷。静脉滴注青霉素，每日 100 万~200 万 U，也可注射氯霉素、克林霉素或头孢菌素。全身支持疗法与梭状芽孢杆菌性肌坏死的治疗相同。

四、伤口肉毒症

伤口肉毒症是伤口被肉毒梭状芽孢杆菌（clostridium botulinum）污染后所引起的毒血症，它与食物中毒不同，因为后者是由于吞食消毒不严格的被肉毒杆菌污染的罐头食物引起。

（一）病因和发病机制

肉毒杆菌是一种粗大的厌氧性革兰阳性杆菌，能产生芽孢，但无荚膜。根据所分泌的外毒素抗原性，可分成 A、B、C、D、E、F、G7 种类型，人类的致病菌主要是 A、B 和 E 型。

伤口肉毒症是近年来报道的一种梭状芽孢杆菌感染，伤口污染肉毒杆菌芽孢后，是否产生临床症状，主要取决于伤口的条件，如局部炎症和坏死降低伤口的氧化还原电位差（Eh），肉毒杆菌就在伤口内滋长繁殖，合成和分泌大量外毒素，引起严重毒血症。肉毒杆菌分泌的外毒素，是一种分子量为 900 000 的蛋白质，含两种成分，一种能引起血细胞凝集，另一种则是有神经毒作用的多肽，蛋白酶能增大其毒性。肉毒杆菌的外毒素通过血流与外周神经的神经肌肉交接处结合，使外周神经末梢不能释放乙酰胆碱，以致使骨骼肌发生瘫痪，但并不影响神经的传导和肌膜对乙酰胆碱的敏感性。中枢神经系统的胆碱能通道也不受显著影响。

（二）临床表现

潜伏期为 4~14 日，一般为 7 日。症状与食物中毒相似。除出现胃肠道症状例如呕吐、腹泻、腹痛以外，初起还有复视、畏光、视力模糊和吞咽及发音困难，眼肌瘫痪，上睑下垂，接着发生下行性运动神经麻痹，常呈对称性，波及其他脑神经和外周运动神经。严重病例有全身肌无力和呼吸困难。但患者并无感觉障碍，脑脊液也正常。

（三）诊断

诊断主要依据病史和临床症状，外伤患者如有下行性运动神经麻痹而又无食物中毒史，应怀疑本病。伤口渗液应送细菌培养，伤口渗液和血清作肉毒杆菌外毒素检测。肌电图单次超大剂量神经刺激后，如肌肉的动作电位振幅降低，有诊断价值。

（四）治疗

清除伤口中的异物和坏死组织，使细菌不能滋长繁殖，是治疗伤口肉毒症的根本措施。

诊断明确后，应立即静脉注射三价 A－B－E 抗毒血清（含 A 型抗毒素 7 500U，B 型抗毒素 5 500U 和 E 型抗毒素 8 500U）或多价 A－B－E－F 抗毒血清，以中和血液循环中的外毒素，注射前常规作皮肤过敏试验。三价 A－B－E 抗毒血清能降低各型肉毒杆菌症的死亡率和罹病率，不良反应的发生率约为 26%，急性反应包括荨麻疹、皮疹和过敏反应。

伤口肉毒症的最大危害是呼吸衰竭，故应严密观察患者的呼吸，呼吸困难可迅速发生。如有呼吸困难，需立即施行呼吸支持。B 型肉毒杆菌症患者出现复视者是需行呼吸支持的可靠前驱症状。大部分患者需作气管切开术。注射大剂量青霉素，良好的护理常能使患者恢复而不发生并发症。盐酸胍（guanidine hydro－chloride）能促使神经末梢释放乙酰胆碱，每天口服 15～50mg/kg，能使 2/3 的患者症状改善，但对呼吸困难无效。

（王　征）

第六节　外科病毒性感染

一、概论

病毒是一种专性细胞内寄生物，根据其所含核酸的种类，可分为 RNA 病毒和 DNA 病毒两大类。病毒能吸附在细胞的细胞膜上或穿入细胞内，然后在细胞内进行 RNA 和 DNA 的复制。病毒的 RNA 或 DNA 含有蛋白质合成必需的信息，使蛋白质合成信使 RNA（mRNA）。细胞溶解时，病毒又能侵入其他的宿主细胞。

（一）发病机制

病毒引起疾病的机制有两种：第一种发病机制是病毒经呼吸道或胃肠道黏膜侵入人体，通过淋巴管、区域淋巴结甚至血液循环而抵达靶器官，然后在靶器官内繁殖至一定程度方始引起细胞坏死而产生疾病，即原发性疾病。其特点是细胞坏死和单核细胞和淋巴细胞浸润。

另一种机制是缓慢持久的病毒感染，并不立即引起细胞坏死，但病毒引起的宿主免疫反应却可导致靶器官的病理改变和临床疾病，称为免疫复合病。

病毒感染的特征之一是一种病毒可引起多种疾病，例如病毒感染可使细胞 DNA 和 RNA 合成停止或改变。病毒感染还可改变机体的免疫功能，抑制中性粒细胞和巨噬细胞的吞噬功能；产生病毒抗原抗体复合物，引起各种疾病；促使细胞或淋巴细胞增生和肿大，导致各种肿瘤、阑尾炎、肠系膜淋巴结炎、回盲部肠套叠等外科疾病。此外，病毒感染还可引起典型的狂犬病、流行性腮腺炎、区域性小肠炎、胰腺炎、溃疡性结肠炎等疾病。因此，根据发病的形式，病毒感染可分为急性、慢性和隐性等形式，根据病毒产生的疾病又可分为影响多脏器的全身性疾病和主要影响某些特殊脏器的疾病两大类。

（二）外科患者中的病毒感染

外科患者中的病毒感染两种：原发性病毒感染是指病毒感染发生于以往未曾接触此种病毒及无获得性特异免疫的患者中；继发性感染是指以往病毒感染的重新活动，通常由于宿主抵抗力受到抑制，而且以往的病毒感染可能并无明显临床表现。外科患者在治疗过程中可并发各种病毒感染，如大量输新鲜血或心脏直视手术后可发生一种病毒感染称为灌流后综合征。临床表现的特点是在手术后 3～5 周出现发热、肝脾肿大、皮肤斑疹、全身淋巴结肿大、外周血液中嗜伊红细胞增多并有不典型的淋巴细胞出现，肝功能正常。本病系由巨细胞病毒或 Epstein Barr 病毒引起。诊断是依靠典型的病史和体征，血和尿的病毒培养以及血中抗病毒抗体的浓度升高而确立。

另外，免疫功能抑制的患者在手术后常可发生各种病毒感染（表1-5）。如白血病、霍奇金病和淋巴瘤等血液系统恶性肿瘤患者易患疱疹病毒和巨细胞病毒感染。霍奇金病、淋巴瘤患者在脾切除术、放射疗法或化学疗法后疱疹的并发率显著增高，有时是疾病复发的前驱症状。

表1-5　宿主免疫功能异常与病毒感染

宿主防制缺陷	病毒感染
原发性免疫缺陷	肠病毒
1）B淋巴细胞缺陷	单纯疱疹病毒（HSV）、腺病毒
2）T淋巴细胞缺陷	单纯疱疹病毒（HSV）、巨细胞病毒（CMV）、麻疹、牛痘
继发性免疫缺陷	
1）脏器移植	CMV、HSV、V-Z病毒、BK病毒
2）细胞毒	CMV、HSV、V-Z病毒
免疫抑制剂	腺病毒
3）淋巴增殖性肿瘤	CMV、HSV、V-Z病毒、JC病毒
（霍奇金病，白血病，淋巴瘤）	EB病毒
4）其他疾病（例如麻风）	B型肝炎病毒
脏器功能缺陷	
1）心肺疾病	流感、流感肺炎和继发细菌感染
2）烧伤和皮肤破损	HSV

脏器移植后应用免疫抑制剂能使患者对病毒的敏感性增加。肾移植患者中最多见的是疱疹病毒感染，特别是巨细胞病毒，发病率约为70%~90%，主要是隐性病毒感染的重新活动（继发性感染），因为在免疫功能正常的患者中，巨细胞病毒感染仅在一小部分患者中产生疾病。诚然，手术时大量输新鲜血以及移植的肾脏都可能是病毒的来源，尤其在供者血液中含有巨细胞病毒的抗体时。

肾移植患者常发生口腔黏膜、咽喉或生殖器的单纯疱疹，还可发生疱疹性肝炎、脑炎或食管炎。最近报道Epstein Barr病毒可使脏器移植患者发生恶性淋巴瘤。同种肝移植后巨细胞病毒感染可使胆囊管梗阻，引起梗阻性黄疸。

此外，病毒感染还可使脏器移植患者在术后发生各种并发症，包括慢性活动性肝炎、视网膜炎和小肠溃疡等。

巨细胞病毒尚可加重患者免疫功能抑制，为其他机会菌例如卡氏肺囊虫等提供繁殖和扩散的适宜环境，引起严重的机会菌肺炎。

（三）诊断

外科病毒性感染的诊断非常困难，因为病毒引起的各种外科疾病例如阑尾炎、肠系膜淋巴结炎等的临床表现与通常细菌性感染引起者大致相同。诊断病毒感染不仅需根据病史，还需进行病毒的分离、鉴定、组织培养、病毒抗原免疫荧光检测和电镜检查等复杂方法，一般医院常难做到。流行病学的调查研究对诊断也有帮助。

（四）病毒感染的预防和治疗

1. 预防

（1）病毒疫苗接种活体病毒疫苗可经口服或鼻内滴注法，使患者产生保护性免疫反应，但死体病毒疫苗必须静脉注射才有功效。

（2）被动免疫静脉滴注含有病毒抗体或免疫球蛋白的血浆虽能预防肝炎和水痘，但维持时间较短。

2. 治疗　目前尚无特效的抗病毒抗生素。干扰素和转移因子尚在实验阶段，目前尚缺乏大量的临床报道。通常采用对症治疗控制发热和疼痛等症状。

二、狂犬病

狂犬病又名恐水症，是狂犬病毒引起的一种人兽共患性急性病毒性脑脊髓炎，多具有特有的恐水怕风、咽肌痉挛、进行性瘫痪等特征，常见于狗、猫、蝙蝠等动物，通过病兽的咬伤、搔伤或接触病兽的唾液而致人发病。

（一）病因和发病机制

狂犬病毒是一种子弹状 RNA 病毒，通过唾液传染引起。病毒可在鸡胚、鸭胚乳鼠脑以及多种组织培养中生长，从感染的人和动物分离出来的病毒称自然病毒，能在噬液腺中繁殖，各种接触途径均可致病。病犬唾液中含病毒较多，病犬于发病前 3~4 天唾液就具有传染性。人被狂犬咬后，发病率为 25%（10%~70%），但也可通过抓伤、擦伤等使人受染。

病毒对神经有强大的亲和力，沿末梢神经和神经周围的体液，向心进入与咬伤部位相当的背根神经节和脊髓段，然后沿脊髓上行至脑，并在脑组织中繁殖，继而沿传出神经进入唾液腺，使唾液具有传染性。

（二）临床表现

潜伏期 10 天~2 年，一般为 3~7 周。临床可分两型：兴奋型和瘫痪型。兴奋型的前驱期（2~4天）：患者有发热、头痛、面部感觉异常、麻木、痒或疼痛、恶心、呕吐、吞咽困难和声音嘶哑，继而出现兴奋和恐惧感。患者对声、光、风的刺激特别过敏，喉部有紧缩感觉。较有诊断意义的早期症状是伤口及其周围感觉异常，有麻痒痛及蚁走感，约占 80%。

激动期：患者躁动不安，恐惧感加重，大声、吹风等刺激可激发躁动和惊厥。出汗和流涎增多，体温 38~40℃，并有吞咽和呼吸困难。最突出的症状为恐水症，一般在发病后不久即行出现。患者口渴欲饮，但因咽喉痉挛、疼痛而无法下咽，甚至闻水声或见水即出现咽喉或全身痉挛，这是恐水病命名的来源。

疾病继续发展时，激动加重，出现幻听、幻视，患者冲撞叫跳，直到衰竭，但神志始终清楚。

瘫痪期：患者肌肉松弛，下颌坠落流涎，反射消失、瞳孔散大，呼吸微弱不规则，常在数小时内死于呼衰或心衰。

（三）诊断

早期容易误诊，发作期有被狗或猫咬伤史，突出的临床表现为咬伤部位感觉异常、兴奋躁动、恐水怕风、咽喉痉挛、流涎多汗、各种瘫痪等，即可作出初步诊断，确诊有赖于以下检查：

1. 病毒包涵体检查　对咬人的动物应观察 5~10 天，如有症状出现，可杀死后取其脑组织在清洁玻璃片上涂片，未干时用 Seller 染色法检查细胞质内病毒包涵体，或作免疫荧光检查病毒抗原，在数小时内可得阳性结果。

2. 动物接种　将动物脑组织制成 10% 匀浆，接种于小白鼠脑内。接种后 6~8 天动物出现震颤、尾强直、麻痹等现象，12~15 天死亡，脑组织内可查见内基小体。阳性结果可在 15 天内报告，而阴性结果需等 1 个月后方可出报告。

本病应与破伤风、癔症、脑炎、神经官能症等鉴别。

（四）预防

本病的死亡率极高，故预防极为重要。

1. 伤口的处理　迅速行清创术，以 20% 肥皂水或 0.1% 苯扎溴铵彻底清洗，伤口较深者尚需插入导管，以肥皂水持续冲洗以去除动物涎液。清洗后涂以 75% 乙醇、0.3% 碘附，局部应用抗狂犬病免疫血清，并注射破伤风抗毒血清和抗生素以控制感染。伤口应予敞开，不宜缝合或包扎。

2. 预防注射　预防注射的适应证：①被野兽咬伤；②被来历和下落不明的犬或动物咬伤；③被犬咬伤后，病犬不久发病死亡，或经捕获后证明为病犬；④兽医工作者；⑤皮肤伤口被狂犬唾液沾污者；⑥伤口在头、颈处或伤口较大且深者；⑦医务人员的皮肤破损处为狂犬病患者沾污者。具体方法是接种狂犬病疫苗。疫苗有四种：脑组织灭活疫苗（Semple 疫苗），鸭胚疫苗，哺乳动物脑组织灭活疫苗及组织培养疫苗，前三者应用较久，均为粗糙的生物制品，含有大量非病毒抗原物质，均能导致严重并发症，同时由于其免疫源性低，故须注射较长时间，如 Semple 疫苗需每日皮下注射 2mL，连续 14～21 天。鸭胚疫苗，每次 2mL，每日分 4 处交替在腹壁、背部等处皮下注射，14～21 次为一疗程，为了保证产生和维持高效价抗体水平，在完成最后一次注射后 20～50 天内再给予 1～2 次激发剂量的疫菌。注射鸭胚疫苗常有局部反应，但全身反应很少，疗效也较差，故必须同时注射抗狂犬病免疫血清。双倍体细胞疫苗，效价较高，无神经性反应，如患者对鸭胚疫苗有反应可予采用。肌内注射 5 针，于咬伤后 0、3、7、14、28 日各注射一针。兽医和动物饲养员可肌内注射三针作为伤前的预防。国内目前生产地鼠肾疫苗与之相类似，值得广泛应用。如被咬伤处在头面部且受染严重者，或儿童患者，应立即接种，每日注射两次，争取在 5～7 天内完成。最好是联合应用抗狂犬病免疫血清和疫苗，免疫马血清的剂量是 40IU/kg，注射前先作血清皮肤试验。一半注射于伤口局部，另一半作肌内注射。人狂犬病免疫球蛋白 20IU/kg 疗效较高，且无副作用。

（五）治疗

一旦发病，患者几乎都在 2～6 天内死于心脏或肺部并发症，经积极治疗，可延长存活期，个别有治愈者。

患者应予隔离，安置在清静的单人病房内，由专人重点护理，避免各种外界刺激。医务人员应戴胶皮手套，以免唾液中病毒污染皮肤破损处。

抗狂犬病免疫血清：肌内注射免疫血清 10～20mL，或按 40IU/kg 计算，每日或隔日注射一次。同时进行疫苗接种。

人狂犬病免疫球蛋白 20IU/kg，半量注射于伤口，另半量肌内注射。

镇静剂的应用：为了减轻患者的兴奋性，可给予巴比妥或水合氯醛，也可注射较大剂量的地西泮或氯丙嗪。具体方法可参阅破伤风的治疗。

呼吸支持疗法：为了预防呼吸肌痉挛引起窒息，可作气管切开术，并采用人工呼吸器作辅助呼吸。给予氧气吸入，并保持呼吸道通畅。

全身支持疗法：补液输血，纠正水电解质紊乱和维持酸碱平衡。

可用肾上腺皮质激素及脱水剂等治疗颅内压增高，必要时侧脑室置管减压。

应预防和治疗心脏并发症和肺部并发症。

三、艾滋病

艾滋病（acquiredlmmune deficiency syndrome，AIDS），又称获得性免疫缺陷综合征，是 1981 年才被人们认识的新的性传播疾病，其病原为人类免疫缺陷病毒（HIV），属反转录病毒，攻击的靶细胞均为 T 淋巴细胞，尤其是 CD_4^+ 细胞。HIV 易被 70% 乙醇、0.1% 次氯酸钠、0.02% 戊二醛及加热 100℃ 等灭活。除全身乏力、消瘦和免疫低下等症状外，外周血 CD_4^- 淋巴细胞计数低于 $0.2 \times 10^9/L$，有关艾滋病的发病机制和诊断依据在很多内科书籍中均有详细的记载，这里只讨论外科医师在处理艾滋病患者手术中的问题。艾滋病在外科领域中有两重意义：一是艾滋病患者的免疫功能低下，易患各种感染和需要手术治疗的疾病，要求能及时识辨和适当处理；二是外科医师在处理过程中如何加强自身防护的问题。

（一）易感性疾病

人体感染 HIV 后，一般经 0.5～8 年的潜伏期（大多为 2～4.5 年），发展成典型的艾滋病，届时易发生条件病原体感染及 Kaposi 肉瘤，前者以卡氏肺孢子虫病为多见，占 51%；Kaposi 肉瘤占 26%，发生其他感染者 15%。条件性感染的治疗十分困难，因其免疫功能受损，药物治疗效果甚差。

感染 HIV 患者也易发生外科脓毒症，脓性感染见于女性生殖道、胸腔、大关节和肛门直肠，尚有多发部位的脓肿甚或少见部位如甲状腺处的感染等。有的还会发生需要手术治疗的疾病，如阑尾炎、胆囊炎、腹膜炎等，仍应按原有的手术指征进行处理，关键问题在于如何早期确诊，因为其临床表现不如寻常患者那么典型和确切，要提高警惕。

HIV 患者外科手术后脓毒症的发生率增高，伤口不易愈合，伴发结核病增多。外科医师在处理 HIV 感染和 AIDS 患者时要注意该类患者需要加强内科支持疗法，建立静脉径路以长期供应抗微生物药物、化疗药物或胃肠外营养。该类患者并发症率高，小至皮肤脓肿，大至致命性胃肠穿孔，由于这些患者的大部分感染和肿瘤的临床表现常不典型，故外科医师熟悉 HIV 感染和 AIDS 的临床表现，以便能对其诊断做出正确判断，对治疗和支持措施做出合理安排，可请专业医师会诊，采用诸如抗 HIV 鸡尾酒药物疗法。

易罹患的感染和肿瘤：AIDS 患者会发生平时遇见的外科疾病，如溃疡病、胆囊炎和阑尾炎等，其症状常不典型而易误诊。此外，AIDS 患者还易罹患一些其他严重感染和肿瘤。

（1）巨细胞病毒（CMV）：常是 AIDS 患者中多见的机会致病菌，引起口炎、食管炎、小肠结肠炎、胆囊炎和肝炎，免疫过氧化酶染色法找到 CMV 内涵体就可确诊。肠穿孔是一个常见并发症，由于肠壁黏膜和黏膜下层毛细血管炎导致坏死的结果。

（2）细胞内鸟型分枝杆菌（MAI）：常侵犯淋巴结、回盲部、肝脏和腹膜，临床表现为严重腹痛、发热、体重下降和肝脾肿大。肠炎的表现类似 Crohn 病，与肠结核也难鉴别。近期应用 PCR 技术可鉴定该抗酸杆菌。MAI 感染需联合应用乙胺丁醇和 clarithromycin。与 CMV 感染一样，MAI 小肠结肠炎可发生穿孔，需要作病段切除和粪便转流。罕见的孢子菌感染和卡氏肺囊虫病也可发生于 AIDS 患者，给予支持疗法为主要措施，除非伴发致死性并发症时才考虑手术治疗。

（3）Kaposi 肉瘤：常发生于 AIDS 患者，但其类型与非 HIV 感染者不同，一般有三种类型：①发生于老年男性的标准型，多属良性过程，常位于皮肤，呈单发病灶；②见于非洲人和移植体受者以及接受免疫抑制剂者也属单一病灶，但侵袭性强；③发生于 AIDS 患者的病灶弥散多发，可侵犯任何器官，尤以皮肤、淋巴结、肺或胃肠道最易受累。患者表现有吞咽困难、蛋白丢失性肠病、腹痛、腹泻、严重出血、肠梗阻或穿孔。由于 AIDS 患者的 Kaposi 肉瘤多属弥散型，仅发生严重外科并发症时才考虑手术。

（4）淋巴瘤：一般侵犯中枢神经系统、胃肠道和骨髓。AIDS 患者的胃肠道淋巴瘤具侵袭性，半数以上病例可经多方案化疗缓解，但复发率高，生存期短。局限性小肠淋巴瘤有时需作切除，但切除后要作回肠或结肠造口，是其缺点。

（二）各种器官受侵的表现

1. 口咽　口腔白念珠菌和黏膜白斑是口腔中常见的机会性感染，CMV 和单纯疱疹也常见。Kaposi 肉瘤可发生在口、腭、舌、唇或扁桃体窝。口咽病灶偶可产生咽喉梗阻、溃疡和大出血等，多数用局部治疗，如激光、手术切除、病灶内烷化剂注射或全身性多种化疗。

2. 腮腺　HIV 感染腮腺以腮腺肿大（75% 为双侧）和口干症状为其特征，少数伴有恶变，细针穿刺细胞学检查为诊断方法。治疗有放疗、抗病毒药（zidovu – dine）、囊肿抽吸和手术切除，在后者有局部切除、浅表或全腮腺切除等方法。

3. 食管　白念珠菌感染食管有吞咽困难和疼痛，CMV 和疱疹感染并发溃疡也可引起吞咽困难，食管溃疡穿孔时有手术指征，颈、胸或腹腔段食管穿孔有不同的后果，及时手术与预后密切有关，如延迟手术 24h 增加死亡率。初步处理包括禁食、鼻胃管吸引和抗微生物药物治疗，如无效即作食管切除、末段食管造口和胃造口喂饲，不宜作一期吻合。鉴于 AIDS 患者的全身情况及其生存期，不宜作广泛手术，应采取比较保守的操作。Kaposi 肉瘤可以引起食管梗阻、穿孔或大出血，届时需手术处理。在一般情况，仅用化疗以缩小肿瘤和改善症状。

4. 胃和小肠　CMV 可引起严重胃炎，出现腹痛和胃窦部梗阻。所引起的十二指肠炎可并发大出血，胃或小肠 CMV 感染可并发穿孔，以上情况均需手术处理。孢子菌属感染可累及整个胃肠道，病变弥散，一般不需手术。Kaposi 肉瘤和淋巴瘤需积极应用多种化疗药物注意穿孔的发生。

5. 阑尾　AIDS 患者并发阑尾炎的早期诊断比较困难，血白细胞值的诊断价值不大，近期已采用超声扫描和腹腔镜检查，后者还可同时进行阑尾切除。

6. 结肠　在 AIDS 患者的结肠病变中，CMV、MAI 和孢子菌属族及 Kaposi 肉瘤较为常见，结肠炎的表现有顽固性腹泻、消瘦和发热，偶有便血或黑粪。如出血不止，需手术探查，病灶局限者作肠段切除，如全结肠弥散出血则需作结肠直肠切除，但手术危险很大，溃疡穿孔作病段切除，一期吻合常不愈合，宜作回肠或结肠造口术。

7. 肛管直肠　同性恋 AIDS 患者常有肛管直肠 HIV 感染，肛瘘常见，作传统的肛瘘切开术，避免作过大的敞开伤口，尽可能保护肛括约肌，因这类患者已有腹泻和肛门失禁。在 HIV 阳性人群中，肛管尖锐湿疣发生率达 57%，已有鳞状细胞癌恶变的报道，局部用鬼臼树脂（podophyllum resin）、电凝或局部切除，后者更可作活检以排除腺癌的可能。

在同性恋的 AIDS 男性患者中，肛管直肠溃疡多见，疼痛剧烈，难以愈合，需作活检以排除肿瘤的可能，可作局部切除。近期肛管直肠非霍奇金淋巴瘤和 Kaposi 肉瘤的发生增加，淋巴瘤表现为腔外肿块，位置深在和弥漫，常主诉发热、里急后重和直肠疼痛，易误诊为肛旁脓肿。治疗以化疗为主，很少需局部切除。

8. 肝脏和胆道　腹腔机会致病菌可累及肝脏和胆道。AIDS 患者主诉右上腹痛、发热和黄疸时，需警惕原有胆石性胆囊炎的可能。在 HIV 感染患者，CMV、MAI 或卡氏肺囊虫可引起肝炎，诊断主要依靠经皮肝穿刺活检。肝脓肿不常见，治疗以经皮穿刺引流和抗微生物药物为主。CMV 和孢子菌感染还可引起硬化性胆管炎样综合征。淋巴瘤和 Kaposi 肉瘤引起胆囊管或胆总管狭窄而分别发生胆囊炎或胆管炎，ERCP 是首选的诊断方法，治疗方法有经内镜括约肌切开术、气囊扩张或放置内支撑管等，很少需要剖腹手术。

9. 胰腺　HIV 患者很少有胰腺累及，CMV、孢子菌、弓形虫、结核分枝杆菌和白念珠菌偶可引起胰腺机会性感染。二脱氧核糖核酸药物也可引起胰腺炎。保守治疗无效，需用手术治疗，其指征与非 AIDS 患者相同。

（三）AIDS 患者中的急腹症问题

在 AIDS 患者中，机会致病菌和肿瘤均可伴腹痛，急腹症的发生率占 2% ~ 5%，其中有非结石性胆囊炎、胰腺炎、肠套叠和肠道溃疡穿孔等。必须注意，AIDS 患者同样可以发生常见的外科疾病，如阑尾炎和结石性胆囊炎等。有无发热在 AIDS 患者急腹症的诊断中意义不大，因为 AIDS 患者平时本身有低热表现。诊断步骤有血白细胞数检查和腹部 X 线片。AIDS 患者使用免疫抑制剂时，白细胞值常低下。在腹部 X 线片中，显示肺部感染、肿瘤阴影或腹部游离气体有助于诊断。如患者无肯定的腹膜炎征象、出血或穿孔表现，剖腹探查前应作 B 超或 CT 扫描，尽量排除不需手术的病灶，有疑问时作诊断性腹腔镜检查，后者已普遍采用。

（四）外科医师的自身防护

手术期间，常常发生外科医师与患者血液的职业性暴露接触，因此有的对艾滋病患者的手术持有恐惧心情，少数曾拒绝采用手术治疗。

美国一家医院最近对 6 个月内 1 828 次手术调查，发生 5 次血液接触，与其相关的因素有创伤、烧伤、矫形急诊、失血 250mL 以上、手术时间超过 1h 以及涉及大血管或其他大手术等。有建议采用术中戴两副手套的防护措施，但不完全可靠。一项 144 例手术的前瞻性评估显示双层手套外层穿破率为 11%，内层为 2%。另一项研究表明单层、双层手套的外层穿破率分别为 17.5% 和 17.4%，3 倍于双层手套的内层穿破率（5.5%），外层手套可减少内层穿破率 60%。应用氚标记的全血注入猪皮的实验提示仅单层手套就可减少空心针头传播血量的 63%、缝合针传播血量的 86%。双层手套有一定的保护作用，但有的外科医师因感不适或因敏感性降低而妨碍手术操作，常常脱去外层手套。其他辅助装置如面罩和防水围裙等能减少经皮暴露，其中面罩尤能防止血液溅沾眼球。

公共卫生组织（PHS）建议健康卫生工作者皮肤损伤与高危患者血液接触后应采用化学药物预防，如 Zidovudine（ZDV）、Lamivudine（3TC）和 Indinavir（IDV），其中 ZDV 的作用机制是终止反转录酶，导致无作用的前 HIV 病毒的 DNA 合成，ZDV 剂量为 200mg，每日 3 次；3TC 150mg，每日 2 次；IDV 800mg，每日 3 次，但这些药物均有一定的不良反应，如恶心、头痛、皮疹和轻度高胆红素血症。如手部有皮肤损伤者，不宜参加手术。操作要轻巧，防止刀刃或针尖切割或刺伤皮肤，这实际上是最好的防护措施。

（王　征）

第七节　外科患者中的真菌感染

在以往 30 多年间，在外科患者中各种真菌例如念珠菌和曲霉菌等感染的发病率不断增加，特别是白念珠菌引起的全身性感染已从罕见的感染逐渐变成重要的医院内感染。根据有些医院的统计，白念珠菌败血症已跃居医院内感染败血症的第五位，约占整个败血症的 5%，尸体解剖中占 1%。外科患者中各种真菌感染发病率的增高与广谱抗生素、免疫抑制剂、静脉高营养等疗法、恶性肿瘤、器官移植、各种大手术后危重患者的增加密切相关，应引起重视。

真菌是一种机会致病菌，当患者免疫功能缺陷或抑制时，才能侵入机体，引起局部或全身性感染。导致真菌感染的条件有：

（1）肝硬化、肝炎、胰腺炎、全身性红斑性狼疮、炎症性肠病、再生障碍性贫血、严重创伤、白细胞减少症、低 γ 球蛋白血症等严重影响机体的免疫防御功能。

（2）乳房癌、子宫颈癌和胃肠道癌、恶性淋巴瘤、白血病等恶性肿瘤常降低患者的抵抗力。

（3）糖尿病、慢性肾炎、尿毒症等代谢性疾病。

（4）长期应用大剂量广谱抗生素造成菌群失调，使真菌成为机会致病菌。

（5）免疫抑制剂的使用，抗癌药物或放射疗法常使患者的免疫防御功能发生缺陷。

（6）脏器移植、心脏人工瓣膜或胃肠道大手术后。

（7）进行静脉高营养疗法或心肺功能监测的静脉导管留置术。

一、念珠菌感染

念珠菌是最常见的致病真菌，能引起人和动物感染的约 10 余种，其中白念珠菌是胃肠道、上呼吸道、女性生殖道中最多见的腐物寄生菌，也是毒性最强的念珠菌，在免疫机制缺陷或抑制的患者中，白念珠菌数目增多并形成菌落，引起浅部念珠菌病。浅部念珠菌病指感染仅累及皮肤、黏膜和指（趾）甲；深部念珠菌病指组织器官或系统性的念珠菌感染；累及多个系统或脏器称播散性念珠菌病，包括念珠菌性败血症。念珠菌也可通过口咽部或胃肠道黏膜破损直接侵入血流和肺、肾、中枢神经等脏器，引起全身播散性念珠菌病。

（一）临床表现

浅部念珠菌病常表现为黏膜皮肤损害，最常见的是鹅口疮、口角炎和阴道炎。在黏膜表面有乳白色薄膜，剥离后下面有潮红的基底。皮肤损害好发于皮肤皱褶，如腋窝、腹股沟、乳房下、肛周和指间及甲沟等处，为界限清楚、表面糜烂的炎性斑片，外周有散在的米粒大小红色丘疹，上附细圈鳞屑。有时在皮肤上可出现直径 0.5～1cm 粉红色丘疹结节。

深部播散性念珠菌病分为三种类型：①播散性感染；②真菌血症；③内脏感染，常侵犯肾、脾、肺、肝和心脏等。感染源常是上胃肠道的念珠菌，常在慢性或恶性疾病患者应用大剂量抗生素或化疗药物后播散引起，偶尔也可因念珠菌直接经静脉留置导管侵入血液引起。肾脏有念珠菌感染时产生真菌尿。念珠菌性眼内炎时，检眼镜检查可见视网膜白色棉球状病变。肺念珠菌病表现为支气管炎和肺炎。胃肠道念珠菌病则有肠炎或食管炎等表现。中枢神经念珠菌病表现为脑炎或脑膜炎，脑脊液中淋巴细胞和蛋白质增高。

患者持续高热，对广谱抗生素治疗不起反应，高热常有一个或两个高峰，一个高峰出现在傍晚，另一个在清晨，伴寒战、低血压、神志不清、脾肿大，全身或四肢皮肤有出血斑点。

（二）诊断

主要根据临床表现和真菌检查，最可靠的诊断方法是组织病理检查，在全身性感染时，血念珠菌培养阳性仅 50% 左右，尿培养 38% ~80% 阳性。全身性念珠菌感染必须与念珠菌污染相鉴别。当尿或痰单独培养出念珠菌而患者无明显临床征象时，可能是污染的结果，但多部位培养阳性或腹水、脑脊液培养阳性通常表示有念珠菌感染。怀疑全身性念珠菌感染时应常规作检眼镜检查，如发现视网膜上有多发性白色棉球样病变，则诊断基本上可明确。血清学试验，如双重免疫扩散法（DID）和交叉免疫电泳法（XIE）测定沉淀抗体可确诊全身性念珠菌病，但目前一般医院尚无条件进行这种试验。

（三）治疗

1. 局部念珠菌病的治疗　以外用抗真菌药物为主，口腔黏膜霉菌病可用制霉菌素混悬液 10 万 U/mL；阴道念珠菌病使用克霉唑、益康唑、咪康唑（miconazole）阴道栓剂或制霉菌素阴道栓剂；皮肤损害外用制霉菌素、咪唑类〔咪康唑、克霉唑、酮康唑（ketoconazole）等〕或丙烯胺类。局部宜保持干燥清洁。

也可口服抗真菌药，用于严重感染伴免疫功能低下或预防复发，可口服氟康唑、酮康唑或伊曲康唑，难治性口腔念珠菌感染应疑及病原菌耐药，可加大氟康唑剂量或使用两性霉素 B。

2. 全身性念珠菌病的治疗

（1）两性霉素 B：仍是治疗全身性念珠菌病的主要药物。这种聚烯抗生素与念珠菌的细胞膜结合，能改变菌体的渗透性，但药物对肾脏的毒性较重，且对肝功能也有损害，限制了它的广泛应用。此外，它还有贫血、白细胞减少和静脉炎等不良反应。为了降低它的毒性，第一天可先静脉滴注两性霉素 B 1mg（溶于 5% 葡萄糖溶液 500mL，不可用盐水），在 3 ~8h 滴完，以后每日增加 5mg，直到每日剂量为 50mg，作为维持量，总剂量 1.5 ~2g。隔日静滴两性霉素 B 0.7mg/kg 的方法，也能减轻两性霉素 B 的毒性反应。两性霉素 B 0.3mg/（kg·d）和口服 5 - 氟胞嘧啶 150mg/（kg·d）可产生协同或相加作用，并可降低毒性和预防耐药菌的产生。5 - 氟胞嘧啶口服后能迅速被吸收，数小时内血液就能达到有效的杀菌浓度，而两性霉素 B 的有效浓度常需在注射后数天才能达到。两性霉素 B 也可和利福平、咪康唑、克霉唑等联合应用。

（2）咪康唑：对浅部真菌和深部真菌均具相当活性，主要静脉滴注，成人每日静滴 600 ~1 800mg，分 1 ~3 次给予。酮康唑的抗菌谱和适应证与咪康唑及两性霉素 B 相似，口服吸收好，成人每日剂量为 200 ~600mg，分 1 ~2 次给予。除脑膜炎外，其疗效可与两性霉素 B 媲美，不良反应轻而少。

（3）转移因子：严重的全身性念珠菌病，可采用转移因子来加强患者的免疫防御功能，改善临床症状，延长缓解期。

（4）左旋咪唑和胸腺素：能提高患者的免疫能力，增强对念珠菌抗原的反应性，使患者的全身情况改善。

必须强调，全身性念珠菌感染可疑时即应开始治疗，不必等待血培养阳性结果，因念珠菌培养常为阴性，以免延误治疗。

（四）预防

注意检查口腔或阴道黏膜，局部可用制霉菌素或甲紫涂擦，口服制霉菌素可预防念珠菌败血症的发生。

消除各种诱因，合理使用广谱抗生素、肾上腺皮质激素等。放置静脉导管或行静脉高营养的患者，如有原因不明的发热和白细胞计数增高，应拔除导管，导管尖端应作念珠菌培养，如培养阳性，可用小剂量两性霉素 B 治疗，在 4 ~18 日内输注两性霉素 B 10 ~350mg。

二、放线菌病

放线菌病是衣氏放线菌或中型放线菌引起的慢性肉芽肿性疾病，特点是纤维化炎症、脓肿形成和经久不愈的脓窦。

致病菌通常是衣氏放线菌和中型放线菌。主要是衣氏放线菌。放线菌是革兰阳性厌氧性丝状杆菌，外形酷似类白喉杆菌，常见于正常人的齿垢、齿龈周围及扁桃体等部位。当人体抵抗力降低或在拔牙、化脓性细菌感染时就可能侵入组织，引起放线菌病，因此放线菌病绝大多数是内源性感染，免疫抑制剂的大量应用常是一个重要的诱发因素。

典型的放线菌病是慢性肉芽肿性炎症，脓肿中央有坏死，四周是肉芽组织和纤维组织，组织内有单核细胞和多形核白细胞浸润，形成类上皮细胞和肉芽肿。临床上一开始出现红色坚硬肿块，逐渐形成脓肿，溃破后形成多发性脓窦。脓液内含有硫黄颗粒。好发于面颈部，包括颜面、颈、舌和下颌等区域。少数可经呼吸道传入，引起肺部病变和脓胸；或经胃肠道传入，引起回盲部放线菌病。放线菌偶尔可侵入血流，引起放线菌败血症和其他脏器疾病。

根据各型放线菌病的临床表现和脓液中典型的硫黄颗粒，应考虑放线菌病的可能性。将硫黄颗粒置于玻片上，加滴氢氧化钾或水，作直接涂片，革兰染色可见革兰阳性放线状菌丝，诊断即可确立。

最有效的治疗方法是手术加抗生素的综合治疗。外科手术主要是切除范围广泛的病变，由于病变组织血供较丰富，手术时可能出血较多，需准备充足的血液。青霉素、红霉素、四环素、林可霉素、克林霉素对放线菌均有良好疗效。青霉素为首选药物，剂量每日200万~500万U，分两次肌注，疗程2~3个月。

（王　征）

第八节　外科感染中抗菌物的选择

在外科领域中，抗菌药物的应用分治疗性和预防性两大类。不论治疗性或预防性应用，必须有明确的适应证，尽量避免滥用或随便应用抗生素的不良现象，滥用抗生素不仅造成浪费，而且导致耐药菌株的产生以及菌群失调，引起不良后果。预防性应用抗生素的适应证为：①污染切口以防止切口感染；②防止重要组织器官的感染如感染性心内膜炎、骨关节手术；③修复性手术；④外源性人工植入物进入体内；⑤合并糖尿病、营养不良、长期应用皮质醇类激素；⑥术中组织损伤严重、出现严重体液污染或出血量大于1 500mL者。预防性抗生素选择药物品种，根据经验性选择用药固然重要，而及时分析伤口或感染灶、分离致病菌菌株，了解内源性或外源性细菌敏感性试验结果，综合考虑药物的安全性、对医院微生物环境及成本更为重要。应严格掌握预防性抗生素的指针，时间不应超过48h，最好在麻醉诱导时给予一次剂量，手术时间较长时术中另加一次剂量。

在外科严重感染，尤其是腹腔内感染时，应用抗感染药物应注意如下几点：①肠球菌在腹腔感染中的作用。肠球菌是腹腔感染中常见的G^+菌，单独或合并大肠埃希菌时不易引起脓毒症，但与脆弱类杆菌合并感染时具有协同作用，应用有效抗球杆菌药物如氨苄西林和庆大霉素等可以明显减少残留细菌数量；②治疗需氧菌和厌氧菌混合感染；③重视全身性支持疗法，现已认识到感染的发生涉及细菌和宿主之间的内环境恒定及其平衡，患者的营养支持和免疫状态不容忽视；④保护肠道黏膜屏障，防止低血压和肠壁灌注不足，补充谷氨酰胺，应用针对肠道细菌的选择性去污染法，开展早期肠道营养、尽早恢复进食，防止细菌移位；⑤继念珠菌属移生后的感染，常在外科严重感染、抵抗力下降，易出现菌丛反复变更而导致念珠菌属移位，尤其在长时间使用多种抗生素以及入院时APACHEⅡ评分较高的患者。

熟悉抗生素的抗菌谱及其药代动力学特征，这涉及应用抗生素指征的问题，不要一遇到患者体温升高就应用抗生素，一定要确定感染的存在，再进一步查明感染的致病原是细菌抑或病毒、真菌，要有针对性用药。即使是细菌引起的，也要查明是需氧菌、厌氧菌、革兰阳性菌或革兰阴性菌。要熟悉各类抗生素的抗菌谱及其特性。以头孢菌素为例，对革兰阴性菌以选用第三代头孢菌素为优，第二代和第一代头孢菌素次之；对革兰阳性菌则以选用第一代、第二代头孢菌素为优，并非第三代或新一代的头菌素对所有细菌更敏感。由于滥用第三代头孢菌素，日本曾发生耐甲氧西林金黄色葡萄球菌（methicillin resistant staphylococcus aureus，MRSA）感染导致多器官功能衰竭的惨剧，值得注意。要熟悉各种细菌感染的常用抗生素方案，如一般葡萄球菌可用苯唑西林、氯唑西林、头孢唑林，肠球菌可用美洛西林、舒安西林、阿米卡星，大肠埃希菌、变形杆菌、克雷白菌属可用氨基糖苷类、舒安西林、哌拉西林或第二、三代头孢菌素，对产气荚膜菌、阴沟杆菌、沙雷菌和不动杆菌可用第三代头孢菌素、阿米卡星、喹诺酮类，铜绿假单胞菌可用哌拉西林、氨曲南、阿米卡星、环丙沙星、头孢哌酮、头孢羧肟或亚胺培南，对MRSA可用阿米卡星或万古霉素，当然这些用药方案应根据当时的细菌培养和药敏的结果而定。厌氧菌感染当以甲硝唑的疗效最好，我院抗生素研究所近年测定未见耐药率的明显升高，故目前尚不需用替硝唑替代。其他同时抑制或杀灭需氧菌和厌氧菌的抗生素有林可霉素、克林霉素、氯霉素、头孢西丁、头孢哌酮、亚胺培南等。

对第一次应用的抗生素更要了解其特性，如亚胺培南对细菌产的 β 内酰胺酶极为稳定，其抗菌谱很广，但其具中枢毒性反应，尤当大剂量或快速滴注的老年患者或肾功能不全者。出现严重感染时，要选用两种抗生素的联合应用，但不是品种越多越好，注意繁殖期杀菌剂（β - 内酰胺类、万古霉素）与静止期杀菌剂（氨基糖苷类、喹诺酮）有协同作用，静止期杀菌剂与快速抑菌剂（氯霉素、林可霉素、大环内酯类）有累加作用。

合理应用抗生素，经验用药和针对性用药要结合，前者是紧急情况下根据历年来细菌耐药株的调查资料选择用药。外科部门要制订出常规，对引流液、伤口积液或脓液、T 形管胆汁、静脉插管尖端以及危重患者的痰液作细菌培养和药敏试验，以便积累本部门在不同时期内耐药菌株的流行病学信息，供经验用药的参考之用；随后再根据患者的药敏结果调整用药，做到有的放矢，针对性强而又合理。病原菌不明时，要针对该部位感染的最常见细菌，结合平时掌握的细菌耐药信息选择用药。用药剂量和使用方法也要合理，以能保证血和组织中的抗生素达到有效浓度。氨基糖苷类、喹诺酮类的杀菌活性与其浓度呈正相关，加大剂量能够提高疗效，但要注意其毒副反应；而 β 内酰胺类抗生素与之相反，超高浓度不能提高其疗效，但长期维持其有效浓度则收效良好。可见合理用药离不开对抗生素药代动力学的知识。

明确致病菌并根据药敏试验的结果，选用合适的药物。血、尿和体液的细菌学检查对于诊断细菌性感染有极大帮助，细菌培养必须包括需氧菌和厌氧菌。在获得细菌培养的结果之前，可先根据感染的部位、临床表现的特点、脓液涂片革兰染色的结果，估计可能的致病菌而选用某种抗生素，以后再应根据培养和药物敏感试验结果调整抗生素的种类和剂量（表 1 - 6）。值得注意的是，严重外科感染常是多种细菌的混合感染，特别是胸、腹部和女性生殖道的感染常是需氧菌和厌氧菌的混合感染，在进行抗菌药物治疗时应选择对需氧菌和厌氧菌的有效药物联合应用，虽然某些第三代的头孢菌素能同时控制需氧菌和厌氧菌。外科感染时联合应用抗生素的适应证有：

表 1 - 6　不同病原体抗感染药物的选择

致病毒	首选药物	可选药物
金黄色葡萄球菌		
甲氧西林敏感的金黄色葡萄球菌 MSSA	苯唑西林，氯唑西林	头孢唑林，头孢克洛，氨苄西林/舒巴坦，克林霉素
耐甲氧西林金黄色葡萄球菌 MRSA	万古霉素，去甲万古霉素	替考拉宁，磷霉素，利福平，SMZ/TMP
凝固酶阴性葡萄球菌	万古霉素，去甲万古霉素	替考拉宁，磷霉素，利福平，SMZ/TMP
肺炎链球菌		
青霉素敏感	青霉素	氨苄西林，阿莫西林
青霉素耐药	头孢曲松，头孢噻肟，左氧氟沙星	万古霉素，美罗培南
化脓性链球菌（A，B，C，G，F 组）	青霉素（青霉素 V）	β - 内酰胺类，红霉素，阿奇霉素，克拉霉素
粪肠球菌	青霉素或氨苄西林 + 庆大霉素（心内膜炎或脑膜炎）	万古霉素，尿路感染（膀胱炎）用呋喃妥因

续 表

致病毒	首选药物	可选药物
屎肠球菌	氨苄西林 + 庆大霉素或万古（去甲万古）霉素	尿路感染（膀胱炎）用呋喃妥因，严重感染用奎奴普丁/达福普丁，利奈唑胺
棒状杆菌 JK	万古（去甲万古）霉素	青霉素 + 庆大霉素（或阿米卡星）
白喉棒状杆菌	红霉素	克林霉素
产单核细胞李斯特菌	氨苄西林	SMZ/TMP
淋病奈瑟球菌	头孢曲松，大观霉素	喹诺酮类
脑膜炎奈瑟球菌	青霉素	头孢噻肟，头孢曲松，头孢呋辛
卡他莫拉菌	阿莫西林/克拉维酸，氨苄西林/舒巴坦，头孢克洛，头孢丙烯、头孢氨苄、头孢拉定	SMZ/TMP，阿奇霉素，克拉霉素
百日咳杆菌	红霉素	SMZ/TMP
布鲁菌属	链霉素（或庆大霉素）+ 多西环素	多西环素 + 利福平
鼠疫杆菌	链霉素，庆大霉素，妥布霉素	氯霉素或多西环素
念珠状链杆菌	青霉素或多西环素	红霉素，克林毒素
多杀巴斯德菌	青霉素，氨苄（或阿莫）西林	多西环素，阿莫西林/克拉维酸，头孢呋辛，SMZ/TMP
类志贺邻单胞菌	环丙沙星	SMZ/TMP
嗜水气单胞菌	喹诺酮类	SMZ/TMP，头孢噻肟，头孢曲松
土拉弗朗西丝菌	庆大霉素，妥布霉素，链霉素	环丙沙星或多西环素
阴道加德纳菌	甲硝唑	克林霉素
流感嗜血杆菌	一般感染：阿莫西林/克拉维酸，氨苄西林/舒巴坦，头孢呋辛 严重感染：头孢噻肟，头孢曲松	SMZ/TMP，喹诺酮类
杜克雷嗜血杆菌	头孢噻肟或阿奇霉素	红霉素，环丙沙星
小肠结肠耶尔森菌	SMZ/TMP，喹诺酮类	头孢噻肟，头孢曲松，庆大霉素，阿米卡星根据不同感染部位选用：β 内酰胺类 + 自内酰胺酶抑制剂，头孢菌素类，喹诺酮类，SMZ/TMP，氨基苷类，呋喃妥因等
克雷白菌属	头孢噻肟，头孢曲松，喹诺酮类	氨苄西林/舒巴坦，头孢哌酮/舒巴坦，头孢吡肟，氨基苷类
枸橼酸菌属	头孢吡肟，喹诺酮类	亚胺培南，美罗培南，氨基苷类
变形杆菌属	氨苄西林，哌拉西林，头孢噻肟，头孢曲松，喹诺酮类	庆大霉素，阿米卡星，SMZ/TMP
肠杆菌属，哈夫尼亚菌	头孢吡肟 ± 氨基苷类或环丙沙星 ± 氨基苷类	头孢哌酮/舒巴坦，哌拉西林/三唑巴坦，亚胺培南，美罗培南
摩根菌属	头孢噻肟，头孢曲松，头孢吡肟，阿米卡星	头孢哌酮/舒巴坦，哌拉西林/三唑巴坦
普鲁威登菌	阿米卡星，喹诺酮类	亚胺培南，美罗培南
伤寒沙门菌	喹诺酮类，头孢曲松	氯霉素、阿莫西林、SMZ/TMP
志贺菌属	喹诺酮类	头孢克洛，头孢丙烯

续　表

致病毒	首选药物	可选药物
沙雷菌属	头孢噻肟，头孢曲松，头孢吡肟，亚胺培南，美罗培南	氨曲南，阿米卡星
不动杆菌属	氨苄西林/舒巴坦，头孢哌酮/舒巴坦，喹诺酮类＋阿米卡星	亚胺培南，美罗培南
铜绿假单胞菌	哌拉西林，头孢他啶，头孢哌酮，环丙沙星	尿路感染可用单药，其他部位需联合用氨曲南，氨基苷类，头孢吡肟，亚胺培南，美罗培南
嗜麦芽窄食单胞菌	SMZ/TMP，头孢哌酮/舒巴坦，喹诺酮类	替卡西林/克拉维酸，哌拉西林/三唑巴坦
洋葱伯克霍德尔菌	哌拉西林/三唑巴坦，头孢哌酮/舒巴坦，头孢他啶	环丙沙星，SMZ/TMP，哌拉西林
产碱杆菌属	哌拉西林/三唑巴坦，头孢哌酮/舒巴坦	亚胺培南，美罗培南，氨苄西林/舒巴坦，阿米卡星
黄杆菌属	哌拉西林/三唑巴坦，头孢哌酮/舒巴坦	环丙沙星，哌拉西林
空肠弯曲菌	红霉素	喹诺酮类
幽门螺杆菌	奥美拉唑＋阿莫西林＋克拉霉素	铋剂＋四环素＋甲硝唑＋奥美拉唑
炭疽芽孢杆菌	环丙沙星，多西环素，克林霉素	青霉素，阿莫西林
产气荚膜杆菌	青霉素±克林霉素	多西环素
破伤风芽孢杆菌	青霉素或甲硝唑	多西环素
艰难梭菌	甲硝唑（口服）	万古（去甲万古）霉素口服（用于甲硝唑无效时）
拟杆菌属	甲硝唑，克林霉素	替卡西林/克拉维酸，哌拉西林/三唑巴坦，氨苄西林/舒巴坦，阿莫西林/克拉维酸
厌氧链球菌属	青霉素	克林霉素，多西环素
军团菌属	红霉素等大环内酯类、喹诺酮类	克拉霉素
立克次体属	多西环素	氯霉素，喹诺酮类
肺炎支原体	红霉素，阿奇霉素，克拉霉素，喹诺酮类	多西环素
肺炎衣原体	红霉素等大环内酯类	多西环素、喹诺酮类
沙眼衣原体	多西环素，阿奇霉素	红霉素，喹诺酮类
以色列放线菌	氨苄西林，青霉素	多西环素，头孢曲松，克林霉素，红霉素
霍乱弧菌	多西环素，喹诺酮类	SMZ/TMP
星形诺卡菌	SMZ/TMP	米诺环素
布氏包柔体及其他包柔体	头孢曲松，头孢呋辛，多西环素，阿莫西林	青霉素（大剂量），头孢噻肟
回归热包柔体	多西环素	红霉素
钩端螺旋体	青霉素	多西环素
梅毒螺旋体	青霉素	红霉素，多西环素，四环素

（1）两种或多种细菌引起的混合感染。

（2）严重外科感染的致病菌及其敏感试验尚不明确时。

（3）为了延迟耐药菌株的出现。

（4）为了降低可能出现的毒性，可小剂量联合应用几种毒性不同的抗生素。

（5）为了获得协同作用和提高疗效。

联合应用抗生素时可能产生协同、拮抗或相加作用。协同作用是指多种抗生素联合应用时疗效超过每种抗生素疗效的总和；拮抗作用则指多种抗生素联合应用时的疗效小于单独一种抗生素的最大疗效；倘使多种抗生素联合应用时疗效等于每种抗生素疗效的总和，就称为相加作用。因此为了获得最佳疗效，必须了解联合应用抗生素对致病菌的作用，遗憾的是目前尚无一种能预测这种作用的简易方法。一般而言，在大多数情况下联合应用杀菌类抗生素（如青霉素加氨基糖苷类抗生素），能产生协同或相加作用而不会引起拮抗。联合应用两种制菌类抗生素如红霉素和氯霉素，通常会产生相加作用而不是协同或拮抗。联合应用制菌类和杀菌类抗生素时，则可能产生拮抗作用（如氯霉素加氨基糖苷类抗生素）。因此，联合用药时必须避免其拮抗作用，特别在患者免疫机制削弱、免疫球蛋白降低或颗粒白细胞减少或功能异常时，这种拮抗作用可能会产生严重后果。

联合应用有协同作用的抗生素对治疗耐药菌感染以及局部或全身免疫防御机制异常患者中的严重感染特别有益，如肠球菌常对青霉素耐药，因此常联合应用青霉素和氨基糖苷类抗生素。严重铜绿假单胞菌感染时，联合应用羧苄西林（或替卡西林）和氨基糖苷类抗生素（庆大霉素、妥布霉素或阿米卡星）常可获得满意的协同作用。磺胺类药如 SMZ（sulfamethoxazole）加磺胺甲噁唑（trimethoprim）能抑制细菌的叶酸代谢，因此联合应用能产生协同或相加作用，很多对单独一种磺胺类药耐药的细菌对此有效，特别对泌尿系耐磺胺类药的细菌感染非常有效。

（王　征）

第二章

外科休克

第一节 概述

一、基本概念

1. 定义 休克是指有效循环容量锐减，组织器官微循环灌注急剧下降为基本特征的急性循环功能衰竭，它是一个由多种病因引起的综合征。其结果是组织的代谢需要得不到满足、炎性介质释放、细胞损伤、细胞功能障碍、器官损害和患者死亡。目前，人们认为休克是从亚临床阶段的组织灌注不足到多器官功能不全综合征（MODS）发展的连续过程。

2. 休克的共同特点 有效循环血量急剧减少。有效循环血量是指单位时间内通过心血管系统进行循环的血量，不包括贮藏于肝、脾或滞留于毛细血管内的血量。有效循环血量的维持主要依赖充足的血容量、有效的心排血量和良好的周围血管张力。其中周围血管张力分为阻力血管（后负荷），主要指动脉和小动脉；毛细血管和容量血管（前负荷）。动脉系统的阻力改变、血液的重新分布、毛细血管的开放充盈程度、动静脉分流的改变、静脉容量血管的扩张、血容量的变化和心功能的改变决定了休克的不同特性，也在很大程度上影响了休克治疗方法的实施。

若组织的灌注能得到及时恢复，则细胞损伤可逆；否则，为不可逆。因此，恢复对组织细胞的供氧、促进其有效利用，重新建立氧的供需平衡和保持正常细胞功能是治疗休克的关键环节。组织器官灌注不足不是同时发生的，最早是肠系膜血管，之后是骨骼肌，最后才是肾和肝。

二、分类

1. 按病因分类 ①失血性休克；②烧伤性休克；③创伤性休克；④感染性休克；⑤过敏性休克；⑥心源性休克；⑦神经源性休克。

2. 按发生休克的起始环节分类 按影响有效循环血量的三大因素分为：①低血容量性休克，见于循环容量丢失；②心源性休克，基本机制是泵功能衰竭，CO下降；③管源性休克，又称分布性休克，基本机制是血管的舒缩调节功能异常。这类休克中，一部分表现为体循环阻力降低，导致血液重新分布，主要见于感染性休克。另一部分表现为体循环阻力正常或增高，主要是容量血管扩张、循环血量相对不足，见于神经阻断、脊髓休克等神经损伤和麻醉药过量；④梗阻性休克，又可进一步分为心内梗阻性休克和心外梗阻性休克。基本机制是血流的主要通道受阻，见于腔静脉梗阻、心包缩窄或心脏压塞、心瓣膜狭窄、肺动脉栓塞及主动脉夹层动脉瘤。

三、病理生理

1. 组织缺氧 休克的本质是组织灌注不足导致的组织缺氧。氧是维持细胞代谢和功能的重要营养底物。组织缺氧的主要环节是DO_2不足、VO_2增加或氧利用障碍（线粒体功能不良）。当氧需超过DO_2时，即形成氧债。

低血容量性休克、心源性休克和梗阻性休克的共同特点是 DO_2 减少。所以这三类休克的治疗原则是控制原发疾病和提高 DO_2。感染所致的分布性休克则表现出了极为不同的特性，由于全身炎症反应，氧需增加和利用障碍，尽管 DO_2 在正常范围甚至高于正常范围，仍有氧债。

2. 酸中毒 血乳酸值升高，提示有氧债，乳酸值升高与死亡率成正相关，但是，血乳酸值升高并不一定都伴细胞乏氧。如肝功能不佳时，乳酸不能被清除，血乳酸可持续升高，细胞并无乏氧。有氧高代谢时，血乳酸也可升高。血乳酸盐/丙酮酸盐（L/P）比值是判断细胞有无乏氧的良好指标，无氧酵解时 L/P 比值明显升高。

轻度酸血症（pH > 7.2）时儿茶酚作用为主：HR 增快、CO 增加、血管收缩。

重度酸血症（pH < 7.2）时酸的作用为主：HR 降低、CO 降低、血管扩张。甚至恶性心律失常和 DIC。

3. 循环重新分布 循环对低灌注和低氧血症的反应是选择性的循环再分布。减少皮肤、皮下组织和胃肠道的血流，从而保证心、脑等重要脏器的 DO_2。久之，肠道发生不可逆性损害、全身炎症反应加重，导致 MODS。

4. 肠道在休克中的作用 肠道功能障碍是休克的表现之一，也是各类休克后期的共同归途，是不可逆休克和 MODS 的加速器。肠道损伤的机制是黏膜乏氧和再灌注损伤。正常内脏血流占心排血量的 15% ~ 20%。休克时，内脏血流明显减少，黏膜缺血、细胞乏氧、再灌注损伤接踵而至，使病情进一步恶化。肠黏膜损伤的结局是黏膜通透性增加，肠内细菌或细菌毒素移位进入循环，使 SIRS 发展、触发 MODS。

四、临床表现

1. 隐性代偿性低血容量 健康人血容量丢失 10% ~ 15%，BP、P 和 CO 变化不大，表现口渴、UO 减少，饮水后即可改善。患者则代偿受限，入水又受医生控制，就容易发生低血容量。隐性代偿性低血容量的主要临床表现是倦怠、恶心和呃逆等中枢神经系统症状，尿液检查示尿渗透压升高和尿钠浓度降低，对口渴者要注意评估容量情况。

2. 显性代偿性低血容量 休克的"代偿"是以内脏血流减少为代价的。表现为精神紧张、交感兴奋（面色苍白、手足湿冷），心血管系统兴奋（P 增快、SBP 增高、PP 变小）、R 增快、UO 正常或减少。补液试验和头低足高卧位后 P 和 R 减慢。

3. 失代偿性低血容量 表情淡漠、精神错乱、黑蒙（视网膜血供不足）、颈外静脉萎瘪（心源性休克除外）、SBP < 90mmHg（12kPa）、脉细速 100 ~ 120 次/分、口渴。重度休克时，口唇、肢端发绀、全身皮肤苍白、湿冷，脉搏扪不清，血压测不到，少尿甚至无尿。皮肤、黏膜出现瘀斑或有消化道出血，提示有弥散性血管内凝血。出现进行性呼吸困难或叹气样吸气、吸氧不能改善呼吸状况，提示呼吸窘迫综合征。

五、诊断

1. 一般监测 血容量减少最早的体征是直立性心率加快，然后是直立性低血压和卧位低血压。BP、HR、HCT、UO、毛细血管再充盈时间和皮肤温度等指标异常，已非休克早期表现；反之，这些指标正常，也不能反映休克逆转情况，因为它不能反映氧债和组织灌注情况，即使尿量满意、MAP > 80mmHg 也不能说明组织没有隐性乏氧。由于机体的代偿机制极为复杂，加上复苏用药的效应交互作用，有时 PCWP 也不能完全反映血容量情况。

（1）精神状态：反映脑组织灌流。如患者神志清楚，对外界的刺激能正常反应，说明患者循环血量已基本足够；相反，若患者表情淡漠、不安、谵妄或嗜睡、昏迷，反映脑血液循环不良。

（2）肢体温度、色泽：反映体表灌流。如患者的四肢温暖（拇指温暖提示血流动力学稳定）、皮肤干燥，轻压指甲，局部暂时缺血呈苍白，松压后色泽迅速转为正常，表明末梢循环已恢复、休克好转；反之，则说明休克情况仍存在。但影响因素很多，客观性差。肤色灰白伴甲床苍白都说明血容量严重不足。

毛细血管充盈时间：将手放在心脏水平，压迫中指末节指骨 5s，观察色泽转为正常所需的时间。正常人男性 2s，女性 3s，老人 4s。

（3）BP：BP 的个体差异很大。休克一般都伴有低血压，但休克不一定都有低血压。SBP 反映 SVR，DBP 反映血容量，PP 反映 CO 和血容量。PP 的大小往往表示休克的存在与否。PP < 40mmHg 提示 CO 降低。PP < 20mmHg、SBP 正常，提示组织灌注不足。PP 正常、SBP 80 ～ 90mmHg，提示组织灌注尚可。维持稳定的 BP 在休克治疗中十分重要。BP 并不是反映休克程度最敏感的指标，观察 BP 情况时，还要强调比较。通常认为 SBP < 90mmHg 或高血压患者较原基础水平下降 20% 以上、PP < 20mmHg、UO < 25mL/h 是休克诊断的重要依据；BP 回升、PP 增大则是休克好转的征象。

（4）脉搏：脉率和脉搏强度往往比血压更灵敏。脉搏增快是血容量不足最早的体征，之后才出现直立性血压下降和卧位血压下降。当血压还较低，但脉率已恢复且肢体温暖者，常表示休克趋向好转。触及桡动脉脉搏示血压 ≥ 80mmHg，扪及股动脉脉搏示血压 ≥ 70mmHg，未及颈动搏动示收缩压 < 60mmHg。常用脉率/收缩压（mmHg）计算休克指数，帮助判定休克的有无及轻重。指数为 0.5 多提示无休克；> 1.0 ～ 1.5 提示有休克；> 2.0 为严重休克。

（5）UO：反映肾灌流状况，< 20mL/h 表示休克严重；> 30mL/h，反映肾脏血流灌注良好。

（6）HCT：< 0.35 需输血，> 0.35 应通过输液扩容或输血浆。

（7）ECG：变化反映心肌有无缺血。

2. 血流动力学监测

（1）CVP：正常人的 CVP 在 -2 ～ 5cmH$_2$O，休克时要求 CVP 维持在 5 ～ 8cmH$_2$O 的理想水平。CVP 受血管容量、右心功能、胸内压以及血管张力等诸多因素影响，仅当输液试验前后或利尿试验前后测得的 CVP 才可正确解读。①CVP 高（> 14cmH$_2$O）提示容量超负荷或右心功能不全，也见于胸内压高或血管强烈收缩，应结合血压和尿量分析鉴别；②CVP 低提示容量不足，也见于急性左心室衰竭；③在无充血性心衰竭的患者，颈静脉充盈的变化反映了血容量的变化，也间接反映了全身钠含量的变化；④仰卧时，颈静脉萎瘪提示血容量不足，需要输含钠溶液。CVP 低提示血容量不足。

低血容量情况下一般主张从右颈内静脉途径测 CVP，锁骨下静脉穿刺不容易成功，并且出血和气胸等并发症的发生率陡然增多。若患者在头低足高卧位无不适，颈静脉依然萎陷，明智而安全的方法是在 30 ～ 60min 内先从外周静脉输入 500mL 胶体液，然后再穿刺。很少有患者会在输入胶体液后病情恶化，应立即停止输液，患者取坐位。

（2）PCWP：Swan - Ganz 管头部的气囊充盈后在呼气末测得的压力称为 PCWP，正常值 15 ～ 18mmHg（2.0 ～ 2.4kPa），该压力反映的是左房压力和左心室功能，严重二尖瓣狭窄除外。PCWP 比 CVP 能更准确地反映血容量，尤其在重症患者。充血性心力衰竭前，PCWP 就明显升高。

PCWP 提供的是左室充盈压。要注意的是，PCWP 和右房压不仅受循环血量影响，而且受血管收缩程度、左右心的顺应性以及疼痛和激动等交感张力影响。PCWP 低提示低血容量，PCWP 高并不代表容量充足。

（3）CO：通过热稀释法可测得 CO，该数值应在呼吸周期的同一时相反复测定，取其均值。正常值为 4 ～ 6L/min。CO 是判断心源性休克的好指标，但是，对大多数外科患者来说，CO 并不是一个好指标。

（4）CI：CI = CO/体表面积（m²）。正常值为 2.5 ～ 3.5L/（min·m²）。

3. 氧代谢监测　脉搏血氧饱和度仪（脉氧仪）或肺动脉插管（Swan - Ganz 管）可提供许多血流动力学参数和 DO$_2$ 资料，有助于指导治疗和维持心功能。肺动脉插管时，3% ～ 5% 的人可发生并发症，如气胸、血胸、动脉损伤、气栓、静脉血栓形成、肺动脉破裂、导管打结、瓣膜损伤、导管全身性感染和心律失常。

（1）DO$_2$ 与 VO$_2$：间断动态监测 DO$_2$、VO$_2$ 和 O$_2$ext，可早期发现休克、了解组织灌注的纠正情况。

1）DO$_2$ 指单位时间内由左心室送往全身组织的氧的总量：DO$_2$（mL/min）= CaO$_2$（mL/L）× CO

（L/min），正常值为 1 000mL/min ［550~650mL/（min·㎡）］。CaO_2 主要取决于动脉 SaO_2 和 Hgb 含量。

$$CaO_2（mL/L）= ［SaO_2 ×1.34 × Hgb（g/dl）+0.023 × PaO_2（kPa）］×10$$

$$CaO_2（mL/L）= ［SaO_2 ×1.34 × Hgb（g/dl）+0.003 × PaO_2（mmHg）］×10$$

式中 $SaO_2 ×1.34 × Hgb$ 为结合氧，而 $0.023 × PaO_2$ 为物理溶解氧。据此，可以认为，DO_2 主要受循环系统（CO）、呼吸系统（SaO_2）和血液系统（Hgb）影响。正常 Hgb 为 15，SaO_2 为 97%，PaO_2 为 80mmHg（10.7kPa），$CaO_2 = 200mL/L$。

2）VO_2 指单位时间内组织从循环中摄取的氧量：$VO_2 =（CaO_2 - CVO_2）× CO$，也可通过代谢仪直接测定。70kg 的人在基础状态下的 VO_2 为 200~260mL/min，此时的（$CaO_2 - CVO_2$）为（5 ± 1）mL/dl。当 VO_2 随 DO_2 增加而增加时，称为氧输送依赖性氧耗。此时的 $VO_2 <$ 机体的氧需，存在氧债。正常人静息 VO_2 为 250mL/min，DO_2 为 1 000mL/min，剩余 750mL/min，因此 CVO_2 为 150mL/L，$CaO_2 - CVO_2 = 50mL/L$。

3）$O_2 ext$ 指全身组织对动脉氧的摄取率：$O_2 ext = VO_2/DO_2 =（CaO_2 - CVO_2）/CaO_2$，正常值为 0.25。$O_2 ext > 0.35$ 提示组织摄取氧增多，DO_2 不足。低血容量或心源性休克时，DO_2 降低明显，而反映 $O_2 ext$ 的动静脉氧差增大。

（2）SvO_2 和 MvO_2：抽取肺动脉血检测，正常 SvO_2 为 75%，MvO_2 为 5.3kPa。SvO_2 由 DO_2 与 VO_2 决定。SvO_2 低提示 DO_2 不足（CO 低、Hgb 低或 SaO_2 低）或 VO_2 增加，混合静脉血氧监测可早期发现 DO_2 不足或血流动力学紊乱。感染性休克的早期即可出现氧供依赖性氧耗，表现为 SvO_2 不降低或上升、动静脉氧差缩小。这种氧代谢的障碍可能与细胞水平上氧利用障碍，或是微循环中动静脉短路开放、血流分布不当有关。

MvO_2 增高提示 VO_2 减少、A-V 短路、PaO_2 增高或 Hgb 氧离曲线左移。MvO_2 降低提示 VO_2 增加，$MvO_2 < 27mmHg$ 细胞代谢已不能维持，$< 20mmHg$ 为不可逆性休克。部分组织高灌注，另一部分组织低灌注，MvO_2 可表现为正常。

（3）动脉血乳酸盐和 L/P 比值：血乳酸盐正常值 0~2mmol/L。血乳酸水平升高能反映低灌注及休克的严重程度，与休克患者的存活率呈负相关。当血乳酸 > 12mmol/L，死亡率 > 90%。正常 L/P 比值 < 10，> 15 提示细胞乏氧。

（4）动脉血气：测 pH、HCO_3^-、PaO_2 和 $PaCO_2$。正常值：PaO_2 为 80~100mmHg（10.7~13kPa），$PaCO_2$ 为 36~44mmHg（4.8~5.8kPa），pH 为 7.35~7.45。$PaCO_2$ 超过 45~50mmHg（5.9~6.6kPa），常提示肺泡通气功能障碍；PaO_2 低于 60mmHg（8.0kPa），吸入纯氧仍无改善者可能是 ARDS 的先兆。

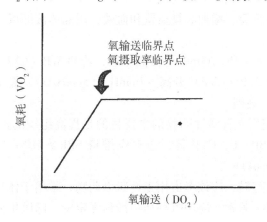

图 2-1　氧输送与氧耗的关系

当氧输送减少时，在一定范围内，氧耗依然不变，此称氧输送非依赖性氧耗；当氧输送继续减少至临界点以下时，氧耗开始随之下降，此称氧输送依赖性氧耗

（5）胃肠黏膜内 pH（pHi）：在休克组织灌流中胃黏膜首先受影响，而复苏后恢复最迟，pHi 可反

映局部缺氧情况。

4. DIC 监测　对疑有 DIC 的患者，应了解血小板的数量和质量、凝血因子的消耗程度及反映纤溶活性的多项指标。当下列五项检查中出现三项以上异常，加之临床上有休克及微血管栓塞症状和出血倾向，便可诊断 DIC。包括：①血小板计数低于 $80 \times 10^9/L$；②凝血酶原时间比对照组延长 3s 以上；③血浆纤维蛋白原低于 1.5g/L 或呈进行性降低；④3P 试验阳性；⑤血涂片中破碎红细胞超过 2% 等。

六、治疗

原则是迅速恢复组织灌注、输送足量的氧到组织，积极治疗原发病。近年强调氧供应和氧消耗超常值的复苏概念，要求达到下列标准：$DO_2 > 600mL/(min \cdot m^2)$，$VO_2 > 170mL/(min \cdot m^2)$，$CI > 4.5L/(min \cdot m^2)$；最终目标是防止 MODS。

1. 一般紧急措施　维持呼吸道通畅，用面罩或鼻管给氧。尽快控制活动性出血，压迫、包扎出血创口。尽早建立外周静脉通道，采集血样以供血型及交叉配合试验，开始液体复苏治疗。充气抗休克裤适用于休克患者院前急救。身体平躺，头胸部稍抬高以利呼吸，下肢抬高 20°~30° 以利静脉回流。注意保暖。

2. 保持理想的 DO_2　理想的 DO_2 依赖于 SaO_2、Hgb 浓度和 CO，应保持 $SaO_2 > 90\%$。如扩容效果不理想，应考虑输入红细胞，一般主张将 Hgb 维持在 110~130g/L。增加 DO_2 最有效的环节是 CO。

轻度休克，单用输液即可纠正，不必监测血流动力学。

中、重度休克应该用 Swan-Ganz 管来指导治疗，以获得最佳 CO（>4.5L/min）和 DO_2[>600mL/(min·m²)或输送非依赖性氧耗]。扩容至 PCWP 在 15~18mmHg、$SvO_2 > 65\%~70\%$、MAP60~80mmHg（8~10.7kPa）、输送非依赖性氧耗最理想。无条件用 Swan-Ganz 管来指导治疗时，复苏的目标为：血压恢复 SBP > 120mmHg（16kPa）或 MAP60~80mmHg、HR 下降（90 次/分）、UO 增多 [>60mL/h 或 0.5~1mL/(kg·h)]、酸中毒纠正。

休克时输液的速度、量及种类取决于体液丢失的程度。开始时可按 10~25mL/(kg·h) 快速输入乳酸钠林格液，严重容量不足可以在开始 10~15min 快速输入 1 000~1 500mL。若晶体液扩容效果不理想，应考虑输入红细胞（保证理想的 Hgb）或胶体液。晶体液扩容的缺点是时效短、效力低，1h 后，仅 25% 存在于血管内。胶体液可根据情况选用中分子羟乙基淀粉、右旋糖酐或白蛋白。要注意的是大量输注胶体液对肺和肾功能不利。

主张胶体液复苏者认为大分子物质在血管内滞留时间长，有利于血压的维持。但是，主张晶体液复苏者认为白蛋白会漏至血管外，休克时更容易漏出，因此，用晶体液复苏更安全，且晶体液价格低廉、来源丰富。如果目的是增加前负荷、增加心排血量和血液，用晶体液即可；若目的是提高氧输送，则应该补充红细胞。

补液试验：在 10min 内输入 100~200mL 等渗晶体液，若 PCWP（CVP）升高 < 3mmHg（2cmH₂O），提示容量不足，应扩容；若 PCWP（CVP）升高 > 7mmHg（5cmH₂O），提示容量补足或心功能不全，应停止输液。此称 3-7（2-5）规则。

3. 心血管药物　休克时应用血管活性药物的主要目的是提高组织的血流灌注。药物输注最好采用输液泵，精确调控，并监测 BP、P、CVP 等，通常应维持 SBP≥110~130mmHg（14.7~17.3kPa），DBP≥60~80mmHg（8.0~10.6kPa）。

前负荷补足后，若病情无好转，应该考虑用正性肌力药物，常用于休克治疗的正性肌力药物有多巴酚丁胺、肾上腺素以及去甲肾上腺素，应用哪种药物最佳无定论，随医生而异。

（1）血管活性药物：血管收缩药可增加血压，但有可能减少组织灌注，作为应急措施可暂时升高血压，保证重要生命器官灌注。常用于休克治疗的心血管药物有多巴胺、多巴酚丁胺、去甲肾上腺素以及异丙肾上腺素等交感胺类药物。

1）去甲肾上腺素：血管收缩剂，兴奋 α 受体，收缩外周血管，升高血压，扩张冠状动脉，可激活 β₁ 受体而增加心肌收缩力与心排血量。半衰期为 2~3min，可以 0.5~2mg 加入 5% 葡萄糖溶液 100mL

中静脉滴注，通过调节滴速以达到预期作用。

2）多巴胺：为最常用的血管活性药物，作用与浓度有关。$1 \sim 2\mu g/$（kg·min）时，激活多巴胺受体，扩张肾、肠系膜及内脏血管，拮抗休克时的肾血管收缩，此剂量无正性肌力作用。浓度为 $3 \sim 10\mu g/$（kg·min）时，激活 β_2 受体，增加心率、心肌收缩性与心排血量。剂量 $>15\mu g/$（kg·min）时，主要兴奋 α 受体，起血管收缩作用。

3）多巴酚丁胺：有很强的 α_1 兴奋作用，增加心肌收缩性、心率与心排血量，降低肺动脉楔压，很少诱发心律失常。多巴酚丁胺静脉滴注的起始浓度通常为 $2 \sim 5\mu g/$（kg·min），然后渐增加至出现心毒性（异位节律）。

4）异丙肾上腺素：纯 α 受体兴奋剂，增加心肌收缩性、心率与心排血量，扩张肠系膜与骨骼肌血管床。对心源性休克，异丙肾上腺素可增加异位心律的出现，应慎用。

（2）血管扩张剂：可降低血管阻抗、降低心脏后负荷，扩张微循环血管，改善心脏功能。要求收缩压≥90mmHg。用血管扩张剂的指征是持续血管收缩、少尿、CVP 或 PCWP 增高，有肺水肿。使用剂量要小，四肢温暖转红后立即停用，否则可引起血压骤降，导致不良后果。

1）硝普钠：作用开始迅速，持续时间为 $1 \sim 3$min，同时扩张小动脉与静脉，降低前、后负荷及心室充盈压，增加每搏量。持续静脉滴注，速度控制在 $20 \sim 100\mu g/$min。初始量宜小，每 $5 \sim 10$min 增加 $10\mu g/$min，以达到预期效果。使用时注意避光，长时间大剂量使用可致硫氰酸中毒。

2）酚妥拉明：α 受体阻断剂，扩张动脉与静脉，降低外周血管阻抗，可使血压下降。主要降低后负荷，可用于低排高阻型心源性休克、肺水肿等情况。使用时以 $20 \sim 40$mg 加入葡萄糖液中缓慢滴注，作用时间长，应注意补充血容量，以免引起血压骤降的不良反应。

3）山莨菪碱（654－2）：是抗胆碱能药物，可解除平滑肌痉挛使血管舒张，改善微循环。还可通过花生四烯酸代谢，降低白三烯、前列腺素的释放而保护细胞，是良好的细胞膜稳定剂。用于休克治疗时，静脉注射每次 10mg，每 15min1 次，或 $40 \sim 80$mg/h 持续静脉滴注，直到症状改善。

（3）洋地黄类药：可用于治疗对扩容反应差，或伴有心力衰竭的休克患者。常用毛花苷 C 注射液 $0.2 \sim 0.4$mg 静脉注射；或以地高辛 0.5mg 首剂静脉注射，并以 0.25mg/d 维持。

4. 治疗原发病　外科疾病引起的休克不少需要手术处理。创伤性休克应及时给予止痛和骨折固定；失血性休克应及时控制出血；感染性休克需积极控制感染，外科感染性休克治疗中最主要的措施是手术引流和病灶清除，而不是使用抗菌药物。

5. 纠正酸碱失衡　休克的根本治疗措施是改善组织灌注，并适时和适量地给予碱性药物。目前对酸碱平衡的处理多主张"宁酸勿碱"，酸性环境能增加氧与血红蛋白的解离从而增加向组织释氧，对复苏有利。另外，使用碱性药物须首先保证呼吸功能完整，否则会导致 CO_2 潴留和继发呼吸性酸中毒。

6. 治疗DIC改善微循环　对诊断明确的DIC，可用肝素抗凝，一般 1.0mg/kg，6h 一次，成人首次可用 10 000U（1mg 相当于 125U）。有时还使用抗纤溶药，如氨甲苯酸、氨基己酸；抗血小板黏附和聚集的阿司匹林、双嘧达莫（潘生丁）和小分子右旋糖酐。

7. 皮质激素以及其他药物的应用　皮质类固醇可用于感染性休克和其他较严重的休克。一般主张大剂量静脉滴注，只用 $1 \sim 2$ 次。

加强营养代谢支持和免疫调节治疗，适当的肠内和肠外营养可减少组织的分解代谢。联合应用生长激素、谷氨酰胺具有协同作用。

其他类药物包括：①钙通道阻断剂如维拉帕米、硝苯地平和地尔硫草等；②吗啡类拮抗剂纳洛酮；③氧自由基清除剂如超氧化物歧化酶（SOD）；④调节体内前列腺素（PGS）如输注前列环素（PGI_2）；⑤应用三磷酸腺苷－氯化镁（$ATP - MgCl_2$）疗法。

（王　征）

第二节 失血性休克

一、概述

失血性休克是外科临床上较为常见的休克类型，如发生在胃和十二指肠溃疡伴大量出血、食管胃底静脉曲张破裂出血、肝脾破裂以及宫外孕出血之后，也见出血或渗血较多的手术过程中（如巨大肿瘤的切除、直肠癌切除的骶前静脉丛撕裂以及肝叶切除的大出血等等），如失血量超过全身血容量的20%时，就可发生休克。

失血性休克初期的主要异常是静脉回心血流和心排出量减少。最初的静脉回流障碍是由于大量血容量丢失所造成的。随着休克的继续发展和加重，毛细血管前括约肌失去收缩力，而毛细血管后的微静脉仍处于收缩状态，毛细血管静水压升高，蛋白和液体渗入间质，血容量继续丢失；细胞膜电位受损，钠、氯和水移入细胞内，不但造成细胞肿胀，还使数升细胞外液转移而未纳入有效循环量范畴。这样，就进一步减少了静脉回流，加上血管收缩增加后负荷更使心脏功能受损害，接着出现微循环障碍、组织血流灌注减少以及心脏抑制因子生成等病理生理变化。

此外，休克可引起免疫抑制，能增加机体对外源性和内源性感染的易感性，休克与感染互为因果。失血性休克一旦伴发感染，就增加了治疗上的难度，死亡率增加。

可以看出，复苏失血性休克的关键在于及时增加静脉回流，血容量的补充不仅要充分，更重要的是速度，一定要抢在发生器官功能损害之前予以纠正。

二、治疗要点

基本的治疗措施就是控制出血和补充血容量，应同时抓紧进行。

（一）积极扩容

给予输血，如收缩压很低或测不出，并出现周围循环衰竭时，可进行动脉内输血。如因血源或配血等原因不能及时输血时，先给中分子右旋糖酐、羧甲淀粉或平衡盐溶液输入。

在估计所需补充的血容量时，不仅要随访血压，更重要的要观察尿量、微循环和中心静脉压的变化。

（二）止血

在补充血容量的同时应尽快止血，否则休克不会得到纠正。一般先采用暂时止血的措施，待休克初步纠正后，再进行根本的止血措施。但在存在难以控制的出血时，（如肝、脾破裂），应一面补充血容量，一面手术止血。决不能因患者血压过低，情况不好，而犹豫不决，以致失去抢救时机。

（三）慎用血管活性药物

休克时给予外源性儿茶酚胺类药物，一般罕见改善心排出量，因为内源性儿茶酚胺的释放量已超过增强心肌收缩力的所需浓度，血管收缩剂可使血压升高，但这仅是增加总外周血管阻力的结果。在血压过低为了维持重要生命器官必要的血流灌注量可暂用血管收缩剂作为过渡，但剂量不宜过大。或可采用血管收缩剂和血管扩张剂联合用药的方案。一旦出现肺血管阻力增高而致后负荷增加时，心排出量减少，右心室和左心室终末舒张压增高，此时给予血管扩张剂可纠正上述异常变化。

（四）纠正酸中毒

随着血容量的补充和静脉回流的恢复，大量乳酸进入血循环和冠状血管，为了维持心肌的收缩力，应补充碳酸氢钠，及时纠正酸中毒。

（五）慎用利尿剂

在血压很低和肾血流灌注不足时，利尿剂虽可增加休克患者尿量，但将进一步丧失血容量。

（六）高渗氯化钠液抗失血性休克的评估

多年来已以输入失血量2.5～3倍的平衡盐溶液作为扩容的方法。通过输入晶体液和胶体液的实验性研究，Shires认为只要红细胞比容维持在30%以上，仅需补充晶体液。实验和临床研究的结果显示，输注白蛋白可以损害失血性休克患者的肝肾功能、心肌收缩性和凝血过程。在血液稀释时，机体耐受红细胞比容的最低限度为20%，否则携氧能力过度降低，可出现缺氧，此时应立即输入全血。

近年更有应用高渗氯化钠液作为抗失血性休克的扩容液，已显示一定的效果，应用时仍要慎重。

1. 高渗氯化钠液的用量　目前用于动物实验和临床复苏的高渗氯化钠液的浓度为1.8%（576mOsm/L）到25%（8 000mOsm/L），常用的浓度为3%～7.5%，用量为4～5mL/kg。

2. 作用机制　可以扩张小血管，改善微循环，其中小动脉直径扩张10%以上，输入生理盐水则无此现象；增加心肌收缩力，提高心输出量，使恢复到休克前水平的95%～110%；促进体液再分布，迅速扩充血容量，输入7.5%氯化钠溶液200mL，可使细胞外液增加1 100～1 400mL，扩充血浆容量400mL左右，但作用短暂。其作用机制主要与增加钠离子负荷密切有关，迅速补充细胞间质功能性Na^+，得以恢复细胞外液容量。其他如神经元介质和激素的参与也有关。

已观察到输入高渗氯化钠液可降低脑内压和减轻脑水肿，明显降低肺血管阻力，改善肾功能和增加尿量。血浆电解质浓度和血气分析数据都有所改善，如血浆Na^+和Cl^-浓度增高，K^+浓度下降，1～2h内都达到正常范围，其中血乳酸浓度下降显著；血气分析示PO_2、PCO_2和BE升高，pH先下降后上升，最后恢复正常水平。

3. 缺点　由于输入的Na^+较多，可给机体带来一些不利影响：①使肥大细胞释放组胺，引起血压下降；②低钾血症，由于迅速扩容而稀释血浆K^+所致；③静脉损伤，如静脉炎等；④影响凝血机制，如血小板聚集和凝血酶原时间延长等，其他尚偶发机制不明的心肌抑制、惊厥等神经系统功能异常。

实验研究和临床应用均证明高渗氯化钠液有复苏失血性休克的显著效果，以250mL 7.5%浓度的氯化钠最为安全，对紧急抢救创伤，包括战伤休克患者有着广阔应用的前景，但尚存在着一些不利影响，还需进一步研究，找出最小剂量获得最佳效果的配方，使成为理想的扩容治疗方案。

（王　征）

第三节　创伤性休克

创伤性休克主要是由于丧失全血或血浆、水和电解质渗出至创伤部位及其周围组织内，使血循环量降低所致，基本上属于低血容量性休克的范畴，因此也有合称为创伤失血性休克。

属于神经源性的创伤性休克，这是由于创伤、剧痛或精神上打击（如恐惧、悲痛等）等强烈刺激，引起反射性中枢抑制，使周围血管扩张，血管床容量因之增大，致血容量相对不足，出现休克表现。又如脊髓损伤可以阻断血管运动中枢与周围血管间的联系，一时使周围血管扩张，造成休克。这类休克多属高排低阻型，持续时间相对短暂，实质上是一种"应激反应"，不在本节内讨论。

一、发病机制

严重创伤多伴有内脏出血或大血管破裂，严重烧伤则有大量血浆渗出，大量体液移至创伤部位和第三间隙，引起血容量减少。但是，创伤性休克的病理生理变化远较单纯的失血性休克为复杂，创伤产生的原发性刺激能引起神经内分泌反应和代谢改变，导致高血糖和明显的蛋白分解代谢，氨基酸被动员用于糖异生，机体不能利用酮体和游离脂肪酸，需靠肌肉和内脏蛋白供能。损伤组织所释出的毒素和蛋白分解酶类物质，以及伴发感染的细菌因素等，都可加重休克。当然，产生创伤性休克的启动因素仍然是低血容量，组织灌注不足是其结果。

另一方面，严重的损伤还可能有某种病理变化影响休克发展过程，如管形骨骨折后骨髓腔内脂肪颗粒进入血流，引起脂肪栓塞。挤压伤时大量血红蛋白和肌红蛋白的分解物进入血流，引起急性肾功能衰竭。严重创伤后机体抗感染能力降低，细菌在伤处容易生长繁殖，如毒素进入血流，则加重休克过程。

故创伤性休克时器官衰竭的发生率较单纯失血性休克高。

二、治疗要点

并发休克的创伤几乎都很严重，在创伤未得到适当治疗时休克常难以根本好转，或继续加重，必须强调对创伤的处理。

创伤性休克的急救和复苏与失血性休克的雷同，快速建立静脉通道，搬动伤者检查时必须在纠正血容量的情况下进行。但创伤引起的失血和失液往往积在体腔和深部组织，常易估计不足，如骨盆骨折伴发的腹膜后出血量常可超过 2 000mL，大腿部体液外渗所致的肿胀也可使有效血循环量减少 1 000mL 以上，治疗时要加以注意，输液速度要大于丧失体液速度。由于创伤对神经的强烈刺激，可适当应用哌替啶等镇痛药。

在紧急情况下，只对危及生命的创伤作必要的手术处理。扩容治疗和手术止血并重。骨折暂予固定，必须估计创伤对心、肺、肾、脑和肝等的间接影响。坏死和缺血组织可释出毒素和有害物质，同时也是细菌感染的场所，在血压稳定进行手术时予以切除。注意肢体受压所伴发的挤压综合征，及时切开筋膜减压。同时注意预防创伤引起的各种并发症，如头颈部受伤后发生的窒息或吸入性肺炎、腹部伤或脊髓损伤引起的肺不张，挤压伤、烧伤后的急性肾功能衰竭和多发伤后的应激性溃疡出血等。

全身治疗内容同失血性休克，但更要加强感染的防治。选用合适的抗生素，由于创伤引起突出的代谢反应，应重视营养的支持。

（陈图锋）

第四节　感染性休克

根据不同的病因和表现，有称之为内毒素性休克、脓毒性休克、中毒性休克等等，均属于感染性休克的范畴。感染性休克的病理生理变化更为复杂，治疗上也较困难，在外科临床中多见于烧伤、急性化脓性胆管炎、急性坏死性胰腺炎、腹膜炎和绞窄性肠梗阻等，是常见的危重病症。

一、发病机制

各种病原微生物，如细菌、真菌、病毒和立克次体都可引起休克，但以 G^- 菌为最多见。多年来从动物实验得出的结论是：病原微生物是通过内毒素的作用而致病，但是人体感染性休克与实验动物内毒素性休克不完全相同，两者的血流动力学和糖异生等代谢改变有所区别。在确诊为感染性休克患者仅 1/3 查到内毒素，其含量仅为内毒素性休克动物中的 1/1 000，可见内毒素不是人体感染性休克的唯一因素。目前认为感染性休克的主要诱因是形成血栓的磷脂而不是多糖内毒素。感染性休克时存在着明显的动静脉分流，这可能是细菌和组织相互作用所产生激肽等活性物质以及与肾上腺素能 β_2 受体的兴奋有关。严重感染引起的肾上腺素 α 和 β_1 受体兴奋在休克早期尚具有代偿作用，而 β_1 受体兴奋引起的动静脉分流和淤血等分布紊乱则完全无代偿作用。感染性休克一般分高排低阻和低排高阻两种血流动力学类型，实质上这两种类型是休克过程中的不同阶段而已，即从高排低阻（代偿期）发展成低排高阻（失代偿期），最后到濒死期表现为低排低阻型。

与单纯的失血性休克不同的是，感染性休克早期即有多种损害细胞的体液因子出现，其病理生理特点表现为广泛的细胞损害，微循环障碍和凝血系统失常，因而感染性休克时器官衰竭的发生率亦较高。

二、治疗要点

（一）控制感染

在未获得细菌培养和药敏试验的资料以前，可根据临床判断感染的菌种来选用抗生素：

1. 病因未明的化脓性腹膜炎　氯霉素与庆大霉素、大剂量青霉素 G 或氨苄西林联合应用。

2. 肠穿孔所致的腹膜炎 多系大肠杆菌等肠杆菌科和脆弱类杆菌、消化链球菌等厌氧菌的混合感染，可联合应用哌拉西林等广谱青霉素或庆大霉素等氨基糖苷类与氯霉素、甲硝唑或克林霉素。

3. 原因不明的严重感染 联合应用哌拉西林等广谱青霉素或头孢菌素类与庆大霉素或妥布霉素等氨基糖苷类。

4. 绿脓杆菌败血症 联合应用哌拉西林或头孢哌酮等第三代头孢霉素与有抗绿脓杆菌活性的氨基糖苷类（庆大霉素、妥布霉素）。

凡有手术指征者，应及时引流脓液或清除感染灶和坏死组织，抗生素治疗绝不能替代手术引流。改善患者一般情况，以增强抗感染能力。

（二）纠正休克

主要的循环紊乱是低血容量、心泵衰竭和血流分布紊乱，后者更是需要纠正的主要环节。输入平衡盐液，以维持足够的心脏充盈压（中心静脉压 $1.1 \sim 1.6 kPa$，PAWP $1.6 \sim 2.4 kPa$），充分的动脉血氧含量（$PaO_2 > 8.0 kPa$，血氧饱和度 90%，血红蛋白 $100 g/L$）、最适血黏度（血细胞比容 $30\% \sim 35\%$）。如仍未脱离休克，测心脏指数。如心排出量低，则按心衰处理，给强心苷、β 受体兴奋剂等强心药和扩血管药物。

如血容量和心衰因素已排除，剩下的问题是纠正血流分布紊乱。如血压尚可维持在 $12.0 kPa$，并有明显血管痉挛现象，可用血管扩张剂，以改善组织灌注。如血压很低，可试小剂量 β_2 受体阻滞剂，以关闭动静脉分流和减少内脏淤血。目前尚无特异性很强的 β_2 受体阻滞剂，可用小剂量普萘洛尔，一次静脉注射 $2 \sim 4 mg$，有效者可重复试用，但要严密观察平均动脉压、心排出量和外周血管阻力。如无效，则改用血管收缩剂，去甲肾上腺素用量为 $10 \sim 15 \mu g/min$，加用小剂量多巴胺 $2 \sim 5 \mu g/$（kg·min）以扩张肾血管，避免使用甲氧胺、去氧肾上腺素类单一 α 受体兴奋药。

（三）大剂量类固醇治疗

皮质类固醇具有抗炎和退热作用，用药后患者出现好转感觉。皮质类固醇对休克发病机制中某些介质具有显著作用，如抑制补体的激活，抑制儿茶酚胺的分解以及溶酶体酶、组胺、5-羟色胺、缓激肽、氧自由基和内啡肽的释放，也能抑制前列腺素的代谢和过敏毒素引起化学介质的释放，这样就能保护机体耐受致死量内毒素的损害。如用糖皮质激素 $30 \mu g/kg$ 静脉滴注，1d 3 次，可使 ARDS 患者的肺血管阻力下降，抑制中性粒细胞和血小板对血管内皮细胞的损害，以及降低毛细血管的通透性。但也有反对应用的意见，认为糖皮质激素的保护作用是过分夸大的。目前倾向于早期使用，一旦出现细胞严重损害和溶酶体膜破裂时就无实际意义。不宜长期使用，否则可发生不良反应，如胃黏膜糜烂出血、非酮性高渗性糖尿、心律失常和免疫抑制等。

（四）营养支持

由于严重感染，葡萄糖和脂肪的利用率降低。高热又使能量消耗过多，尤当机体发生大量组织坏死时，更应加强营养支持。每日供应热卡 $167.5 \sim 209.3 J/kg$（$40 \sim 50 kcal/kg$），其中脂肪供热占 $1/4 \sim 1/3$。氨基酸供氮每日 $0.3 \sim 0.4 g/kg$，其中支链氨基酸占 45%，并补充谷氨酸和精氨酸。注意维生素和微量元素的补充。

（五）其他

已知 TNF 是感染性休克的重要介质，在脓毒症时阻滞或中止 TNF 应答可起治疗作用，应用地塞米松以及 TNF 单克隆抗体治疗脓毒症已在实验中获得成功。内毒素核心糖脂抗体治疗脓毒症的研究已引起关注，细胞因子治疗方法将为防治感染性休克提供一条新的途径。动物和临床试验均证实，使用纤溶酶或纤溶酶原激活剂能有效治疗严重感染性休克时的 DIC，且不引起出血。

（陈图锋）

第三章

围术期处理

第一节　术前准备

一、一般准备

（一）心理准备

消除患者紧张情绪，使整个治疗过程顺利进行。应履行书面知情同意手续，包括手术同意书，麻醉同意书等，由本人（或委托家属）签署。

（二）贫血、营养不良

将影响机体代谢和伤口的愈合，且易并发严重脓毒性感染，术前应加以纠正，使血红蛋白达100g/L左右，血清清蛋白达到30g/L以上。估计术中失血较多或有贫血者，术前应抽血做好交叉配血试验和输血准备。

（三）适应手术后变化的准备

术前2周停止吸烟，教会患者做深呼吸运动和术后正确咳痰方法。多数患者术后不习惯在床上解大小便，故应在术前训练，以减少尿潴留和便秘的发生。

（四）预防性应用抗生素

适用于：①肠道、尿路的手术。②大型复杂手术。③污染伤口。④复杂外伤或严重烧伤。⑤需要植入人工制品的手术。⑥脏器移植手术。

（五）胃肠道准备

术前12h开始禁食、4h开始禁水，以防止由于术中、术后呕吐而引起窒息或吸入性肺炎。胃肠道手术患者，术前1~2d开始进食流食。对一般手术，术前一日应作肥皂水灌肠。对结肠、直肠手术术前要进行肠道准备，包括饮食控制、清洁灌肠、口服泻剂及肠道抑制细菌药物等。

（六）手术前夜

如患者发热，月经来潮，除急症手术外，应延期手术。

（七）手术当日及入手术室前的准备

①排空膀胱或留置尿管。②胃肠道手术需留置胃管。③麻醉前给药。④病历、X线片、CT片应带入手术室。

二、特殊患者的术前准备

（一）高血压

血压过高者，应使血压控制在180/100mmHg（24/13.3kPa）以下时，方可考虑手术。抗高血压药一般主张应用到手术日晨，因停药后的反跳现象更难处理。

（二）糖尿病

糖尿病患者在整个围手术期都处于应激状态，手术耐受性差，其并发症发生率和死亡率较无糖尿病患者高。故术前应做相应处理：①仅以饮食控制病情者，术前不需要特殊准备。②口服降糖药的患者，应继续服用至手术的前一天晚上。如果服长效降糖药，应在术前2～3日停药。禁食患者需静脉输注葡萄糖加胰岛素维持血糖轻度升高状态（5.6～11.2mmol/L）为宜。③平时用胰岛素者，术前应以葡萄糖和胰岛素维持正常糖代谢。在手术日晨停用胰岛素。④伴有酮症酸中毒的患者，需要接受急症手术，应当尽可能纠正酸中毒、血容量不足、电解质紊乱。

（三）心脏疾病

长期应用利尿剂或低盐饮食的患者，常有低钠和低钾血症，术中易发生心律失常和休克，术前应予纠正。同时要注意控制心律失常。心力衰竭患者，最好在心力衰竭控制3～4周后再施手术。心肌梗死后半年无明显症状，无显著心律异常才适宜手术。

（四）肝脏疾病

术前改善患者营养状况，给予高碳水化合物、高蛋白饮食，补充多种维生素，特别是维生素K，提高血浆蛋白量，避免使用可能损及肝功能的药物。肝功能损害较重的患者，加强保肝治疗。

（五）慢性呼吸系统疾病

着重治疗呼吸系统炎症，减轻其阻塞与感染，可选用有效抗生素控制感染，口服祛痰药物，应用麻黄碱、氨茶碱等支气管扩张药，蒸气或雾化吸入，体位引流排痰等。

（六）肾脏疾病

改善肾功能状况，避免使用血管收缩剂和对肾脏有明显损害的药物等。

（陈图锋）

第二节　术后处理

一、一般处理

（一）体位

应根据麻醉及患者全身状况、术式、疾病性质等选择体位。全麻尚未清醒时，应去枕平卧，头偏向一侧，以防口腔内呕吐物或分泌物吸入呼吸道。椎管内麻醉患者，应去枕平卧6～12h，以防头痛。颈、胸部手术后，多采用高半坐卧位，以便于呼吸及有效引流。腹部手术后，多取低半坐卧位，以减少腹壁张力。任何体位都应使患者感到舒适，有利于内脏生理活动为原则。

（二）生命体征观察

凡大、中型手术或有可能发生内出血、气管压迫者，必须定时测定血压、脉搏、呼吸，每15～30min一次，直至病情稳定后视病情减少测定次数。

（三）饮食和输液

何时进何种食物与手术大小及是否涉及胃肠道有关。局麻术后饮食一般可不限制，全麻非胃肠道手术患者，术后6h无恶心呕吐者，可给流食，以后改为半流食或普食。胃肠道手术患者，一般禁食1～2d，第3d肠功能恢复，肛门排气后方可进饮食。禁食期间需由静脉输液来供给水、电解质和营养成分。

（四）早期下床活动

术后若无禁忌，患者应及早开始活动。术后早期下床活动有利于：①增加肺活量，使呼吸道分泌物易于咳出，减少肺部并发症。②促进血液循环，防止静脉血栓形成。③有助于肠道和膀胱功能的恢复，减少腹胀和尿潴留的发生。但是，凡休克、心力衰竭、严重感染、出血、极度衰弱患者，以及整形、骨关节手术后需要固定时，不宜过早下床活动。

二、常见不适症状的处理

（一）疼痛

麻醉作用消失后，患者开始感到伤口疼痛。手术后 24h 内疼痛最剧烈，常需药物止痛。小手术后的伤口疼痛可口服止痛片或可待因。大手术后 1~2d 内，常需用吗啡或哌替啶止痛，必要时可间隔 4~6h 重复使用或应用镇痛泵持续注入。如伤口疼痛难忍，则应检查伤口是否感染。总之，术后应尽可能解除患者的伤口疼痛，使患者得以充分休息和睡眠。

（二）恶心、呕吐

麻醉反应是手术后恶心、呕吐的常见原因，待麻醉作用消失后即可停止。如持续不止，应注意有无水和电解质紊乱、酸中毒、急性胃扩张、肠梗阻和腹膜炎存在。如无明显原因，可应用阿托品、灭吐灵（甲氧氯普胺）或氯丙嗪，疗效较好。

（三）腹胀

手术后腹胀多因腹部手术后胃肠蠕动受到抑制，胃肠内积气过多所致。这种情况一般仅持续 2~3d，不需特殊处理。如腹胀严重，可采取持续胃肠减压、放置肛管、针灸理疗等措施。如腹胀持续不消又无肠鸣音，可能是腹膜炎或其他原因所致的肠麻痹。如腹胀伴阵发性绞痛、肠鸣音亢进，甚至有气过水声或金属音，则提示存在粘连性或其他原因所致的机械性肠梗阻。对于因腹腔感染引起的肠麻痹，或已确定为机械性肠梗阻，在严密观察下，经过非手术治疗不能好转者，需再次手术治疗。

（四）呃逆

多为暂时性，但有时为顽固性。发生原因可能为神经中枢或膈肌受到刺激所致。多发生于手术后早期，采用镇静、解痉药物，压迫眶上缘，抽出胃内潴留液，短时间吸入二氧化碳等措施常可制止。出现顽固性呃逆，应考虑有无特殊激惹膈肌的原因存在，如胃扩张、膈下感染、腹膜炎等，如原因不明可肌注利他灵或在颈部作膈神经封闭。

（五）尿潴留

多发生于老年、慢性下尿路炎症、肛门部手术、椎管内麻醉术后以及不习惯在床上排尿的患者。手术后尿潴留是引起尿路感染的主要原因。如患者在手术后 8h 内尚未排尿，即应注意有无尿潴留，应检查患者下腹部膀胱区有无膨隆，患者有尿意但不能排出，叩诊呈浊音，即可确定有尿潴留的存在，应及时处理。尿潴留的处理措施决定于尿潴留的原因。老年男性患者有前列腺肥大，或施行盆腔广泛手术如直肠癌根治术后，由于骶丛神经损伤影响膀胱收缩功能，致使排尿困难和尿潴留。这些器质性病变引起的尿潴留不会在短时间内恢复，常需保留一个时期导尿管。除外器质性原因后，应消除患者精神紧张、焦虑情绪，可协助患者下床小便，听流水声诱导排尿或轻轻按摩下腹部、局部热敷等刺激膀胱肌肉收缩引起排尿。用止痛药解除切口疼痛，或肌注氨甲酰胆素 C（卡巴可）0.25mg，以兴奋膀胱平滑肌促使排尿。不能奏效时应及早进行导尿。如果导尿量超过 500mL，应留置导尿管 1 周，有利于膀胱壁的逼尿肌恢复收缩力，减少尿路感染的发生。

（陈图锋）

第三节　常见并发症的防治

一、发热

术后由于机体对手术创伤的反应，体温可略升高达 38℃，临床上称为术后吸收热或外科热，1~2

日后可逐渐恢复正常，无须特殊处理。如术后 3～4d 发热持续不退，应检查伤口有无感染或其他并发症。体温超过 38.5℃时，一般应采取降温措施，如乙醇擦浴、冰袋降温或药物降温。

二、手术后出血

多由于手术中止血不彻底、血管结扎不牢固或患者凝血机制障碍所致。对于腔镜手术者，超声刀、电刀的不规范使用或不当操作产生的意外灼伤亦可造成术后出血。一般缺少明显的局部症状和体征。腹部手术特别是没有放置引流者，须密切观察病情，必要时作 B 超检查或腹腔穿刺，才能明确诊断。腹腔置有引流者，术后如果突然出现心率增快明显、血压急剧下降时，即使引流管无明显液体引出，或经积极扩容后体征得以短时改善者，亦要警惕腹腔出血的可能。胸腔手术后出血较易发现，如胸腔闭式引流管持续流出血液达数小时，每小时引流血液超过 100mL，则表明胸腔内有出血。胸部 X 线检查可显示胸腔积液。凡诊断为手术后出血的，需及时输血，紧急手术止血。

三、切口感染和裂开

切日感染是指清洁切口或可能污染的切口并发感染。切口感染原因除了细菌侵入外，还有切口血肿、异物、局部组织血供不良、全身抵抗力下降等因素的影响，常发生在术后 3～5d。感染初期切口局部有红肿、压痛或体温升高等表现，可给予有效抗生素或抗生素局部封闭、理疗等，争取使其不发展为脓肿。已形成脓肿的切口，应拆线敞开引流。预防切口感染至为重要，应严格遵守无菌操作规程，大量盐水冲洗伤口，在伤口内尽量减少异物（线结）和坏死组织的遗留，以及各层组织缝合严密不留死腔等。切口裂开多见于腹部及肢体临近关节部位的手术，常发生在年老体弱、营养不良以及由于缝合技术欠缺，腹腔内压力突然升高的患者。表现为从伤口流出较多的血性液体、肠管或网膜脱出。切口完全裂开可见切口全层张开，有肠管或网膜脱出切口外。切口部分裂开而皮肤愈合尚好，但皮下松软，有肿物隆起，有时可见肠蠕动波。切口完全裂开时应立即用无菌盐水纱布覆盖，腹带包扎后送手术室用粗丝线或合金线作腹壁全层间断缝合。切口部分裂开，如范围较小，腹胀不严重，又无肠梗阻，可用蝶形胶布和腹带加强保护伤口，促进愈合。以后形成切口疝者，再做择期修补。针对切口裂开的原因，术前应重点纠正贫血和低蛋白血症，补充维生素 C，防治呼吸道感染，术后腹带保护伤口等。

四、肺部感染和肺不张

肺部感染和肺不张是胸部和上腹部大手术后常见的并发症。多见于老年人、长期吸烟和慢性支气管炎患者。这些患者术后支气管内分泌物增多．加之手术后患者因伤口疼痛，或因胸、腹部包扎过紧限制了深呼吸和咳嗽动作，影响痰液排出，加重支气管的阻塞，造成肺不张。表现为呼吸困难、发绀、呼吸音减弱或消失等。如继发感染则形成肺炎，可有体温升高和白细胞增多等炎症表现。根据手术后发生肺不张的原因，预防在于：①有吸烟习惯的患者术前 2 周应停止吸烟。②术前练习深呼吸运动，胸部手术患者练习腹式呼吸，腹部手术患者练习胸式呼吸，以增加肺的通气功能。③已有呼吸道感染的患者，待感染有效控制后再行手术。④术后积极鼓励患者咳嗽和多做深呼吸。对腹部手术后患者，医护人员可用两手压住腹部切口两侧，协助患者咳痰，或拍击背部鼓励患者做有效咳痰。⑤术后帮助患者翻身和尽早离床活动，对咳痰有较好的帮助。治疗上除了应用有效抗生素外，应着重排除气管支气管分泌物。可协助患者咳痰，痰液黏稠不易咳出者，可用蒸汽吸入、超声雾化吸入或口服氯化铵等祛痰药，使痰液变稀薄，易于咳出。如患者无力咳嗽或痰液持续过多排出不理想时，可用导管插入气管吸痰，或做支气管镜吸痰，或气管切开吸痰。

五、下肢深静脉血栓形成与肺血栓栓塞症

下肢深静脉血栓形成多见于老年患者，与术后患者长期卧床，造成下肢血流缓慢、静脉回流不畅有关。另外，脱水、血液浓缩、多次下肢静脉穿刺、输注高渗液体或刺激性药物等也可引发血栓形成。主要临床表现是：肢体肿胀、胀痛、浅静脉扩张。预防上强调术后早期起床活动，卧床期间要加强踝关节

的伸屈活动或行腓肠肌电刺激法，以加速静脉回流，防止血液淤滞。药物预防措施包括小剂量肝素皮下注射和服用华法林等抗凝剂。治疗的目的是防止血栓蔓延。卧床休息，抬高患肢，适当使用利尿剂，以减少肢体肿胀。禁止按摩以防栓子脱落。血栓形成3d之内者，溶栓治疗，3d后抗凝治疗。血栓形成早期亦可以手术取出血栓。

肺血栓栓塞症的血栓可以来自下腔静脉径路、上腔静脉径路或右心室，其中大部分来源于下肢深静脉。手术后由于血管内皮损伤、凝血机制变化、肢体制动等因素增加了发生肺栓塞的机会。临床表现与栓塞的范围和程度有关，轻者表现为胸闷、胸痛、气短、咯血等；重者呼吸困难、口唇发绀、低氧血症或呼吸衰竭。术后肺血栓栓塞症发病率虽不多，但死亡率较高，应引起外科界的关注。术后预防措施主要是针对下肢深静脉血栓形成的各种因素。治疗方面以溶栓、抗凝疗法和呼吸与循环的支持为主。

六、尿路感染

长期留置尿管、尿潴留是术后并发尿路感染的基本原因，感染可上行引起急性膀胱炎和急性肾盂肾炎。急性膀胱炎主要表现为尿频、尿急、尿痛，有时尚有排尿困难。一般无全身症状，尿液检查有较多红细胞和脓细胞。急性肾盂肾炎主要表现为全身发冷、发热，肾区叩击痛，血白细胞计数增高，尿液检查可见大量白细胞和细菌。尿液细菌培养不仅可以明确菌种，而且为选择有效抗生素提供依据。预防尤为重要。留置尿管一定要按无菌要求操作，留置时间不宜过长。术后指导患者自主排尿防止尿潴留。尿路感染的治疗主要是应用有效抗生素，维持充分尿量以及保持尿通畅。

七、常用导管及引流物的管理

（一）胃肠减压管

通常所说的胃肠减压是指经鼻将胃管插入胃腔，利用负压和虹吸作用的原理，将积聚于胃肠道内的气体及液体吸出，可以缓解或解除机械性肠梗阻所致急性胃肠道扩张的症状；可减轻由于肠麻痹引起的腹胀；术中可减少胃肠胀气，便于操作并增加手术的安全性；术后可减轻腹胀，减少缝线张力和切口疼痛，有利于切口愈合。使用胃肠减压术需注意：①保持胃管通畅，防止阻塞。②经常观察引流量及性质。③胃肠手术后24h内，胃液多呈暗红色，如有鲜血持续吸出，说明有胃肠道内出血存在，应及时采取措施止血。④胃肠减压期间禁饮食，必须经口服药时，可研碎调水后注入，夹管半小时。⑤胃管一般在术后2~3d拔除，其指征为肠蠕动恢复、腹胀消失或肛门排气。

（二）胸腔闭式引流管

胸腔手术后常规应用胸腔闭式引流，目的是使气体、液体或脓液从胸腔内排出，减轻胸腔内压力，重建胸膜腔内负压，使肺复张，消除残腔。使用胸腔闭式引流管需注意：①须保持低位引流，水封瓶应置在患者胸部水平下60~100cm处，绝对不能高于患者胸部。②安置的胸管与皮肤、中间玻璃管、水封瓶的接头处须牢固固定，防止脱落。③更换引流瓶时，应注意无菌操作及将近侧胸管用血管钳夹闭，不让空气进入，以免发生气胸。④要注意维持引流通畅，检查是否通畅的简单方法是经常观察水封瓶玻璃管中的水柱波动情况。在术后初期，水柱波动范围为4~6cm，随着气体、液体被排出或肺的膨胀，水柱波动范围逐渐缩小。术后初期应每30~60min挤压胸腔引流管一次，避免被血块、脓液或坏死组织阻塞。⑤胸腔引流管安置48h后，如无气体、液体继续排出，体检及胸部X线检查证实肺已完全复张，即可拔管。拔管时先拆去固定缝线嘱患者深吸气后屏气，迅速拔出胸管同时立即以凡士林纱布和无菌敷料覆盖伤口。

（三）腹腔引流管

常用的引流物有：①烟卷引流：通过虹吸作用和腹内、外压力差达到引流目的，是常用的一种腹腔引流。通常在术后1~2d内渗出较多。暴露在伤口外的引流管可用安全别针固定，一般在术后3d左右拔除。每日换药时应转动和拔出少许烟卷引流。②T形管：胆总管切开探查术后常规放置T管引流，其目的是支撑胆管，引流胆汁，以减轻胆管因手术创伤而造成的水肿、炎症，并防止胆汁外漏。要牢固固定 T 管谨防脱出，否则因胆汁流入腹腔，可引起胆汁性腹膜炎。手术 2 周以后，胆总管下端恢复通畅可拔管。拔管指征为：胆汁量逐渐减少；试行夹管 1~2d 后患者无腹胀、腹痛、黄疸和发热等现象；胆总管 X 线造影显示通畅。③其他：橡胶管引流多用于引流深部创面及脾切除术后。橡皮片引流一般用于浅表伤口，多于术后 1~2 日内拔除，必要时需置双套管引流。尤其对于腹部一些手术，充分引流是后期治疗的必要手段，需根据治疗情况决定何时拔除引流管。

（陈图锋）

第四章

甲状腺外科

第一节　甲状腺功能亢进症

甲状腺功能亢进症（以下简称甲亢）系指因甲状腺分泌过多而引起的一系列高功能状态，是仅次于糖尿病的常见内分泌疾病，有2%～4%的育龄妇女受累。其基本特征包括甲状腺肿大，基础代谢增加和自主神经系统的紊乱。根据其病因和发病机制的不同可分为以下几种类型：①弥散性甲状腺肿伴甲亢：也称毒性弥散性甲状腺肿或突眼性甲状腺肿，即 Graves 病，占甲亢的80%～90%。为自身免疫性疾病。②结节性甲状腺肿伴甲亢：又称毒性多结节甲状腺肿即 Plummer 病。患者在结节性甲状腺肿多年后出现甲亢，发病原因不明。近年来在甲亢的构成比上有增加的趋势，并有地区性。③自主性高功能甲状腺瘤或结节：约占甲亢的9%，病灶多为单发。呈自主性且不受促甲状腺素（TSH）调节，病因也不明确。④其他原因引起的甲亢：包括长期服用碘剂或乙胺碘呋酮等药物引起的碘源性甲亢；甲状腺滤泡性癌过多分泌甲状腺素而引起的甲亢；垂体瘤过多分泌 TSH 而引起的垂体性甲亢；肿瘤如绒毛癌、葡萄胎、支气管癌、直肠癌可分泌 TSH 所以称之为异源性 TSH 综合征，卵巢畸胎瘤（含甲状腺组织）属异位分泌过多甲状腺素；甲状腺炎初期因甲状腺破坏造成甲状腺激素释放过多可引起短阵甲亢表现；最后还有服用过多甲状腺素引起的药源性甲亢等。

在这些类型的甲亢中以前三者特别是 Graves 病比较常见且与外科关系密切，所以本节予以重点讨论。

一、弥散性甲状腺肿伴甲亢

弥散性甲状腺肿伴甲亢即 Graves 病简称 GD，是由自身免疫紊乱而引起的多系统综合征，1835 年 Robert Graves 首先描述了该综合征包括高代谢、弥散性甲状腺肿、眼征等。

（一）病因及发病机制

该病以甲状腺素分泌过多为主要特征，但 TSH 不高反而降低，所以并非垂体分泌 TSH 过多引起。在患者的血清中常能检出针对甲状腺的自身抗体，该抗体可缓慢而持久地刺激甲状腺增生和分泌，以前曾称之为长效甲状腺刺激物（LATS），也有其他名称如人甲状腺刺激素（HTS）、甲状腺刺激蛋白（TSI）。这些物质对应的抗原是甲状腺细胞上的 TSH 受体，起到类似 TSH 的作用，可刺激 TSH 受体引起甲亢。进一步研究表明 TSH 受体抗体 TRAb 是一种多克隆抗体，可分为以下几种亚型：①甲状腺刺激抗体（TSAb）或称甲状腺刺激免疫球蛋白（TSI）主要是刺激甲状腺分泌；②甲状腺功能抑制抗体（TFIAb）或称甲状腺功能抑制免疫球蛋白（TFⅡ），又称甲状腺刺激阻断抗体（TSBAb）；③甲状腺生长刺激免疫球蛋白（TGSI），与甲状腺肿大有关；④甲状腺生长抑制免疫球蛋白（TGII）。这些克隆平衡一旦被打破，占主导地位的抗体就决定了临床特征。如 GD 患者治疗以前的 TRAb 阳性为60%～80%，而 TSAb 阳性率达90%～100%，如果该抗体阳性妊娠妇女的新生儿发生 GD 的可能性增加。故认为 GD 患者的主导抗体是 TSAb，当然也有其他抗体存在。在主导抗体发生转变时，疾病也随之发生转变，如 GD 可转变为慢性甲状腺炎（HD），反之也一样。由于检测技术原因目前临床仅开展 TRAb 和

TSAb 的检测。

甲状腺自身免疫的病理基础目前尚不明了，可能与以下因素有关：

1. 遗传因素　在同卵双胎同时患 GD 的达 30% ~60%，异卵双胎同时患 GD 的仅 3% ~9%。在 GD 患者家属中 34% 可检出 TRAb 或 TSAb，而本人当时并无甲亢，但今后有可能发展为显性甲亢。目前认为一些基因与 GD 的高危因素有关，包括人类白细胞抗原（HLA）基因 DQ、DR 区，如带 HLA – DR3 抗原型的人群患 GD 的危险性为其他 HLA 抗原型人群的 6 倍。HLA – DQA1 * 0501 阳性者对 GD 有遗传易感性。非 HLA 基因如肿瘤坏死因子 β（TNF – β）、细胞的 T 细胞抗原（CTLA4）、TSH 受体基因的突变和 T 细胞受体（TCR）等基因同 GD 遗传易感性之间的关系正引起人们的注意。但研究表明组织相容性复合体（MHC）系统可能只起辅助调节作用。

2. 环境因素　包括感染、外伤、精神刺激和药物等。在 GD 患者中可检出抗结肠炎耶尔森菌（Yersimia enterocolitica）抗体，耶尔森菌的质粒编码的蛋白与 TSH 受体有相似的抗原决定簇（"分子模拟学说"）。该抗原是一种强有力的 T 细胞刺激分子即超抗原，可引起 T 细胞大量活化。但其确切地位仍不明了，也有可能是继发于 GD 免疫功能紊乱的结果。

3. 淋巴细胞功能紊乱　GD 患者甲状腺内的抑制性环路很难启动与活化，不能发挥免疫抑制功能，导致自身抗体的产生。在甲状腺静脉血中 TSH 抗体的活性高于外周血，提示甲状腺是产生其器官特异自身抗体的主要场所。而且存在抑制性 T 细胞功能的缺陷，抗甲状腺药物如卡比马唑治疗后这种缺陷可以改善，但是直接还是间接反应有待研究。

总之 GD 可能是由多因素引起以自身免疫紊乱为特征的综合征，确切病因有待于进一步研究。

（二）病理解剖与病理生理

GD 患者的甲状腺呈弥漫性肿大，血管丰富、扩张。滤泡上皮细胞增生呈柱状，有弥散性淋巴细胞浸润。浸润性突眼患者其球后结缔组织增加、眼外肌增粗水肿，含有较多黏多糖、透明质酸沉积和淋巴细胞及浆细胞浸润。骨骼肌和心肌也有类似表现。垂体无明显改变。少数患者下肢有胫前对称性黏液性水肿。

甲状腺激素有促进产热作用并与儿茶酚胺有相互作用，从而引起基础代谢率升高、营养物质和肌肉组织的消耗，加强对神经、心血管和胃肠道的兴奋。

（三）临床表现

GD 在女性更为多见，患者男女之比为 1 ：（5 ~7），但心脏情况、压迫症状、术中问题和术后反应在男性均较明显。高发年龄为 21 ~50 岁。在碘充足地区自身免疫性甲状腺疾病的发病率远高于碘缺乏地区。该病起病缓慢，典型者高代谢症群、眼症和甲状腺肿大表现明显。轻者易与神经症混淆，老年、儿童或仅表现为突眼、恶病质、肌病者诊断需谨慎。

1. 甲状腺肿　为 GD 的主要临床表现或就诊时的主诉。甲状腺呈弥散、对称性肿大，质软，无明显结节感。少数（约 10%）肿大不明显，或不对称。在甲状腺上下特别是上部可扪及血管震颤并闻及血管杂音。这些构成 GD 的甲状腺特殊体征，在诊断上有重要意义。

2. 高代谢症群　患者怕热多汗，皮肤红润。可有低热，危象时可有高热。患者常有心动过速、心悸。食欲胃纳亢进但疲乏无力、体重下降，后者是较为客观的临床指标。

3. 神经系统　呈过度兴奋状态，表现为易激动、神经过敏、多言多语、焦虑烦躁、多猜疑、有时出现幻觉甚至亚躁狂。检查时可发现伸舌或两手平举时有细震颤，腱反射活跃。但老年淡漠型甲亢患者则表现为一种抑制状态。

4. 眼症　分为两种，多数表现为对称性非浸润性突眼也称良性突眼，主要是因交感神经兴奋使眼外肌和上睑肌张力增高，而球后组织改变不大。临床上可见到患者眼睑裂隙增宽，眼球聚合不佳，向下看时上眼睑不随眼球下降，眼向上看时前额皮肤不能皱起；另一种为少见而严重的恶性突眼，主要因为眼外肌、球后组织水肿、淋巴细胞浸润所致。但这类患者的甲亢可以不明显，或早于甲亢出现。

5. 循环系统　可表现为心悸、气促。窦性心动过速达 100 ~120 次/分，静息或睡眠时仍较快，脉压增大。这些是诊断、疗效观察的重要指标之一。心律失常可表现为期前收缩、房颤、房扑以及房室传导阻滞。心音、心脏搏动增强，心脏扩大甚至心力衰竭。老年淡漠型甲亢则心动过速较少见，不少可并发心绞痛甚至心肌梗死。

6. 其他　消化系统除食欲增加外，还有大便次数增多。而老年以食欲减退、消瘦为突出。血液系统中有外周血白细胞总数减少，淋巴细胞百分比和绝对数增多，血小板减少，偶见贫血。运动系统表现为软弱无力，少数为甲亢性肌病。生殖系统的表现在男性可表现为阳痿、乳房发育；女性为月经减少，周期延长甚至闭经。皮肤表现为对称性黏液性胫前水肿，皮肤粗糙，指端增厚，指甲质地变软与甲床部分松离。甲亢早期肾上腺皮质功能活跃，重症危象者则减退甚至不全。

（四）诊断与鉴别诊断

对于有上述临床症状与体征者应作进一步甲状腺功能检查，在此对一些常用的检查进行评价：

1. 摄^{131}I 率正常值　3h 为 5% ~ 25%，24h 为 20% ~ 45%。甲亢患者摄^{131}I 率增高且高峰提前至 3 ~ 6h。女子青春期、绝经期、妊娠 6 周以后或口服雌激素类避孕药也偶见摄^{131}I 率增高。摄^{131}I 率还因不同地区饮水、食物及食盐中碘的含量多少而有差异。甲亢患者治疗过程中不能仅依靠摄^{131}I 率来考核疗效。但对甲亢放射性^{131}I 治疗者^{131}I 率可作为估计用量的参考。缺碘性、单纯性甲状腺肿患者摄^{131}I 率可以增高，但无高峰提前。亚急性甲状腺炎者 T_4 可以升高但摄^{131}I 率下降呈分离现象。这些均有利于鉴别诊断。

2. T_3、T_4 测定　可分别测定 TT_3、rT_4、FT_3 和 FT_4，其正常值因各个单位采用的方法和药盒不同而有差异，应注意参照。TT_4 可作为甲状腺功能状态的最基本的一种体外筛选试验，它不受碘的影响，无辐射的危害，在药物治疗过程中可作为甲状腺功能的随访指标，若加服甲状腺片者测定前需停用该药。但是凡能影响甲状腺激素结合球蛋白（TBG）浓度的各种因素均能影响 TT_4 的结果。对 T_3 型甲亢需结合 TT_3 测定。TT_3 是诊断甲亢较灵敏的一种指标。甲亢时 TT_3 可高出正常人 4 倍，而 TT_4 只有 2 倍。TT_3 对甲亢是否复发也有重要意义，因为复发时 T_3 先升高。在功能性甲状腺腺瘤、结节性甲状腺肿或缺碘地区所发生的甲亢多属 T_3 型甲亢，也需进行 TT_3 测定。TBG 同样会影响 TT_3 的结果应予以注意。为此，还应进行 FT_4、FT_3 特别是 FT_3 的测定。FT_3 对甲亢最灵敏，在甲亢早期或复发先兆 FT_4 处于临界时 FT_3 已升高。

3. 基础代谢率（BMR）　目前多采用间接计算法（静息状态时：脉搏 + 脉压 - 111 = BMR），正常值在 - 15% ~ + 15% 之间。BMR 低于正常可排除甲亢。甲亢以及甲亢治疗的随访 BMR 有一定价值，因为药物治疗后 T_4 首先下降至正常，甲状腺素外周的转化仍增加，T_3 仍高故 BMR 仍高于正常。

4. TSH 测定　可采用高灵敏放免法（HS - TSH IRMA），优于 TSH 放免法（TSH RIA），因为前者降低时能帮助诊断甲亢，可减少 TRH 兴奋试验的使用。灵敏度和特异度优于 FT_4。

5. T_3 抑制试验　该试验仅用于一些鉴别诊断。如甲亢患者摄^{131}I 率增高且不被 T_3 抑制，由此可鉴别单纯性甲状腺肿。对突眼尤其是单侧突眼可以此进行鉴别，浸润性突眼 T_3 抑制试验提示不抑制。而且甲亢治疗后 T_3 能抑制者复发机会少。

6. TRH 兴奋试验　该试验也仅用于一些鉴别诊断。甲亢患者静脉给予 TRH 后 TSH 无反应；若增高可除外甲亢。该方法省时，无放射性，不需服用甲状腺制剂，所以对有冠心病的老年患者较适合。

7. TRAb 和 TSAb 的检测　可用于病因诊断和治疗后预后的评估，可与 T_3 抑制试验相互合用。前者反映抗体对甲状腺细胞膜的作用，后者反映甲状腺对抗体的实际反应性。

（五）治疗

甲亢的病因尚不完全明了。治疗上首先应减少精神紧张等不利因素，注意休息和营养物质的提供。然后通过以下三个方面，即消除甲状腺素的过度分泌，调整神经内分泌功能以及一些特殊症状和并发症的处理。消除甲状腺素过度分泌的治疗方法有三种：药物、手术和同位素治疗。

1. 抗甲状腺药物治疗　以硫脲类药物如甲基或丙硫氧嘧啶（PTU）、甲巯咪唑和卡比马唑为常用，其药理作用是通过阻止甲状腺内过氧化酶系抑制碘离子转化为活性碘而妨碍甲状腺素的合成，但对已合成的激素无效，故服药后需数日才起作用。丙硫氧嘧啶还有阻滞 T_4 转化为 T_3、改善免疫监护的功能。PTU 和甲巯咪唑的比较：①两者均能抑制甲状腺激素合成，但 PTU 还能抑制外周组织的细胞内 T_4 转化为 T_3，它的作用占 T_3 水平下降的 10% ~ 20%。甲巯咪唑没有这种效应。②甲巯咪唑的药效强度是 PTU 的 10 倍，5mg 甲巯咪唑的药效等于 50mgPTU。尤其是甲巯咪唑在甲状腺细胞内存留时间明显长于 PTU，甲巯咪唑 1 次/天，药效可达 24h。而 PTU 必须 6 ~ 8h 服药 1 次，才能维持充分疗效。故维持期治疗宁可选用甲巯咪唑，而不选用 PTU。

药物治疗的适应证为：症状轻，甲状腺轻到中度肿大；20 岁以下或老年患者；手术前准备或手术后复发而又不适合放射治疗者；辅助放射治疗；妊娠妇女，多采用丙硫氧嘧啶，该药相对通过胎盘的能力相对小些。而不用甲巯咪唑，因为甲巯咪唑与胎儿发育不全有关。希望最低药物剂量达到 FT_4、FT_3 在正常水平的上限以避免胎儿甲减和甲状腺肿大，通常丙硫氧嘧啶 100 ~ 200mg/d。这类药物也可通过乳汁分泌，所以必须服药者不能母乳喂养。如果症状轻又没有并发症，可于分娩前 4 周停药。

治疗总的疗程为 1.5 ~ 2 年。起初 1 ~ 3 个月予以甲巯咪唑 30 ~ 40mg/d，不超过 60mg/d。症状减轻，体重增加，心率降至 80 ~ 90 次/分，T_3、T_4 接近正常后可每 2 ~ 3 周降量 5mg 共 2 ~ 3 个月。最后 5mg/d 维持。避免不规则停药，酌情调整用量。

其他药物：β - 阻滞剂普萘洛尔 10 ~ 20mg Tid，可用于交感神经兴奋性高的 GD 患者，以改善心悸心动过速、精神紧张、震颤和多汗。也可作为术前准备的辅助用药或单独用药。对于甲亢危象、紧急甲状腺手术又不能服用抗甲状腺药物或抗甲状腺药物无法快速起效时，可用大剂量普萘洛尔 40mg Qid 快速术前准备。对甲亢性眼病也有一定效果。但在患有支气管哮喘、房室传到阻滞、心衰的患者禁用，1 型糖尿病患者慎用。普萘洛尔对妊娠晚期可造成胎儿宫内发育迟缓、小胎盘、新生儿心动过缓和胎儿低血糖，增加子宫活动和延迟宫颈的扩张等不良反应，因此只能短期应用，一旦甲状腺功能正常立即停药。

在抗甲状腺药物减量期加用甲状腺片 40 ~ 60mg/d 或甲状腺素片 50 ~ 100μg/d 以稳定下丘脑 - 垂体 - 甲状腺轴，避免甲状腺肿和眼病的加重。妊娠甲亢患者在服用抗甲状腺药物也应加用甲状腺素片以防胎儿甲状腺肿和甲减。甲状腺素片还可以通过外源性 T_4 抑制 TSH 从而使 TSAb 的产生减少，减少免疫反应。T_4 还可使 HLA - DR 异常表达减弱。另外可直接作用于特异的 B 淋巴细胞而减少 TSAb 的产生，最终使 GD 得以长期缓解、减少复发。

2. 手术治疗　甲亢手术治疗的病死率几乎为零、并发症和复发率低，可迅速和持久达到甲状腺功能正常，并有避免放射性碘及抗甲状腺药物带来的长期并发症和获得病理组织学证据等独特优点，手术能快速有效地控制并治愈甲亢；但仍有一定的复发率和并发症，所以应掌握其适应证和禁忌证。

（1）手术适应证：甲状腺肿大明显或伴有压迫症状者；中 ~ 重度以上甲亢（有甲亢危象者可考虑紧急手术）；抗甲状腺药物无效、停药后复发、有不良反应而不能耐受或不能坚持长期服药者；胸骨后甲状腺肿伴甲亢；中期妊娠又不适合用抗甲状腺药物者。若甲状腺巨大、伴有结节的甲亢妊娠妇女常需大剂量抗甲状腺药物才有作用，所以宁可采用手术。

（2）手术禁忌证：青少年（<20 岁），轻度肿大，症状不明显者；严重突眼者手术后突眼可能加重手术应不予以考虑；年老体弱有严重心、肝和肾等并发症不能耐受手术者；术后复发因粘连而使再次手术并发症增加、切除腺体体积难以估计而不作首选。但对药物无效又不愿意接受放射治疗者有再次手术的报道，术前用超声检查了解两侧腺体残留的大小，此次手术腺叶各留 2g 左右。

（3）术前准备：术前除常规检查外，应进行间接喉镜检查以了解声带活动情况。颈部和胸部摄片了解气管和纵隔情况。查血钙、磷。为了减少术中出血、避免术后甲亢危象的发生，甲亢手术前必须进行特殊的准备。手术前准备常采用以下两种准备方法即：

1）碘剂为主的准备：在服用抗甲状腺药物一段时间后患者的症状得以控制，心率在 80 ~ 90 次/分，睡眠和体重有所改善，基础代谢率在 20% 以下，即可开始服用复方碘溶液又称卢戈（Lugol）液。该药可抑制甲状腺的释放，使滤泡细胞退化，甲状腺的血运减少，腺体因而变硬变小，使手术易于进行并减少出血量。卢戈溶液的具体服法有两种：①第一天开始每日 3 次，每次 3 ~ 5 滴，逐日每次递增 1 滴，直到每次 15 滴，然后维持此剂量继续服用。②从第一天开始即为每次 10 滴，每日 3 次。共 2 周左右，直至甲状腺腺体缩小、变硬、杂音和震颤消失。局部控制不满意者可延长服用碘剂至 4 周。但因为碘剂只能抑制释放而不能抑制甲状腺的合成功能，所以超过 4 周后就无法再抑制其释放，反引起反跳。故应根据病情合理安排手术时间，特别对女性患者注意避开经期。开始服用碘剂后可停用甲状腺片。因为抗甲状腺药物会加重甲状腺充血，除病情特别严重者外，一般于术前 1 周停用抗甲状腺药物，单用碘剂直至手术。妊娠并发甲亢需手术时也可用碘剂准备，但碘化物能通过胎盘引起胎儿甲状腺肿和甲状腺功能减退，出生时可引起初生儿窒息。故只能短期碘剂快速准备，碘剂不超过 10 天。术后补充甲状腺素片以防流产。对于特殊原因需取消手术者，应该再服用抗甲状腺药物并逐步对碘剂进行减量。术后碘剂 10 滴 Tid 续服 5~7 天。

2）普萘洛尔准备：普萘洛尔除可作为碘准备的补充外，对于不能耐受抗甲状腺药物及碘剂者，或严重患者需紧急手术而抗甲状腺药物无法快速起效可单用普萘洛尔准备。普萘洛尔不仅起到抑制交感兴奋的作用，还能抑制 T_4 向 T_3 的转化。β-洛克同样可以用于术前准备，但该药无抑制 T_4 向 T_3 转化的作用，所以 T_3 的好转情况不及普萘洛尔。普萘洛尔剂量是每次 40~60mg，6h 一次。一般在 4~6 天后心率即接近正常，甲亢症状得到控制，即可以进行手术。由于普萘洛尔在体内的有效半衰期不满 8h，所以最后一次用药应于术前 1~2h 给予。术后继续用药 5~7 天。特别应该注意手术前后都不能使用阿托品，以免引起心动过速。单用普萘洛尔准备者麻醉同样安全、术中出血并未增加。严重患者可采用大剂量普萘洛尔准备但不主张单用（术后普萘洛尔剂量也应该相应地增大），并可加用倍他米松 0.5mg Q6h 和碘番酸 0.5Q6h。甲状腺功能可在 24h 开始下降，3 天接近正常，5 天完全达到正常水平。短期加用普萘洛尔的方法对妊娠妇女及小孩均安全。但前面已提及普萘洛尔的不良反应，所以应慎用。以往认为严重甲亢者手术会引起甲状腺素的过度释放，但通过术中分析甲状腺静脉和外周静脉血的 FT_3、FT_4 并无明显差异，所以认为甲亢危重病例紧急手术是可取的。

（4）手术方法：常采用颈丛麻醉，术中可以了解发音情况，以减少喉返神经的损伤。对于巨大甲状腺有气管压迫、移位甚至怀疑将发生气管塌陷者，胸骨后甲状腺肿者以及精神紧张者应选用气管插管全身麻醉。

（5）手术方式：切除甲状腺的范围即保留多少甲状腺体积尚无一致的看法。若行次全切除即每侧保留 6~8g 甲状腺组织，术后复发率为 23.8%；而扩大切除即保留约 4g 的复发率为 9.4%；近全切除即保留 <2g 者的复发率为 0%。各组之间复发时间无差异。但切除范围越大发生甲状腺功能减退即术后需长期服用甲状腺片替代的概率越大。如甲状腺共保留 7.3g 或若双侧甲状腺下动脉均结扎者保留 9.8g 者可不需长期替代。考虑到甲状腺手术不仅可以迅速控制其功能，还能使自身抗体水平下降，而且甲减的治疗远比甲亢复发容易处理，所以建议切除范围适当扩大即次全切除还不够，每侧应保留 5g 以下（2~3g 峡部全切除）。当然也应考虑甲亢的严重程度、甲状腺的体积和患者的年龄。巨大而严重的甲亢切除比例应该大一些，年轻患者考虑适当多保留甲状腺组织以适应发育期的需要。术中可以从所切除标本上取同保留的甲状腺相应大小体积的组织称重以估计保留腺体的重量。但仍有误差，所以有作者建议一侧行腺叶切除和另一侧行大部切除（保留 6g）。但常用于病变不对称的结节性甲状腺肿伴甲亢者，病变严重侧行腺叶切除。但该侧发生喉返神经和甲状旁腺损伤的概率相对较保留后薄膜的高，所以也要慎重选择。对极少数或个别 Graves 病突眼显著者，选用甲状腺全切除术，其好处是可降低 TSH 受体自身抗体和其他甲状腺抗体，减轻眶后脂肪结缔组织浸润，防止眼病加剧以致牵拉视神经而导致萎缩，引起失明以及重度突眼，角膜长期显露而受损导致失明。当然也防止了甲亢复发，但需终身服用甲状腺素片。毕竟属于个别患者选用本手术，要详细向患者和家属说明，取得同意。术前检查血清抗甲状腺微粒体抗体，阳性者术后发生甲减的病例增多。因此，此类患者术中应适当多保留甲状腺组织。

（6）手术步骤：切口常采用颈前低位弧形切口，甲状腺肿大明显者应适当延长。颈阔肌下分离皮瓣，切开颈白线，离断颈前带状肌。先处理甲状腺中静脉，充分显露甲状腺。离断甲状腺悬韧带以利于处理上极。靠近甲状腺组织妥善处理甲状腺上动静脉。游离下极，离断峡部。将甲状腺向内侧翻起，辨认喉返神经后处理甲状腺下动静脉。按前所述保留一定的甲状腺组织，其余予以切除。创面严密止血后缝闭。另一侧同样处理。术中避免喉返神经损伤以外，还应避免损伤甲状旁腺。若被误切应将其切成

1mm 小片种植于胸锁乳突肌内。缝合前放置皮片引流或负压球引流。缝合带状肌、颈阔肌及皮肤。

内镜手术治疗甲亢难度较大，费用高，但术后颈部，甚至上胸部完全没有瘢痕，美容效果明显，受年轻女性，患者欢迎。与传统手术相比，内镜手术时间长，术后恢复时间也无明显优势。甲状腺体积大时不适合该方式。

术后观察与处理：严密观察患者的心率、呼吸、体温、神志以及伤口渗液和引流液。一般 2 天后可拔除引流，4 天拆线。

（7）术中意外和术后并发症的防治

1）大出血：甲状腺血供丰富，甲亢以及抗甲状腺药物会使甲状腺充血，若术前准备不充分，术中极易渗血。特别在分离甲状腺上动脉时牵拉过度，动作不仔细会造成甲状腺上动脉的撕脱。动脉的近侧端回缩，位置又深，止血极为困难。此时应先用手指压迫或以纱布填塞出血处，然后迅速分离上极，将其提出切口，充分显露出血的血管，直视下细心钳夹和缝扎止血。甲状腺下动脉出血时，盲目的止血动作很容易损伤喉返神经，必须特别小心。必要时可在外侧结扎甲状颈干。损伤甲状腺静脉干不仅会引起大出血，还可产生危险的空气栓塞。因此，应立即用手指或湿纱布压住出血处，倒入生理盐水充满伤口，将患者之上半身放低，然后再处理损伤的静脉。

2）呼吸障碍：术中发生呼吸障碍的主要原因除双侧喉返神经损伤外，多是由于较大的甲状腺肿长期压迫气管环，腺体切除后软化的气管壁塌陷所致。因此，如术前患者已感呼吸困难，或经 X 线摄片证明气管严重受压，应在气管插管麻醉下进行手术。如术中发现气管壁已软化，可用丝线将双侧甲状腺后包膜悬吊固定于双侧胸锁乳突肌的前缘处。在缝合切口前试行拔去气管插管，如出现或估计术后会发生呼吸困难，应即作气管造口术，放置较长的导管以支撑受损的气管环，待 2 ~ 4 周后气管腔复原后拔除。术后呼吸困难的原因有：血肿压迫、双侧喉返神经损伤、喉头水肿、气管迟发塌陷、严重低钙引起的喉肌或呼吸肌痉挛等，应注意鉴别及时处理。

3）喉上神经损伤：喉上神经之外支（运动支）与甲状腺上动脉平行且十分靠近，如在距上极较远处大块结扎甲状腺上血管时，就可能将其误扎或切断，引起环甲肌麻痹，声带松弛，声调降低。在分离上极时也有可能损伤喉上神经的内支（感觉支），使患者喉黏膜的感觉丧失，咳嗽反射消失，在进流质饮食时易误吸入气管，甚至发生吸入性肺炎。由于喉上神经外支损伤的临床症状不太明显，易漏诊，其发生率远比人们想象的要多，对此应引起更大的注意。熟悉神经的解剖关系，操作细致小心，在紧靠上极处结扎甲状腺上血管，是防止喉上神经损伤的重要措施。

4）喉返神经损伤：喉返神经损伤绝大多数为单侧性，主要症状为声音嘶哑。少数病例双侧损伤，除引起失声外，还可造成严重的呼吸困难，甚至窒息。术中喉返神经损伤可由切断、结扎、钳夹或牵拉引起。前两种损伤引起声带永久性麻痹；后几种损伤常引起暂时性麻痹，可望手术后 3 ~ 6 个月内恢复功能。术中最易损伤喉返神经的"危险地区"是：①甲状腺腺叶的后外侧面；②甲状腺下极；③环甲区（喉返神经进入处）。喉返神经解剖位置的多变性是造成损伤的客观原因。据统计，仅约 65% 的喉返神经位于气管食管沟内。约有 4% ~ 6% 病例的喉返神经行程非常特殊，为绕过甲状腺下动脉而向上返行，或在环状软骨水平直接从迷走神经分出而进入喉部（所谓"喉不返神经"）。还有一定数量的喉返神经属于喉外分支型，即在未进入喉部之前即已经分支，分支的部位高低和分支数目不定，即术者在明确辨认到一支喉返神经，仍有损伤分支或主干的可能性。预防喉返神经损伤的主要措施是：①熟悉喉返神经的解剖位置及其与甲状腺下动脉和甲状软骨的关系，警惕喉外分支，随时想到有损伤喉返神经的可能；②操作轻柔、细心，在切除甲状腺腺体时，尽可能保留部分后包膜；③缺少经验的外科医师以及手术比较困难的病例，最好常规显露喉返神经以免误伤。为了帮助寻找和显露喉返神经，Simon 提出一个三角形的解剖界标。三角的前边为喉返神经，后边为颈总动脉，底线为甲状腺下动脉。在显露颈总动脉和甲状腺下动脉后，就很容易找到三角的第三个边，即喉返神经。一般可自下向上地显露喉返神经的全过程。喉返神经损伤的治疗：如术中发现患者突然声音嘶哑，应立即停止牵拉或挤压甲状腺体；如发声仍无好转，应立即全程探查喉返神经。如已被切断，应予缝接。如被结扎，应松解线结。如手术后发现声音嘶哑，经间接喉镜检查证实声带完全麻痹，怀疑喉返神经有被切断或结扎的可能时，应考虑再次手术探查。否则可给予神经营养药、理疗、噤声以及短程皮质激素，严密观察，等待其功能恢复。如为双侧喉返神经损伤，应作气管造口术。修补喉返神经的方法可用 6 - 0 尼龙线行对端缝接法，将神经断端靠拢后，间断缝合两端之神经鞘数针。如损伤神经之近侧端无法找到，可在其远侧水平以下相当距离处切断部分迷走神经纤维，然后将切断部分的近端上翻与喉返神经的远侧断端作吻合。如损伤神经之远侧端无法找到，可将喉返神经之近侧断端埋入后环状构状肌中。如两个断端之间缺损较大无法拉拢时，可考虑作肋间神经移植术或静脉套入术。

5）术后再出血：甲状腺血管结扎线脱落以及残留腺体切面严重渗血，是术后再出血的主要原因。一般发生于术后 24～48h 内，表现为引流口的大量渗血，颈部迅速肿大，呼吸困难甚至发生窒息。术后应常规在患者床旁放置拆线器械，一旦出现上述情况，应马上拆除切口缝线，去除血块，并立即送至手术室彻底止血。术后应放置引流管，并给予大量抗生素。分别双重结扎甲状腺的主要血管分支，残留腺体切面彻底止血并作缝合，在缝合切口前要求患者用力咳嗽几声，观察有无因结扎线松脱而产生的活跃出血，是预防术后再出血的主要措施。

6）手足抽搐：甲状旁腺功能不足（简称甲旁减）是甲状腺次全切除后的一个常见和严重并发症。无症状而血钙低于正常的亚临床甲旁减发生率为 47%，有症状且需服药的为 15%。但永久性甲旁减并不常见。多因素分析提示，甲亢明显、伴有甲状腺癌或胸骨后甲状腺肿等是高危因素。主要是由于术中误将甲状旁腺一并切除或使其血供受损所致。临床症状多在术后 2～3 天出现，轻重程度不一。轻者仅有面部或手足的针刺、麻木或强直感，重者发生面肌及手足抽搐，最严重的病例可发生喉痉挛以及膈肌和支气管痉挛，甚至窒息死亡。由于周围神经肌肉应激性增强，以手指轻扣患者面神经行径处，可引起颜面肌肉的短促痉挛（雪佛斯特征 Chvostek's sign）。用力压迫上臂神经，可引起手的抽搐（陶瑟征 Trousseau's sign）。急查血钙、磷有助诊断，但不一定等报告才开始治疗。治疗方面包括限制肉类和蛋类食物的摄入量，多进绿叶菜、豆制品和海味等高钙、低磷食品。口服钙片和维生素 D_2，后者能促进钙在肠道内的吸收和在组织内的蓄积。目前钙剂多为含维生素 D 的复合剂，如钙尔奇 D 片等。维生素 D_2 的作用在服用后两周始能出现，且有蓄积作用，故在使用期间应经常测定血钙浓度。只要求症状缓解、血钙接近正常即可，不一定要求血钙完全达到正常，因为轻度低钙可以刺激残留的甲状旁腺代偿。在抽搐发作时可即刻给予静脉注射 10% 葡萄糖酸钙溶液 10mL。对手足抽搐最有效的治疗是服用双氢速固醇（A. T. 10）。此药乃麦角固醇经紫外线照射后的产物，有升高血钙含量的特殊作用，适用于较严重的病例。最初剂量为每天 3～10mL 口服，连眼 3～4 天后测定血钙浓度，一旦血钙含量正常，即应减量，以防止高钙血症所引起的严重损害。有人应用新鲜小牛骨皮质在 5% 碳酸氢钠 250mL 内煮沸消毒 20min 后，埋藏于腹直肌内，以治疗甲状旁腺功能减退，取得了一定的疗效，并可反复埋藏。同种异体甲状旁腺移植尚处于实验阶段。为了保护甲状旁腺，减少术后手足抽搐的发生，术中必须注意仔细寻找并加以保留。在切除甲状腺体时，尽可能保留其背面部分，并在紧靠甲状腺处结扎甲状腺血管，以保护甲状旁腺的血供。还可仔细检查已经切下的甲状腺标本，如发现有甲状旁腺作自体移植。

7）甲状腺危象：甲状腺危象乃指甲亢的病理生理发生了致命性加重，大量甲状腺素进入血液循环，增强了儿茶酚胺的作用，而机体却对这种变化缺乏适应能力。近年来由于强调充分做好手术前的准备工作，术后发生的甲状腺危象已大为减少。手术引起的甲状腺危象大多发生于术后 12～48h 内，典型的临床症状为 39～40℃ 以上的高热，心率快达 160 次/分、脉搏弱，大汗，躁动不安、谵妄以至昏迷，常伴有呕吐、水泻。如不积极治疗，患者往往迅速死亡。死亡原因多为高热虚脱、心力衰竭、肺水肿和水电解质紊乱。还有少数患者主要表现为神志淡漠、嗜睡、无力、体温低、心率慢，最后昏迷死亡，称为淡漠型甲状腺危象。此种严重并发症的发病机制迄今仍不很明确，但与术前准备不足，甲亢未能很好控制密切相关。治疗包括两个方面：①降低循环中的甲状腺素水平：可口服大剂量复方碘化钾溶液，首次 60 滴，以后每 4～6h 30～40 滴。情况紧急时可用碘化钠 0.25g 溶于 500mL 葡萄糖溶液中静脉滴注，Q6h。24h 内可用 2～3g。碘剂的作用是抑制甲状腺素的释放，且作用迅速。为了阻断甲状腺素的合成，可同时应用丙硫氧嘧啶 200～300mg，因为该药起效相对快，并有在外周抑制 T_4 向 T_3 转化的作用。如患者神志不清可鼻饲给药。如治疗仍不见效还可考虑采用等量换血和腹膜透析等方法，以清除循环中过高的甲状腺素。方法是每次放血 500mL，将其迅速离心，弃去含多量甲状腺素的血浆，而将细胞置入乳酸盐复方氯化钠溶液中再输入患者体内，可以 3~5h 重复 1 次。但现已经很少主张使用。②降低外周组织对儿茶酚胺的反应性：可口服或肌内注射利舍平 1~2mg，每 4~6h1 次；或用普萘洛尔 10~40mg 口服 Q4~6h 或 0.5~1mg 加入葡萄糖溶液 100mL 中缓慢静脉滴注，必要时可重复使用。哮喘和心衰患者不宜用普萘洛尔。甲亢危象对于患者来说是一个严重应激，而甲亢时皮质醇清除代谢增加，因此补充皮质醇是有益的。大量肾上腺皮质激素（氢化可的松 200~500mg/d）作静脉滴注的疗效良好。其他治疗包括吸氧、镇静剂与退热（可用氯丙嗪），补充水和电解质，纠正心力衰竭，大剂量维生素特别是 B 族维生素以及积极控制诱因，预防感染等。病情一于 36~72h 开始好转，1 周左右恢复。

8）恶性突眼：甲亢手术后非浸润性突眼者 71% 会有改善，29% 无改善也无恶化。实际上在治疗甲亢的三种方法中，手术是引起眼病发生和加重概率最小的。但少数严重恶性突眼病例术后突眼症状加重，还可逐渐引起视神经萎缩并易导致失明。可能是因为甲亢控制过快又未合用甲状腺素片、手术时甲状腺受损抗原释放增多有关。治疗方法包括使用甲状腺制剂和泼尼松，放射线照射垂体、眼眶或在眼球后注射质酸酶，局部使用眼药水或药膏，必要时缝合眼睑。如仍无效可考虑行双侧眼眶减压术。

（8）甲亢手术的预后及随访

1）甲亢复发：抗甲状腺药物治疗的复发率 >60%。手术复发率为 10% 左右，近全切除者则更低。甲亢复发的原因多数为当时甲状腺显露不够，切除不足残留过多，甲状腺血供仍丰富。除甲亢程度与甲状腺体积外，药物、放射或手术治疗结束后 TRAb 或 TSAb 的状况也影响预后。无论何种治疗甲状腺激素水平改变比较快，TRAb 或 TSAb 改变比较慢，如果连续多次阴性说明预后好或可停用抗甲状腺药物；如再呈阳性提示 GD 复发的可能性增加，TSAb 阳性复发率为 93%，阴性则为 17%。该指标优于 TRH 兴奋试验。甲亢复发随时间延长而增多，可最迟在术后 10 年再出现。即使临床无甲亢复发，仍有部分患者 T_3 升高、TRH 兴奋试验和 T_3 抑制试验存在异常的亚临床病例。因此应该严密随访。适当扩大切除甲状腺并加用小剂量甲状腺素片可减少复发，达到长期缓解的目的。

2）再次手术时应注意：①上次手术未解剖喉返神经者，这次再手术就要仔细解剖出喉返神经予以保护；②术前可用 B 超和同位素扫描测量残留甲状腺大小，再手术时切除大的一侧，仅保留其后包膜；③如上次手术已损伤一侧喉返神经，则再次手术就选同侧，全切除残留的甲状腺，同时保留后包膜以保护甲状旁腺。当残留甲状腺周围组织广泛粘连，外层和内层的解剖间隙分离困难时，用剪刀在腺体前面的粘连组织中做锐性分离，尽可能找到内膜层表面，再沿甲状腺包膜小心分离。

甲状腺功能减退：术后甲减的发生率在 6%~20%，显然与残留体积有关。另外与分析方法也有关。因为除临床甲减患者外，还有相当一部分亚临床甲减即尚无甲减表现，但 TSH 已有升高，需用甲状腺素片替代。如儿童甲亢术后 45% 存在亚临床甲减。永久性甲减多发生在术后 1~2 年。

（9）放射性 ^{131}I 治疗：甲状腺具有高度选择性聚 ^{131}I 能力，^{131}I 衰变时放出 γ 和 β 射线，其中 β 射线占 99%，β 射线在组织的射程仅 2mm，故在破坏甲状腺滤泡上皮细胞的同时不影响周围组织，可以达到治疗的目的。美国首选 ^{131}I 治疗的原因是：①快捷方便，不必每 1~3 个月定期根据甲状腺功能而调整药物。②抗甲状腺药物治疗所致白细胞减少和肝损害常引起医疗纠纷，医师不愿涉及。

适应证和禁忌证：目前放射性 ^{131}I（RAI）治疗 GD 是一种安全有效和可靠的方法，许多中心已将其作为一线首选治疗，特别是对老年患者。并认为 RAI 治疗成年 GD 患者年龄并无下限。已有报道 RAI 不增加致癌危险，对妇女不增加胎儿的致畸性。年轻患者，包括生育年龄的妇女，甚至儿童都可成为其治疗的对象。但毕竟存在放射性，必须强调其适应证：年龄在 25 岁以上，近放宽至 20 岁；对抗甲状腺药物过敏或无效者；手术后复发；不能耐受手术者；^{131}I 在体内转换的有效半衰期不小于 3 天者；甲亢并发突眼者（但有少部分加重）。^{131}I 治疗 Graves 甲亢的条件较之以前宽松得多。

放射碘治疗的禁忌证：①妊娠期甲亢属绝对禁忌，因为胎儿 10~12 周开始摄碘。②胸骨后甲状腺肿只宜手术治疗，放射性甲状腺炎可致甲状腺进一步肿大而压迫纵隔。③巨大甲状腺首选手术治疗。④青年人应尽量避免放射碘治疗，但非绝对禁忌。生育期患者接受 ^{131}I 治疗后的 6~12 个月禁忌妊娠。⑤其他如有严重肝肾疾病者；WBC 小于 3 000/mm³ 者；重度甲亢；结节性肿伴甲亢而扫描提示结节呈

"冷结节"者。

RAI 治疗的预后：RAI 治疗后 70% ~90% 有效，疗效出现在 3~4 周后，3~4 个月乃至 6 个月后可达正常水平。其中 2/3 的患者经一次治疗后即可痊愈，约 1/3 需 2 次或 3 次。甲减是 RAI 治疗的主要并发症，第一年发生甲减的可能性为 5% ~10%，以后每年增加 2% ~3%，10 年后可达 30% ~70%。然而，现在不再认为甲低是 ^{131}I 治疗的并发症，而是 Graves 甲亢治疗中可接受的最终结果（acceptable endpoint）。

因为 RAI 治疗后甲状腺激素和自身抗原会大量释放，加用抗甲状腺药物并避免刺激与感染以防甲亢危象。RAI 是发生和加重眼病的危险因素，抗甲状腺药物如甲巯咪唑以及短期应用糖皮质激素 [0.5mg/（kg·d）] 2~3 个月可减少眼病的加重。15% 眼病加重者可进行眼眶照射和大剂量糖皮质激素。经 ^{131}I 治疗后出现甲低的患者中，其眼病恶化者的比例远低于那些持续甲亢而需要重复 ^{131}I 治疗者。此外，有人认为 Graves 眼病和甲亢的临床表现一样，都有一个初发 - 逐渐加重并稳定于一定水平 - 以后逐渐缓解的自然过程。^{131}I 治疗可使甲亢很快控制，而眼病继续按上述过程进展，因而被误认为是 ^{131}I 治疗所致。研究表明：^{131}I 治疗并不会引起新的眼病发生，但可使已存在的活动性突眼加重，对这类患者同时使用糖皮质激素可有效地预防其恶化。因此目前认为 Graves 甲亢伴有突眼者也不是 ^{131}I 治疗的禁忌证，同时使用糖皮质激素，及时纠正甲低等措施可有效地预防其对眼病的不利影响。

（10）血管栓塞：是近年应用于临床治疗 GD 的一种新方法。1994 年 Calkin 等进行了首例报道，我国 1997 年开始也在临床应用。方法是在数字减影 X 线电视监视下，采用 Seldinger 技术，经股动脉将导管送入甲状腺上动脉，缓慢注入与造影剂相混合的栓塞剂（聚乙烯醇、白芨粉或吸收性明胶海绵），直至血流基本停止，可放置螺圈以防复发；栓塞完毕后再注入造影剂，若造影剂明显受阻即表示栓塞成功。若甲状腺下动脉明显增粗，也一并栓塞。因此，该疗法的甲状腺栓塞体积可达 80% ~90%，与手术切除的甲状腺量相似。综合国内外初步的应用经验，栓塞治疗后其甲亢症状明显缓解，T_3、T_4 逐渐恢复正常，甲状腺也逐渐缩小，部分病例甚至可缩小至不可触及。

Graves 病介入栓塞治疗的病理研究：在栓塞后近期内主要表现为腺体急性缺血坏死。然后表现为慢性炎症持续地灶性变性坏死、纤维组织增生明显、血管网减少、滤泡减少萎缩、部分滤泡增生被纤维组织包裹不能形成完整的腺小叶结构，这是微循环栓塞治疗 Graves 病中远期疗效的病理基础。

二、结节性毒性甲状腺肿

本病又称 Plummer 病，属于继发性甲亢，先发生结节性甲状腺肿多年，然后逐渐出现功能亢进，其发病原因仍然不明。在 1970 年前无辅助诊断设备时，临床上容易将继发性甲亢与原发甲亢相混淆。随着科技发展，碘扫描及彩色多普勒超声对甲状腺诊断技术的应用，很多高功能甲状腺结节得以发现，提高了继发性甲亢的诊断率。

该病多发生于单纯性甲状腺肿流行地区，由结节性甲状腺肿继发而来。近 20 年来结节性甲状腺肿的检出率呈上升趋势，发现毒性甲状腺肿、结节性甲状腺肿检出率与饮用低碘水和碘盐供给时间明显相关，补碘后毒性甲状腺肿发病率升高。自主功能结节学说认为其发病机制是患者的甲状腺长期缺碘后形成自主性功能结节。"自主性"是指甲状腺细胞的功能活动对 TSH 的不依赖性，结节愈大摄入碘愈多者，愈易发生甲亢。另有学者认为之所以发生甲亢是免疫缺陷，其病理基础是结节性甲状腺肿的甲状腺细胞在补碘后逐渐突变为功能自主性细胞，累积到一定数量，就会导致甲亢。此外，部分结节性甲状腺肿伴发甲亢的患者原本就是 Graves 病，由于生活在严重缺碘地区，甲状腺激素合成的原料不足，合成激素水平低而缺乏特征性的临床症状，补以足量的碘以后，激素合成显著增加，才出现甲亢症状。所以，无论是功能自主性结节还是 Graves 病，都属于甲状腺自身免疫性疾病。还有学者从基因水平分析发现，其发病与 TSH 受体基因突变有关。因此其发病有一定的遗传因素。这些学说分别为临床治疗提供了相应的依据。

该病多见于中老年人，由于甲状腺素的分泌增多，加强了对腺垂体的反馈抑制作用，突眼罕见。症状较 GD 轻，但可突出于某一器官，尤其是心血管系统。消耗和乏力较明显，可伴有畏食如无力型甲亢。扣诊时甲状腺并不明显肿大，但可触及单个或多个结节。甲状腺功能检查诊断 Plummer 病的可靠性不如 Graves 病，甲状腺功能常在临界范围。TRH 兴奋试验在老年患者中较 T_3 抑制试验更为安全。同位素扫描提示摄碘不均且不浓聚于结节。

Plummer 病一般应采用手术治疗，多发结节的癌变率为 10.0%，因甲亢患者尚有 2.5% ~ 7.0% 并发甲状腺癌。因此，应积极选择手术治疗。此外，放射性核素治疗并不能根除结节，尤其是巨大结节有压迫症状、怀疑恶变、不宜药物治疗者以及不愿接受放射治疗的患者更应手术治疗。须注意的是，对于巨大、多发性甲状腺结节（100g 以上）患者行放射碘治疗的放射剂量是 Graves 病的 4 倍。所以，手术治疗可作为结节性甲状腺肿继发甲亢的首选方法特别是疑有甲状腺癌可能的病例。对于切除范围，因为有的结节高功能，有的结节因有囊性变，为胶状体，功能就不一定相同，所以要全面考虑，对结节多的一侧行腺叶全切。

对伴有严重的心、肾或肺部疾患不能耐受手术的患者，亦可考虑作同位素治疗，也有作者将 RAI 治疗列为首选，但所需剂量较大，约为治疗 Graves 病的 5 ~ 10 倍。

三、毒性甲状腺腺瘤

毒性甲状腺腺瘤亦称高功能腺瘤，指甲状腺体内有单个（少见多发）的不受脑垂体控制的自主性高功能腺瘤，而其周围甲状腺组织则因 TSH 受反馈抑制呈相对萎缩状态。发病机制不明。发病年龄多为中年以后，甲亢症状一般较轻，某些仅有心动过速、消瘦、乏力和腹泻。不引起突眼。

早期摄 ^{131}I 率属正常或轻度升高，但 T_3 抑制试验提示摄 ^{131}I 率不受外源性 T_3 所抑制，TRH 兴奋试验无反应。T_3、T_4 测定对诊断有帮助，特别是 T_3。因为此病易表现为 T_3 型甲亢，TRAb、TSAb 多为阴性有助于与 GD 鉴别。同位素扫描可显示热结节，周围组织仅部分显示或不显示（给予外源性 TSH 10 国际单位后能重新显示，以鉴别先天性一叶甲状腺）。毒性甲状腺腺瘤也有恶性可能应行手术治疗，术前准备同 Graves 病，但腺体切除的范围可以缩小，作病变一侧的腺叶切除即可。RAI 治疗剂量应较大。

（陈图锋）

第二节 单纯性甲状腺肿

单纯性甲状腺肿是一类仅有甲状腺肿大而无甲状腺功能改变的非炎症、非肿瘤性疾病，又称为无毒性甲状腺肿。其发病原因系体内碘含量异常或碘代谢异常所致。按其流行特点，通常可分为地方性和散发性两种。

一、病因

1. 碘缺乏 居住环境中碘缺乏是引起地方性甲状腺肿的主要原因。地方性甲状腺肿，又称缺碘性甲状腺肿，是由于居民居住的环境中缺碘，饮食中摄入的碘不足而使体内碘含量下降所致。世界上约三分之一的人口受到该病的威胁，尤其是不发达国家可能更为严重，而该病患者可能超过 2 亿。根据 WHO 的标准，弥漫性或局限性甲状腺肿大的人数超过总人口数 10% 的地区称为地方性甲状腺肿流行区。流行区大多远离河海，以山区、丘陵地带为主。东南亚地区中以印度、印尼、中国比较严重。欧洲国家中以意大利、西班牙、波兰、匈牙利和前南联盟国家为主。我国地方性甲状腺肿的流行范围比较广泛，在高原地区和各省的山区如云南、贵州、广西、四川、山西、河南、河北、陕西、青海和甘肃，甚至山东、浙江、福建等都有流行。

碘是合成甲状腺激素的主要原料，主要来源于饮水和膳食中。在缺碘地区，土壤、饮水和食物中碘含量很低，碘摄入量不足，使甲状腺激素合成减少，出现甲状腺功能低下。机体通过反馈机制使脑垂体促甲状腺激素（TSH）分泌增加，促使甲状腺滤泡上皮增生，甲状腺代偿性肿大，以加强其摄碘功能，甲状腺合成和分泌甲状腺激素的能力则得以提高，使血中激素的水平达到正常状态。这种代偿是由垂体 - 甲状腺轴系统的自身调节来实现的。此时若能供应充分的碘，甲状腺肿则会逐渐消退，甲状腺滤泡复原。如果长期缺碘，甲状腺将进一步增生，甲状腺不同部位的摄碘功能及其分泌速率出现差异，而且各滤泡的增生和复原也因不均衡而出现结节。

2. 生理因素　青春发育期、妊娠期和绝经期的妇女对甲状腺激素的需求量增加，也可发生弥散性甲状腺肿，但程度较轻，多可自行消退。

3. 致甲状腺肿物质　流行区的食物中含有的致甲状腺肿物质，也是造成地方性甲状腺肿的原因，如萝卜、木薯、卷心菜等。如摄入过多，也可产生地方性甲状腺肿。

4. 水污染　水中的含硫物质、农药和废水污染等也可引起甲状腺肿大。饮水中锰、钙、镁、氟含量增高或钴含量缺乏时可引起甲状腺肿。钙和镁可以抑制碘的吸收。氟和碘在人体中有拮抗作用，锰可抑制碘在甲状腺中的蓄积，故上述元素均能促发甲状腺肿大。铜、铁、铝和锂也是致甲状腺肿物质，可能与抑制甲状腺激素分泌有关。

5. 药物　长期服用硫尿嘧啶、硫氰酸盐、对氨基水杨酸钠、维生素 B_1、过氯酸钾等也可能是发生甲状腺肿的原因。

6. 高碘　长期饮用含碘高的水或使用含碘高的食物可引起血碘升高，也可以出现甲状腺肿，如日本的海岸性甲状腺肿和中国沿海高碘地区的甲状腺肿。其原因一是过氧化物功能基被过多占用，影响酪氨酸氧化，使碘有机化受阻；二是甲状腺吸碘量过多，类胶质产生过多而使甲状腺滤泡增多和滤泡腔扩大。

二、病理

无论地方性或散发性甲状腺肿，其发展过程的病理变化均分为三个时相，早期为弥散性滤泡上皮增生，中期为甲状腺滤泡内类胶质积聚，后期为滤泡间纤维化结节形成。病灶往往呈多源性，且同一甲状腺内可同时有不同时相的变化。

1. 弥散增生性甲状腺肿　甲状腺呈弥散性、对称性肿大，质软，饱满感，边界不清，表面光滑。镜检下见甲状腺上皮细胞由扁平变为立方形，或呈低柱形、圆形或类圆形滤泡样排列。新生的滤泡排列紧密，可见小乳头突入滤泡腔，腔内胶质少。滤泡间血管增多，纤维组织增多不明显。

2. 弥散胶样甲状腺肿　该阶段主要是因为缺碘时间较长，代偿性增生的滤泡上皮不能持续维持增生，进而发生复旧和退化，而滤泡内胶质在上皮复退后不能吸收而潴留积聚。甲状腺弥散性肿大更加明显，表面可有轻度隆起和粘连，切面可见腺肿区与正常甲状腺分界清晰，成棕黄色或棕褐色，甚至为半透明胶冻样，这是胶性甲状腺肿名称的由来。腺肿滤泡高度扩大，呈细小蜂房样，有些滤泡则扩大呈囊性，囊腔内充满胶质。无明显的结节形成。镜检下见滤泡普遍性扩大，滤泡腔内充满类胶质，腺上皮变得扁平。细胞核变小而深染，位于基底部。囊腔壁上可见幼稚立方上皮，有时还可见乳头样生长。间质内血管明显增多，扩张和充血，纤维组织增生明显。

3. 结节性甲状腺肿　是病变继续发展的结果。扩张的滤泡相互聚集，形成大小不一的结节。这些结节进一步压迫结节间血管，使结节血供不足而发生变性、坏死、出血囊性变。肉眼观甲状腺增大呈不对称性，表面结节样。质地软硬不一，剖面上可见大小不一的结节和囊肿。结节无完整包膜，可见灰白色纤维分割带，可有钙化和骨化。显微镜下呈大小不一的结节样结构，不同结节内滤泡密度、发育成熟度、胶质含量很不一致。而同一结节内差异不大。滤泡上皮可呈立方样、扁平样或柱状，滤泡内含类胶质潴留物，有些滤泡内有出血、泡沫细胞、含铁血黄素等。滤泡腔内还可以见到小乳头结构。滤泡之间可以看到宽窄不同纤维组织增生。除上述变化外，结节性甲状腺肿可以并发淋巴细胞性甲状腺炎，可伴有甲亢，还可伴有腺瘤形成。以前的研究认为，甲状腺肿可以癌变。近年有研究认为，结节性甲状腺肿为多克隆性质，属于瘤样增生性疾病，与癌肿的发生无关。而腺瘤为单克隆性质，与滤泡性腺癌在分子遗传谱学表型上有一致性。这种观点尚需进一步研究证实。

三、临床表现

单纯性甲状腺肿除了甲状腺肿大以及由此产生的症状外，多无甲状腺功能方面的改变。甲状腺不同程度的肿大和肿大的结节对周围器官的压迫是主要症状。国际上通常将甲状腺肿大的程度分为四度：Ⅰ

度是头部正常位时可看到甲状腺肿大；Ⅱ度是颈部肿块使颈部明显变粗（脖根粗）；Ⅲ度是甲状腺失去正常形态，凸起或凹陷（颈变形），并伴结节形成；Ⅳ度是甲状腺大于本人一拳头，有多个结节。早期甲状腺为弥漫性肿大，随病情发展，可变为结节性增大。此时甲状腺表面可高低不平，可触及大小不等的结节，软硬度也不一致。结节可随吞咽动作而上下活动。囊性变的结节如果囊内出血，短期内可迅速增大。有些患者的甲状腺巨大，可如儿头样大小，悬垂于颈部前方。可向胸骨后延伸，形成胸骨后甲状腺肿。过大的甲状腺压迫周围器官组织，可出现压迫症状。气管受压，可出现呼吸困难，胸骨后甲状腺肿更易导致压迫，长期压迫可使气管弯曲、软化、狭窄、移位。食管受压可以出现吞咽困难。胸骨后甲状腺肿可以压迫颈静脉和上腔静脉，使静脉回流障碍，出现头面部及上肢淤血水肿。少数患者压迫喉返神经引起声音嘶哑，压迫颈交感神经引起霍纳综合征（Horner syndrome）等。

影像学检查方面，对弥漫性甲状腺肿 B 超和 CT 检查均显示甲状腺弥散性增大。而对有结节样改变者，B 超检查显示甲状腺两叶内有多发性结节，大小不等，数毫米至数厘米不等，结节呈实质性、囊性和混合性，可有钙化。血管阻力指数 RI 可无明显变化。CT 检查可见甲状腺外形增大变形，其内有多个大小不等的低密度结节病灶，增强扫描无强化。病灶为实质性、囊性和混合性。可有钙化或骨化。严重患者可以看到气管受压、推移、狭窄。还可看到胸骨后甲状腺肿以及异位甲状腺肿。

四、诊断

单纯性甲状腺肿的临床特点是早期除了甲状腺肿大外多无其他症状，开始为弥散性肿大，以后可以发展为结节性肿大，部分患者后期甲状腺可以变得巨大，出现邻近器官组织受压的现象。根据上述特点诊断多无困难。当患者的甲状腺肿大具有地方流行性、双侧性、结节为多发性、结节性质不均一性等特点，可以做出临床诊断，进而选择一些辅助检查以帮助确诊。对于结节性甲状腺肿，影像学检查往往提示甲状腺内多发低密度病灶，呈实性、囊性和混合性等不均一改变。甲状腺功能检查多数正常。早期可有 T_4 下降，但 T_3 正常或有升高，TSH 升高。后期 T_3、T_4 和 TSH 值都降低。核素扫描示甲状腺增大、变形，甲状腺内有多个大小不等、功能状况不一的结节。在诊断时除与其他甲状腺疾病如甲状腺腺瘤、甲状腺癌、淋巴细胞性甲状腺炎鉴别外，还要注意与上述疾病并发存在的可能。甲状腺结节细针穿刺细胞学检查对甲状腺肿的诊断价值可能不是很大，但对于排除其他疾病则有实际意义。

五、防治

流行地区的居民长期补充碘剂能预防地方性甲状腺肿的发生。一般可采取两种方法：一是补充加碘的盐，每 10～20kg 食盐中加入碘化钾或碘化钠 1g，可满足每日需求量；二是肌内注射碘油。碘油吸收缓慢，在体内形成一个碘库，可以根据身体需碘情况随时调节，一般每 3～5 年肌内注射 1mL。但对碘过敏者应列为禁忌，操作时碘油不能注射到血管内。

已经诊断为甲状腺肿的患者应根据病因采取不同的治疗方法。对于生理性的甲状腺肿大，可以多食含碘丰富的食物，如海带、紫菜等。对于青少年单纯甲状腺肿、成人的弥散性甲状腺肿以及无并发症的结节性甲状腺肿可以口服甲状腺制剂，以抑制腺垂体 TSH 的分泌，减少其对甲状腺的刺激作用。常用药物为甲状腺干燥片，每天 40～80mg。另一常用药物为左甲状腺素片，每天口服 50～100μg。治疗期间定期复查甲状腺功能，根据 T_3、T_4 和 TSH 的浓度调整用药剂量。对于因摄入过多致甲状腺肿物质、药物、膳食、高碘饮食的患者应限制其摄入量。对于结节性甲状腺肿出现下列情况时应列为手术适应证：

（1）伴有气管、食管或喉返神经压迫症状。

（2）胸骨后甲状腺肿。

（3）巨大的甲状腺肿影响生活、工作和美观。

（4）继发甲状腺功能亢进。

（5）疑为恶性或已经证实为恶性病变。

手术患者要做好充分术前准备，尤其是并发甲亢者更应按要求进行准备。至于采取何种手术方式，目前并无统一模式，每种方式都有其优势和不足。根据不同情况可以选择下列手术方式：

（1）两叶大部切除术：该术式由于保留了甲状腺背侧部分，因此喉返神经损伤和甲状旁腺功能低下的并发症较少。但对于保留多少甲状腺很难掌握，切除过多容易造成甲状腺功能低下，切除过少又容易造成结节残留。将来一旦复发，再手术致喉返神经损伤和甲状旁腺功能低下的机会大大增加。

（2）单侧腺叶切除和对侧大部切除：由于单侧腺体切除，杜绝了本侧病灶残留的机会和复发的机会。对侧部分腺体保留，有利于保护甲状旁腺，从而减少了甲状旁腺全切的可能。手术中先行双侧叶探查，将病变较严重的一侧腺叶切除，保留对侧相对正常的甲状腺。

（3）甲状腺全切或近全切术：本术式的优点是治疗的彻底性和不存在将来复发的可能。但喉返神经损伤，尤其是甲状旁腺功能低下的发生率较高。因此该术式仅在特定情况下采用，操作时应仔细解剖，正确辨认甲状旁腺并对其确切保护十分重要。术中如发现甲状旁腺血供不良应先将其切除，然后切成细小颗粒状，种植到同侧胸锁乳突肌内。切除的甲状腺应当被仔细检查，如有甲状旁腺被误切，也应按前述方法处理。

选择保留部分甲状腺的术式时，切除的标本应当送冰冻切片检查，以排除恶性病变。一旦证实为恶性，应切除残留的甲状腺并按甲状腺癌的治疗原则处理。

对于甲状腺全切的患者，尤其是巨大甲状腺肿，应注意是否有气管软化，必要是做预防性气管切开，以免发生术后窒息。

对于术后出现暂时性手脚和口唇麻木甚至抽搐的患者，应及时补充维生素 D 和钙剂，并监测血钙浓度和甲状旁腺激素浓度。多数患者在 1～2 周内症状缓解。不能缓解者需终身服用维生素 D 和钙制剂。甲状旁腺移植是最好的解决方法。

术后患者甲状腺功能多有不足，即使双侧大部切除也会如此。因此应服用甲状腺制剂，其目的一是激素替代治疗，二是抑制腺垂体 TSH 的分泌。服用剂量应根据甲状腺功能进行调节。

（陈图锋）

第三节　甲状腺腺瘤

甲状腺腺瘤是最常见的甲状腺良性肿瘤。各个年龄段都可发生，但多发生于 30～45 岁，以女性为多，男女之比为 1 ∶（2～6）。多数为单发性，有时为多发性，可累及两叶。右叶稍多于左叶，下极最多。

一、病理

传统上将甲状腺腺瘤分为滤泡性腺瘤和乳头状腺瘤。2004 年 WHO 的肿瘤分类及诊断标准中已经取消了乳头状腺瘤这一类别。多数人认为，真正的乳头状腺瘤不存在，如果肿瘤滤泡中有乳头状增生形态者多称为"伴有乳头状增生的滤泡性腺瘤"，这种情况主要发生在儿童。常伴出血囊性变。组织学特征为包膜完整、由滤泡组成、伴有宽大乳头状结构、细胞核深染且不具备诸如毛玻璃样核、核沟、核内假包涵体等乳头状癌的特征。

滤泡性腺瘤是甲状腺腺瘤的主要组织学类型。肉眼观肿瘤呈圆形或椭圆形，大多为实质性肿块，表面光滑，质韧，有完整包膜，大小为数毫米至数厘米不等。如果发生退行性变，可变为囊性，并可有出血，囊腔内可有暗红色或咖啡色液体，完全囊性变的腺瘤仅为一纤维性囊壁。除了囊性变外，肿瘤还可以纤维化、钙化、甚至骨化。显微镜下观察，其组织学结构和细胞学特征与周围腺体不同，整个肿瘤的结构呈一致性。滤泡性腺瘤有一些亚型，它们分别是嗜酸细胞型、乳头状增生的滤泡型、胎儿型、印戒样细胞型、黏液细胞型、透明细胞型、毒性（高功能型）和不典型等。这些腺瘤共有的特征是：①具有完整的包膜；②肿瘤和甲状腺组织结构不同；③肿瘤组织结构相对一致；④肿瘤组织压迫包膜外的甲状腺组织。

二、临床表现

多数患者往往无意中或健康体检时发现颈前肿物，一般无明显自觉症状。肿瘤生长缓慢，可保持多年无变化。但如肿瘤内突然出血，肿块可迅速增大，并可伴局部疼痛和压痛。体积较大的肿瘤可引起气管压迫和移位，局部可有压迫或哽噎感。多数肿瘤为无功能性，不合成和分泌甲状腺激素。少数肿瘤为功能自主性，能够合成和分泌甲状腺素，并且不受垂体 TSH 的制约，因此又称高功能性腺瘤或甲状腺毒性腺瘤，此型患者可出现甲亢症状。体检时直径大于 1cm 的肿瘤多可扪及，多为单发性肿块，呈圆形或椭圆形，表面光滑，质韧，边界清楚，无压痛，可随吞咽而活动。如果肿瘤质变硬，活动受限或固定，出现声音嘶哑、呼吸困难等压迫症状，要考虑肿瘤发生恶变的可能。B 超检查可见甲状腺内有圆形或类圆形低回声结节，有完整包膜，周围甲状腺有晕环，并可鉴别肿瘤为囊性或是实性。如肿瘤内有细小钙化，应警惕恶变的可能。颈部薄层增强 CT 检查可见甲状腺内有包膜完整的低密度圆形或类圆形占位病灶，并可观察有无颈部淋巴结肿大。[131]I 核素扫描可见肿瘤呈温结节，囊性变者为冷结节，高功能腺瘤表现为热结节，周围甲状腺组织显影或不显影。无功能性腺瘤甲状腺功能多数正常，而高功能性腺瘤 T_3、T_4 水平可以升高，TSH 水平下降。

三、诊断

20～45 岁青壮年尤其是女性患者出现的颈前无症状肿块，应首先考虑甲状腺腺瘤的可能性。根据肿块的临床特点和必要的辅助检查如 B 超等，多数能做出诊断。细针穿刺细胞学检查对甲状腺腺瘤的诊断价值不大，但有助于排除恶性肿瘤。而[131]I 扫描有助于高功能性腺瘤的诊断。该病应当注意与结节性甲状腺肿、慢性甲状腺炎和甲状腺腺癌鉴别。结节性甲状腺肿多为双侧性、多发性和结节性质不均一性，无包膜，可有地方流行性。而慢性甲状腺炎细针穿刺可见到大量的淋巴细胞，且抗甲状腺球蛋白抗体和微粒体抗体多数升高。与早期的甲状腺乳头状癌术前鉴别比较困难，如果肿瘤质地坚硬、形状不规则，颈部可及肿大淋巴结、肿瘤内有细小钙化，应考虑恶性的可能。应当注意的是甲状腺腺瘤有恶变倾向，癌变率可达 10% 左右。故对甲状腺"结节"的诊断应予全面分析，治疗上要采取积极态度。

四、治疗

甲状腺腺瘤虽然为良性肿瘤，但约有 10% 左右腺瘤可发生恶变，且与早期甲状腺癌术前鉴别比较困难，因此一旦诊断，即应采取积极态度，尽早行手术治疗。对局限于一叶的肿瘤最合理的手术方法是甲状腺腺叶切除术。切除的标本即刻行冰冻切片病理检查，一旦诊断为甲状腺癌，应当按照其处理原则进一步治疗。虽然术前检查多可明确肿瘤的部位和病灶数目，但术中仍应当仔细探查对侧腺体，以免遗漏。必要时还要探查同侧腺叶周围的淋巴结，发现异常时需作病理切片检查，以防遗漏转移性淋巴结。目前临床上腺瘤摘除或部分腺叶切除术，仍被广泛采用。但常常遇到两个问题，一是术中冰冻病理切片虽然是良性，而随后的石蜡切片结果可能为癌；二是残余的甲状腺存在腺瘤复发的可能。上述两种情况都需要进行再次手术，而再次手术所引起的并发症尤其是喉返神经损伤的机会大大增加。鉴于此，除非有特殊禁忌证，甲状腺腺瘤的术式原则上应考虑行患侧腺叶切除术。而对于涉及两叶的多发性腺瘤，处理意见尚不统一。有下列几种方法：①行双侧腺叶大部切除；②对主要病变侧行腺叶切除术，对侧作腺瘤摘除或大部切除；③行甲状腺全切术。凡保留部分甲状腺者，都需对切除的标本做冰冻病理切片检查，排除恶性肿瘤。对甲状腺全切术要采取谨慎态度，术中应当尽力保护甲状旁腺和喉返神经。超过一叶范围的切除术可能会造成术后甲状腺功能低下，应当给予甲状腺激素替代治疗，并根据甲状腺功能测定情况调整用药剂量。

对于伴有甲亢症状的功能自主性甲状腺腺瘤应给予适当术前准备，以防术后甲状腺危象的发生。手术方式为腺叶切除术。对于呈热结节而周围甲状腺组织不显影的功能自主性甲状腺腺瘤，有人主张放射性碘治疗，可望破坏瘤体组织，但治疗效果无手术治疗确切。

（陈图锋）

第四节　甲状腺癌

甲状腺癌约占全部甲状腺肿瘤的10%，但它是人体内分泌系统最常见的恶性肿瘤，在美国是女性排位第七的恶性肿瘤，在亚太地区也已排入女性最常见十大肿瘤之列，应当引起临床医师的重视。

（一）甲状腺癌的流行病学

随着人们生活水平的提高，医学知识的普及，甲状腺癌的发病率不断提高，根据上海市疾病控制中心的资料提示；上海市居民甲状腺癌年发病率1987年男性为1.0/10万，女性2.9/10万；2004年男性为3.71/10万，女性10.49/10万。夏威夷Filipino族人是世界上发病率最高的，男性6.6/10万，女性24.2/10万；希腊人发病率是最低的，男性仅0.4/10万，女性1.5/10万。由于大多数甲状腺癌是分化性甲状腺癌，即乳头状癌与滤泡样癌，其恶性程度低，发展较慢，甚至可以在死亡前仍未出现任何甲状腺的异常表现，Harach报道一组芬兰尸检结果，其甲状腺隐癌的发生率高达34.5%，同样日本组报道甲状腺隐癌的尸检检出率28%。甲状腺癌好发于女性，通常男女的比例为1：（3～4），不同类型的甲状腺癌发病年龄不同，乳头状癌多见于30～39岁，滤泡样癌多见于30～49岁，而未分化癌多见于60岁以上的老年患者。甲状腺癌的死亡率较之其他恶性肿瘤是比较低的，在美国占全部恶性肿瘤死亡率的0.2%。上海20世纪90年代甲状腺的死亡率为；男性0.4/10万，女性0.9/10万，甲状腺癌的死亡率与年龄有关，年龄越大死亡率越高，病理类型也是影响死亡率的重要因素之一，其中致死性最大的是未分化癌，一旦明确诊断后，大多数患者一年内死亡，其次为髓样癌。

（二）病因学

甲状腺癌的病因至今尚不明确，已知有些髓样癌有家庭遗传史，部分未分化癌可能来自分化性甲状腺癌，有些甲状腺淋巴瘤可能是淋巴细胞性甲状腺炎（桥本甲状腺炎）恶变。

1. 电离辐射　早在1950年Doniach实验发现用放射线诱发鼠甲状腺癌，小剂量（5uci）即可促使癌的发生，最大剂量为30uci，再大剂量100uci则抑制。儿童期有头颈部接受放射治疗史的患者所诱发的甲状腺癌的发病率更高。提示儿童甲状腺对放射线更敏感，乌克兰·契尔诺贝利核泄漏所造成的核污染，该地区儿童甲状腺癌发生率高于污染前15倍，放射线所诱发的甲状腺肿瘤常见双侧性的，一般潜伏期为10～15年。

2. 缺碘与高碘　20世纪初，即有人提出有关缺碘可致甲状腺肿瘤的发生，在芬兰地方性甲状腺肿流行区，甲状腺癌的发病率为2.8/10万，而非流行区为0.9/10万。其致病原因可能是缺碘引发甲状腺滤泡的过度增生而致癌变，其所诱发的甲状腺癌以滤泡样癌和未分化癌为主。从流行病学研究发现，高碘饮食亦是甲状腺癌的高发诱因。我国东部沿海地区是高碘饮食地区，是我国甲状腺癌高发地区，高碘所诱发的甲状腺癌主要以乳头状癌为主，它的致病原因可能是长期高碘刺激甲状腺滤泡上皮而致突变所产生癌变。

3. 癌基因与生长因子　许多人类肿瘤的发生与原来基因序列的过度表达，突变或缺失有关，目前有关甲状腺癌的分子病理学研究重点有癌基因与抑癌基因，在报道从甲状腺乳头状癌细胞中分离出RET/PTC癌基因，认为是序列的突变。H-ras、K-ras及N-ras等癌基因的突变形式已被发现在多种甲状腺肿瘤中。此外，也发现c-myc及c-fos癌基因的异常表现在各种甲状腺癌组织中，c-erb-B癌基因过度表达在甲状腺乳头状癌中被检出，P[53]是一种典型的抑癌基因，突变的P[53]不仅失去了正常野生型P[53]的生长抑制作用，而且能刺激细胞生长，促进肿瘤发展，分化性甲状腺癌组织中P[53]基因蛋白也呈高表达现象。近年来认为至少50%的甲状腺乳头状癌发生染色体结构异常，多为10号染色体长臂受累，其中大多为原癌基因RET的染色体内反转。癌基因常因ras变异和错位而被激活，约40%可见此种现象。

4. 性别与女性激素　甲状腺癌发病性别差异较大，女性明显高于男性。近年研究显示，雌激素可影响甲状腺的生长，主要是促进垂体释放TSH而作用于甲状腺，因而当血清雌激素水平升高时，TSH

水平也升高。采用 PCR 方法检测各类甲状腺疾病中雌激素受体及孕激素受体，结果以乳头状癌组织中 ER 及 PRT 阳性率最高，表明甲状腺癌组织对女性激素具有较活跃的亲和性。

5. 遗传因素　在一些甲状腺癌患者中，常可见到一个家族中一个以上成员同患甲状腺癌，文献报道家族性甲状腺乳头状癌发生率在 5% ~ 10%。10% 的甲状腺髓样癌有明显家族史，其 10 号染色体 RET 突变的基因检测有助于家族中基因携带者的诊断。

（三）病理

甲状腺癌主要由四个病理类型组成；即乳头状癌、滤泡样癌（两者又称分化性甲状腺癌）、髓样癌和未分化癌。

1. 乳头状癌　属于微小癌，指肿瘤最大直径≤1cm，分为腺内型、腺外型，是临床最常见的病理类型，约占全部甲状腺癌的 75% ~ 85%，病灶可以单发，也可多发，可发生在一侧叶，亦可发生在两叶、峡部或锥体叶。近年，对甲状腺乳头状癌的病理组织学诊断标准，大多学者已逐步取得较为一致的意见，即乳头状癌的病理组织中，虽常伴有滤泡样癌成分，有时甚至占较大比重，但只要查见浸润性生长且具有磨砂玻璃样的乳头状癌结构，不论其所占成分多少，均应诊断为乳头状癌。因本病的生物学行为特性，主要取决于是否有乳头状癌成分的存在，甲状腺乳头状癌主要通过区域淋巴结转移，其颈淋巴结转移率可高达 60% 以上。

2. 滤泡样癌（包括 Hutthle 细胞癌）　是另一种分化好的甲状腺癌，约占甲状腺癌的 10%，根据 WHO 组织病理分类，将嗜酸细胞癌（Hurthle cell carcinoma）归入滤泡样癌，其占滤泡样癌的 15% ~ 20%，可以单发，少数可多灶性或双侧病变，较少发生淋巴道转移，一般仅 20% ~ 30%，主要通过血道转移，大多转移至肺、骨。

3. 髓样癌　髓样癌为发自甲状腺滤泡旁细胞，亦称 C 细胞的恶性肿瘤，属中等恶性肿瘤，C 细胞为神经内分泌细胞，该细胞的主要特征分泌降钙素以及多种物质，包括癌胚抗原，并产生淀粉样物，本病占甲状腺癌的 3% ~ 10%，临床分散发型与家族型，国内主要以散发型为主，约占 80% 以上，家族型髓样癌根据临床特征又分为 3 型即①多发内分泌瘤 2A 型（MEN 2A），本征较多并发嗜铬细胞瘤及甲旁亢。②多发内分泌瘤 2B 型（MEN 2B），本征多含嗜铬细胞瘤及多发神经节瘤综合征，包括舌背或眼结膜神经瘤及胃肠道多发神经节瘤。③不伴内分泌征的家族型髓样癌，甲状腺髓样癌易发生淋巴道转移，尤其在前上纵隔。

4. 未分化癌　是一种临床高度恶性的肿瘤。大多数患者首次就诊时病灶已广泛浸润或远处转移，大多不宜手术治疗，此类癌约占甲状腺癌的 3% ~ 5%。好发老年患者，病程可快速进展，绝大多数甲状腺未分化癌首次就诊时已失去了治愈机会。

（四）临床分期

根据 UICC（世界抗癌联盟）第六版（2002 年）修订的 TNM 分期

1. 分类　如下所述。

T　原发肿瘤

Tx　无法对原发肿瘤做出估计

T_0　未发现原发病灶

T_1　肿瘤限于甲状腺内，最大直径≤2cm

T_2　肿瘤限于甲状腺内，最大直径 >2cm，≤4cm

T_3　肿瘤限于甲状腺内，最大直径 >4cm 或者微小甲状腺外侵犯（如胸骨甲状腺肌，甲状腺周围组织）

T_{4a}　肿瘤已侵犯甲状腺包膜外，肿瘤侵犯皮下软组织、喉、气管、食管、喉返神经

T_{4b}　肿瘤侵犯椎前筋膜、纵隔血管或颈总动脉（注：以上各项可再分为：①孤立性肿瘤；②多灶性肿瘤）

N　区域淋巴结

Nx　未确定有无淋巴结转移

N_0　未发现区域淋巴结转移

N_{1a}　肿瘤转移至Ⅵ区淋巴结（气管前、食管前、喉前及 Delphian 淋巴结）

N_{1b}　肿瘤转移至一侧、双侧或对侧淋巴结及纵隔淋巴结

M　远处转移

M_0　无远处转移

M_1　有远处转移

2. 分期　如下所述。

乳头状癌或滤泡样癌

　　　　＜45 岁　　　≥45 岁

Ⅰ期　　任何 T 和 NM_0　　$T_1 N_0 M_0$

Ⅱ期　　任何 T 和 NM_1　　$T_2 N_0 M_0$

Ⅲ期　　$T_3 N_0 M_0$

　　　　$T_{1.2.3} N_{1a} M_0$

Ⅳ期 A　$T_{1.2.3} N_{1b} M_0$

　　　　$T_{4a} N_{0.1} M_0$

Ⅳ期 B　T_{4b} 任何 NM_0

Ⅳ期 c　任何 T 任何 NM_1

髓样癌

Ⅰ期　　$T_1 N_0 M_0$

Ⅱ期　　$T_2 N_0 M_0$

Ⅲ期　　$T_3 N_0 M_0$

　　　　$T_{1.2.3} N_{1a} M_0$

Ⅳ期 A　$T_{1.2.3} N_{1b} M_0$

　　　　$T_{4a} N_{0.0} M_0$

Ⅳ期 B　T_{4b} 任何 NM_0

Ⅳ期 c　任何 T 任何 NM_1

未分化癌（任何未分化癌均为Ⅳ期）

Ⅳ期 A　T_{4a} 任何 NM_0

Ⅳ期 B　T_{4b} 任何 NM_0

Ⅳ期 C　任何 T 任何 NM_1

（五）诊断

1. 病史与体检　病史与体检是临床诊断最基础的工作，通过病史的询问，认真的体检可以得出初步的诊断，当患者主诉；颈前区肿块，伴有声音嘶哑、进食梗阻或呼吸困难，体检发现肿块边界不清，活动度差，肿块质硬，颈侧区有异常肿大淋巴结时，则需要考虑甲状腺癌的可能。

2. 超声波检查　超声检查是甲状腺肿瘤辅助诊断最有用的方法之一，通过超声诊断可以了解肿瘤的大小、多少、部位、囊实性、有无包膜、形态是否规则、有无细小钙化、血供情况，当肿瘤出现无包膜、形态不规则、血供丰富伴细小钙化时，应考虑癌症可能性大。

3. 细针穿刺检查　是一项较成熟的诊断技术，操作简单，损伤小，诊断率高，价格低廉，其准确率可高达 90％，对颈部转移淋巴结的诊断也有很高的价值。但此技术有一定的局限性，对较小的肿瘤不易取到标本，对滤泡样癌无法做出正确诊断。

4. 实验室检查　对临床鉴别诊断和术后随访有重要意义，通过 T_3，T_4，TSH 的检查可以了解甲状腺功能，当全甲状腺切除后，TG 的持续性升高，应怀疑肿瘤有复发与转移的可能，同样，降钙素的异

常升高，应考虑甲状腺髓样癌的可能，术后降钙素的持续性升高也是髓样癌转移的佐证。

5. 同位素核素检查　可以了解甲状腺功能。^{99m}TC（V）– DMSA 是目前公认最好的甲状腺髓样癌显像剂，其灵敏度，特异性分别达 84%～100%。同样根据甲状腺对放射线同位素摄取的情况可分为热结节、温结节、凉结节与冷结节。后者有癌变的可能。

6. 影像学检查　目前主要的影像学检查有 X 线、CT、MRI、PET – CT 等。通过这些检查，可以了解肿瘤的部位、外侵情况、有无气管、食管的侵犯、气管是否有狭窄或移位、颈侧部淋巴结是否有转移及可以了解转移淋巴结与周围组织的关系。

（六）治疗

甲状腺癌的治疗以手术为主，一旦诊断明确，如无手术禁忌证应及时手术，对原发病灶和颈淋巴结的清扫术，目前仍有不同处理意见。

1. 原发病灶的切除范围　行甲状腺全切除术还是行腺叶切除术至今仍有不同意见，欧美、日本主张采用全甲状腺切除术或近全甲状腺切除术，其理论基础是：①甲状腺癌常表现为多灶性，尤其是乳头状癌，所以只有切除全部甲状腺，才能保证肿瘤的彻底清除。②残留在腺体内的微小病变可以转化成低分化癌，造成临床处理的困难或成为转移病灶的源泉。③有利于监控肿瘤的复发与转移，主要通过对甲状腺球蛋白（TG）的检测，可以预测肿瘤的复发与转移。④有利于术后核素的治疗。由于全甲状腺切除术容易产生较多的手术并发症，除了甲减之外，主要是低钙血症及增大了喉返神经损伤的概率，所以目前国内外有不少学者主张对原发病灶行甲状腺腺叶切除＋峡部切除术，其理论基础是：①在残留的甲状腺中，真正有临床意义的复发率远低于病理检测出的微小癌，国内报道仅 3%～4%。②分化性甲状腺癌转移成低分化癌的概率极低。③大多回顾性研究证实，全甲状腺切除术与腺叶切除＋峡部切除术的 10 年生存率相似，差异无统计学意义，但腺叶切除＋峡部切除术的生存质量明显好于全甲切除术者。④在随访期间，如残留甲状腺出现肿瘤，再行手术并不增加手术的难度与手术并发症，复旦大学附属肿瘤医院对 T_1～T_3 的甲状腺癌行腺叶切除＋峡部切除术，其 10 年生存率达 91.9%，对 T_4 的患者由于肿瘤已侵犯邻近器官，外科手术往往不能彻底清除病灶，常需术后进一步治疗，如同位素^{131}I 或外放疗。为了有利于进一步治疗，我们主张全甲状腺切除术，有远处转移者应行全甲状腺切除术，为^{131}I 治疗创造条件，位于峡部的甲状腺癌可行峡部切除＋双侧甲状腺次全切除术，双侧甲状腺癌则应行全甲状腺切除术。

2. 颈淋巴结清除术的指征　甲状腺癌治疗的另一个热点是颈淋巴结清扫术的指征，对临床颈侧区淋巴结阳性的患者应根据颈淋巴结的状况行根治性、改良性，或功能性颈淋巴结清扫术，对临床颈淋巴结阴性的患者是否行选择性颈淋巴结清扫术目前意见尚不一致，坚持做选择性颈淋巴结清扫术者认为：①甲状腺癌，尤其是乳头状癌其颈淋巴结的转移率可高达 60%，故应行颈清扫术。②淋巴结转移是影响预后的主要因素之一。③功能性颈清扫术对患者破坏较小。而不做颈清扫术者认为：①滤泡样癌主要以血道转移为主，无须行颈清扫术。②乳头状癌虽然有较高的颈转移率，但真正有临床意义的仅 10%，可以长期观察，在随访期间，一旦出现颈淋巴结转移，再行颈清扫术，并不影响预后，也不增加手术危险性，复旦大学附属肿瘤医院的经验是：对临床颈淋巴结阴性的患者，不行选择性颈清扫术，可以长期随访，但在处理甲状腺原发病灶时应同时清扫中央区淋巴结。因甲状腺癌淋巴结转移第一站往往在中央区，所以中央区淋巴结清扫术对甲状腺癌的治疗显得尤为重要。该手术的特点是：既可保留颈部的功能与外形，又可达到根治疾病的目的。即使在随访期间出现了颈淋巴结转移，再实施手术，也可避免再次行中央区淋巴结清除术时因组织反应而致喉返神经损伤。由于甲状腺髓样癌属中度恶性肿瘤，颈淋巴结阴性的患者选择性颈清除术指征可以适度放宽，同时要注意对气管前，前上纵隔淋巴结的清扫。

3. 甲状腺癌的综合治疗　甲状腺癌对放、化疗均不敏感，故术后常规无须放疗或化疗，对术中有肿瘤残留的患者可行外放疗，仅对无法手术或未分化癌患者可行化疗，常用药物为阿霉素，5 – Fu 等，对有远处转移者可行同位素^{131}I 治疗。

（七）预后

大多数分化性甲状腺癌预后良好，10 年生存率可高达 92%，髓样癌的 10 年生存率为 60%，而未分化癌，一旦诊断明确绝大多数一年内死亡。

（八）术后随访

由于甲状腺癌术后大多能长期生存，术后定期随访非常重要，通过随访，可以了解患者术后有无复发、转移，药物使用剂量是否合适，以往认为术后甲状腺素的使用应达到临床轻度甲亢的标准，而现在我们认为由于甲状腺素对心脏有毒性作用，并且会造成脱钙现象，甲状腺癌大多发生在中青年，长期处于甲亢状况会影响患者的生存质量，故我们提倡甲状腺素服用的剂量使 TSH 值处于正常范围的下限即可，术后第一年，每 3 个月随访一次，术后第二年起可以每 6 个月随访一次，随访的主要内容是：体检、超声检查、甲状腺功能每 6 个月检查一次，每年应做一次 X 线胸部检查，必要时可行全身骨扫描，排除远处转移的可能。

（陈图锋）

第五节　甲状旁腺功能亢进症

甲状旁腺功能亢进症（以下简称甲旁亢）可分为原发性、继发性和三发性 3 种。原发性甲旁亢是由于甲状旁腺本身病变引起的甲状旁腺素（PTH）合成、分泌过多。继发性甲旁亢是由于各种原因所致的低钙血症，刺激甲状旁腺增生肥大，分泌过多的 PTH。三发性甲旁亢是在继发性甲旁亢的基础上，由于腺体受到持久和强烈的刺激，部分增生组织转变为腺瘤，自主地分泌过多的 PTH。部分原发性甲旁亢为多发性内分泌肿瘤（MEN）－Ⅰ型或 MEN－Ⅱ型中的组成部分。原发性甲旁亢在欧美国家多见，是一种仅次于糖尿病和甲状腺功能亢进症的常见的内分泌疾病，自 20 世纪 70 年代以来，随着血钙水平筛查的普及，大多数患者被检出时无症状。在国内少见，我国的血钙水平筛查尚不十分普遍，大多数原发性甲旁亢患者有明显的临床表现。

（一）解剖和生理

甲状旁腺位于甲状腺左右两叶的背面，一般为上下两对 4 枚。少数人只有 3 枚，或可多于 4 枚甲状旁腺。上甲状旁腺的位置相对比较固定，多数位于甲状腺侧叶后缘上、中 1/3 交界处，相当于环状软骨下缘水平；下甲状旁腺靠近甲状腺下动脉与喉返神经相交处水平。上甲状旁腺与甲状腺共同起源于第 4 对咽囊，而下甲状旁腺与胸腺共同起源于第 3 对咽囊，在下降过程中，下甲状旁腺胚原基可中途停止或随胸腺胚原基继续下降至纵隔。即使发生位置变异，上甲状旁腺总是位于甲状腺的邻近，下甲状旁腺可位于甲状腺内、胸腺内、纵隔内、颈动脉分叉或甲状腺下极外侧的疏松组织内。正常的甲状旁腺可呈卵圆、盘状、叶片或球形，约 $0.5cm \times 0.3cm \times 0.3cm$（$0.2cm \times 0.2cm \times 0.1cm \sim 1.2cm \times 0.3cm \times 0.3cm$），重约 $30 \sim 50mg$，呈褐黄色或棕红色，质地柔软。

绝大多数甲状旁腺血供来自甲状腺下动脉，仅少数上甲状旁腺的血供来自甲状腺上动脉或甲状腺上、下动脉的吻合支，但下降至纵隔的下甲状旁腺可由乳内动脉或主动脉分支供血。

甲状旁腺分泌甲状旁腺素（PTH），其主要功能是调节人体钙的代谢和维持体内钙、磷的平衡：①促进近侧肾小管对钙的重吸收，减少尿钙而增加血钙；抑制近侧肾小管对磷的吸收，增加尿磷而减少血磷，使之钙、磷体内平衡。②促进破骨细胞的脱钙作用，使磷酸钙从骨质中脱出，提高血钙。③通过维生素 D 的羟化作用生成 1，25－二羟 D_3 而促进肠道对钙的吸收。PTH 与血钙之间呈负反馈关系，即血钙过低可刺激 PTH 的合成和释放，使血钙上升；血钙过高则抑制 PTH 的合成和释放，使血钙下降。

（二）病因

分原发性、继发性、三发性和多发性内分泌肿瘤甲旁亢几类，以原发性最多见。

1. 原发性甲旁亢　主要由甲状旁腺腺瘤（占 80%）和增生（15%）引起，约 0.5% ~ 3% 可由甲状旁腺癌引起。可有自主性分泌 PTH 过多，后者不受血钙的反馈作用而致血钙持续升高。

2. 继发性甲旁亢　多由于体内存在刺激甲状旁腺的因素，特别是血钙、血镁过低和血磷过高，腺体受刺激后不断增生和肥大，由此分泌过多的 PTH。本症多见于慢性肾功能不全、维生素 D 缺乏（包括胃肠、肝胆胰系疾病的维生素吸收不良）、骨软化症、长期低磷血症等。慢性肾功能衰竭是继发性甲旁亢的主要原因，尿毒症患者肾脏排泄磷障碍导致的高磷血症，合成障碍引起的 1，25 - 二羟 D_3 减少和低钙血症是引起肾性继发性甲旁亢发病的三个主要因素。目前我国慢性肾功能衰竭患者只有极少数人能进行肾移植手术，绝大多数患者只能依赖透析进行肾替代治疗。随着血液透析技术的不断发展及其广泛应用，这些患者的生存期明显延长，继发性甲旁亢的发病率也随之升高。

3. 三发性甲旁亢 是在继发性甲旁亢的基础上发展起来的，甲状旁腺对各种刺激因素反应过度或受到持续刺激而不断增生肥大，其中一两个腺体可由增生转变为腺瘤，出现自主性分泌，当刺激因素消除后，甲旁亢现象仍存在。主要见于肾功能衰竭者。

4. 多发性内分泌肿瘤 少见病，属家族性常染色体显性遗传疾病，其中 MEN - Ⅰ 型主要累及甲状旁腺、垂体前叶和胰腺内分泌系统，MEN - Ⅱ 型累及甲状腺 C 细胞、肾上腺嗜铬细胞和甲状旁腺。约 90% MEN - Ⅰ 型病例有甲旁亢症状，且常是首发表现，患者多属 20 ～ 40 岁，其表现与散发的原发性甲旁亢相似。MEN - Ⅱ 型中甲旁亢的发病率较低，症状也轻，发病年龄较 MEN - Ⅰ 型为晚。其病理多为甲状旁腺增生，少数为腺瘤。

（三）病理

正常的甲状旁腺组织含有主细胞、嗜酸细胞和透明细胞。主细胞呈圆形或多边形，直径 6 ～ 8μm，细胞质多含有脂肪，正常时仅 20% 处于活动状态。PTH 由主细胞合成分泌。嗜酸细胞存在于主细胞之间，胞体较大，细胞质中含有大量的嗜酸性颗粒，嗜酸细胞从青春期前后开始逐渐增加。透明细胞的细胞质多，不着色，由于含过量的糖原，正常时数量少，增生时增多。在主细胞发生代谢改变时出现形态变异，主细胞的细胞质内充满嗜酸颗粒时便成为嗜酸细胞，含过量糖原时即成为透明细胞。

1. 甲状旁腺腺瘤 一般为单个，仅 10% 为多个，多位于下位甲状旁腺。Hodback 分析 896 例甲状旁腺腺瘤，平均重 1.30g（0.075 ～ 18.3g），腺瘤的重量与患者的病死率呈正相关（P < 0.001）。腺瘤有完整包膜，包膜外一圈有正常的甲状旁腺组织，这是与增生的主要区别。肿瘤较大时，可见出血、囊性变、坏死、纤维化或钙化；肿瘤较小时，周围绕有一层棕黄色的正常组织，此时需与增生仔细鉴别。镜下分成主细胞型、透明细胞型和嗜酸细胞型，后者少见，多属无功能性腺瘤。Rasbach 将肿瘤直径 < 6mm 的定为微小腺瘤，细胞活跃，一旦漏诊，是顽固性高钙血症的原因。由于胚胎发育异常，腺瘤偶可见于纵隔、甲状腺内或食管后的异位甲状旁腺，约占全部病例的 4%。

2. 甲状旁腺增生 常累及 4 个腺体，病变弥漫，无包膜。有的腺体仅比正常略大，有时 1 个增生特别明显。外形不规则，重达 150mg ～ 20g。由于增生区周围有压缩的组织而形成假包膜，勿误为腺瘤。镜下以主细胞增生居多，透明细胞增生罕见。

3. 其他罕见病变 甲旁亢中甲状旁腺癌仅占 0.5% ～ 5%，甲状旁腺癌的病理特点为：侵犯包膜或血管，与周围组织粘连，有纤维包膜并可伸入肿瘤内形成小梁，核分裂象较多，以及玫瑰花样细胞结构的特点。甲状旁腺癌的症状一般较重，1/3 患者有颈淋巴结或远处转移。甲状旁腺囊肿（伴甲旁亢时囊液呈血性）、脂肪腺瘤（又名错构瘤）更为少见。

（四）临床表现和初步诊断

甲旁亢包括症状型及无症状型两类。我国目前以有明显症状的甲旁亢为多见。但欧美患者以无症状为多，常在普查时因血清钙增高而被确诊。

症状型甲旁亢的临床表现又可分为骨骼系统、泌尿系统症状和高血钙综合征三大类，可单独出现或并发存在。骨骼系统主要表现为骨关节的疼痛，伴明显压痛。起初为腰腿痛，逐渐发展为全身骨及关节难以忍受的疼痛，严重时活动受限，不能触碰。易发生病理性骨折和骨畸形。可表现为纤维囊性骨炎、囊肿形成，囊样改变的骨骼常呈局限性膨隆并有压痛，好发于颌骨、肋骨、锁骨外 1/3 端及长骨。泌尿系统主要表现为烦渴、多饮、多尿，可反复发生尿路结石，表现为肾绞痛、尿路感染、血尿乃至肾功能衰竭。高血钙综合征由血钙增高引起，可影响多个系统。常见的症状有淡漠、烦躁、消沉、疲劳、衰弱、无力、抑郁、反应迟钝、记忆丧失、性格改变，食欲丧失、腹胀、恶心、呕吐、便秘、腹痛和瘙痒，胃十二指肠溃疡、胰腺炎，心悸、心律失常、心力衰竭和高血压等。按症状可将甲旁亢分为三型：Ⅰ型以骨病为主，Ⅱ型以肾结石为主，Ⅲ型为两者兼有。

甲亢临床表现呈多样性，早期常被误诊而延误治疗。对凡有高钙血症伴肾绞痛、骨痛、关节痛或溃疡病等胃肠道症状者，要考虑甲旁亢的可能，对慢性肾功能不全患者尤要注意。应作血清钙、无机磷和甲状旁腺激素（PTH）测定。血清钙正常值为 2.20～2.58mmol/L，重复 3 次均高于 2.60mmol/L 方有诊断价值。PTH 只影响游离钙，临床测定值还包括蛋白结合钙部分，应同时测定血浆蛋白，只有后者在正常的情况下，血清钙水平升高才有诊断意义，但血清游离钙的测定较血清总钙测定更可靠。血清无机磷正常值为 0.80～1.60mmol/L，原发性甲旁亢时血清无机磷降低，在持续低于 0.80mmol/L 时才有诊断意义，当然还可看血钙水平。血清无机磷浓度还受血糖的影响，故应同时测定血糖。慢性肾功能不全继发甲旁亢时血清无机磷值升高或在正常范围。血清 PTH 正常值为（全端包被法）＜55pg/mL，甲旁亢时可升高。上述测定符合甲旁亢可能时再作进一步定位检查。

（五）定位诊断

术前均需作定位诊断，其方法包括 B 超检查、核素扫描和 CT 检查等。

B 超扫描定位诊断的正确性、特异性和敏感性均在 95% 左右，但是还有一定的阴性率和误诊率。术前手术医师和超声医师共同参与 B 超扫描定位诊断，对指导手术有很大帮助。放射性核素甲状旁腺显像定位诊断的阳性率和敏感性均较高，^{99m}Tc–MIBI 检查可发现最小为 80mg 的腺瘤，定位诊断准确率可达 90% 以上，尤其对异位甲状旁腺病变有良好的定位诊断价值。B 超检查和核素扫描联合应用，是甲旁亢定位诊断常规的检查方法，可提高定位诊断准确率。

CT 检查片上，腺瘤表现为卵圆形、圆形或类三角形肿块。平扫 CT 图像示腺瘤密度均一，增强 CT 图像示腺瘤血供丰富，其强化程度仍低于颈部大血管。凡发现病灶内有钙化者要高度怀疑甲状旁腺癌。CT 检查对鉴别良恶性肿瘤和增生有一定困难，但不影响其定位价值，尤其 CT 检查对纵隔等处的异位甲状旁腺病变有良好的显示。

术中 PTH 监测可作为甲状旁腺切除术的辅助检查，改良的 PTH 测定方法，使整个测定时间缩短为 15min，更适于术中应用，如切除了病灶，术中 PTH 测定可下降 50% 以上。

（六）治疗

1. 原发性甲旁亢　不论是肿瘤或增生引起的原发性甲旁亢均以手术切除为主。甲状旁腺腺瘤切除后效果良好。原发性甲旁亢中单发腺瘤约占 90%，且术前 B 超检查、核素扫描定位诊断准确率高，目前多数主张采用单侧探查术，由于少数腺瘤可以是多发的，仍有主张以双侧探查为宜，以免遗漏病变，但过多的盲目探查，可能造成甲状旁腺血供受损，加重术后甲状旁腺功能不足造成的低钙血症。甲状旁腺增生者应切除 3 个半甲状旁腺，留下半个甲状旁腺以防功能低下（甲旁减症），留多了易致症状复发。也可将增生甲状旁腺全切除，同时取部分甲状旁腺组织切成小薄片作自体移植，可移植于胸锁乳突肌或前臂肌肉内。

近年来随着微创外科技术的发展，微创甲状旁腺切除术已逐渐进入了临床应用。1996 年，Gagner 成功地进行了第一例内镜下甲状旁腺切除术。目前甲状旁腺微创手术可分为放射性引导小切口甲状旁腺切除术和内镜下微创甲状旁腺切除术两类。现主要适用于术前有 B 超、核素扫描准确定位的单个甲状旁腺瘤。手术成功率接近常规开放性手术，疗效满意。放射性引导小切口甲状旁腺切除术就是在将开始手术时静脉内注射放射性同位素，术中利用一个同位素探测器定位病变腺体，直接在病变所在部位作一小切口，就能切除腺瘤。有条件单位可同时应用术中快速 PTH 测定，若下降 50% 以上，可进一步保证肿瘤切除的彻底性。手术可在局部麻醉下进行，创伤小，并发症少。随着内镜技术逐渐成熟，在不少国家内镜下微创甲状旁腺切除术占甲状旁腺单发腺瘤手术的比例在逐渐增加。相信甲状旁腺微创手术将逐渐成为治疗甲状旁腺单发腺瘤的主要手术方式。

如患者一般情况不好而无法立即进行手术者，可试用药物治疗以暂时缓解症状，鼓励患者多饮水，以利于钙排出体外。口服磷盐可以降低血钙。雌激素可以拮抗 PTH 介导的骨吸收，尤对绝经后妇女患者更为理想。二磷酸盐可用于控制甲旁亢危象，活性维生素 D - 1，25（OH）$_2$D$_3$ 可抑制甲状旁腺功能。以上治疗均有暂时治疗作用。

甲状旁腺癌早期可作整块切除，伴淋巴结转移者加作根治性淋巴结清扫术。切除范围应包括患侧甲状腺、颈前肌群、气管前和同侧动静脉鞘附近淋巴结。如肿瘤难以切净，化疗药物又不能阻止肿瘤生长，可用抑制骨骼释放钙以及增加尿钙排出的方法治疗。光辉霉素有抑制破骨细胞作用，可用于治疗有远处转移的晚期甲状旁腺癌的高钙血症。

2. 继发性甲旁亢　若早期患者能及时去除血钙、血镁过低和血磷过高等原发因素后，病情多可控制。慢性肾功能衰竭引起磷排泄减少，导致高磷血症和血钙浓度下降，虽经口服磷结合剂以及补充维生素 D$_3$ 等措施，仍有 5% ~ 10% 患者的甲旁亢症状持续存在，内科治疗无效，需外科手术治疗。严重的慢性肾功能衰竭继发甲旁亢符合下列指征者，应及时进行手术治疗：①严重的高 PTH 血症，血全段 PTH（iPTH）>800pg/mL；②临床症状严重，如严重的骨痛、行走困难、身材变矮及皮肤瘙痒等；③影像学检查 B 超或核素扫描显示有肿大的甲状旁腺；④内科治疗无效。

手术方式有三种：①甲状旁腺次全切除术，此方法较早被采用，但究竟保留多少甲状旁腺组织的量为合适，较难掌握，要确保残留甲状旁腺组织的良好血供也有一定的难度，该术式术后复发率较高，且复发后在颈部再次手术难度较大，现已较少采用。②甲状旁腺全切除加前臂自体移植术，此手术方法安全、有效，复发率低，若复发后在前臂作二次手术切除，手术也较简便。是采用较多的术式。③甲状旁腺全切除术，此方法起初提出时，担心术后会发生严重的低钙血症、代谢性骨病而未被采用。近来研究发现，在甲状旁腺全切除术后的部分患者血中还能检测到微量的 PTH，有学者推测可能是由于手术中脱落的甲状旁腺细胞种植所致。而且术后需进行常规血透，通过透析液的调整，术后低钙血症可以纠正，也无代谢性骨病等严重并发症发生，且复发率低，故现也有学者主张选用此术式。

对药物治疗失败，又不能耐受甲状旁腺切除手术者，可采用超声引导下甲状旁腺内酒精或 1，25 -二羟 D$_3$ 溶液注射治疗，也能取得一定的疗效。

随着糖尿病、高血压患病率的增高，继发于糖尿病、高血压的慢性肾功能衰竭病例的增多，慢性肾功能衰竭的发病率也逐渐增高。目前我国慢性肾功能衰竭患者只有极少数人能进行肾移植手术，绝大多数患者只能依赖透析进行肾替代治疗。而随着血液透析技术的进步，尿毒症患者的生存期明显延长，肾性继发性甲旁亢的发病率也随之升高，同时需要外科手术治疗的患者也逐渐增多。近 10 多年来，对符合上述手术指征的肾性继发性甲旁亢患者进行了外科手术治疗，采用的手术方式是甲状旁腺全切除加前臂自体移植术。有人认为此术式比较合理，甲状旁腺全切除能避免术后颈部复发，自体移植成活，能避免甲状旁腺功能低下，若前臂移植物过度增生复发，在前臂作二次手术也较简便。据文献，甲状旁腺全切除加前臂自体移植术治疗肾性继发性甲旁亢，患者术后临床症状得到明显改善，血钙维持在正常范围，术后复发率低，疗效满意，手术安全，无喉返神经损伤等严重并发症发生。通过这项临床工作实践，有以下几点体会：①有部分肾性继发性甲旁亢患者到外科就诊时，临床症状已非常严重，早期未能得到及时的诊断和治疗。因此，需要广大临床医师对该疾病有充分的认识和足够的重视。②甲状旁腺残留是造成复发的主要原因之一，做到甲状旁腺全切除是减少术后复发的关键之一。如何做到甲状旁腺全切除，术前定位诊断非常重要。B 超检查和核素扫描联合应用，可提高定位诊断准确率。文献报道核素扫描有较高的应用价值，但主要是针对甲状旁腺瘤，而对增生性病变优势不明显。而有文献报道的病例资料显示 B 超检查也有较高的检出率，可达 96.2%，手术医师术前参与 B 超检查定位，能使术中寻找病灶更为简便、准确。术中仔细探查也非常重要，能检出定位诊断遗漏的病灶。有条件单位可同时应用术中快速 PTH 测定，可进一步保证做到甲状旁腺全切除。③对内科治疗无效，临床症状严重，定位诊断又只能发现少于四枚甲状旁腺的肾性继发性甲旁亢患者，手术的时机较难确定。此类患者手术很难做到甲状旁腺全切除，从而导致术后复发。④术后复发的另一个重要原因是由移植物过度增生引起的。结节状增生的组织更易致功能亢进，应选取弥漫性增生的组织作为移植物。⑤甲状旁腺全切除术后可发生"骨饥饿"综合征，表现为严重的低钙血症和抽搐，术中、术后要严密监测血钙并及时补钙，以避免该综合征的发生。术中应每切除一枚甲状旁腺组织后检测一次血钙，若手术顺利，手术时间不是很长，术中血钙一般不会低于正常值，术中不需要常规补钙。术后应常规静脉补钙，术后每天的补钙量根据切除的甲状旁腺组织的总重量推算，每1g甲状旁腺组织约补1g元素钙，1g元素钙相当于补葡萄糖酸钙11g。术后每4h监测一次血钙，根据血钙水平，调整补钙用量。血钙水平稳定可延长监测间隔，并可逐渐过渡到口服补钙。

3. 三发性甲旁亢　肾功能恢复或肾移植后甲状旁腺增生不见复旧，甲旁亢症状依然存在，Goar称此为三发性甲旁亢，治疗以手术为主。施行甲状旁腺全切除和自身腺体移植，移植重量为80~100mg，一般置于胸锁乳突肌或前臂肌肉内，自身移植至前臂皮下组织或肌肉对肾性甲旁亢的治疗是同样有效的。

4. MEN中的甲旁亢　术式有保留半个腺体的甲状旁腺次全切除或甲状旁腺全切除加自体腺体移植术。在MEN-Ⅱ型的嗜铬细胞瘤所致的高血压症状严重甚或出现危象者，以先行肾上腺手术为宜。

（陈图锋）

第五章

乳腺外科

第一节　乳腺炎性疾病

乳腺炎性疾病种类很多，包括乳头炎、乳晕炎、乳晕腺炎、乳腺皮脂腺囊肿、急性乳腺炎与乳房脓肿、慢性乳腺炎、乳腺结核、浆细胞性乳腺炎以及男性浆细胞性乳腺炎等。

一、乳头炎

乳头炎（thelitis）一般见于哺乳期妇女，由乳头皲裂而使致病菌经上皮破损处侵入所致。有时糖尿病患者也可发生乳头炎。早期表现主要为乳头皲裂，多为放射状小裂口，裂口可宽、可窄，深时可有出血，自觉疼痛。当感染后疼痛加重，并有肿胀，但因乳头色黑充血不易发现，由于疼痛往往影响哺乳。患者多无全身感染中毒症状，但极易发展为急性乳腺炎而使病情加重。治疗上首先要预防和治疗乳头皲裂。主要为局部外用药治疗，可涂油性软膏，减少刺激，清洗时少用或不用碱性大的肥皂，可停止哺乳，当发展为乳头炎后应局部热敷，外用抗生素软膏，全身应用有效抗生素。

二、乳晕炎

乳晕炎（areolitis）多为乳晕腺炎。乳晕腺为一种特殊的皮脂腺，又称 Montgomery 腺。乳晕腺有 12～15 个，在乳头附近呈环状排列，位置比较浅在，往往在乳晕处形成小结节样突起，单独开口于乳晕上。乳晕腺发炎，即为乳晕腺炎。在妊娠期间，乳晕腺体显著增大，导管扩张，皮脂分泌明显增加，这时乳晕腺导管容易发生堵塞和继发感染，可累及一个或多个腺体，形成脓疱样感染，最后出现白色脓头形成脓肿，致病细菌为金黄色葡萄球菌。如感染继续发展也可形成浅层脓肿。炎症多限于局部，很少有全身反应。

在妊娠期和哺乳期应随时注意乳头乳晕处的清洁，经常以肥皂水和水清洗局部以预防感染，避免穿着过紧的乳罩，产后初期乳量不多时，勿过分用手挤乳。如已发生感染，早期可用50%乙醇清洁乳晕处皮肤，涂以金霉素软膏或如意金黄膏，并予以热敷。如出现白色脓头，可在无菌条件下用针头刺破，排出脓性分泌物，再用50%乙醇清洁局部，数天后即可痊愈，如已形成脓肿，则必须切开引流。

三、乳腺皮脂腺囊肿

乳腺皮脂腺囊肿（scbaceous cyst）并不少见。当其继发感染时可误认为是乳腺脓肿，也可由于患处发红、变硬而疑为炎性乳腺癌。乳腺皮脂腺囊肿主要是在发病部位有一缓慢增大的局限性肿物，体积一般不大，自皮肤隆起，质柔韧如硬橡皮，呈圆形，与表面皮肤粘连为其特点。中央部可见有被堵塞的腺口呈一小黑点。周围与正常组织之间分界明显，无压痛，无波动，与深层组织并无粘连，故可被推动。乳腺的皮脂腺囊肿削弱了局部皮肤的抵抗力，细菌侵入后，易发生感染，尤其在妊娠与哺乳期乳腺的皮脂腺分泌增加，开口更易堵塞所以更易发病。当感染后囊肿迅速肿大，伴红、肿、热、痛，触之有波动感。继续发展可化脓破溃，形成溃疡或窦道。

当乳腺皮脂腺囊肿未感染时应手术切除，但必须将囊壁完全摘除。以免复发，继发感染者先行切开引流，并尽量搔刮脓腔壁减少复发机会。有时囊壁经感染后已被破坏，囊肿不再复发。对囊肿复发者仍应手术切除。

四、急性乳腺炎和乳房脓肿

（一）病因

急性乳腺炎（acute mastitis）大都是金黄色葡萄球菌感染，链球菌少见。患者多见于产后哺乳的妇女，其中尤以初产妇为多。往往发生在产后第 3 周或第 4 周，也可见于产后 4 个月，甚至 1 年以上，最长可达 2 年，这可能与哺乳时限延长有关。江氏报道的 60 例中，初产妇有 33 例，占 55%，其发病率与经产妇相比约为 2.4 : 1。江氏认为初产妇缺乏喂哺乳儿经验，易致乳汁淤积，而且乳头皮肤娇嫩，易因乳儿吮吸而皲裂，病菌乘虚而入。由于病菌感染最多见于产后哺乳期，因而又称产褥期乳腺炎。由于近年计划生育一胎率增高，刘氏等报告初产妇占 90%，因此该病发病率增高。急性乳腺炎的感染途径是沿着输乳管先至乳汁淤积处引起乳管炎，再至乳腺实质引起实质性乳腺炎。另外，从乳头皲裂的上皮缺损处沿着淋巴管至乳腺间质内，引起间质性乳腺炎。很少是血行感染，而从邻近的皮肤丹毒和肋骨骨髓炎蔓延所致的乳腺炎更为少见。长期哺乳，母亲个人卫生较差，乳汁淤积，压迫血管和淋巴管，影响正常循环，对细菌生长繁殖有利，也为发病提供了条件。患者感染后，由于致病菌的抗药性，炎症依然存在时，偶可发展为哺乳期乳腺脓肿，依其扩散程度和部位可分为乳腺皮下、乳晕皮下、乳腺内和乳腺后脓肿等类型。

（二）病理

本病有以下不同程度的病理变化，从单纯炎症开始，到严重的乳腺蜂窝织炎，最后形成乳腺脓肿。必须注意乳腺脓肿有时不止一个。感染可以从不同乳管或皲裂处进入乳腺，引起 2 个或 2 个以上不同部位的脓肿，或者脓肿先在一个叶内形成，以后穿破叶间的纤维隔而累及其邻接的腺叶，两个脓肿之间仅有一小孔相通，形成哑铃样脓肿。如手术时仅切开了浅在的或较大的脓肿，忽视了深部的较小的脓肿，则手术后病情仍然不能好转，必须再次手术；否则坏死组织和脓液引流不畅，病变有变成慢性乳腺脓瘘的可能。

急性乳腺炎可伴有同侧腋窝的急性淋巴结炎，后者有时也可能有化脓现象。患者并发败血症的机会则不多见。

（三）临床表现

发病前可有乳头皲裂现象，或有乳汁淤积现象，继而在乳腺的某一部位有胀痛和硬结，全身感觉不适，疲乏无力，食欲差，头痛发热，甚至高热、寒战。部分患者往往以发热就诊，查体时才发现乳腺稍有胀痛及硬结，此时如未适当治疗病变进一步加重，表现为患侧乳腺肿大，有搏动性疼痛。发炎部位多在乳腺外下象限，并有持续性高热、寒战。检查可见局部充血肿胀，皮温增高，触痛明显。可有界限不清之肿块，炎症常在短期内由蜂窝织炎形成脓肿。患侧淋巴结可肿大，白细胞计数增高。

脓肿可位于乳腺的不同部位。脓肿位置愈深，局部表现（如波动感等）愈不明显。脓肿可向外破溃，亦可穿入乳管，自乳头排出脓液。有时脓肿可破入乳腺和胸大肌间的疏松组织中，形成乳腺后脓肿。

（四）诊断

发生在哺乳期的急性乳腺炎诊断比较容易，所以应做到早期诊断，使炎症在初期就得到控制。另外，应注意的是急性乳腺炎是否已形成脓肿，尤其深部脓肿往往需穿刺抽到脓液才能证实。

（五）鉴别诊断

1. 炎性乳腺癌　本病是一种特殊类型的乳腺癌。多发生于年轻妇女，尤其在妊娠或哺乳时期。由于癌细胞迅速浸润整个乳腺，迅速在乳腺皮肤淋巴网内扩散，因而引起炎样征象。然而炎性乳腺癌的皮肤病变范围一般较为广泛，往往累及整个乳腺1/3或1/2以上，尤以乳腺下半部为甚。其皮肤颜色为一种特殊的暗红或紫红色。皮肤肿胀，呈橘皮样。患者的乳腺一般并无明显的疼痛和压痛，全身炎症反应如体温升高、白细胞计数增加及感染中毒症状也较轻微，或完全缺如。相反，在乳腺内有时可触及不具压痛的肿块，特别同侧腋窝的淋巴结常有明显转移性肿大。

2. 晚期乳腺癌 浅表的乳癌因皮下淋巴管被癌细胞阻塞可有皮肤水肿现象，癌组织坏死后将近破溃其表面皮肤也常有红肿现象，有时可被误诊为低度感染的乳腺脓肿。然而晚期乳癌一般并不发生在哺乳期，除了皮肤红肿和皮下硬节以外别无其他局部炎症表现，尤其没有乳腺炎的全身反应。相反，晚期乳腺癌的局部表现往往非常突出，如皮肤粘连、乳头凹陷和方向改变等，都不是急性乳腺炎的表现，腋窝淋巴结的转移性肿大，也较急性乳腺炎的腋窝淋巴结炎性肿大更为突出。

不管是炎性乳腺癌还是晚期乳腺癌，鉴别的关键在于病理活检。为了避免治疗上的原则性错误，可切取小块组织或脓肿壁做病理活检即可明确诊断。

（六）治疗

患侧乳腺应停止哺乳，并以吸乳器吸净乳汁，乳腺以乳罩托起，应当努力设法使乳管再通，可用吸乳器或细针探通，排空乳腺内的积乳，并全身给予有效、足量的抗生素，这样往往可使炎症及早消退，不致发展到化脓阶段。另外，在炎症早期，注射含有100万U青霉素的等渗盐水10～20mL于炎症周围，每4～6h重复之，能促使炎灶消退。已有脓肿形成，应及时切开引流。深部脓肿波动感不明显，需用较粗大针头在压痛最明显处试行穿刺，确定其存在和部位后再行切开。乳腺脓肿切开引流的方法主要根据脓肿的位置而定。

（1）乳晕范围内的脓肿大多比较表浅，在局部麻醉下沿乳晕与皮肤的交界线作半球状切口，可不伤及乳头下的大导管。

（2）较深的乳腺脓肿，最好在浅度的全身麻醉下，于波动感和压痛最明显处，以乳头为中心做放射状切口，可不伤及其他正常组织。同时注意切口应有适当的长度，保证引流通畅。通常在脓肿切开脓液排出以后，最好再用手指探查脓腔，如脓腔内有坏死组织阻塞，应将坏死组织挖出，以利引流；如发现脓腔壁上有可疑的洞孔，应特别注意其邻接的腺叶内是否尚有其他脓肿存在，多发脓腔有纤维隔时应用示指予以挖通或扩大，使两个脓腔合二为一，可避免另作一个皮肤切口；但如脓腔间的纤维隔比较坚实者，则不宜用强力作钝性分离，只可作另一个皮肤切口，以便于对口引流。

（3）如脓肿在乳腺深面，特别是在乳腺下部，则切口最好做在乳腺和胸壁所形成的皱褶上，然后沿着胸大肌筋膜面向上向前探查，极易到达脓腔部位；此种切口引流既通畅，愈合后也无明显的瘢痕，但对肥大而悬垂的乳腺则不适用。

另外有人报道应用粗针穿刺抽脓的方法治疗乳腺脓肿，其方法为确定脓肿部位，用16号针头刺入脓腔尽力吸净脓汁。脓腔分房者或几个脓腔者可改变进针方向不断抽吸。此后每天抽吸1次。70%的患者经3～5次即可治愈。3%～5%的患者并发乳瘘。此方法虽然简便易行，但由于此种方法引流脓液并不通畅，故建议仅在不具备手术条件的卫生所或家庭医师处临时施行，脓肿切开引流仍应为首选治疗方案。

乳腺炎是理疗的适应证之一。所用的物理因子品种繁多，有超短波、直流电离子导入法、红外线、超声磁疗等。何春等报道应用超短波和超声外加手法挤奶治疗急性乳腺炎201例，有效率为99.5%，他们认为发病后炎性包块不大且无波动时，及时进行理疗，一般均可促使其炎症吸收，关键在于解除炎症局部的乳汁郁积问题。采用超短波、超声波或两者同时应用，目的不外是利用其消炎、消肿作用，使病变消散，闭塞的乳管消肿后便于排乳通畅。

急性乳腺炎应用清热解毒的中草药也有较好作用。但应说明的是，对于急性乳腺炎中医中药治疗的同时，应使用足量有效的抗生素。常用方剂如下。①蒲公英、野菊花各9g，水煎服；②瓜蒌牛蒡汤加减：熟牛蒡、生栀子、金银花、连翘各9g，全瓜蒌（打碎）、蒲公英各12g，橘皮、橘叶各4.5g，柴胡4.5g，黄芩9g，水煎服。

关于停止哺乳尚有不同意见，有人认为，这样不仅影响婴儿的喂养，且提供了一个乳汁淤积的机会，所以，不宜将此作为常规措施，而只是在感染严重或脓肿引流后并发乳瘘时才予以考虑。终止乳汁分泌的方法有：

（1）炒麦芽60g，水煎服，分多次服，1剂/d，连服2~3天。

（2）口服己烯雌酚，1~2mg/次，3次/d，共2~3天。

（3）口服溴隐亭，1.25mg/次，2次/d，共7~14天。

（七）预防

本病的预防非常重要。妊娠时期尤其哺乳期要保持乳头清洁，经常用温水及肥皂洗净。但不宜用乙醇洗擦；乙醇可使乳头、乳晕皮肤变脆，反易发生皲裂。乳头内缩者更应注意，在妊娠期应经常反复挤捏、提拉矫正使内缩之乳头隆起，但个别仍需手术矫正。哺喂时应养成良好的哺乳习惯，定时哺乳，每次应吸净乳汁；不能吸尽时，用手按摩挤出，或用吸乳器吸出。另外，不应让婴儿含着乳头睡眠。如已有乳头破损或皲裂存在，要停止哺乳，用吸乳器吸出乳汁，并可局部涂抗生素软膏，待伤口愈合后再哺乳。

五、慢性乳腺炎

慢性乳腺炎（chronic mastitis）多因急性乳腺炎治疗不当或不充分转变而来，也可从发病一开始即为慢性乳腺炎，但不多见。慢性乳腺炎临床表现多不典型，红、肿、热、痛等炎症表现也较急性乳腺炎为轻。病期较长，有的经久不愈，甚至时好时坏或时重时轻，治疗主要是抗生素治疗。应尽可能对病原菌及其对抗生素的敏感性做出鉴定，选择敏感药物治疗，并应2种或2种以上抗生素联合应用。如炎症经久不愈应及时断奶。

六、乳腺结核

结核病虽然是一个较常见的疾病，但乳腺结核（tuberculosis of breast）的报道并不多见。乳腺结核多见于南非和印度，约占2.8%。乳腺结核与乳腺癌的比例约为1：11.6，西方国家约为1：200。本病可见于任何年龄，最年轻者为6个月婴儿，最年老者为73岁，但以20~40岁多见，平均年龄为31.5岁。男性乳腺结核更为少见，占4%~5%。

（一）病因

本病可分原发性和继发性两类，原发性乳腺结核除乳腺病变以外，体内无其他结核病灶，极为少见。继发性乳腺结核患者一般都有其他慢性结核病灶存在，然后在出现腋窝淋巴结结核或胸壁结核之后出现乳腺结核。

乳腺结核的感染途径：关于这个问题各家意见不一，归纳起来有以下几种可能。

（1）直接接触感染：结核分枝杆菌经乳腺皮肤破损处或经乳头，沿着乳管到达乳腺。

（2）血行感染：其原发病灶多在肺或淋巴等处。

（3）邻近组织器官结核病灶的蔓延：最常来自肋骨、胸骨、胸膜、胸腔脏器或肩关节等处。

（4）淋巴系统感染：绝大多数乳腺结核病例，都伴有同侧腋窝淋巴结结核，故来自该处的可能性最大，也可从颈、锁骨上、胸腔内结核病灶沿着淋巴管逆行至乳腺。

在上述几种感染途径中，以后两种特别是逆行淋巴管感染途径最为常见。此外，乳腺外伤、感染、妊娠和哺乳，也与诱发本病有关。

（二）病理

本病的早期病变比较局限，常呈结节型；继而病变向周围扩散，成为融合型，由邻近结节融合成为干酪样液化肿块，乳腺组织从而遭到广泛破坏，有相互沟通的多发性脓肿形成，最终破溃皮肤，构成持久不愈的瘘管。有的病例特别是中年妇女患者，则以增殖性结核病变居多，成为硬化型病变，其周围显示明显的纤维组织增生，其中心部显示干酪样液化物不多；有时由于增殖性病变邻近乳晕，故可导致乳头内缩或偏斜。镜下可见乳腺内有典型结核结节形成。

（三）临床表现

病变初起时，大多表现为乳腺内的硬节，一个或数个，触之不甚疼痛，与周围正常组织分界不清，逐渐与皮肤粘连。最常位于乳腺外上象限，常为单侧性，右侧略多见，双侧性少见。位于乳晕附近的病变，尚可导致乳头内陷或偏斜。数月后肿块可软化形成寒性脓肿。脓肿破溃后发生一个或数个窦道或溃疡，排出混有豆渣样碎屑的稀薄脓液。若结核病破坏乳管，可从乳头流出脓液。有时尚可继发细菌感染。患侧腋窝淋巴结常肿大。

乳腺结核患者全身可有结核中毒症状，如低热、乏力、盗汗及消瘦。

（四）诊断

早期乳腺结核不易诊断，需行病理活检才能确诊。晚期有窦道或溃疡形成后，诊断不难。窦道口或溃疡面呈暗红色，镜检脓液中仅见坏死组织碎屑而无脓细胞，脓液染色后有时可找到结核分枝杆菌，这些都有助于乳腺结核的诊断。

（五）鉴别诊断

本病除要注意与结节病、真菌性肉芽肿、丝虫病性肉芽肿、脂肪坏死和浆细胞性乳腺炎等鉴别外，首要的问题是应与乳腺癌相鉴别，其鉴别要点为：

（1）乳腺结核发病年龄较轻，较乳腺癌患者年轻10～20岁。

（2）除乳腺肿块以外，乳腺结核患者常可见其他的结核病灶，最常见的是肋骨结核、胸膜结核和肺门淋巴结结核，此外，颈部和腋窝的淋巴结结核也属常见，身体其他部位的结核如肺、骨、肾结核亦非罕见。

（3）乳腺结核除肿块以外，即使其表面皮肤已经粘连并形成溃疡，也很少有水肿，特别是橘皮样变。

（4）乳腺结核发展较快而病程长，除局部皮肤常有粘连、坏死和溃疡以外，还常有窦道深入到肿块中心，有时可深入5cm以上。

（5）除窦道中可有干酪样分泌物以外，乳腺结核乳头有异常分泌的机会亦较乳癌为多。

（6）乳腺结核即使已经溃破并有多量渗液，也不像乳腺癌那样具有异常恶臭。而重要的可靠的鉴别是结核分枝杆菌和活检。此外，尚要想到乳腺结核可并发乳腺癌，但十分罕见。据统计约5%乳腺结核可同时并发乳腺癌，两者可能是巧合的。

（六）治疗

合理丰富的营养，适当休息。全身应用足量全程抗结核药。对局限于一处的乳腺结核可行病灶切除。若病变范围较大，则最好将整个乳腺连同病变的腋淋巴结一并切除。手术效果与原发结核病灶的情况有关，一般多良好。

七、浆细胞性乳腺炎

浆细胞性乳腺炎是一种好发于非哺乳期，以导管扩张和浆细胞浸润为病变基础的慢性非细菌性乳腺炎症。其发病率占乳腺良性疾病1.4%～5.36%，临床上极易误诊。

（一）病因和发病机制

本病病因迄今仍不完全清楚，本病病名由 Ewing 1925 年首先提出，是以乳腺疼痛、乳头溢液、乳头凹陷、乳晕区肿块、非哺乳期乳腺脓肿及乳头部瘘管为主要临床表现的良性乳腺疾病。1956 年 Haagensen 首次提出本病是以乳头部大导管引流停滞为基础，因而命名为乳腺导管扩张症。当病变发展到一定时期，管周出现以浆细胞浸润为主的炎症时才称其为浆细胞性乳腺炎。一般认为与哺乳障碍，乳腺外伤，炎症，内分泌失调及乳腺退行性改变有关。也有认为与厌氧菌感染有关，乳腺内积聚的类脂过氧化物引起局部组织损伤，导致厌氧菌在乳管内滋生而引起化脓性炎症。

（二）临床表现

本病好发于30～40岁非哺乳期或绝经期妇女，主要分为急性、亚急性、慢性3个阶段。其主要临床特征为：

（1）乳腺肿块：多位于乳晕旁，急性期肿块较大，边界欠清，可伴有肿痛及压痛，至亚急性期及慢性期，肿块持续缩小形成硬结。

（2）乳头溢液：为部分病例首诊症状。多为淡黄色浆液性，与乳管内分泌物潴留相关。

（3）急性期可出现同侧腋窝淋巴结肿大伴压痛，质软不融合，随病程进展逐渐缩小或消退。

（4）由于乳腺导管纤维增生及炎性反应可导致乳管缩短，乳头凹陷，部分病例可出现皮肤橘皮样改变。

（5）部分病例随病程进展可形成脓肿，破溃后形成经久不愈的通向乳头部的瘘管。

（三）诊断

主要依据临床表现。钼靶 X 摄片主要表现为片状模糊致密影，肿块边缘似有毛刺状改变，易与乳腺癌相混淆。B 超检查常提示病灶位于乳晕后或乳晕周围，内部不均匀，低回声，无包膜，无恶性特征的肿块，导管可呈囊状扩张。肿块针吸细胞学检查和乳头溢液涂片检查可见大量炎细胞及浆细胞。乳管造影可清楚显示扩张的导管。目前尚无一种辅助检查有确认价值，确认仍需术中快速冷冻病理学检查。

（四）鉴别诊断

本病临床表现复杂多样，随着人们对该病的不断认识，诊断率不断提高，但仍存在漏诊与误诊，尤其是在基层医院。肿块型乳腺炎特别是有乳头凹陷、皮肤橘皮样改变时应与乳腺癌相鉴别。乳腺癌肿块无触痛，病程进展中肿块逐渐增大，腋窝淋巴结肿大可融合成团质硬，超声示肿块血流丰富，可有钙化，而肿块型乳腺炎可有红肿、触痛，随病程进展肿块及腋窝淋巴结可缩小消退。瘘管形成者与结核性乳腺瘘管相鉴别。可从分泌物查找抗酸杆菌。以乳头溢液为主要表现者应与乳腺导管内乳头状瘤相鉴别，溢液涂片及乳管镜检查对鉴别诊断有一定帮助。

（五）治疗

手术治疗是浆细胞性乳腺炎主要而有效的治疗方法。急性炎症期常合并有细菌感染，应先行抗感染治疗及局部理疗，待炎症控制后手术治疗。手术方式视具体情况而定，但必须完整切除病灶，特别是必须清除乳晕下大乳管内病灶，否则极易复发。手术未完整清除病灶，术后切口可能经久不愈形成瘘管。对于乳头溢液者，术中应亚甲蓝标记受累乳管，再行包括受累乳管的乳腺区段切除术。对于慢性瘘管可术中亚甲蓝标记瘘管，切除瘘管及周围炎症组织与扩张导管，术中应特别注意彻底清除乳晕下导管内病灶。伴乳头凹陷者可做沿乳晕弧形切口，切除主导管病灶同时乳头外翻整形。术中尽可能使用可吸收线缝合乳腺组织，使术区不留残腔且减少异物反应。对于肿块较大或经多次手术切口经久不愈保留乳头乳晕有困难者，征得患者及家属同意后可行单纯乳腺切除术。

八、男性浆细胞性乳腺炎

男性浆细胞性乳腺炎一般发生于男性乳腺增生的基础上，虽然男性乳腺增生并不少见，但是男性浆细胞性乳腺炎确实罕见。其临床症状和一般浆细胞性乳腺炎类似，诊断一般需依靠手术切除后的病理学检查。治疗上一般均采用手术治疗，将男性患者增生的乳腺组织连同病灶一并彻底清除。由于切除范围广泛，复发者较少。

（谢有强）

第二节　乳腺增生症

乳腺增生症（mazoplasia）又称乳腺结构不良症（mammary dysplasia），是妇女常见的一组既非炎症亦非肿瘤的乳腺疾病。常有以下特点：在临床上表现为乳房周期性或非周期性疼痛及不同表现的乳房肿块。组织学表现为乳腺组织实质成分的细胞在数量上的增多，在组织形态上，诸结构出现不同程度的紊乱为病理改变。本病好发于 30~45 岁的中年妇女，而且有一定的恶变率。

本病与内分泌失衡有着密切关系。多数学者同意称本病为乳腺结构不良症，也是世界卫生组织（WHO）所提倡的名称。从临床习惯上，一些学者称"乳腺增生症"或"纤维性囊性乳腺病"。文献中名称繁多，很不统一，造成临床诊断标准的不一致，临床医师对恶变尚缺乏统一诊断标准。尤其是临床表现，尚没有一个明确指征为诊断依据。因此，在治疗中所用方法也较混乱，治疗效果也欠满意，故对预防早期癌变，尚没一个可靠的措施。因本病的不同发展阶段有一定癌变率，如何预防癌变或早期发现癌变而进行早期治疗，尚待进一步研究。

一、发病率

Haagen Sen 报道，本病占乳腺各种疾病的首位。Frantz 等（1951）在 225 例生前无乳腺病史的女尸中取材检查，镜下 53% 有囊性病。蚌埠医学院（1979）报道 2581 例乳房肿块的病理学检查，发现该病 636 例，占全部的 25.85%。北京中医学院（1980）报道 519 例乳腺病中，该病有 249 例，占 48%。河南医学院附一院（1981）门诊活检 1100 例各种乳房疾病中，乳腺结构不良症 260 例，占 26%。栾同芳等（1997）报道的 3361 例乳房病中，乳腺增生及囊性乳房病 600 例，分别占全部病例的 17% 和 9%。足以证明，该病是妇女乳房疾病中的常见病。因本病有一定癌变率，因此应引起医师的注意。近些年来，随着人们的物质及文化生活水平的提高，患者逐年增多，且发病年龄有向年轻化发展趋势。有人称其为妇女的"现代病"，是中年妇女最常见的乳腺疾病，30 ~ 50 岁达最高峰，青春期及绝经后则少见。欧美等西方国家，有 1/4 ~ 1/3 的妇女一生中曾患此病。从文献报告的尸检中，有乳腺增生的妇女占 58% ~ 89%。在乳腺病变的活检中，乳腺增生症占 60%。我国报道的患病率因资料的来源不同，>30 岁妇女的发生率为 30% ~ 50%。有临床症状者占 50%。河南医科大学附一院近 5 年间（1991—1996），从门诊 248 例乳痛及乳房肿块患者中（仅占乳房疾病就诊者的 1/20）做病理学检查，其中 151 例有乳腺不同程度的增生，有 12 例不典型增生至癌变。发病率为 58%，较 16 年前（1981）有明显的上升，是原来的 2 倍左右。尽管这种诊断方法是全部乳腺疾病患者的一部分，但也说明了一个问题，从病理学检查中已有半数患者患此病。城市妇女的发病率较农村高，可能与文化知识及对疾病的重视程度乃至耐受程度有关。这些也引起医师对该病的重视。

二、病因和发病机制

本病的病因虽不完全明了，但目前从一些临床现象的解析认为与内分泌的失衡有密切关系，或者说有着直接关系。

1. 内分泌失衡　尽管乳腺增生症的病因尚未完全探明，但可以肯定，与卵巢内分泌激素水平失衡有关是个事实，其原因是：

（1）乳房的症状同步于乳腺组织变化，即随月经周期（卵巢功能）的变化而变化。也即随体内雌激素、孕激素水平的周期变化，发生周而复始的增生与复旧。乳腺增生症的主要组织学变化就是乳腺本质的增生过度和复原不全。这种现象必然是由于雌激素、孕激素比例失衡的结果。

（2）从发病年龄看，患者多系性激素分泌旺盛期，该病在青春前期少见，绝经后下降，与卵巢功能的兴衰相一致。

（3）从乳腺病变在乳房上不规律的表现，也说明是受内分泌影响引起。乳腺组织内的激素受体分布不均衡，而乳腺增生在同一侧乳房上的不同部位可表现为程度上的不一致，病变位置每人也不相同。主要表现了激素水平的波动后乳腺组织对激素敏感性的差异，决定着增生结节的状态及疼痛的程度。生理性反应和病理性结构不良的分界，取决于临床上的结节范围、严重性和体征的相对固定程度。然而两者往往很难鉴别，也往往要靠活检来鉴别。

（4）切除实验动物的卵巢，乳房发育停止，而给动物注射雌激素可诱发乳腺增生，目前无可靠依据来说明乳腺增生症患者体内雌、孕激素的绝对值或相对值比正常女性为高。

性激素对引起本病的生理机制主要表现在性激素对乳腺发育及病理变化均起主导作用。雌激素促进乳管及管周纤维组织生长，黄体酮促进乳腺小叶及腺泡组织发育。正常的乳腺组织结构，随着月经周期激素水平变化，而发生着生理性增生—复旧这种周期性的变化。如雌激素水平正常或过高而黄体酮分泌过少或两者之间不平衡，便可引起乳腺的复旧不完全，组织结构发生紊乱，乳腺导管上皮和纤维组织不同程度的增生和末梢腺管或腺泡形成囊肿。也有人认为，雌激素分泌过高而孕激素相对减少时，不仅刺激乳腺实质增生，而且使末梢导管不规则出芽，上皮增生，引起小管扩张和囊肿形成。也因失去孕激素对雌激素的抑制性影响而导致间质结缔组织过度增生与胶原化及淋巴细胞浸润，并认为这种增生与复旧的紊乱，就是该病的基础。另外，近年来许多学者注意到催乳素、甲基嘌呤物与乳腺增生症的关系。因此，目前认为这种组织形态上的变化，并非一种激素的效应所为而是多种内分泌激素的不平衡所引起。

2. 与妊娠和哺乳的关系

（1）多数乳腺增生症患者发生在未哺乳侧，或不哺乳侧症状偏重。

（2）未婚未育患者的乳腺增生症（尤其是乳痛症），在怀孕、分娩、哺乳后，病症多可缓解或自愈。

（3）精神因素：此类患者往往以性格抑郁内向或偏激者为多。部分患者诉说，每遇生气乳房就痛且有硬块出现，心情好时症状减轻，局部肿块变软。这也说明本症与精神情绪改变有关。

三、病理

由于本病组织形态改变较为复杂，病理分类意见纷纭，迄今尚未统一。

正常时，乳腺组织随卵巢周期性活动而有周期性变化，经前期表现为乳腺上皮增生，小管或腺泡形成、增多或管腔扩张，有些上皮呈空泡状，小叶间质水肿、疏松。月经期表现为管泡上皮细胞萎缩脱落，小管变小乃至消失，间质致密化并伴有淋巴细胞浸润。月经结束后，乳腺组织又进入新的周期性变化。如果雌激素分泌过多或孕激素水平低下而使其相对过多时，则刺激乳腺实质过度增生，表现为导管不规则出芽，上皮增生，引起小导管扩张而囊肿形成，同时间质结缔组织增生、胶原化和炎性细胞浸润等。上述病理变化常同时存在，但由于在不同个体、不同病期，这些病变的构成比例不同而有不同的病理阶段和不同的病理改变。

乳腺增生症是有着不同组织学表现的一组病变，尽管其病理分型不同，病因都与卵巢功能失调有关，各型都存在着管泡及间质的不同程度的增生为病理特点。各型之间都有不同程度的移行性病理改变，此点亦被多数医师认为是癌前病变。为了临床分类及诊断有一明确概念，按王德修分类意见，使临床与病理更为密切结合，可将本病分为乳腺腺病期和乳腺囊肿期2期，对临床诊治实属有利。

1. 乳腺腺病（adenosis）　是乳腺增生症的早期，本期主要改变是乳腺的腺泡和小导管明显的局灶性增生，并有不同程度的结缔组织增生，小叶结构基本失去正常形态，甚者腺泡上皮细胞散居于纤维基质中。Foote、Urball 和 Dawson 称"硬化性腺病"，Bonser 等称"小叶硬化病"。根据病变的发展可分 3期：即小叶增生、纤维腺病和硬化性腺病。有文献报道，除小叶增生未发现癌变外，后 2 期均有癌变存在，该现象有重要临床意义。

（1）乳腺小叶增生：小叶增生（或乳腺组织增生）是腺病的早期。该期与内分泌有密切关系，是增生症的早期表现。主要表现为小叶增生，小叶内腺管数目增多，因而体积增大，但小叶间质变化不明显。镜下所见：主要表现为小叶数目增多（每低倍视野包括 5 个以上小叶），小叶变大，腺泡数目增多（每小叶含腺泡 30 个以上）。小导管可见扩张。小叶境界仍保持，小叶不规则，互相靠近。小叶内纤维组织细胞活跃，为纤维母细胞所构成。小叶内或周围可见少数淋巴细胞浸润，使乳房变硬或呈结节状。临床特点是乳腺周期性疼痛，病变部触之有弥散性颗粒状感，但无明显硬结。此是由于在月经周期中，乳腺结缔组织水肿，周期性乳腺小叶的发育与轻度增生所引起，是乳腺组织在月经期、受雌激素的影响而出现的增生与复旧的一个生理过程，纯属功能性，也可称生理性，可恢复正常。因此，临床上肿块不明显，仅表现为周期性乳痛。甚者，随月经周期的出没，乳房内的结节出现或消失。本期无发生恶变者，但仍有少数发展为纤维腺病。

（2）乳腺纤维腺病（乳腺病的中期变化）：小叶内腺管和间质纤维组织皆增生，并有不同程度的淋巴细胞浸润，当腺管和纤维组织进一步灶性增生时，可有形成纤维瘤的倾向。早期小管上皮增生，层次增多呈 2~3 层细胞甚至呈实性增生。同时伴随不同程度的纤维化。小管继续增多而使小叶增大，结构形态不整，以致小叶结构紊乱。在管泡增生过程中，由于纤维组织增生，小管彼此分开，不向小叶内管泡的正常形态分化。形成似囊样圆腔盲端者，称"盲管腺病"（blunt ductal adenosis）。此期的后期表现是以小叶内结缔组织增生为主，小管受压变形分散。管泡萎缩，甚至消失，称"硬化性腺病"。在纤维组织增生的同时，伴有管泡上皮增生活跃，形成旺炽性硬化性腺病（florid sclerosing adenosis）。另有一种硬化性腺病是由增生的管泡和纤维化共同组成界线稍分明的实性肿块，称"乳腺腺瘤"（adenosis tumor of breast）。发病率低，约占所有乳腺病变的 2%。因此，临床上常见此型腺病同时伴发纤维腺瘤存在。

（3）硬化性腺病（又称纤维化期）：乳腺腺病的晚期变化，由于纤维组织增生超过腺管增生，使腺管上皮受挤压而扭曲变形，管泡萎缩消失，小叶轮廓逐渐缩小，乃至结构消失。而仅残留萎缩的导管，上皮细胞体积变小，深染严重者细胞彼此分离，很似硬癌，尤其冷冻切片时，不易与癌区分。本病早期有些经过一定时期可以消失，有些可发展成纤维化，某些则伴有上皮明显乳头状增生的该病理改变尤其值得注意，多数医师正视此为癌前期病变。

纤维腺病与纤维腺瘤病理上的区别点是：后者有包膜，小叶结构消失，呈瘤样增生。与硬癌的区别点是：硬癌表现小叶结构消失，癌细胞体积较大，形态不规则，有间变核分裂易见，两者较易区别。作者（1998）从 176 例乳腺结构不良中发现，乳腺腺病期的中期（纤维性腺病）及晚期（硬化性腺病），均有不同程度癌变（其癌变率为 17%）。该两期应视为癌前病变，临床上已引起足够重视。

2. 乳腺囊性增生病（cystic hyperplasia）　与前述的乳腺组织增生在性质有所不同，前者是生理性改变，后者是病理性而且是一种癌前状态。根据 Stout 的 1 000 例材料总结，本病的基本病变和诊断标准是：导管或腺泡上皮增生扩张成大小不等的囊或有上皮化生。本期可见肿瘤切面为边界不清或不整的硬结区。硬结区质硬韧，稍固定，切面呈灰白色伴不规则条索状区。突出的特点是囊肿形成。囊肿小者直径在 2mm 以下，大者 1~4cm 不等，有光滑而薄的囊壁，囊内充满透明液体或暗蓝色、棕色黏稠的液体。后者称为蓝顶囊肿（所谓 Bloodgood cyst 蓝顶盖囊肿），镜下可见囊肿由中小导管扩张而来。上皮增生发生于扩张的小囊内，也可发生于一般的导管内。为实体性增生（乳头状增生），导管或扩张的小囊上皮细胞可化生。显微镜下，囊性上皮增生的病理表现如下：

（1）囊肿的形成：主要是由末梢导管高度扩张而成。仅是小导管囊性扩张，而囊壁内衬上皮无增生者，称"单纯性囊肿"。巨大囊肿因其囊内压力升高而使内衬上皮变扁，甚至全部萎缩消失，以致囊壁仅由拉长的肌上皮和胶原纤维构成。若囊肿内衬上皮显示乳头状增生，称乳头状囊肿。增生的乳头可无间质，有时乳头上皮可呈大汗腺样化生，末端小腺管和腺泡形成囊状的原因可能有以下 2 种说法：①因管腔发炎，致管周围结缔组织增生，管腔上皮脱落阻塞乳管所致；②乳管及腺泡本身在孕激素作用下上皮增生而未复原所致。但多数认为囊性病变可能是乳管和腺泡上皮细胞增生的结果。作者有同样看法。

（2）导管扩张：小导管上皮异常增生，囊壁上皮细胞通常增生成多层，也可从管壁多处作乳头状突向腔内，形成乳头状瘤病（papiuomatosis），也可从管壁一处呈蕈状增生。

（3）上皮瘤样增生：扩张导管或囊肿上皮可有不同程度的增生，但其上皮细胞均无间变现象，同时伴有肌上皮增生。上皮增生有以下表现：

1）轻度增生者上皮细胞层次增多，较大导管和囊肿内衬上皮都有乳头状增生时，称"乳头状瘤"。

2）若囊腔内充满多分支的乳头状瘤，称"腺瘤样乳头状瘤"。

3）复杂多分支乳头的顶部相互吻合后，形成大小不一的网状间隙，称"网状增生"或"桥接状增生"。

4）若上皮细胞进一步增生，拥挤于囊腔内致无囊腔可见时，称"腺瘤样增生"。

5）增生上皮围成孔状时，称"筛状增生"。

6）上皮细胞再进一步增生而成实体状时，称"实性增生"。

上皮瘤样增生的病理生理变化：雌激素异常刺激→乳腺末梢导管和腺泡增生成囊肿→囊内液体因流

通不畅→瘀滞于囊肿内，囊液中的刺激物→先引起上皮的脱落性增生→再促使增生的上皮发生瘤化→进一步可演变为管内型乳癌（原位癌）→癌由管内浸及管周围组织→浸润性癌。

乳头状瘤可分为：①带蒂型（细胞多为柱状，排列整齐），多系良性，但也有可能恶变；②无蒂型（细胞分化较差，排列不整齐），多有恶变倾向。

有人认为小囊肿易恶变，而大囊肿却不易。可能是因为大囊肿内压力较高，上皮细胞常挤压而萎缩，再生力较差之故。但事实上在大囊肿周围常伴有小囊肿。故除临床上不能触及的小囊肿以外，一切能触及的乳腺囊性增生病，都有恶变可能，对可疑的病变应行活检。

（4）大汗腺样化生：大汗腺细胞样的化生，也是囊性病的一种特征。一般末端导管的上皮是低立方状，一旦化生为汗腺核细胞，其上皮呈高柱状，胞体大，小而规则的圆形核位于基底部，细胞质丰富，嗜酸性，伴有小球形隆出物的游离缘（knobby free margins），称"粉红细胞"（dink cell），这些细胞有强烈的氧化酶活性和大量的线粒体，是由正常乳腺上皮衍生的，而且具有分泌增生能力。不同于大汗腺细胞。大汗腺细胞核化生的原因不明，生化的意义也不了解。Speet（1942）动物实验研究认为此种化生似与癌变无关。乳腺囊性增生病中的乳头状增生与管内乳头状瘤的增生不同之处是，前者发生于中小导管内，而后者则是发生在大导管内，且多为单发性。

四、乳腺组织增生症

乳腺组织增生症（mazoplasia）又称乳痛症（mastodynia），是乳腺结构不良症的早期阶段，是一种因内分泌失衡引起的乳腺组织增生与复旧不良的生理性改变。临床表现以乳痛为主，病理改变主要是末端乳管和腺泡上皮的增生与脱落，目前未发现有癌变的报道。

（一）发病率

本病为妇女常见病，发病年龄多为 30~50 岁，青少年及绝经后妇女少见。男性极少见。近期文献报道有乳腺增生的妇女为 58%~89%。城市患病率高于农村。

（二）临床表现

本病系乳腺结构不良症的早期阶段，主要是乳腺组织增生，如小叶间质中度增生，如小叶发育不规则、腺泡或末端乳管上皮轻度增生。

1. 好发年龄 多见于中年妇女（30~40 岁），少数在 20~30 岁之间，并伴有乳房发育不全现象。青春期前和闭经期少见。发病缓慢，多在发病 1~2 年后开始就医。

2. 本病与月经和生育的关系 此类患者月经多不规则，经潮期短，月经量少或经间期短等。多发生于未婚或未育及生育而从未哺乳者。

3. 周期性乳痛 周期性乳痛及乳胀是本病的特点。

（1）疼痛出现的时间：乳痛为本病的主要症状，常随月经周期而出现经前明显乳痛，经潮至症状锐减或消失，少数患者也有不规律的疼痛。乳痛多在月经来潮前 1 周左右出现且渐加重，月经来潮后渐缓解至消失，此乃本病的特点。

（2）疼痛的性质：多为间歇性、弥漫性钝痛或针刺样痛，亦有表现为串痛或隐痛，甚者有刀割样痛，多数为胀痛或钝痛。有些表现为自觉痛，亦有表现为触痛或走路衣服摩擦时疼痛。乳房也可以有压痛，或上肢过劳后疼痛加重现象。

（3）乳痛的部位：位于一侧乳房的上部外侧或乳尾部位，甚至全乳痛。单侧或双侧，以双侧为多见，有时也可仅有乳房的部分疼痛，也可伴患侧胸部疼痛且疼痛常放射到同侧上肢、颈部、背部及腋窝处。其疼痛程度不一致，多发生在乳房外上象限及乳尾区。疼痛发生前乳房无肿块及结节。

（4）乳痛的原因：在月经周期中，乳腺小叶受性激素影响，在月经前乳腺小叶的发育和轻度增生，乳腺结缔组织水肿，腺泡上皮的脱落导致乳腺管扩张而引起，纯属生理性，可以恢复正常。此种现象在哺乳期、妊娠期或绝经后减轻或消失。

4. 乳痛与情绪改变的关系 本病的症状及乳房肿块，多随月经周期、精神情绪改变而改变。如随愁怒、忧思、工作过度疲劳，甚至刮风、下雨、天阴、暑湿等气候改变而加重；经期或心情舒畅以及风和日暖气候则症状减轻或消失。此乃本病的特点。

与乳痛症的相关特点：

（1）疼痛原因：与性激素有直接关系。

（2）好发年龄：30～40 岁妇女。

（3）疼痛出现时间：月经前 7 天左右。

（4）疼痛性质：慢性钝痛及刺痛。

（5）疼痛部位：乳房上部或外侧，一侧或双侧。

（6）疼痛、触痛及可变的乳房结节为本病三大主要表现。

5. 乳房检查

（1）乳头溢液：有些患者偶尔可见乳头溢出浆液性或牙膏样分泌物。

（2）乳房的检查：乳房外形无特殊变化，在不同部位可触及乳腺组织增厚，呈颗粒状，多个不平滑的结节，质韧软，周界不清，触不到具体肿块。增厚组织呈条索状、三角形或片状非实性。月经来前 7 天以内胀硬较明显，月经后渐软而触摸不清。多为触痛，有时月经来前出现疼痛时，多伴有乳房肿胀而较前坚挺，触诊乳房皮温可略高。乳房触痛明显，乳腺内密布颗粒状结节，以触痛明显区（多为外上象限）最为典型，但无明显的肿块可触及，故有人称"肿胀颗粒状乳腺"（swollen granular breast）、"小颗粒状乳腺"（snail granula reast）。月经来潮后，症状逐渐消失，待月经结束后，多数患者症状完全消失，乳房触诊为原样。

（三）诊断

1. 症状和体征 周期变化的疼痛、触痛及结节性肿块。

2. 物理检查

（1）B 超检查：乳痛症者多无明显改变。

（2）X 线检查：乳痛症乳腺钼靶摄片常无明显改变，在腺病期、囊性增生症期，增生的乳腺组织呈现边缘分界不清的棉絮状或毛玻璃状改变的密度增高影。伴有囊肿时，可见不规则增强阴影中有圆形透亮阴影。也可行 B 超定位下的囊内注气造影。乳腺钼靶摄片检查的诊断正确率达 80%～90%。

（3）红外线透照检查：由于乳腺组织对红外光的吸收程度不同，透照时可见黄、橙、红、棕和黑各种颜色。乳腺腺病一般情况下透光无异常，增生严重者可有透光度减低，但血管正常，无局限性暗影。

（4）液晶热图检查：该检查操作简便、直观、无创伤性，诊断符合率可达到 80%～95%，尤适用于进行乳腺疾病的普查工作。

（5）乳腺导管造影：主要适用于乳头溢液患者的病因诊断。

（6）细胞学检查：细针穿刺细胞学检查对病变性质的鉴别诊断有较大的价值，诊断符合率可达 80%～90%。对有乳头溢液的病例，行乳头溢液涂片细胞学检查有助于确定溢液的性质。

（7）切取或切除活体组织检查：对于经上述检查仍诊断不清的病例，可做病变切取或切除行组织学检查。乳腺增生症大体标本中，质韧感，体积较小，切面常呈棕色，肿块无包膜亦无浸润性生长及坏死出血。

有下列情况者应行病变切取或切除活体组织检查，以确定疾病性质：①35 岁以上，属乳腺癌高危人群者；②乳腺内已形成边界清的片块肿物者；③细胞学检查（穿刺物、乳头溢液等）查见不典型增生的细胞。

此外，CT、MRI 等方法可用于乳腺增生症的检查，有些因为可靠性未肯定，尤其 CT 价值不大，以B 超及红外线透照作为乳腺增生症的首选检查方法为妥。除少数怀疑有恶性倾向的病例外，35 岁以下的病例钼靶摄影一般不做常规应用。对临床诊断为乳腺增生症的患者，应嘱患者 2～3 个月复查 1 次，最好教会患者自我检查乳房的方法。

（四）治疗

1. 内科治疗　迄今为止，对本病仍没有一种特别有效的治疗方法。根据性激素紊乱的病因学理论，国外一直采用抑制雌激素类药物的治疗方案。目前对本病的治疗方法都只是缓解或改善症状，很难使乳腺增生后的组织学改变得到复原。

（1）性激素类：以往对乳腺增生症多采用内分泌药物治疗，尽管激素治疗开始阶段多会有较好的效果，但由于乳腺增生症患者多有内分泌激素水平失衡因素，现投入激素，应用时间及剂量很难恰如其分适合本病需要，往往有矫枉过正之弊。应用不当，势必会更加重这种已失衡的状态，效果必然不甚满意。同时乳腺癌的发生与女性激素有肯定关系，甚至增加乳腺癌发生机会。因此，目前应用激素类药物作为治疗本病的已很少作为常规用药。此类药物应用主要机制是利用雄激素或孕激素对抗增高了的雌激素。

以调节体内的激素维持平衡减轻疼痛，软化结节。该类药物早在 1939 年 Spence 就试用雄性激素（睾酮），Atkins 也报道了本药作用。因恐导致乳腺癌的发生，临床应用应谨慎。下面介绍常用药物：

1）黄体酮：一般在月经前 2 周用，每周注射 2 次，5mg/次，总量 20～40mg。疗程不少于 6 个月。然而目前有报道，认为此药对本病治疗无效且不能过量治疗，否则会引起乳房发育不良，甚至引起乳腺上皮恶变。

2）雌激素：在月经期间，每周口服 2 次小剂量己烯雌酚（1mg），共服 3 周。在第 2 次月经期间，依据病情好转程度而适当减量，改为每周给药 1 次或 0.2mg/d，连用 5 天。如此治疗 6～8 个月。亦可用 0.5% 己烯雌酚油膏局部涂抹，每晚抹乳腺皮肤，连用半年。

雌激素应用的不良反应可见恶心、呕吐、胃痛、头痛、眩晕等，停药后消失。

3）甲睾酮（甲基睾丸素）：甲睾酮 5mg 或 10mg，1 次/d，肌内注射，月经来潮前第 14 天开始用，月经来潮停用。每次月经期间用药总量不超 100mg。

4）丙酸睾酮：丙酸睾酮 25mg，月经来前 1 周肌内注射，1 次/d。连用 3～4 天。睾丸素药膏局部涂抹亦有一定作用。

以上 2 种雄激素的不良反应，有女性男性化多毛、阴蒂肥大、音变、痤疮、肝脏损害、黄疸、头晕和恶心。

5）达那唑（danazol）：是 17－己炔睾（elhisterone）衍生来的合成激素，其作用机制是抑制促性腺激素，从而减少了雌激素对乳腺组织的刺激。Creenbiall 等在治疗子宫内膜异位症时，发现该药治疗的病例所伴有的良性乳腺疾病同时得到缓解。达那唑不能改变绝经前妇女的促性腺激素水平，其机制可能是抑制卵巢合成激素所需要的酶，从而调整激素水平，此药治疗效果显著。症状消失及结节消失较为明显，有效率达到 90%～98%。但不良反应大，尤其月经紊乱发生率高，因此仅对用其他药物治疗无效、症状严重、结节多者，才选用此药。用药剂量越大，不良反应出现的也越多，且有停药复发问题。用法为：达那唑 100～200mg，1 次/d，月经来后第 2 天开始服用，3～6 个月为 1 个疗程。

6）他莫昔芬（tamoxifen）：本品主要是与雌激素竞争结合靶细胞的雌激素受体，直接封闭雌激素受体。阻断雌激素效应是一种雌激素拮抗药。1980 年有人开始用本品治疗本病，国内报道治疗本病的缓解率为 96.3%，乳腺结节缩小率为 97.8%，停药后有反跳作用。不良反应主要为月经推迟或停经，以及白带增多等。且前 Femtinen 认为治疗乳痛效果好。用法 10mg，2 次/d，持续 2～3 个月。但也有报道长年服用可引起子宫内膜癌的危险。

（2）维生素类药物：维生素 A、维生素 B、维生素 C、维生素 E 等能改善肝功能、调节性激素的代谢，同时还能改善自主神经的功能，可作为乳腺增生症的辅助用药。Abrams（1965）首先报道用维生素 E 治疗本病，随后的研究发现其有效率为 75%～85%。机制系血中维生素 E 值上升，可使血清黄体酮/雌二醇比值上升；另一方面可使脂质代谢改善，总胆固醇—脂蛋白胆固醇的比值下降，α－脂蛋白－游离胆固醇上升。维生素 E 可使乳房在月经前疼痛减轻或缓解，部分病例可使乳房结节缩小、消散，又可调节卵巢功能，防治流产和不孕症，维生素 E 是一种氧化剂还可抑制细胞的间变，可以降低低密度脂蛋白（LDL）增加孕激素，故鼓励患者用维生素 E 以弥补孕激素治疗的不足。其优点是无不良反应，服药方便，价格低廉，易于推广使用，但疼痛复发率高。维生素 B$_6$ 与维生素 A 对调节性激素的平衡有一定的意义，维生素 A 可促进无活性的雄烯酮及孕炔酮转变为活性的雄烯酮及黄体酮，后两者均有拮抗雌激素作用。可以试用。具体用法为：维生素 B$_6$ 20mg，3 次/d。维生素 E 100mg，3 次/d，维生素 A 1 500 万 U，3 次/d，每次月经结束后连用 2 周。

（3）5% 碘化钾溶液：小量碘剂可刺激腺垂体产生促黄体素（LH），促进卵巢滤泡黄体化，从而使雌激素水平降低，恢复卵巢的正常功能，并有软坚散结和缓解疼痛的作用。有效率为 65%～70%。碘制剂的治疗效果往往也是暂时的，有停药后反跳现象。由于可影响甲状腺功能，因此应慎重应用。常用的是复方碘溶液（卢戈液每 100mL 含碘 50g、碘化钾 100g），0.1～0.5mL/次（3～5 滴），口服，3 次/d。可将药滴在固体型食物上，以防止药物对口腔黏膜的刺激。5% 碘化钾溶液 10mL，口服，3 次/d。碘化钾片 0.5g，3 次/d，口服。

（4）甲状腺素片：由于近年来认为本病可能与甲状腺功能失调有关，因此有人试用甲状腺素片治疗乳腺增生症获得一定的效果。用甲状腺浸出物或左甲状腺素（syntthroid）治疗，0.1mg/d，2 个月为 1 个疗程。

（5）溴隐亭（bromocripine）：本品属于多巴胺受体的长效激活剂，它通过作用在垂体催乳细胞上多巴胺受体，释放多巴胺来直接抑制催乳腺细胞对催乳素的合成和释放。同时也减少了催乳素对促卵泡成熟激素的拮抗，促进排卵及月经的恢复，调整激素的平衡，使临床症状得以好转，有效率达 75%～98%。本品的不良反应是头晕困倦、胃肠道刺激（恶心甚至腹痛、腹泻）、面部瘙痒、幻觉、运动障碍等。具体用法为：溴隐亭 5mg/d，3 个月为 1 个疗程。连续应用不宜超过 6 个月。

（6）其他：

1）夜樱草油：本品是一种前列腺受体拮抗药，用药后可致某些前列腺素（PGE）增加并降低催乳素活性，3g/d。效果不肯定，临床不常应用。

2）催乳素类药物：正处于临床试验阶段，其效果尚难肯定。

3）利尿药：有作者认为乳房疼痛与乳房的充血水肿有关，用利尿药可以缓解症状。常用螺内酯（安体舒通）和氢氯噻嗪短期应用。

2. 手术治疗

（1）适应证：乳腺增生症本身无手术治疗的指征，手术治疗的主要目的是避免误诊，漏诊乳腺癌。因此，手术治疗必须具备下列适应证：①有肿块存在。重度增生伴有局限性单个或多个纤维瘤样增生结节，有明显片块状肿块，乳头溢液，其他检查不能排除乳腺癌的病例；②药物治疗观察的病例，在弥散性结节状乳腺或片块状乳腺腺体增厚区的某一局部，出现与周围结节质地不一致的肿块者，长期用药无效而且症状又加重者；③年龄在 40～60 岁患者，又具有乳腺癌高危因素者；④长期药物治疗无效，思想负担过于沉重，有严重的精神压力（恐癌症），影响生活和工作的患者。

（2）手术目的和治疗原则：①手术的主要目的是明确诊断，避免乳腺癌的漏诊及延诊。因此，全乳房切除是不可取的也是禁忌的，如果围绝经期患者必须如此，须谨慎应用（仅行保留乳房外形的腺体切除），绝不宜草率进行；②局限性病变范围较小，肿块直径不超过 2.5cm，行包括一部分正常组织在内的肿块切除；③全乳弥漫性病变者，以切取增生的典型部位做病理学检查为宜；④年龄在 50 岁以上，病理证实为乳腺导管及腺泡的高度非典型增生患者可行单纯乳房切除（仅行腺体切除，保留乳房外形）。

总之，没有绝对适应证而轻举扩大乳腺切除范围是十分错误的。用防止癌变的借口切除女性（尤其是青、中年女性）的乳房也是绝对不允许的。

3. 其他治疗

（1）中医治疗：中医药在治疗乳腺增生症方面有其独到之处，为目前治疗本病的主要手段。

中医治疗时，除口服药物外，不主张在乳房局部针刺治疗（俗称扎火针）且必须强调的是：在诊断不甚明确而又不能除外癌时，局部治疗属于禁忌。在临床实践中，有多例因中药外敷、扎火针而致使误为乳腺增生症实为乳腺癌的患者病情迅速恶化的病例，应引以为戒。

（2）饮食治疗：据某些学者认为，此病的发生也与脂肪代谢率紊乱有关，因此应适当减少饮食中的脂肪的摄入量，增加糖类的摄入。

（3）心理治疗：乳腺增生症的发生和症状的轻重常与情绪变化有关，多数患者在遇心情不舒畅的情况下及劳累过度时，很快出现症状或使症状加重。因此，给予患者必要的心理护理，对疾病的恢复是有益的，尤其是对乳痛症患者。如果能够帮助患者消除心理障碍，保持良好的心理状态，可完全替代药物治疗。消除恐惧和紧张情绪是心理治疗的关键。必要时可给予地西泮（安定）等镇静药以及维生素类药。

五、乳腺囊性增生病

乳腺囊性增生病（cystic hyperplasia of breast）属于乳腺结构不良的一个晚期阶段，是一种完全性的病理性变化。临床表现主要是以乳房肿块为特点，同时伴有轻微的乳痛。病理改变除了有小叶增生外，多数中小乳管扩张形成囊状为本病特点。乳管上皮及腺泡上皮的增生，与癌的发生有着一定关系。Warren 等追踪病理证实的乳腺囊性增生病，其后发生癌变者较一般妇女高 4.5 倍，并且乳腺囊性增生病在乳腺癌患者的发生率远高于一般的同龄妇女。本病在临床上极为多见，大约 20 个成年妇女在绝经期前就有 1 个患本病，发病率较乳腺癌高，在尸检资料中如将小叶囊肿一并统计在内，其发病率更明显增高。

本病属于中医的"乳癖"范围，中医学认为"乳癖及乳中结核……随喜怒消长，多由思虑伤脾，恼怒伤肝，气血瘀结而生"。

（一）发病率

乳腺囊性增生病是乳腺各种病变中最常见的一个阶段。即使仅以临床能觉察的较大囊肿为限，乳腺囊性增生病的发病率也较乳腺其他病变的发病率为高。据纽约长老会医院 1941—1950 年间共有临床表现明显的乳腺囊性增生病 1 196 例，同时期内的乳腺癌有 991 例、腺纤维瘤有 440 例，可见乳腺囊性增生病之多见。又据 Bmhardt 和 Jaffe（1932）曾报道 100 个 40 岁以上女尸的尸检资料统计，其乳腺囊性增生病的发生率高达 93%。Franas（1936）曾报道 100 个 19～80 岁的女尸，其乳腺中有显微观的小囊肿者占 55%，双侧病变也有 25%。Frantz 等（1951）研究过 225 例并无临床乳腺瘤的女尸，发现 19% 有肉眼可见的乳腺囊性增生病（囊肿大 1～2mm 以上），半数为两侧性。此外在显微镜下还发现 34% 有各种囊性病变（包括小囊肿、管内上皮增生等），总计半数以上（53%）具有各种表现的乳腺囊性增生病。总之，以这样的估计，一般城市妇女中每 20 个就有 1 个在绝经前可能在临床上发现乳腺囊性增生病，其发病率远较乳癌的发病率高。

乳腺囊性增生病通常最早发生在 30～39 岁之间，至 40～49 岁之间其发病率到达高峰，而在绝经后本病即渐减少。据美国纽约长老会医院统计的 454 例临床可见的乳腺囊性增生病也说明了是中年妇女常见病。其发病年龄如以初诊时为准，20～29 岁占 5.2%，30～39 岁占 33.2%，40～49 岁占 49.6%，50～59 岁占 9.4%，60 岁以上的共占 2.6%，其平均发病年龄为 41 岁。我国王德修、胡予（1965）报道的 46 例乳腺囊性增生病，平均年龄为 39.8 岁，天津市人民医院（1974）报道的乳腺囊性增生病 80 例，患者就诊年龄为 14～74 岁，平均为 38.7 岁，可见乳腺囊性增生病主要为中年妇女的疾病。

（二）临床表现

1. 患病年龄　患病年龄多在 40 岁左右的中年妇女，青年及绝经后妇女少见。自发病到就诊时间平均 3 年（数天至 10 余年）。

2. 乳痛　多不显著，与月经周期关系不甚密切，偶尔有同乳腺增生症一样的疼痛，此点可与小叶增生相区别。疼痛可以有多种表现，如隐痛、钝痛或针刺样痛，一侧或双侧，同时伴患侧胸、背及上肢的疼痛。疼痛可以是持续性，也可以是周期性，但不规律的乳痛是本病的特点。乳痛多因早期乳管开始扩张时出现，囊肿发展完全时疼痛消失，疼痛也可能与囊内压力迅速增加有关。

3. 乳头溢液　多为草黄色浆液、棕色、浆液血性甚至纯血液。一般为单侧，未经按压而自行排出。

也有经挤压而出。溢液主要是病变与大导管相通之故。有文章报道，762 例乳房肿块病患者，发生排液者 41 例，占 5.4%，其中 63.5% 为乳腺囊性增生病。

4. 乳房肿块　是本病主要诊断依据。但检查该病时，最好在月经前后 7～10 天之内。先取坐位后取平卧位，按顺序仔细检查乳房各个象限，检查肥大型或下垂型乳房时，可采用斜卧位，并将上肢高举过头，以便检查乳腺的外上象限。常见肿块有以下几种表现：

（1）单一肿块状：呈厚薄不等的团块状，数目不定，长圆形或不规则型，有立体囊样感，中等硬度有韧性，可自由推动，不粘连，边缘多数清楚，表面光滑或呈颗粒状，软硬不一，是单纯囊肿的特点。有些囊肿较大，一般呈圆球形，表面光滑，边界清楚；囊肿的硬度随囊内容物的张力大小而有差别，张力小的触诊时感觉较软，甚至有波动感，张力大的显得较硬，有时与实质性的腺纤维瘤很难区别。此外，在月经来潮前因囊内张力较大，肿块也会变得较硬。由于囊内容物一般多为澄清的液体，所以大的囊肿大多透光明亮。

如囊肿有外伤出血或感染，则透光试验时囊肿显出暗淡的阴影，在感染的情况下因囊肿与周围组织常有粘连，还可见皮肤或乳头的粘连退缩现象。囊内乳头状瘤存在时，囊液每呈血性或浆液血性，此时透光试验也能显出境界清楚的阴影。

（2）乳腺区段型结节肿块即多数肿块出现：结节的形态按乳管系统分布，近似三角形，底位于乳房边缘，尖朝向乳头，或为不规则团块，或为中心部盘状团块，或为沿乳管走向的条索状，囊肿表现形式可以是单个或多个，呈囊状感，也有为颗粒状边界清楚，活动度大，大小多在 0.5～3cm 之间。大者甚至可达 8cm 左右。文献上有人将直径在 0.5cm 以下，称"沙粒结节"。

（3）肿块分布弥漫型：肿块分布的范围超过 3 个象限或分散于整个或双侧乳腺内。

（4）多形状肿块：同乳腺内，有几种不同形态的肿块（片状、结节、条索、颗粒等），在同一部位或不同部位，甚至散在全乳房。

（5）肿块变化与精神情绪的关系：多数人于月经前愁闷、忧伤、心情不畅以及劳累、天气不好而加重，使肿块变大、变硬，疼痛加重。当月经来潮后或情绪好、心情舒畅时，肿块变软、变小。同时疼痛可减轻或消失。这种因精神、情绪的变化而改变的肿块，是本病的特点，而且多为良性经过。有人认为，这种表现多在乳腺结构不良的早期，而囊肿期则表现不甚明显，仅表现为肿块的突出特点。各型肿块，与皮肤和深部筋膜不粘连，乳头不内陷。乳房外形不变，同侧腋窝淋巴结不肿大。切开肿块，内有大小不等的囊肿（为扩张的乳管），大如栗子，小如樱桃，多散在乳房深部。

（三）辅助检查

1. X 线检查　可见多数大小不一的囊腔阴影，为蜂巢状，部分互相融合或重叠，囊腔呈圆形，大囊腔为卵圆形，边缘平滑，周围大或伴有透亮带。牵引乳头摄片，则发现弧形之透亮区易变形，而由于皮下脂肪层变薄，由于位于边缘的囊腔而呈皱襞状。文献报道钼靶 X 线的诊断正确率达 80%～90%。随着 X 线技术的改进，如与定位穿刺活检相结合，其诊断正确率可进一步提高。近年来磁共振的应用，对诊断本病有一定参考价值，典型的 MRI 表现为乳腺导管扩张，形状不规整，边缘不清，但本病 MRI 表现是多种多样。因此法不太经济，故临床应用目前未推广。

2. B 超检查　Wild（1951）首先应用超声波检查乳腺的肿块，近年来 B 超发展很快，诊断正确率高达 90% 左右。超声波显示增生部位不均匀的低回声区，以及无回声的囊肿。它的诊断在某些方面优于 X 线摄片。X 线片不易将乳腺周围纤维增生明显的孤立性囊肿和边界清楚的癌相鉴别，而 B 超则很容易鉴别。B 超对乳腺增生症患者随访很方便，也无创伤。临床检查应作为首选方法。B 超对囊肿型的乳腺病表现为，光滑完整的乳腺边界，内皮质稍紊乱，回声分布不均，呈粗大光点及光斑。囊肿区可表现出大小不等的无声回区，其后壁回声稍强。

3. 肿块或囊肿穿刺　在乳房肿块上面，行多处细针穿刺并做细胞学检查，对诊断乳腺上皮增生症有较大价值。结合 X 线透视下定位穿刺活检，其诊断正确率较高。需注意的是对怀疑癌变的病例，最后确诊仍有赖于组织切片检查。

4. 透照摄影　乳腺透照法首先由 Curler（1929）提出，Cros 等（1972）作了改进。其生物学基础是短波电磁辐射（蓝光）比长波（红光）更容易透入活组织，短波光在组织内广泛散布，长波光可被部分吸收，并产生热。乳腺各区域的不同吸收质量用黄光透照能更好地显示。Gros 等使用非常强的光源，在半暗环境中进行透照，并用普通彩色胶卷摄影，观察其图谱的变化。有一定的诊断价值，最适宜大面积的普查。由于乳腺组织囊性增生和纤维性变，在浅灰色背影下，可见近圆形深灰色均匀的阴影，周围无特殊血管变化，乳腺浅静脉边界模糊不清。由于含的液体不同，影纹表现各异。清液的囊肿为孤立的中心造光区，形态规则，含浊液则表现为均匀深灰色的阴影，边界清楚。也是鉴别良恶性一种方法。

5. 囊内注气或用造影剂摄像检查　这些方法仅可说明有囊肿，并不能确定其性质，最终还需依靠病理组织学检查。

6. 活检　对诊断不清，特别是难与恶性肿瘤相鉴别者，可行活检，但是应注意：

（1）如果肿块小而局限者，可行包括一部分正常组织在内的全部肿物切除，送病理学检查。

（2）如果肿块大，范围广泛，可在肿块最硬处或肿块中心处取组织做病理学检查。

（四）鉴别诊断

鉴别诊断目的主要在于：①为排除癌变的存在；②了解病变增生程度，以便采取相应措施；③预测疾病的发展与转归；④对一些肿物局限者切除，达治疗目的。

根据病史、体征及一些辅助检查，基本能提示本病存在的可能，但最终仍需病理组织学来确诊，确诊后方可采取治疗措施。

乳腺增生症尚需与乳房内脂肪瘤、乳腺导管内或囊内乳头状瘤、慢性纤维性乳腺炎、导管癌等鉴别。

1. 乳房内脂肪瘤　为局限性肿块，质软有假性波动，无疼痛及乳头溢液，也无随月经周期的变化而出现的乳房疼痛及肿块增大现象。

2. 乳痛症　以乳房疼痛为主，与月经周期有明显关系，每经潮开始后，痛即减轻或消失。乳腺触诊阴性，仅疼痛区，乳腺腺体增厚，无明显肿块感，仅有小颗粒状感觉。很少有乳头溢液。

3. 乳腺管内或囊内乳头状瘤　有乳头溢液及乳房肿块，但与乳腺结构不良的乳头溢液及肿块不同。前者为自溢性从乳头排出血性液体，呈粉红色或棕褐色；后者多为挤压而出，非自溢性，且为淡黄色的浆液性液体。前者乳房肿块较小，位居乳晕外，挤压肿块可见有血性分泌物从乳头排出，肿块随之变小或消失；而乳房结构不良症的肿块，常占乳房大部分或布满全乳，一侧或双侧乳房肿块随月经周期而出现疼痛及增大为特点。

4. 慢性纤维性乳腺炎　有乳房感染史及外伤史，往往因炎症的早期治疗不彻底而残留2～3个小的结节。在全身抵抗力降低时，再次发作。反复发作为其本病的特点。很易与乳房结构不良相鉴别。

5. 恶性肿瘤　肿块局限、质较硬，无随月经周期变化而出现的乳房变化现象，多需病理协诊。

（五）治疗

1. 手术治疗

（1）手术目的：①明确诊断，排除乳房恶性疾病；②切除病变腺体，解除症状；③除去乳腺癌易患因素，预防乳腺癌发生。

（2）手术指征：

1）肿块切除：增生病变仅局限乳房一处，经长时间药物治疗而症状不缓解，局部表现无改善或肿块明显增大、变硬和有血性分泌物外溢时，应包括肿块周围正常组织在内的肿块切除病检。如发现上皮细胞不典型增生而年龄 >45 岁，又有其他乳腺癌高危因素者，则以单纯乳房切除为妥。在做乳房肿块区段切除时，应做乳房皮肤的梭形（或弧形）切除，但不要损及乳晕，以便在缝合后保持乳房的正常外形。

2）单纯乳房切除：乳房小且增生病变遍及一侧全乳，在非手术治疗后症状不缓解，肿块继续增大，乳头溢血性分泌物，病理诊断为不典型增生，年龄在 40 岁以上者，有乳腺癌家族史或患侧乳房原有慢性病变存在，可行单纯乳房切除，并做病理学检查。如为恶性，可行根治。年龄＜30岁一侧乳房内多发增生者，可行细胞学检查，也可进行活检（应在肿块最硬的部位取组织）。如为高度增生，也行乳房区段切除。术后可以药物治疗和严密观察。

3）病变弥漫及双侧乳房：经较长时间的药物治疗，症状不好转，肿块有继续长大，溢水样、浆液性或浆液血性及血性分泌物者，多次涂片未发现癌细胞，如年龄＞45岁者，可在肿块最明显处做大区段乳房切除，并送病理学检查。年龄＜35岁，有上述情况者，可将较重的一侧乳房行肿块小区段切除，较轻的一侧在肿块中心切取活体组织检查。如无癌细胞，乳管增生不甚活跃，无上皮细胞间变及化生的，可继续行药物治疗，定期复查。

4）凡为乳腺囊性增生病行肿块切除、区段切除或单纯乳房切除者，术前检查未发现癌细胞，术后一律常规再送病理学检查。发现癌细胞者，均应尽快在短时间内补加根治手术。对于仅行活检或单纯乳房肿块切除患者，术后应继续行中药治疗。

5）乳腺囊性增生病行单纯乳房切除的适应证：凡病理学检查为囊性增生、上皮细胞不典型增生或重度不典型增生，药物治疗效果不佳，年龄＞40岁，可行保留乳头及乳晕的皮下纯乳房腺体切除。如年龄＜30岁，可肿块区段切除。如病理学检查为腺病晚期或囊肿增生期，无论年龄大小，均做肿块切除，并用药物治疗及定期复查。

总之，关于乳腺增生症的治疗问题不能一概而论，应根据年龄、症状、体征以及病理类型、病变进展速度及治疗反应而综合治疗，且不可长期按良性疾病处理，而忽略恶性病变存在的可能，以致贻误治疗时机。也不能因本病是癌前病变就不注意上皮增生情况、年龄大小及病史和治疗反应就一概而论地行区段乳房切除或单纯乳房切除，这些都是不妥的。

2. 化学药物治疗　同乳腺增生症。

（谢有强）

第三节　乳腺癌

乳腺癌是女性中常见的恶性肿瘤，世界上乳腺癌的发病率及死亡率有明显的地区差异。欧美国家高于亚非拉国家。在我国京、津、沪及沿海一些大城市的发病率较高，上海市的发病率居全国之首。1997年上海市女性乳腺癌发病率为29.8/10万，为全部恶性肿瘤中的6.3%，占女性恶性肿瘤中的14.9%，是女性恶性肿瘤中的第一位。

一、病因

乳腺癌大都发生在41～60岁、绝经期前后的妇女，病因尚未完全明了，但与下列因素有关。①内分泌因素：已证实雌激素中雌酮与雌二醇对乳腺癌的发病有明显关系，黄体酮可刺激肿瘤的生长，但亦可抑制脑垂体促性腺激素，因而被认为既有致癌，又有抑癌的作用。催乳素在乳腺癌的发病过程中有促进作用。临床上月经初潮早于12岁，停经迟于55岁者的发病率较高；第一胎足月生产年龄迟于35岁者发病率明显高于初产在20岁以前者；未婚、未育者的发病率高于已婚、已育者；②饮食与肥胖：影响组织内脂溶性雌激素的浓度，流行病学研究脂肪的摄取与乳腺癌的死亡率之间有明显的关系，尤其在绝经后的妇女；③放射线照射以及乳汁因子：与乳腺癌的发病率亦有关。此外，直系家属中有绝经前乳腺癌患者，其姐妹及女儿发生乳腺癌的机会较正常人群高3～8倍。

二、临床表现

乳腺癌最常见的第一个症状是乳腺内无痛性肿块，大多是患者自己在无意中发现的。10%～15%的肿块可能伴有疼痛，肿块发生于乳房外上象限较多，其他象限较少，质地较硬，边界不清，肿块逐步增大，侵犯库柏韧带（连接腺体与皮肤间的纤维束）使之收缩，常引起肿块表面皮肤出现凹陷，即称为"酒窝征"。肿块侵犯乳头使之收缩，可引起乳头凹陷，肿块继续增大，与皮肤广泛粘连，皮肤可因皮下淋巴的滞留而引起水肿，由于皮肤毛囊与皮下组织粘连较紧密，在皮肤水肿时毛囊处即形成很多点状小孔，使皮肤呈"橘皮状"。癌细胞沿淋巴网广泛扩散到乳房及其周围皮肤，形成小结节，称为卫星结节。晚期时肿瘤可以浸润胸肌及胸壁，而与其固定，乳房亦因肿块的浸润收缩而变形。肿瘤广泛浸润皮肤后融合成暗红色。

弥散成片，甚至可蔓延到背部及对侧胸部皮肤，形成"盔甲样"，可引起呼吸困难；皮肤破溃，形成溃疡，常有恶臭，容易出血，或向外生长形成菜花样肿瘤。

有5%～10%患者的第一症状是乳头溢液，有少数患者可以先有乳头糜烂，如湿疹样，或先出现乳头凹陷。少数患者在发现原发灶之前先有腋淋巴结转移或其他全身性的血道转移。

癌细胞可沿淋巴管自原发灶转移到同侧腋下淋巴结，堵塞主要淋巴管后可使上臂淋巴回流障碍而引起上肢水肿。肿大淋巴结压迫腋静脉可引起上肢青紫色肿胀。臂丛神经受侵或被肿大淋巴结压迫可引起手臂及肩部酸痛。

锁骨上淋巴结转移可继发于腋淋巴结转移之后或直接自原发灶转移造成。一旦锁骨上淋巴结转移，则癌细胞有可能经胸导管或右侧颈部淋巴管进而侵入静脉，引起血道转移。癌细胞亦可以直接侵犯静脉引起远处转移，常见的有骨、肺、肝等处。骨转移中最常见是脊柱、骨盆及股骨，可引起疼痛或行走障碍；肺转移可引起咳嗽、痰血、胸水；肝转移可引起肝大、黄疸等。

三、临床分期

目前常用的临床分期是按1959年国际抗癌联盟建议，并于1997年经修改的TNM国际分期法。

分类中区域淋巴结包括：①腋淋巴结：指腋静脉及其分支周围的淋巴结及胸大、小肌间的淋巴结，可以分成三组：第1组（腋下群）：即胸小肌外缘以下的淋巴结；第2组（腋中群）：指胸小肌后方及胸肌间的淋巴结（即Rotter淋巴结）；第3组（腋上群）：胸小肌内侧缘以上，包括腋顶及锁骨下淋巴结；②内乳淋巴结。

TNM分期法：

T 原发肿瘤

T_x 原发肿瘤情况不详（已被切除）

T_0 原发肿瘤未扪及

T_{is} 原位癌：指管内癌，小叶原位癌，乳头帕哲病乳管内未扪及肿块者（Pagets病乳房内扪及肿块者依照肿瘤大小分期）

T_1 肿瘤最大径小于2cm

T_2 肿瘤最大径 >2cm，<5cm

T_3 肿瘤最大径 > 5cm

T_4 不论肿瘤任何大小，已直接侵犯胸壁或皮肤

T_{4a} 肿瘤直接侵犯皮肤

T_{4b} 乳房表面皮肤水肿（包括橘皮征），乳房皮肤溃疡或卫星结节，限于同侧乳房

T_{4c} 包括T_{4a}及T_{4b}

T_{4d} 炎性乳腺癌

注：①炎性乳腺癌指皮肤广泛浸润、表面红肿，但其下不一定能扪及肿块，如皮肤活检时未发现有癌细胞，则T可以定为PT_x，若活检时发现有癌细胞，临床分期为T_{4d}；②皮肤粘连，酒窝征、乳头凹陷、皮肤改变，除了T_{4b}及T_{4c}外可出现于T_1、T_2、T_3中，不影响分期；③胸壁指肋骨、肋间肌、前锯肌，不包括胸肌。

N 区域淋巴结

N_x 区域淋巴结情况不详（已被切除）

N_0 无区域淋巴结转移

N_1 同侧腋淋巴结转移，但活动

N_2 同侧腋淋巴结转移，互相融合，或与其他组织粘连

N_3 转移至同侧内乳淋巴结

M 远处转移

M_x 有无远处转移不详

M_0 无远处转移

M_1 有远处转移（包括皮肤浸润超过同侧乳房）

临床检查与病理检查间有一定的假阳性或假阴性，因而术后病理检查时分期较临床分期更为准确。

根据以上不同的 TNM 可以组成临床不同的分期：

0 期　$T_{is}N_0M_0$

Ⅰ 期　$T_1N_0M_0$

Ⅱ 期$_A$　$T_0N_1M_0$

　　　　$T_1N_1M_0$

　　　　$T_2N_0M_0$

Ⅱ 期$_B$　$T_2N_1M_0$

　　　　$T_3N_0M_0$

Ⅲ 期$_A$　$T_0N_2M_0$

　　　　$T_1N_2M_0$

　　　　$T_2N_2M_0$

　　　　$T_3N_{1,2}M_0$

Ⅲ 期$_B$　T_4 和任何 NM_0

　　　　任何 T 和 N_3M_0

Ⅳ 期　任何 T，任何 N，M_1

四、病理分型

国内将乳腺癌的病理分型如下。

1. 非浸润性癌

（1）导管内癌：癌细胞局限于导管内，未突破管壁基底膜。

（2）小叶原位癌：发生于小叶，未突破末梢腺管或腺泡基底膜。

2. 早期浸润性癌

（1）导管癌早期浸润：导管内癌细胞突破管壁基底膜，开始生芽，向间质浸润。

（2）小叶癌早期浸润：癌细胞突破末梢腺管或腺泡壁基底膜，开始向小叶间质浸润，但仍局限于小叶内。

3. 特殊型浸润癌

（1）乳头状癌：癌实质主要呈乳头状结构，其浸润往往出现于乳头增生的基底部。

（2）髓样癌伴大量淋巴细胞增生：癌细胞密集成片，间质少，癌边界清楚，癌巢周围有厚层淋巴细胞浸润。

（3）小管癌：细胞呈立方或柱状，形成比较规则的单层腺管，浸润于基质中，引起纤维组织反应。

（4）腺样囊性癌：由基底细胞样细胞形成大小不一的片状或小梁，中有圆形腔隙。

（5）黏液腺癌：上皮黏液成分占半量以上，黏液大部分在细胞外，偶在细胞内。

（6）大汗腺癌：癌细胞大，呈柱状，可形成小巢、腺泡或小乳头。主、间质常明显分离。

（7）鳞状细胞癌：可见细胞间桥、角化。

（8）乳头湿疹样癌：起源于乳头的大导管，癌细胞呈泡状，在乳头或乳晕表皮内浸润。几乎常伴发导管癌。

4. 非特殊型浸润癌

（1）浸润性小叶癌：小叶癌明显向小叶外浸润，易发生双侧癌。

（2）浸润性导管癌：导管癌明显向实质浸润。

（3）硬癌：癌细胞排列成细条索状，很少形成腺样结构，纤维间质成分占 2/3 以上，致密。

（4）单纯癌：介于硬癌与髓样癌之间，癌实质与纤维间质的比例近似。癌细胞形状呈规则条索或小梁，有腺样结构。

（5）髓样癌：癌细胞排列成片状或巢状，密集，纤维间质成分少于 1/3，无大量淋巴细胞浸润。

（6）腺癌：癌实质中，腺管状结构占半数以上。

5. 其他罕见癌 有分泌型（幼年性）癌、富脂质癌（分泌脂质癌）、纤维腺瘤癌变、乳头状瘤病癌变等。

五、临床检查和诊断

乳腺是浅表的器官，易于检查，检查时置患者于坐位或卧位，应脱去上衣，以便作双侧比较。

1. 视诊应仔细检查观察 ①双侧乳房是否对称、大小、形状，有无块物突出或静脉扩张；②乳头位置有无内陷或抬高，乳房肿块引起乳头抬高，常是良性肿瘤的表现；如伴乳头凹陷则以恶性可能大。此外，观察乳头有无脱屑、糜烂、湿疹样改变；③乳房皮肤的改变，有无红肿、水肿凹陷、酒窝征。嘱患者两手高举过头，凹陷部位可能更明显。

2. 扪诊 由于月经来潮前乳腺组织常肿胀，因而最好在月经来潮后进行检查。乳腺组织的质地与哺乳有关，未经哺乳的乳腺质地如橡皮状，较均匀；曾哺乳过的乳腺常可能触及小结节状腺体组织；停经后乳腺组织萎缩，乳房可被脂肪组织代替，扪诊时呈柔软，均质。

一般在平卧时较易检查，并与坐位时检查作比较。平卧时，肩部略抬高，检查外半侧时应将患者手上举过头，让乳腺组织平坦于胸壁；检查内半侧时手可置于身旁。用手指掌面平坦而轻柔地进行扪诊，不能用于抓捏，以免将正常乳腺组织误认为肿块。应先检查健侧，再检查患侧乳房。检查时应有顺序地扪诊乳腺的各个象限及向腋窝突出的乳腺尾部。再检查乳头部有无异常以及有无液体排出。检查动作要轻柔，以防止挤压而引起癌细胞的播散。最后检查腋窝、锁骨下、锁骨上区有无肿大淋巴结。

检查乳房肿块时要注意：①肿块的部位与质地，50% 以上的乳腺肿瘤发生在乳腺的外上方；②肿块的形状与活动度；③肿瘤与皮肤有无粘连，可用手托起乳房，有粘连时局部皮肤常随肿瘤移动，或用两手指轻轻夹住肿瘤两侧稍提起，观察皮肤与肿瘤是否有牵连；④肿瘤与胸肌筋膜或胸肌有无粘连，病员先下垂两手，使皮肤松弛，检查肿瘤的活动度。然后嘱两手用力叉腰，使胸肌收缩，作同样检查，比较肿瘤的活动度。如果胸肌收缩时活动减低，说明肿瘤与胸肌筋膜或胸肌有粘连；⑤有乳头排液时应注意排液的性质、色泽。如未能明确扪及乳房内肿块时，应在乳晕部按顺时针方向仔细检查有无结节扪及或乳头排液。排液应作涂片细胞学检查；⑥检查腋淋巴结，检查者的右手前臂托着病员的右前臂，让其右手轻松地放在检查者的前臂上，这样可以完全松弛腋窝。然后检查者用左手检查患者右侧腋部，可以扪及腋窝的最高位淋巴结，然后自上而下检查胸大肌缘及肩胛下区的淋巴结。同法检查对侧腋淋巴结，如果扪及肿大淋巴结时要注意其大小、数目、质地、活动度以及与周围组织粘连等情况；⑦检查锁骨上淋巴结，注意胸锁乳突肌外侧缘及颈后三角有无肿大淋巴结。

3. 其他辅助检查方法 与病理检查比较，临床检查有一定的误差，即使有丰富临床经验的医师对原发灶检查的正确率为 70% ～80%。临床检查腋窝淋巴结约有 30% 假阴性和 30% ～40% 假阳性，故尚需其他辅助诊断方法，以提高诊断的正确率。常用的辅助诊断方法有：

（1）乳腺的 X 线摄片检查：是乳腺疾病诊断的常用方法，有钼靶摄片及干板摄片两种，均适用于观察乳腺及软组织的结构，其中以钼靶摄片最为常见。

乳腺癌 X 线表现有直接征象或间接征象。直接征象有：①肿块或结节明显，表现为密度高的致密影，边界不清或结节状，典型者周围呈毛刺状，肿瘤周围常有透明晕，X 线表现的肿块常较临床触及的为小；②钙化点。有 30% ～50% 的乳腺癌在 X 线表现中可见有钙化点，其颗粒甚小，密度不一致，呈点状、小分支状或泥沙样，直径 5～500μm，良性病变也有钙化点，但常较粗糙，大多圆形，数量较少。乳晕下肿块可引起乳头凹陷，X 线片上可表现为漏斗征。间接征有乳房导管影增生，常表现为非对称性，乳腺结构扭曲变形，肿瘤周围结构有改变，肿瘤浸润皮肤或腋淋巴结导致淋巴回流受阻引起皮肤增厚等。

X 线检查也用做乳腺癌高发人群中普查，可以查出临床上摸不到肿块的原位癌，表现为导管影增粗及微小钙化点，可经立体定位下插入金属有钩的针，确定部位后切除，切除的标本应做 X 线检查以观察病灶是否已被切净。

乳腺 X 线摄片可用以临床鉴别肿块的良、恶性，也可用于作为发现临床不能触及的肿块，临床常用于：①乳腺痛术前检查，明确是否有多发性病灶或对侧乳房有无病灶；②乳腺病变的鉴别诊断；③乳头排液、溃疡、酒窝皮肤增厚和乳头凹陷的辅助诊断；④高危人群的普查应用。

（2）B 型超声波检查：可以显示乳腺的各层结构、肿块的形态及其质地。恶性肿瘤的形态不规则，回声不均匀，而良性肿瘤常呈均匀实质改变。复旦大学肿瘤医院应用超声波诊断乳腺恶性肿瘤的正确率达 97%。超声波检查对判断肿瘤是实质性还是囊性较 X 线摄片为好，超声显像对明确肿块大小较准确，可用以比较非手术治疗的疗效。

（3）近红外线检查：近红外线的波长为 600～900μm，易穿透软组织，利用红外线穿过不同密度组织，可显示各种不同灰度，从而显示肿块。此外，红外线对血红蛋白的敏感度强，乳房内血管显示清晰。乳腺癌癌周的血运常较丰富，血管较粗，近红外线对此有较好的图像显示，有助于诊断。

（4）乳管导管镜检查：对有乳头溢液的病例可通过 0.4～0.75mm 的乳腺导管管插入溢液的导管进行检查，可在直视下观察到导管内的病变，还可以做脱落细胞学检查，同时可通过导管镜的检查发现一些早期的导管内癌。乳腺导管镜检查便于对病灶的体表定位，以利于手术时正确选择手术切口。

（5）CT 检查：可以作为乳腺摄片的补充，因而不作为常规应用。CT 可用于临床未能扪及的病灶的术前定位，确定肿瘤的术前分期，以及了解乳腺、腋下及内乳淋巴结有无肿大，有助于制订治疗计划。

（6）磁共振检查：可以作为术前诊断及钼靶 X 线摄片的补充。浸润性导管癌的磁共振检查表现为边界不清、不规则毛刺的低信号强度的肿块，但不能显示微小钙化点，但对肿块周围的浸润情况表现较好；有助于保留乳房手术前明确手术切除的范围。

（7）脱落细胞学检查：有乳头排液可作涂片检查，一般用苏木—伊红或巴氏染色。有乳头糜烂或湿疹样改变时，可订印片细胞学检查。

肿瘤性质不能明确时，可用 6.5 或 7 号细针穿刺肿块，抽吸组织液，内含有细胞，可做涂片细胞学检查，其正确率可达 85% 左右。而细针抽吸引起肿瘤播散的机会不大，但对小于 1cm 的肿块，检查成功率较小。

（8）切除活组织检查：病理检查是最可靠的方法，其他检查不能代替。做活检时应将肿块完整切除，并最好在肋间神经阻滞麻醉或硬脊膜外麻醉下进行，避免局麻下手术，以减少肿瘤的播散，同时做冰冻切片检查。如果证实为恶性肿瘤，应及时施行根治性手术。

六、治疗

乳腺癌的治疗方法包括手术、化疗、放疗、内分泌以及近年来的免疫治疗等。

1. 治疗原则　按照临床部位及瘤期，治疗方法的选择大致按如下原则：

（1）临床 0 期、1 期、2 期及部分 3A 期：以手术为首选治疗方法，手术以根治或改良根治术为主，部分病例可行保留乳房的手术方式，术后应用放射治疗。病灶位于内侧及中央时可考虑同时处理内乳淋巴结。术后根据淋巴结转移情况及其他预后指标决定是否需要补充化疗及放疗。

（2）临床 3 期早：以根治性手术为主，手术前、后根据病情应用化疗或放疗。

（3）临床 3 期晚：又称局部晚期乳腺癌，常先应用化疗或同时放疗，根据肿瘤的消退情况，再决定手术方式，手术仅作为综合治疗的一个组成部分。

（4）临床 4 期：以化疗及内分泌等治疗为主。

2. 手术治疗　自从 1894 年 Halsted 创立了乳腺癌根治术以来，该术式一向被认为是典型的常规手术。1948 年 Handlev 在第 2 肋间内乳淋巴结的活检手术中，证实该淋巴结亦是乳腺癌的第一站转移途径，从而开展了各种清除内乳淋巴结的扩大根治手术。以后又有人倡立了许多超根治手术，将切除范围扩大到锁骨上及前纵隔淋巴结，但由于其并发症多和疗效未有提高而又放弃应用。1970 年以后较多采用是改良根治术，20 世纪 70 年代后期以来对一些早期的病例采用了缩小手术范围及肿瘤的局部切除合并放疗的方法。缩小手术范围的原因除了发现的病例病期较早外，由于放疗及化疗的进步，应用直线加速器可使到达肿瘤深部的剂量增加，局部得到足够的剂量而减少皮肤反应，术后患者能有较好的外形。同时近 10 多年来对乳腺癌的生物学特性的研究认识到乳腺癌是容易转移的肿瘤，即使手术范围扩大，治疗效果并未明显改变，而治疗的失败原因主要是血道播散，即使临床一期的病例手术治疗后仍有10% ~15%因血道播散而失败。因而认为乳腺癌一开始就有波及全身的危险，区域淋巴结对肿瘤发展并无屏障作用，而淋巴结转移又与机体免疫功能有关，但是肿瘤的淋巴结与血道转移主要与其病期有关。原位癌的手术治愈率可达 100%，随着病期的发展，其区域淋巴结及血道转移的机会也随之增加。清除的淋巴结中有微小转移灶的预后与无转移者相似，但在明显转移时，患者的生存率随淋巴结转移数及转移部位增多而降低。手术的目的是：①控制局部及区域淋巴结，以减少局部复发；②了解原发灶的病理类型、分化程度、激素受体测定结果、淋巴结转移以及其转移部位和程度等，以帮助选用手术后综合治疗的方案。

（1）手术方式

1）乳腺癌根治术：最常用亦是最经典的肿瘤外科治疗的术式。手术一般可在全麻或高位硬脊膜外麻醉下进行，可根据肿瘤的小同部位采用纵形或横形切口，皮肤切除范围可在肿瘤外 3 ~4cm，皮瓣剥离时在肿瘤周围宜采用薄皮瓣法，将皮下脂肪组织尽量剥除，在此以外可逐渐保留皮下脂肪组织，但不要将乳腺组织保留在皮瓣上。皮瓣剥离范围内侧到胸骨缘，外侧到腋中线。先切断胸大、小肌的附着点，保留胸大肌的锁骨份，这样可以保护腋血管及神经，仔细解剖腋窝及锁骨下区，清除所有脂肪及淋巴组织，尽可能保留胸长及胸背神经，使术后上肢高举及向后运动不受障碍，最后将整个乳房连同周围的脂肪淋巴组织、胸大肌、胸小肌和锁骨下淋巴脂肪组织一并切除。术毕在腋下作小口，置负压引流，以减少积液，使皮片紧贴于创面。

2）乳腺癌改良根治术：本手术的目的是切除乳房及清除腋血管周围淋巴脂肪组织，保留胸肌。使术后胸壁有较好的外形，以便于以后做乳房再造手术。手术方式有：①保留胸大、小肌的改良根治Ⅰ式（Auchin closs 手术）；②保留胸大肌切除胸小肌的改良根治Ⅱ式（Pacey 手术）。手术大都采用横切口，皮瓣分离与根治术相似，在改良根治Ⅰ式手术时可用拉钩将胸大小肌拉开，尽量清除腋血管旁淋巴脂肪组织，但清除范围仅能包括腋中、下群淋巴结。而改良根治Ⅱ式，由于切除胸小肌使腋血管周围的解剖能达到更高的位置，一般可以将腋上群淋巴结同时清除。此手术方式适合于微小癌及临床第一、二期的乳腺癌，然而由于保留了胸肌，使淋巴结的清除不够彻底，因而对临床已有明确淋巴结转移的病例的应用有一定的限制。

3）扩大根治术：Handley 在乳腺癌根治术的同时作第 2 肋间内乳淋巴结的活检，国内李月云等（1955）报道根治术时内乳淋巴结活检的阳性率为 19.3%（23/119），证实内乳淋巴结与腋下淋巴结同样是乳腺癌的第一站转移淋巴结。肿瘤医院在 1 242 例乳腺癌扩大根治术病例中，腋淋巴结转移率为51%，内乳淋巴结转移率为 17.7%。肿瘤位于乳房中央及内侧者转移率为 22.5%，位于外侧者为12.9%。因而根治术时同时将第 1 ~4 间内乳淋巴结清除，称为扩大根治术。手术方式有：①胸膜内法（Urban 手术）：手术将胸膜连同内乳血管及淋巴结一并切除。胸膜缺损用阔筋膜修补。该方法术后并发症多，现已较少采用；②胸膜外法（Margottini 手术）：切除第 2 ~4 肋软骨连同第 1 ~4 肋间乳内血管旁脂肪淋巴结一并切除，该方法的并发症并不比一般根治术多。虽然该手术方式目前已较少应用，但对临床二、三期尤其病灶位于中央及内侧者其 5 年与 10 年生存率较一般根治术提高 5% ~10%，因而在适当的病例还是有一定价值的。

4) 肿瘤局部切除合并放射治疗：是近年来报道较多的与根治术概念相反的一种治疗方法，即保留乳房的治疗方法。手术切除肿瘤连同周围部分正常乳腺组织（方式有肿瘤切除、肿瘤广泛切除、四分之一乳腺切除等。然而各种式式的基本要求是手术切缘无残留癌细胞，腋淋巴结清除，术后用超高压放射线照射整个乳腺、锁骨上、下及内乳区淋巴结。该手术方式主要适用于：①临床 1 期、2 期肿瘤 <4cm；②肿瘤距乳晕外 2～3cm；③肿瘤为单个病灶；④无妊娠或哺乳以及结缔组织病；⑤腋下无明显肿大淋巴结。

5) 单纯乳房切除术：切除乳腺组织、乳头及表面皮肤和胸大肌筋膜。此方法适用于非浸润性癌、微小癌、湿疹样癌限于乳头者，亦可用于年老体弱不适合根治手术，或因肿瘤较大或有溃破、出血时配合放射治疗。

根治性手术后，手术侧上肢的功能常受到一定的障碍，上肢常因淋巴回流受障而引起肿胀。术后应用负压吸引，防止腋窝积液。早期开始上肢功能的锻炼，可使功能早日恢复，减少肿胀。术后应避免上肢感染而引起的淋巴管炎。

手术死亡率较低，国内外报道为 0.05%～0.30%，肿瘤医院报道 6 000 余例根治术及扩大根治术无手术死亡率。

治疗失败原因中 2/3 是因血道转移。1/3 为局部复发。复旦大学肿瘤医院各期乳腺癌的局部复发率在根治术为 9%，扩大根治为 3%。文献报道对一、二期病例应用保留乳房的手术方式，术后放疗病例中局部复发率为 5%～10%，而未作放疗病例为 20%～30%。复发病例可以再次手术，仍能获得较好疗效。

手术治疗后的预后主要与年龄、月经情况、病理类型、分级、激素受体测定等有关，绝经与有无妊娠也有关，但主要影响预后的因素是手术时的病期及淋巴结有无转移。复旦大学肿瘤医院根治性手术的 10 年生存率在一期病例为 85%～88%，二期为 65%～70%，三期为 35%～45%；淋巴结有转移者为 40%～50%，无转移者为 80%～90%。

（2）手术禁忌证：有以情况之一，不适合手术治疗：①乳房及其周围皮肤有广泛水肿，其范围超过乳房面积的一半以上；②肿块与胸壁（指肋间肌、前锯肌及肋骨）固定；③腋下淋巴结显著肿大，且已与深部组织紧密粘连，或患侧上肢水肿或肩部酸痛；④乳房及其周围皮肤有卫星结节；⑤锁骨上淋巴结转移；⑥炎性乳腺癌；⑦已有远处转移。

3. 放射治疗　与手术相似，也是局部治疗的方法。放射治疗以往常作为根治手术前后综合治疗的一部分，近年来已有作为早期病例局部肿瘤切除后主要的治疗方法。

（1）术后照射：根治术或改良根治术后是否需要放疗，曾是乳腺癌治疗中争议最多的问题。目前，根治术后不作常规放疗；但对有复发可能的病例，选择性地应用放射治疗，可以提高疗效，降低复发率。常用于根治术或改良根治术后腋淋巴结有转移的患者，术后照射内乳及锁骨上区，扩大根治术后若内乳淋巴结有转移病例术后照射锁骨上区。亦有用于肿瘤位于乳房中央或内侧的病例，虽然腋淋巴结无转移，术后照射锁骨上及内乳区。而病灶位于乳房外侧者则不需要照射。术后放疗应尽量采用电子束照射，也可用 ^{60} 钴，一般剂量为 50～60Gy/5～6 周。术后照射的疗效目前尚难定论，大多报道可以减少局部复发，但生存率的提高尚无定论。

（2）术前放疗：主要用于三期病例、局部病灶较大、有皮肤水肿的病例，照射使局部肿瘤缩小，水肿消退，可以提高手术切除率，降低局部复发及血道播散，但术前放疗不能解决治疗前已存在的亚临床型转移灶，因而近年已有被化疗取代的趋势。术前放疗需采用三野照射法，即二切线野及锁腋部照射野。原发灶照射剂量为 40～50Gy/（4～5）周，锁骨区为 50Gy/5 周，放疗结束后 4～6 周施行手术最为理想。

（3）肿瘤局部切除后的放疗：单行肿瘤局部切除而保留乳房的手术方式，术后的局部复发率可达 20%～30%，术后辅助放射治疗使局部复发率降低到 5%～8% 以下。术后可以用双侧切线野照射乳房及另一野照射锁骨上、下区。乳房及区域淋巴结照射剂量为 50～60Gy/（5～6）周。

炎性乳腺癌在经化疗后尚不适合手术的病例也可以用放射治疗，术后再应用化疗。

（4）复发肿瘤的放射治疗：对手术野内复发结节或淋巴结转移，放射治疗常可取得较好的效果。局限性骨转移病灶应用放射治疗的效果较好，可以减轻疼痛，少数病灶也可以重新钙化。

4. 化学药物治疗　在实体瘤的化学治疗中，乳腺癌的疗效较好，化学药物治疗常用于晚期或复发病例，有较好的效果。化学药物治疗配合术前、术中及术后的综合治疗是近年来发展的方向。常用的化疗药物有环磷酰胺、氟尿嘧啶、氨甲蝶呤、阿霉素及丝裂霉素等，近年来发展的一些药物有紫杉醇、异长春花碱（诺维本）等对乳腺痛亦有较好的疗效。单药的有效率在阿霉素、紫杉醇、诺维本等药物中可达40%～50%，如果多药联合应用治疗晚期乳腺癌的有效率达50%～60%。

术前化疗又称新辅助化疗，主要用于临床三期及部分婉二期的病例，其优点有：①能使肿瘤缩小，降低分期，提高手术切除率，也可使更多的病例能采用保留乳房的手术；②有助于在体内了解肿瘤对化疗的敏感程度；③有可能防止耐药细胞株的形成；④能防止新转移灶的形成。术前化疗以往采用动脉插管区域性注射抗癌药，目前以全身用药较多，主要的药物以阿霉素为主的方案较为常见。对局部晚期病灶先应用2～6个疗程以后再做手术治疗，术后根据病情再予以化疗或放射治疗。术前化疗的给药途径有经静脉全身用药或动脉插管分次给药，动脉插管的途径可经尺动脉、腹壁上动脉或胸肩峰动脉，所用的药物有噻替派、丝裂霉素、阿霉素等。

术后的化疗又称为辅助化疗，目的是杀灭术前已存在的亚临床型转移灶及手术操作所致的肿瘤细胞播散。常用的联合化疗方案有 CMF 方案（环磷酰胺、氨甲蝶呤及氟尿嘧啶三药联合应用）及 CAF 或 CFF 方案（环磷酰胺、阿霉素或表柔比星、氟尿嘧啶），近年亦有用紫杉醇、诺维本等药物用于辅助治疗。术后辅助治疗可以提高生存率，减少复发率，以绝经期前或淋巴结转移的病例疗效较显著，对绝经后、淋巴结无转移的病例则不显著。术后化疗一般于术后1个月内开始，用药足量时间为6个月至1年，长期应用并不提高其疗效，而且可能损伤机体的免疫功能。

对淋巴结无转移的患者是否需要辅助化疗仍有争议，近年来根据各临床因素判断复发的危险性，来决定是否应用辅助治疗（表5-1）。

表5-1　复发危险程度的判断

复发危险程度	低	中	高
年龄（岁）	<35	35～45	>45
肿瘤大小（cm）	<1	1～2	>2
核分级	好	中	差
雌激素受体	+	±	-

对危险度中或高的病例。大都主张应用辅助化疗。

5. 内分泌治疗　是治疗乳腺癌的重要方法之一，具体用药机制尚不完全明了。可以根据患者的年龄、月经情况、手术与复发间隔期、转移部位以及雌激素受体和孕激素受体的情况等因素来选择内分泌治疗。内分泌治疗对绝经后、手术到复发间隔时间长的病例，以及软组织、骨、局部、淋巴结转移有较好的疗效。

（1）雌激素受体的作用机制：乳腺细胞内有一种能与雌激素相结合的蛋白质，称为雌激素受体。细胞恶变后，这种雌激素受体蛋白可以继续保留，亦可能丢失。如仍保存时，细胞的生长和分裂仍受体内的内分泌控制，这种细胞称为激素依赖性细胞；如受体丢失，细胞就不再受内分泌控制，称为激素非依赖性细胞或自主细胞。

雌激素对细胞的作用是通过与细胞质内的雌激素受体的结合形成雌激素—受体复合物，转向核内而作用于染色体，导致基因转录并形成新的蛋白质，其中包括黄体酮受体，黄体酮受体是雌激素作用的最终产物，黄体酮受体的存在也说明雌激素及其受体确有其活力。

雌激素受体测定阳性的病例应用内分泌治疗的有效率为50%～60%，如果黄体酮受体亦为阳性者有效率可高达70%～80%。雌激素受体测定阴性病例的内分泌治疗有效率仅为8%～10%。

（2）内分泌治疗的方法：有切除内分泌腺体及内分泌药物治疗两种。切除内分泌腺体中最常用的是卵巢切除术或用放射线照射卵巢去势，其目的是去除体内雌激素的主要来源。卵巢去势主要应用于绝经前，尤其对雌激素受体测定阳性的患者，有较好的疗效，亦是晚期病例的首选治疗方法，对骨、软组织及淋巴结转移的效果较好，而对肝、脑等部位转移则基本无效。卵巢切除亦有用于作为术后辅助治疗，主要对绝经前、淋巴结转移较广泛、雌激素受体测定阳性的病例能提高术后的生存率，推迟复发，但对生存期的延长尚无定论。晚期男性乳腺癌病例应睾丸切除术常有较好的效果，尤其雌激素受体阳性的病例，有效率可达60%~70%，其他切除内分泌腺体的手术有双侧肾上腺切除术、垂体切除术等，目前均已放弃使用。

内分泌药物治疗中，以往应用的雄激素制剂如丙酸睾酮、雌激素制剂如己烯雌酚等，目前已较少应用，然而丙酸睾酮等对绝经前，尤其骨转移的病例还有一定的应用价值。

近年来常用的内分泌治疗药物有抗雌激素药物、抑制雌激素合成药物和黄体酮类药物。抗雌激素药物有三苯氧胺（tamoxifen）及其衍生物：法乐通（toremifene）等，其主要作用机制是与雌激素竞争雌激素受体，从而抑制癌细胞的增生，对雌激素受体阳性患者的有效率约55%，阴性者则为5%，三苯氧胺用量为每日20~40mg口服，剂量的增加并不提高疗效。对绝经后软组织、淋巴结、骨转移的效果较好。其毒性反应较小，常见的有阴道排液、少数患者长期服用可引起肝功能障碍、子宫内膜增生、视力障碍等。三苯氧胺作为手术后的辅助治疗常用于绝经后，雌激素受体测定阳性的患者效果较好，对受体阳性的绝经前患者化疗后亦可作为辅助治疗，可以减少复发率，同时可减少对侧乳腺癌发生的机会，术后用药一般主张3~5年。

抑制雌激素合成的药物主要是芳香酶抑制剂，绝经后妇女体内雌激素大多由肾上腺网状层所分泌的皮质酮及黄体酮或脂肪组织经芳香酶的转化后转换而成，因而应用芳香酶抑制剂可以抑制雌激素的合成。芳香酶抑制剂有两型，一型为甾体类的抑制剂，其直接抑制芳香酶，阻断雄激素转化成雌激素，常用药物为Formestane（兰他隆）、Excmestane、Atamestane等，其中以兰他隆等较为常用，每2周一次，每次250mg，肌肉注射。二型为非甾体类的抑制剂，常用药物有氨鲁米特（Aminoglutethimide）、来曲唑（Letrozole）等，其作用于细胞色素P450蛋白，从而抑制芳香酶的作用，氨鲁米特用法为250mg，每日2~4次，为减少由于肾上腺的反馈作用，在应用氨鲁米特时同时给予口服氧化可的松，不良反应常有恶心、嗜睡、共济失调、皮疹等。来曲唑等第三代非甾体类芳香酶抑制剂，其作用较氨鲁米特强100倍，用法为每日1片，每片2.5mg口服，不良反应较少，对软组织、淋巴结及骨转移的效果较好。

抗孕激素类药物常用的有甲羟孕酮（MPA）及甲地孕酮（MA）等，其作用机制可能是抑制垂体分泌催乳素及促性腺激素。甲羟孕酮每日剂量1 000~2 000mg肌注，甲地孕酮每日160mg口服，有效率为16%~20%，一般常用于绝经后的晚期乳腺癌作为二、三线治疗药物。

其他的促生殖腺释放激素的抑制剂为goserelin（LH-RH抑制剂）等，可与三苯氧胺合并应用于绝经前的晚期患者，其有效率为25%~30%。

乳腺癌是常见的浅表肿瘤，早期发现、早期诊断并不困难，早期治疗能获得较好的效果。要选择既符合计划生育要求，又能防止乳腺癌发病率增高的合理生育方案，提倡母乳喂养，绝经后减少脂肪摄入量。在妇女中提倡自我检查，对高危险人群进行定期筛查，有助于乳腺癌的早期发现。

七、特殊类型乳腺癌

1. 男性乳腺癌　约占乳腺癌病例中1%，复旦大学肿瘤医院报道占乳腺癌中1.29%。发病年龄为50~59岁，略大于女性乳腺癌。病因尚未完全明了，但与睾丸功能减退或发育不全、长期应用外源性雌激素、肝功能失常以及应用有些药物如异烟肼等有关。

病理类型与女性病例相似，但男性乳腺无小叶腺泡发育，因而病理中无小叶癌。

男性乳腺癌的主要症状是乳房内肿块。可发生在乳晕下或乳晕周围，质硬，由于男性乳房较小，因而肿瘤容易早期侵犯皮肤及胸肌，淋巴结转移的发生亦较早。男性乳房肿块同时伴乳头排液或溢血者常为恶性的征象。

治疗应早期手术，术后生存率与女性乳腺癌相似，但有淋巴结转移者其术后5年生存率为30%~

40%。晚期病例采用双侧睾丸切除术及其他内分泌治疗常有一定的姑息作用，其效果较女性卵巢切除为佳。

2. 双侧乳腺癌　指双侧乳腺同时或先后出现的原发性乳腺癌，发病率为乳腺癌中5%~7%。双侧同时发生的乳腺癌的诊断标准为：①双侧肿块大小相似，均无区域淋巴结的转移；②双侧均未经治疗；③双侧均能手术，无皮下淋巴管的浸润。此外，双侧病灶均在外上方，也可作为诊断标准之一。双侧非同时发生的乳腺癌平均间隔为5~7年，但以第一例治疗后的3年内为多。其诊断标准为：①第一侧癌诊断肯定，并已经治疗；②第一侧术后至少2年无复发；③无其他远处部位转移，双侧的病理基本类型不一样，可作为双侧原发癌的诊断标准，但还有些临床特点可以帮助鉴别第二侧是否为原发癌还是转移癌（表5-2）。

表5-2　原发癌与转移癌的区别

	原发性肿瘤	转移性肿瘤
组织起源	乳腺组织中	乳腺周围脂肪组织中
肿瘤位置	外上方较多	内侧或乳腺尾部
生长方式	浸润性，边界不清	膨胀性，边界清楚
肿瘤数目	单个	多个
病理检查	癌周有原发癌或不典型增生	无
肿瘤分化	较第一侧好	较第一侧差

双侧乳腺癌的治疗与单侧乳腺癌相似，明确诊断后及时手术，预后较单侧乳腺癌为差。

3. 妊娠及哺乳期乳腺癌　乳腺癌发生在妊娠或哺乳期的占乳腺癌中1%~3%。妊娠及哺乳期由于体内激素水平的改变、乳腺组织增生、充血、免疫功能降低，使肿瘤发展较快，不易早期发现，因而其预后亦较差。

妊娠及哺乳期乳腺癌的处理关系到病员和胎儿的生命，是否需要中止妊娠应根据妊娠时间及肿瘤的病期而定。早期妊娠宜先中止妊娠，中期妊娠应根据肿瘤情况决定，妊娠后期应及时处理肿瘤，待其自然分娩。许多报道在妊娠后期如先处理妊娠常可因此而延误治疗，使生存率降低，哺乳期乳腺癌应先中止哺乳。

治疗应采用根治性手术，术后根据病理检查决定是否需综合治疗，预防性去势能否提高生存率尚有争论。

无淋巴结转移病例的预后与一般乳腺癌相似，但有转移者则预后较差。

有报道乳腺癌手术后再妊娠时其预后反而较好。实际上能再妊娠者大多是预后较好的患者。乳腺癌无淋巴结转移病例手术后至少间隔3年才可再妊娠，有淋巴结转移者术后应至少间隔5年。

4. 隐性乳腺癌　是指乳房内未扪及肿块而已有腋淋巴结转移或其他部位远处转移的乳腺癌，占乳腺癌中0.3%~0.5%，原发病灶很小，往往位于乳腺外上方或其尾部，临床不易察觉。腋淋巴结的病理检查、激素受体测定及乳腺摄片有助于明确诊断。病理切片检查提示肿瘤来自乳腺的可能时，如无远处转移，即使乳腺内未扪及肿块亦可按乳腺癌治疗。术后标本经X线摄片及病理检查可能发现原发病灶，预后与一般乳腺癌相似。

5. 炎性乳腺癌　炎性乳腺癌伴有皮肤红肿、局部温度增高、水肿、肿块边界不清，腋淋巴结常有肿大，有时与晚期乳腺癌伴皮肤炎症难以鉴别。此类肿瘤生长迅速，发展快，恶性程度高，预后差。治疗主要用化疗及放疗，一般不做手术治疗。

（谢有强）

第六章

胃十二指肠外科

第一节　胃扭转

一、概述

各种原因引起的胃沿其纵轴（贲门与幽门的连线）或横轴（胃大弯和小弯中点的连线）扭转，称胃扭转。胃扭转不常见，其急性型发展迅速，诊断不易，常延误治疗，而其慢性型的症状不典型，也不易及时发现。

（一）病因

新生儿胃扭转是一种先天性畸形，可能与小肠旋转不良有关，使胃脾韧带或胃结肠韧带松弛而致胃固定不良。多数可随婴儿生长发育而自行矫正。

成人胃扭转多数存在解剖学因素，在不同的诱因激发下而致病。胃的正常位置主要依靠食管下端和幽门部的固定，肝胃韧带、胃结肠韧带和胃脾韧带也对胃大、小弯起了一定的固定作用。较大的食管裂孔疝、膈疝、膈膨出以及十二指肠降段外侧腹膜过度松弛，使食管裂孔处的食管下端和幽门部不易固定。此外，胃下垂和胃大、小弯侧的韧带松弛或过长等，均是胃扭转发病的解剖学因素。

急性胃扩张、急性结肠胀气、暴饮暴食、剧烈呕吐和胃的逆蠕动等可以成为胃的位置突然改变的动力，故常是促发急性型胃扭转的诱因。胃周围的炎症和粘连可牵扯胃壁而使其固定于不正常位置而出现扭转，这些病变常是促发慢性型胃扭转的诱因。

（二）分型

1. 按起病的缓慢及其临床表现　可分为急性和慢性两型。急性胃扭转具有急腹症的临床表现，而慢性胃扭转的病程较长，症状反复发作。

2. 根据扭转的范围　可分为胃全部扭转和部分扭转。前者是指除与横膈相贴的胃底部分外整个胃向前向上的扭转。由于胃贲门部具有相对的固定性，胃全部扭转很少超过180°。部分胃扭转是指胃的一个部分发生扭转，通常是胃幽门部，偶可扭转360°。

3. 按扭转的轴心　胃扭转可分为下列两型。

（1）系膜轴扭转型：是最常见的类型，胃随着胃大、小弯中点连线的轴心（横轴）发生旋转。多数是幽门沿顺时针方向向上向前向左旋转，有时幽门可达贲门水平。胃的前壁自行折起而后壁则被扭向前。幽门管可因此发生阻塞，贲门也可以有梗阻。右侧结肠常被拉起扭转到左上腹，形成一个急性扭曲而发生梗阻。在少数情况下，胃底部沿逆时钟方向向下向右旋转。但较多的胃系膜轴扭转是慢性和部分型的。

（2）器官轴扭转：是少见的类型。胃体沿着贲门幽门连线的轴心（纵轴）发生旋转。多数是向前扭转，即胃大弯向上向前扭转，使胃的后壁由下向上翻转到前面，但偶也有相反方向的向后扭转。贲门和胃底部的位置基本上无变化。

二、诊断

（一）临床表现

急性胃扭转起病较突然，发展迅速，其临床表现与溃疡病急性穿孔、急性胰腺炎、急性肠梗阻等急腹症颇为相似，与急性胃扩张有时不易鉴别。起病时均有骤发的上腹部疼痛，程度剧烈，并牵涉至背部。常伴频繁呕吐和嗳气，呕吐物中不含胆汁。如为胃近端梗阻，则为干呕。此时拟放置胃肠减压管，常不能插入胃内。体检见上腹膨胀而下腹平坦，腹壁柔软，肠鸣音正常。如扭转程度完全，梗阻部位在胃近端，则有上述上腹局限性膨胀、干呕和胃管不能插入的典型表现。如扭转程度较轻，临床表现很不典型。腹部 X 线平片常可见扩大的胃泡阴影，内充满气体和液体。由于钡剂不能服下，胃肠 X 线检查在急性期一般帮助不大，急性胃扭转常在手术探查时才能明确诊断。

慢性胃扭转多系部分性质，若无梗阻，可无明显症状，或其症状较为轻微，类似溃疡病或慢性胆囊炎等慢性病变。腹胀、恶心、呕吐，进食后加重，服制酸药物疼痛不能缓解，以间断发作为特征。部分因贲门扭转而狭窄，患者可出现吞咽困难，或因扭转部位黏膜损伤而出现呕血及黑便等。部分患者可无任何症状，偶尔行胃镜、胃肠钡餐检查或腹部手术而发现。

（二）辅助检查

1. 放置胃管受阻　完全性胃扭转时，放置胃管受阻或无法置入胃内。

2. 上消化道内镜检查　纤维或电子胃镜进镜受阻，胃内解剖关系异常，胃体进镜途径扭曲，有时胃镜下充气可使胃扭转复位。

3. 腹部 X 线检查　完全性胃扭转时，腹部透视或平片可见左上腹有充满气体和液体的胃泡影，左侧膈肌抬高。胃肠钡餐检查是重要的诊断方法。系膜轴扭转型的 X 线表现为双峰形胃腔，即胃腔有两个液平面，幽门和贲门处在相近平面。器官轴扭转型的 X 线表现有胃大小弯倒置、胃底液平面不与胃体相连、胃体扭曲变形、大小弯方向倒置、大弯在小弯之上、幽门和十二指肠球部向下、胃黏膜纹理呈扭曲走行等。

（三）诊断

急性胃扭转依据 Brochardt 三联症（早期呕吐，随后干呕；上腹膨隆，下腹平坦；不能置入胃管）和 X 线钡剂造影可确诊。慢性胃扭转可依据临床表现、胃镜和 X 线钡剂造影确诊。

三、治疗

急性胃扭转必须施行手术治疗，否则胃壁血液循环可受到障碍而发生坏死。急性胃扭转患者一般病情重，多伴有休克、电解质紊乱或酸碱平衡失调，应及时进行全身支持治疗，纠正上述病理生理改变，待全身症状改善后，尽早手术；如能成功地插入胃管，吸出胃内气体和液体，待急性症状缓解和进一步检查后再考虑手术治疗。在剖开腹腔时，首先看到的大都是横结肠系膜及后面绷紧的胃后壁。由于解剖关系的紊乱以及膨胀的胃壁，外科医师常不易认清其病变情况。此时宜通过胃壁的穿刺将胃内积气和积液抽尽，缝合穿刺处，再进行探查。在胃体复位以后，根据所发现的病理变化，如膈疝、食管裂孔疝、肿瘤、粘连带等，予以切除或修补等处理。如未能找到有关的病因和病理机制者，可行胃固定术，即将脾下极至胃幽门处的胃结肠韧带和胃脾韧带致密地缝合于前腹壁腹膜上，以防扭转再度复发。

部分胃扭转伴有溃疡或葫芦形胃等病变者，可行胃部分切除术，病因处理极为重要。

（谢有强）

第二节　胃下垂

一、概述

胃下垂是指直立位时胃的大弯抵达盆腔，而小弯弧线的最低点降至髂嵴连线以下的位置，常为内脏下垂的一部分。

胃下垂可有先天性或后天性。先天性胃下垂常是内脏全部下垂的一个组成部分。腹腔脏器维持其正常位置主要依靠以下三个因素：①横膈的位置以及膈肌的正常活动力。②腹内压的维持，特别是腹肌力量和腹壁脂肪层厚度的作用。③连接脏器有关韧带的固定作用。胃的两端，即贲门和幽门是相对固定的，胃大、小弯侧的胃结肠韧带、胃脾韧带、肝胃韧带对胃体也起一定的固定作用。正常胃体可在一定的范围内向上下、左右或前后方向移动，如膈肌悬吊力不足，支持腹内脏器的韧带松弛，腹内压降低，则胃的移动度增大而发生下垂。

胃壁具有张力和蠕动两种运动性能，胃壁本身的弛缓也是一个重要的因素。按照胃壁的张力情况可将胃分为四个类型，即高张力、正常张力、低张力和无张力型。在正常胃张力型，幽门位于剑突和脐连线的中点，胃张力低下和无张力的极易发生胃下垂。

胃下垂常见于瘦长体型的女型、经产妇、多次腹部手术而伴腹肌张力消失者，尤多见于消耗性疾病和进行性消瘦者，这些都是继发胃下垂的先天性因素。

二、诊断

（一）临床表现

轻度下垂者可无症状。明显下垂者可伴有胃肠动力低下和分泌功能紊乱的表现，如上腹部不适、易饱胀、厌食、恶心、嗳气及便秘等。上腹部不适多于餐后、长期站立和劳累后加重。有时感深部隐痛，可能和肠系膜受牵拉有关。下垂的胃排空常较缓慢，故会出现胃潴留和继发性胃炎的症状。可出现眩晕、心悸、站立性低血压和昏厥等症状。

体检可见肋下角小于90°，多为瘦长体型。站立时上腹部可扪及明显的腹主动脉搏动。胃排空延缓时还可测得振水声。上腹部压痛点可因不同体位而变动。常可同时发现肾、肝和结肠等其他内脏下垂。

（二）诊断

胃下垂的诊断主要依靠 X 线检查。进钡餐后可见胃呈鱼钩形，张力减退，其上端细长，而下端则显著膨大，胃小弯弧线的最低点在髂嵴连线以下。胃排空缓慢，可伴有钡剂滞留现象。

三、治疗

胃固定术的效果不佳，如折叠缝合以缩短胃的小网膜，或将肝圆韧带穿过胃肌层而悬吊固定在前腹壁上，现多已废弃不用。主要采用内科对症治疗。少食多餐，食后平卧片刻，保证每日摄入足够的热量和营养品。加强腹部肌肉的锻炼，以增强腹肌张力。也可试用气功和太极拳疗法。症状明显者，可放置胃托。

（谢有强）

第三节　消化性溃疡

一、概述

消化性溃疡（peptic ulcer）指穿透至黏膜肌层的胃十二指肠黏膜的局限性损伤，包括胃溃疡（gastric ulcer）与十二指肠溃疡（duodenal ulcer）。因溃疡的形成与胃酸、胃蛋白酶的消化作用有关而得名。其病因与发病机制尚未完全明了，一般认为与胃酸、胃蛋白酶、感染、遗传、体质、环境、饮食、神经精神因素等因素有关，近十余年来研究证明幽门螺杆菌（Hp）是消化性溃疡的主要病因。消化性溃疡是人类常见疾病，我国 20 世纪 50 年代发病率达到高峰，以男性十二指肠溃疡多见，20 世纪 70 年代以后发病率有下降趋势。

二、诊断

（一）病史要点

（1）长期反复发作的上腹痛，病史可达数月至数年，多有发作与缓解交替的周期性，因溃疡与胃酸刺激有关，故疼痛可呈节律性。胃溃疡多在餐后半小时左右出现，持续 1~2h。十二指肠溃疡疼痛多在餐后 2~3h 出现，进食后可缓解。胃溃疡的疼痛部位一般在上腹剑突下正中或偏左，十二指肠溃疡疼痛位于上腹正中或偏右。疼痛性质因个体差异不同可描述为饥饿不适、钝痛、烧灼样疼痛、刺痛等。

（2）可伴有其他消化道症状，如嗳气、反酸、胸骨后灼痛、恶心、呕吐。

（3）频繁的呕吐、腹胀、消瘦等提示球部或幽门部溃疡引起幽门梗阻；溃疡侵蚀基底血管可出现黑便或呕血。

（4）出现剧烈腹痛并有腹膜炎症状往往提示溃疡穿孔。

（二）查体要点

（1）本病在缓解期多无明显体征，溃疡活动期可在剑突下有固定而局限的压痛。

（2）当溃疡穿孔时大多可迅速引起弥漫性腹膜炎，腹壁呈板样硬，有压痛与反跳痛，肝浊音界消失。

（三）辅助检查

1. 常规检查　如下所述。

（1）幽门螺杆菌检测：Hp 检测已成为消化性溃疡的常规检查项目，方法有二：侵入性方法为胃镜下取样做快速尿素酶试验，聚合酶链式反应（PCR）或涂片染色等；非侵入性方法为呼气采样检测，此方法方便、灵敏，常用的有^{14}C 或^{13}C 呼气试验。

（2）上消化道钡餐：溃疡在 X 线钡餐时的征象有直接与间接两种，直接征象为龛影，具有确诊价值；间接征象包括局部压痛、大弯侧痉挛切迹、十二指肠激惹、球部变形等，间接征象仅提示有溃疡。

（3）胃镜：胃镜检查可明确溃疡与分期，并可做组织活检与 Hp 检测。内镜下溃疡可分为活动期（A）、愈合期（H）和瘢痕期（S）三种类型。

2. 其他检查　如下所述。

（1）胃液分析：胃溃疡患者胃酸分泌正常或稍低于正常。十二指肠溃疡患者多增高，以夜间及空腹时更明显。但因其检查值与正常人波动范畴有互相重叠，故对诊断溃疡价值不高，目前仅用于促胃液素瘤的辅助诊断。

（2）促胃液素测定：溃疡时血清促胃液素可增高，但诊断意义不大，不列为常规，但可作为促胃液素瘤的诊断依据。

（四）诊断标准

1. 诊断要点　如下所述。

（1）典型的节律性、周期性上腹疼痛，呈慢性过程，少则数年，多则十几年或更长。

（2）大便隐血试验：溃疡活动时可为阳性。

（3）X 线钡餐检查：龛影为 X 线诊断溃疡最直接征象，间接征象为压痛、激惹及大弯侧痉挛切迹。

（4）胃镜检查与黏膜活组织检查：可鉴别溃疡的良、恶性。胃镜下溃疡多呈圆形或椭圆形，一般小于 2cm，边缘光滑，底平整，覆有白苔或灰白苔，周围黏膜充血水肿，有时可见皱襞向溃疡集中。

2. 诊断流程　见图 6-1。

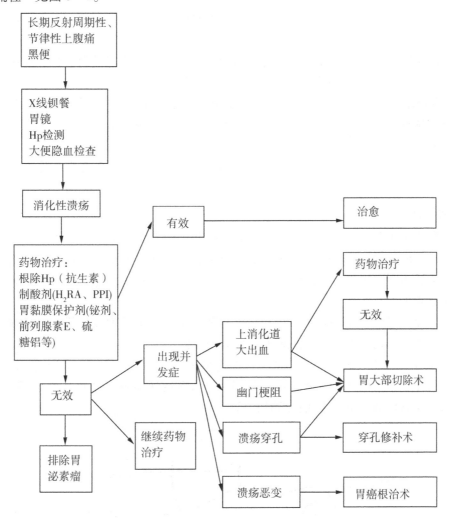

图 6-1　胃十二指肠溃疡诊治流程

（五）鉴别诊断

1. 慢性胆囊炎、胆石症　疼痛位于右上腹，常放射至右肩背部，可伴有发热、黄疸等，疼痛与进食油腻食物有关。B 超可以作出诊断。

2. 胃癌　胃溃疡在症状上难与胃癌作出鉴别，X 线钡餐检查胃癌的龛影在胃腔内，而胃溃疡的龛影在胃壁内，边缘不整，呈结节状；一般良性溃疡的龛影 <2cm。胃镜下组织活检是诊断的主要依据。

3. 功能性消化不良　症状酷似消化性溃疡，多见于年轻女性，X 线钡餐与胃镜无溃疡征象。

4. 促胃液素瘤　即 Zollinger-Ellison 综合征，为胰非 B 细胞瘤，可分泌大量促胃液素，使消化道处于高胃酸环境，产生顽固性多发溃疡或异位溃疡，胃大部切除后仍可复发。血清促胃液素测定 >200ng/L。

三、治疗

消化性溃疡治疗的主要目的是消除症状、愈合溃疡、防止复发和避免并发症。

（一）一般治疗

饮食定时，避免过饱过饥、过热过冷及有刺激性食物；急性期症状严重时可进流汁或半流质。

（二）药物治疗

1. 根除 Hp 治疗　目前尚无单一药物能有效根治 Hp。根除方案一般分为质子泵抑制剂（PPI）为基础和胶体铋剂为基础方案两类。一种 PPI 或一种胶体铋加上克拉霉素、阿莫西林、甲硝唑 3 种抗生素中的 2 种组成三联疗法，疗程为 7d。若根治 Hp 1～2 周不明显时，应考虑继续使用抵制胃酸药物治疗 2～4 周。

2. 抑制胃酸分泌药物　氢氧化铝、氢氧化镁等复方制剂对缓解症状效果较好，仅用于止痛时的辅助治疗。目前临床上常用的是 H_2 受体拮抗剂（H_2RA）与 PPI 两大类。

H_2RA 能与壁细胞 H_2 受体竞争结合，阻断壁细胞的泌酸作用，常用的有两种：西咪替丁（cemitidine），每日剂量 800mg（400mg，2 次/d）；另一种为雷尼替丁（ranitidine），每日剂量 300mg（150mg，2 次/d），疗程均为 4～6 周。

3. 胃黏膜保护剂　胃黏膜保护剂有三种，分别为硫糖铝、枸橼酸铋钾和前列腺素类药物（米索前列醇，misoprostol）。

（三）手术治疗

消化性溃疡随着 H_2RA 与 PPI 的广泛使用以及根除 Hp 治疗措施的普及，需要手术治疗的溃疡病患者已越来越少，约 90% 的十二指肠溃疡及 50% 的胃溃疡患者经内科有效治疗后好转。所需手术干预的病例仅限少数并发症患者。手术适应证为：①溃疡急性穿孔。②溃疡大出血。③瘢痕性幽门梗阻。④顽固性溃疡。⑤溃疡癌变。

1. 手术方式　胃、十二指肠溃疡的手术目的是针对胃酸过高而采取相应措施，目前，手术方式主要有两种，一种是胃大部切除术，另一种是迷走神经切断术。

（1）胃大部切除术：为我国目前治疗消化性溃疡最为广泛的手术方式，切除范围包括胃体大部、胃窦、幽门和部分十二指肠球部，占全胃的 2/3～3/4，从而达到抑酸的效果（图 6-2）。切除胃大部后的胃肠道吻合方法常用的是毕罗Ⅰ式和毕罗Ⅱ式。

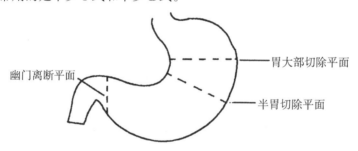

图 6-2　胃切除范围标志

1）毕罗Ⅰ式：特点是胃大部切除以后将残胃与十二指肠断端进行吻合。这种吻合方式接近正常生理状态，术后并发症较少，且胆汁反流不多于幽门成形术，近年来多主张在条件允许时采用此种吻合方式（图 6-3）。

2）毕罗Ⅱ式：特点是胃大部切除后将十二指肠残端关闭，将胃残端与空肠上端吻合。其优点是可切除足够体积的胃而不致吻合口张力过大。同时，即使十二指肠溃疡不能切除也可因溃疡旷置而愈合（图 6-4）。

（2）迷走神经切断术：迷走神经切断后胃酸的神经分泌相消失，体液相受到抵制，胃酸分泌减少，从而达到治愈溃疡的目的。

1）迷走神经干切断术：约在食管裂孔水平，将左右两支腹迷走神经干分离后切除 5～6cm，以免再生。根据情况，再行胃空肠吻合或幽门成形术。由于腹迷走神经干尚有管理肝、胆、胰、肠的分支，均遭到不必要的切断，造成上述器官功能紊乱。胃张力及蠕动随之减退，胃排空迟缓，胃内容物潴留，故需加做幽门成形术。此外可产生顽固性腹泻，可能和食物长期潴留，腐败引起肠炎有关。迷走神经干切断术因缺点多，目前临床上很少应用。

2）选择性迷走神经切断术：将胃左迷走神经分离清楚在肝支下切断，同样胃右迷走神经分离出腹腔支下，加以切断，从而避免了发生其他器官功能紊乱。为了解决胃潴留问题，则需加胃引流术，常用的引流术有幽门成形术、胃窦部或半胃切除，再行胃十二指肠或胃空肠吻合术。

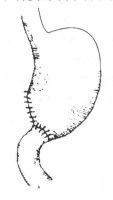
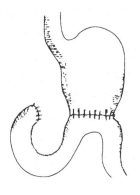

图 6-3　毕罗Ⅰ式吻合　　　　　　　图 6-4　毕罗Ⅱ式吻合

3）选择性胃迷走神经切断术：是迷走神经切断术的一大改进，目前国内外广泛应用。但此法也还存在不少问题，如由于迷走神经解剖上的变异，切断迷走神经常不完善，有可能神经再生，仍有不少溃疡复发。加以胃窦部或半胃切除时，虽有着更加减少胃酸分泌的优点，但也带来了胃切除术后的各种并发症的缺点。因此该术式亦非理想。

4）高选择性胃迷走神经切断术：此法仅切断胃近端支配胃体、胃底的壁细胞的迷走神经，而保留胃窦部的迷走神经，因而也称为胃壁细胞迷走神经切断术或近端胃迷走神经切断术。手术时在距幽门5～7cm 的胃小弯处，可以看到沿胃小弯下行的胃迷走神经前支入胃窦部的扇状终末支（鸦爪）作为定位标志，将食管下端5～7cm 范围内进入胃底、胃体的迷走神经一一切断，保留进入胃窦部的扇状终末支。

高选择性胃迷走神经切断术的优点在于消除了神经性胃酸分泌，消除了溃疡病的复发的主要因素；保留胃窦部的张力和蠕动，无须附加引流术；保留了幽门括约肌的功能，减少胆汁反流和倾倒综合征的发生机会；保留了胃的正常容积，不影响进食量；手术简单安全。

2. 并发症　如下所述。

（1）术后胃出血：胃大部切除术后，一般在24h 以内，从胃管引流出少量暗红色或咖啡色血性内容物，多为术中残留胃内的血液或胃肠吻合创伤口少量渗出的缘故。如短期内自胃管引流出较大量的血液，尤其是鲜血，甚至呕血、黑便，或出现出血性休克，是因切端或吻合口有小血管结扎、缝合不彻底所致。术后4～6d 出血，多因缝合过紧吻合口黏膜坏死脱落引起；严重的早期出血，如量大，甚至发生休克，需要果断再次探查止血。

（2）十二指肠残端破裂：是胃大部切除术毕罗Ⅱ式中最严重的并发症，死亡率很高，约15%。多因处理十二指肠球部时损伤浆肌层或血液循环；或残端缝合过紧，过稀。输入空肠襻梗阻亦可致残端破裂。一般多发生在术后4～7d。表现为右上腹突然发生剧烈疼痛，局部或全腹明显压痛、反跳痛、腹肌紧张等腹膜炎症状。腹穿可抽出胆汁样液体。预防方法是：要妥善缝合十二指肠残端，残端缝合有困难者，可插管至十二指肠腔内做造瘘术，外覆盖大网膜。溃疡病灶切除困难者，选择病灶旷置胃大部切除术式，避免十二指肠残端破裂。一旦发生残端破裂，修补难以成功，应行引流术，在十二指肠残端处放置双腔套管持续负压吸引，同时也要引流残端周围腹腔。以静脉营养法或空肠造瘘来营养支持。

（3）胃肠吻合口破裂或瘘：多发生在术后5～7d，如在术后1～2d 内发生，则可能是吻合技术的问题。一般原因有：缝合不当、吻合口存在张力、局部组织水肿或低蛋白血症等所致组织愈合不良。胃肠吻合口破裂常引起严重的腹膜炎，需及时手术进行修补，术后要保持可靠的胃肠减压，加强营养支持。

（4）吻合口梗阻：发生率为1%～5%，主要表现为进食后上腹胀痛、呕吐，呕吐物为食物，多无胆汁。梗阻多因手术时吻合口过小；或缝合时胃肠壁内翻过多；吻合口黏膜炎症水肿所致。前两种原因造成的梗阻多为持续性的，不能自行好转。需再次手术扩大吻合口或重新做胃空肠吻合。黏膜炎症水肿造成的梗阻为暂时性的，经过适当的非手术治疗症状可自行消失。梗阻性质一时不易确诊，先采用非手术疗法，暂时停止进食，行胃肠减压，静脉输液，保持水电解质平衡和营养；若因黏膜炎症水肿引起的梗阻，往往数日内即可改善。经两周非手术治疗仍有进食后腹胀、呕吐现象，应考虑手术治疗。

（5）输入空肠襻梗阻：在毕罗Ⅱ式手术后，如输入空肠襻在吻合处形成锐角或输入空肠襻过长发生曲折，使输入空肠襻内的胆汁、胰液、肠液等不易排出，将在空肠内发生潴留而形成梗阻。输入空肠段内液体潴留到一定量时，强烈的肠蠕动克服了一时性的梗阻，将潴留物大量排入残胃内，引起恶心、呕吐。表现为进食后 15～30min，上腹饱胀，轻者恶心，重者呕吐，呕吐物主要是胆汁，一般不含食物，呕吐后患者感觉症状减轻而舒适。多数患者术后数周症状逐渐减轻而自愈，少数症状严重持续不减轻者需手术治疗，行输入和输出空肠襻之间侧侧吻合术。

在结肠前近端空肠对胃小弯的术式，如近端空肠过短，肠系膜牵拉过紧，形成索带压迫近端空肠，使被压迫的十二指肠和空肠成两端闭合肠襻，且可影响肠壁的血运，而发生坏死。有时过长的输入空肠襻，穿过空肠系膜与横结肠之间的孔隙，形成内疝，也可发生绞窄。主要表现为上腹部疼痛、呕吐，呕吐物不含胆汁，有时偏右上腹可触及包块。这一类梗阻容易发展成绞窄，应及早手术治疗。

（6）输出空肠襻梗阻：输出空肠襻梗阻多为大网膜炎性包块压迫或肠襻粘连成锐角所致。在结肠后吻合时，横结肠系膜的孔未固定在残胃壁上，而因束着空肠造成梗阻。主要表现为呕吐，呕吐物为食物和胆汁。确诊应借助于钡餐检查，以示梗阻的部位。症状严重而持续，应手术治疗以解除梗阻。

（7）倾倒综合征：倾倒综合征是胃大部分切除术后比较常见的并发症。在毕罗Ⅱ式吻合法发生机会更多。根据症状在术后和进食后发生的迟早，临床上将倾倒综合征分为早期倾倒综合征和晚期倾倒综合征两类。一般认为这两种表现不同、性质各异的倾倒综合征，有时同时存在，致临床表现混淆不清。

1）早期倾倒综合征：表现为进食后上腹胀闷、心悸、出汗、头晕、呕吐及肠鸣、腹泻等。患者面色苍白、脉搏加速、血压稍增高。上述症状经平卧 30～45min 即可自行好转消失，如患者平卧位进食则往往不发生倾倒症状。症状的发生与食物的性质和量有关，进甜食及牛奶易引起症状，过量进食往往引起症状发作。原因尚不十分清楚，但根据临床表现，一般认为早期倾倒综合征的原因有两种：一是残胃缺乏固定，进食过量后，胃肠韧带或系膜受到牵拉，因而刺激腹腔神经丛引起症状，所谓机械因素；二是大量高渗食物进入空肠后，在短期内可以吸收大量的液体，致使血容量减少，即渗透压改变因素。

2）晚期倾倒综合征：性质与早期综合征不同，一般都发生在手术后半年左右，而多在食后 2～3h 发作，表现为无力、出汗、饥饿感、嗜睡、眩晕等。发生的原因由于食物过快地进入空肠内，葡萄糖迅速被吸收，血糖过度增高，刺激胰腺产生过多胰岛素，而继发生低血糖现象，故又称低血糖综合征。

预防倾倒综合征的发生，一般认为手术时胃切除不要过多，残胃适当固定，胃肠吻合口不要太大。术后早期应少食多餐，使胃肠逐渐适应。一旦出现症状多数经调节饮食，症状逐渐减轻或消失。极少数患者症状严重而经非手术治疗持续多年不改善者，可考虑再次手术治疗，行胃肠吻合口缩小术，或毕罗Ⅱ改为毕罗Ⅰ式，或行空肠代胃、空肠、十二指肠吻合术。

（8）吻合口溃疡：吻合口溃疡是胃大部切除术后常见的远期并发症。多数发生在十二指肠溃疡术后。吻合口溃疡的原因与原发溃疡相似，80%～90% 的吻合口溃疡者存在胃酸过高现象。症状与原发溃疡病相似，但疼痛的规律性不明显，在上腹吻合口部位有压痛。吻合口溃疡一旦形成，发生并发症机会甚多，如出血、穿孔。预防措施：避免做单纯胃空肠吻合；胃大部切除时胃切除要足够，应争取做胃十二指肠吻合。吻合口溃疡一般主张采用手术治疗，手术方法是再次行胃大部切除或同时做迷走神经切断术。

（9）碱性反流性胃炎：碱性反流性胃炎常发生于毕罗Ⅱ式胃大部切除术后 1～2 年。由于胆汁、胰液反流，胆盐破坏了胃黏膜对氢离子的屏障作用，使胃液中的氢离子逆流弥散到胃黏膜细胞内，从而引起胃黏膜炎症、糜烂，甚至形成溃疡。表现为：上腹部持续性烧灼痛，进食后症状加重，抗酸药物服后无效；胆汁性呕吐，呕吐后症状不减轻，胃液分析胃酸缺乏；食欲差，体重减轻，因长期少量出血而导致贫血。这一并发症非手术治疗效果不佳。症状严重应考虑手术治疗。手术可改行 Roux‐en‐Y 吻合，以免胆汁反流入残胃内，同时加做迷走神经切断术以防术后吻合口溃疡发生。

（10）营养障碍：胃是容纳食物并进行机械的和化学的消化场所。食物因胃的运动而与酸性胃液混合成食糜，其蛋白质也在酸性基质中经胃蛋白酶进行消化，食物中的铁质也在胃内转变为亚铁状态以便吸收。当胃大部切除术后，少数患者可能出现消瘦、贫血等营养障碍。

四、预后

十二指肠溃疡在迷走神经切断 + 胃窦切除后的复发率为 0.8%，比其他术式显著为低，是其主要优点，特别是对有严重溃疡体质而耐受力好的患者。少数病例术后复发，主要是因迷走神经切断术做得不完全或者是促胃液素瘤所致。

十二指肠溃疡在迷走神经切断 + 胃引流术后的平均复发率为 80% 左右，最高可达 28%，是其主要缺点。用高选迷走切断治疗十二指肠溃疡的复发率为 5%～10%。十二指肠溃疡行胃大部切除术而不加做迷走神经切断术者的复发率约为 5%～6%，术后并发症较多。用简单的胃空肠吻合术来治疗十二指肠溃疡现已废弃，因复发率可达 40%。

胃溃疡做单纯胃窦切除的复发率约为 2%。如有复合溃疡，应做胃大部切除。

随着 PPI 的广泛应用，溃疡复发率已较 20 世纪六七十年代明显减少并可能控制。

五、最新进展

大多数消化性溃疡经非手术疗法患者可获得治愈尤其是 20 世纪 80 年代以后，随着 H_2 受体阻断剂、PPI 以及清除幽门螺杆菌药物的广泛应用，溃疡病的手术治疗在大幅减少。顽固性十二指肠溃疡的手术例数目前降低了大约 62%。溃疡病需要外科手术治疗的仅限于其并发症。因此，应当结合患者具体情况，严格、正确地掌握消化性溃疡手术治疗适应证。

随着微创技术的发展，腹腔镜下消化性溃疡的手术现已基本成熟，溃疡穿孔修补术、迷走神经切断术、胃大部切除术等均可在腹腔镜下完成。因其创伤小、恢复快、疼痛轻等优点已逐渐为广大病患者所接受。

（谢有强）

第四节　应激性溃疡

一、概述

严重创伤、大手术、感染、休克等应激情况下可继发胃十二指肠黏膜糜烂、溃疡，乃至大出血，因其表现不同于常见的消化性胃十二指肠溃疡，故命名为应激性溃疡。由于不同应激因素引起的又有不同的命名，如继发于烧伤者称之为 Curling 溃疡，由中枢神经系统病损引起者称之为 Cushing 溃疡等。

（一）发病机制

应激性溃疡的发生涉及机体神经内分泌功能失调，胃黏膜自身保护功能削弱和胃黏膜损伤作用相对增强等因素综合作用的结果。

1. 神经内分泌功能失调　下丘脑是应激时神经内分泌的整合中枢，破坏下丘脑外侧区和海马两侧可加重实验性应激性溃疡，说明应激状态下下丘脑外侧区和海马两侧可能通过某种机制保护胃黏膜而减少应激性溃疡的发生。实验研究也证实中枢内去甲肾上腺素、乙酰胆碱和 5 - 羟色胺介导下丘脑室旁核参与实验性应激性溃疡的发生。由于中枢去甲肾上腺素的作用有赖于正常的血浆皮质激素和甲状腺素水平，切除肾上腺和甲状腺可部分抑制电刺激室旁核所加重实验性应激性溃疡的效应。切除迷走神经和交感神经后，电刺激下丘脑外侧区和室旁核加重应激性溃疡的效应受到抑制。

已证实广泛存在于下丘脑的促甲状腺素释放激素（TRH）参与应激性溃疡的发生，其机制可能通过副交感神经介导而促进胃酸与胃蛋白酶原分泌,增强胃平滑肌收缩。中枢多巴胺、5-羟色胺和肾上腺素均参与这一机制。此外,尚有多种中枢神经肽,如神经降压素、铃蟾肽、生长抑素、降钙素、β内啡肽等通过自主神经系统及垂体-肾上腺轴而作用于胃肠靶器官,引起后者的病理生理改变,最终导致应激性溃疡的发生,特别要强调的是应激状态下迷走神经高度兴奋在其中的重要意义。

2. 胃黏膜自身保护功能的削弱 正常的胃黏膜保护功能由下列三方面组成:①胃黏液屏障:胃黏膜分泌稠厚黏液紧贴于胃黏膜表面,形成黏液屏障,由于其分子结构特殊,其内水分静止,H^+和胃蛋白酶在其中扩散速度极慢,所以该黏液屏障能在胃黏膜上皮细胞层与胃腔间维持恒定的 pH 梯度。②胃黏膜屏障:胃黏膜上皮细胞的腔面细胞膜由脂蛋白构成,胃腔内的 H^+ 不能逆行扩散至细胞内。胃黏膜上皮细胞间的连接非常紧密,H^+ 也不能由此进入细胞内,胃黏膜上皮迁移、增殖修复功能更是胃黏膜的重要保护机制。③HCO_3^- 的中和作用:胃黏膜细胞内有大量碳酸酐酶能将细胞内氧化代谢产生的以及来自血液中的 CO_2 与 H_2O 结合成 H_2CO_3,后者离解成 HCO_3^- 和 H^+,位于黏液层和上皮细胞内的 HCO_3^- 可以中和少量进入的 H^+。

应激状态下黏液屏障障碍表现为黏液分泌量降低,黏液氨基己糖及保护性疏基物质含量减少,对胃腔内各种氧化物等有害物质的缓冲能力由此降低,黏膜电位差下降,胃腔内 H^+ 反流增加,黏膜内微环境改变,促进了黏膜上皮的破坏。应激状态使黏膜上皮增殖受抑,因为肥大细胞释出的肝素和组胺可抑制上皮细胞的 DNA 聚合酶以及降低上皮细胞的有丝分裂活性。

尤其在低血压和低灌流情况下,胃缺血是应激性溃疡的主要诱因,缺血可影响胃黏膜的能量代谢,ATP 与高能磷酸值下降,削弱了胃黏膜的屏障功能,血流量不足也可导致 H^+ 在细胞中积蓄,加重了黏膜内酸中毒。胃黏膜微循环障碍使微血管通透性增加,这与肥大细胞脱颗粒释出组胺、白三烯等炎性介质的作用有关。

3. 胃黏膜损伤作用相对增强 应激状态使胃黏膜局部许多炎性介质含量明显增加,其中脂氧化物含量随应激时间的延长而升高,具保护作用的疏基化合物含量反见降低,黄嘌呤脱氢酶大量转换为黄嘌呤氧化酶,自由基因之产生增加,这些炎性介质和自由基均可加重黏膜的损害。

应激状态使胃十二指肠本身动力障碍,表现为胃肠平滑肌收缩的幅度增加、时间延长和频率加快,加重了胃黏膜缺血。十二指肠胃反流更使胆汁中的卵磷脂物质在胃腔内积聚,黏膜屏障受到破坏。在多数应激状态下,胃酸分泌呈受抑现象,但由于黏膜屏障功能削弱和局部损害作用增强,实际反流入黏膜内的 H^+ 总量增加,使黏膜内 pH 明显降低,其降低程度与胃黏膜损害程度呈正相关。H^+ 不断逆行扩散至细胞内,结果黏膜细胞呈现酸中毒,细胞内溶酶体裂解,释出溶酶,细胞自溶、破坏而死亡,加上能量不足,DNA 合成受损,细胞无法增殖修复,形成溃疡。

(二)病理

根据诱发原因的不同,应激性溃疡可分为下述三类:①Curling 溃疡:见于大面积深度烧伤后。多发生在烧伤后数日内,溃疡多位于胃底,多发和表浅。少数可发生在烧伤康复期,溃疡多位于十二指肠;②Cushing 溃疡:常因颅脑外伤、脑血管意外时颅内压增高直接刺激迷走神经核而致胃酸分泌亢进所引起。溃疡常呈弥漫性,位于胃上部和食管,一般较深且呈穿透性,可造成穿孔;③常见型应激性溃疡:多见于严重创伤、大手术、感染和休克后,也可发生在器官衰竭、心脏病、肝硬化和癌肿等危重患者。病变可弥散于胃底、胃体含壁细胞泌酸部位,革兰阴性细菌败血症引起的常为胃黏膜广泛糜烂、出血和食管、胃、十二指肠溃疡。

病理肉眼所见胃黏膜均呈苍白,有散在的红色瘀点,严重的有糜烂,甚或溃疡形成。镜检可见多处上皮细胞破坏或整片脱落。一般在应激情况 4~48h 后整个胃黏膜有直径 1~2mm 的糜烂,伴局限性出血和凝固性坏死。如病情继续恶化,糜烂灶相互融合扩大,全层黏膜脱落,形成溃疡,有深有浅,如涉及血管,破裂后即引起大出血。

二、诊断

应激性溃疡无特异性症状,有时突发大出血,来势凶猛,有时呈间歇性发作。出血时不伴疼痛。除烧伤康复期外，应激性溃疡只有在应激和病情危重时才发生的，属急性病变，溃疡常呈多发，要排除原有慢性胃十二指肠溃疡急性发作的情况。在危重患者突发上消化道出血时首先要考虑本病的存在。胃镜检查可以确立诊断。要注意应激性溃疡患者不一定都伴有高胃酸分泌。

三、治疗

（1）胃管引流和冲洗：放置鼻胃管，抽吸胃液，清除胃内潴留的胃液和胆汁，以免加重对黏膜的侵蚀，并用 5~10L 等渗冷盐水冲洗。清除积血和胃液后，胃腔内可灌入硫糖铝 6~12g，根据病情可自每 2 小时一次至一日 4 次不等。长期应用胃黏膜缺血的药物（如去甲肾上腺素）和冰水灌注是有害的，因可加重黏膜缺血。可试用一、二次，即在 250mL 冰盐水中加入去甲肾上腺素 8mg。

（2）药物治疗：除局部使用外，还可全身给予奥美拉唑每日 40mg 或雷尼替丁每日 400mg，共 5d，生长抑素可抑制胃酸分泌，减少门静脉和胃肠血流。可肌内注射八肽生长抑素 0.1mg 每 8h 一次，也可胃管内灌入，均有止血作用。

（3）手术治疗：药物止血无效时，可经胃镜下电凝或激光凝固、选择性动脉造影和垂体后叶素（动脉内每分钟注入 0.2U）灌注有时可获得直接止血的作用，为后继的治疗赢得了时间。出血仍无法控制且量大，最后只能考虑手术治疗。手术术式以切除所有出血病灶为原则，全胃切除术效果好，但死亡率高，可选用迷走神经切断和部分胃切除术，如患者不能耐受较大手术时，可对明显出血的病变进行简单的结扎缝合术，或结扎胃周血管的断流术，即结扎胃左、右动脉和胃网膜左、右动脉，但必须保留胃短动脉的血供。

四、防治

预防重于治疗，应激性溃疡不仅是胃肠功能障碍的一种表现，同时也提示存在全身微循环灌注不良和氧供不足的现象，预防措施应从全身和局部两方面同时着手。

（1）全身性措施：积极去除应激因素，治疗原发病，纠正供氧不足，改善血流灌注，维持水、电解质和酸碱平衡，极为重要，也是首要措施。

早期进食可促进胃黏液分泌，中和腔内胃酸，促进黏膜上皮增生和修复，对于不能进食者可予管饲。营养支持也很重要。

（2）局部措施：对胃肠功能障碍伴胃内潴留者应给予鼻胃管减压，抑酸剂或抗酸剂的应用有一定的预防作用。如给雷尼替丁 150mg 静注或奥美拉唑 40mg 口服或胃内灌入可明显减少出血的发生。现一致公认 H_2 受体拮抗剂能明显升高胃酸 pH 和降低应激性溃疡的发生率。但抑制胃酸药物的应用并非必要，因为应激时胃酸分泌并不增加，其病变主要是胃黏膜缺血、黏膜屏障障碍和 H^+ 反流所引起。推荐硫糖铝的应用，硫糖铝能与胃蛋白酶络合，抑制该酶分解蛋白质，与胃黏膜的蛋白质络合形成保护膜，阻止胃酸、胃蛋白酶和胆汁的渗透和侵蚀，它不影响胃液的 pH，不致有细菌过度繁殖和医源性肺炎发生率增加的危险，可给硫糖铝 6g，分次自胃管内灌入，其预防作用与 H_2 受体拮抗剂相当。

小剂量糖皮质激素可改善胃黏膜微循环，稳定细胞膜。还原性谷胱甘肽、别嘌呤醇、过氧化物歧化酶（SOD）、普萘洛尔、可乐定、钙通道阻滞剂等均证实有预防作用。

（谢有强）

第五节　胃癌

一、病因

胃癌病因和发病机制尚未阐明，研究资料表明胃癌的发生是多因素综合作用的结果。目前认为下列因素与胃癌的发生有关。

1. 环境因素　不同国家与地区发病率有明显差别，胃癌高发区向低发区的第 1 代移民胃癌发生率与本土居民相似，第 2 代即有明显下降，第 3 代胃癌的发生率则与当地居民相似。提示胃癌的发病与环境因素有关，其中最主要的是饮食因素。在人类，胃液中亚硝胺前体亚硝酸盐的含量与胃癌的患病率明显相关，可通过损伤 DNA 发生致癌作用。流行病学调查证实饮水中亚硝酸盐含量高的地区胃癌发病率高；腌制蔬菜、鱼、肉含有大量硝酸盐和亚硝酸盐；萎缩性胃炎胃酸过低的情况下，硝酸盐受胃内细菌硝酸盐还原酶的作用而形成亚硝酸盐类物质。

食物中还可能含有某些致癌物质或癌前物质，在体内通过代谢或胃内菌群的作用转化为致癌物质。如油煎食物在加热过程中产生的某些多环碳氢化合物；熏制的鱼肉含有较多的 3，4 - 苯并芘（benzopy-rene）；发霉的食物含有较多的真菌毒素，可与 N - 亚硝基化合物起协同致癌作用；大米加工后外覆的滑石粉，化学性质与结构都与石棉纤维相似，上述物质均被认为有致癌作用。

饮酒在胃癌发病中的作用尚未有定论，而高盐饮食、吸烟、低蛋白饮食、较少进食新鲜的蔬菜与水果则可能增加患胃癌的危险性。一些抗氧化的维生素如维生素 A、维生素 C、维生素 E 和 β - 胡萝卜素及绿茶中的茶多酚有一定防癌作用。水土中某些元素含量和比例的异常可能亦与胃癌发生有关。

其次，研究提示，某些职业与胃癌的发病相关：开采煤炭、锡矿，木材加工，金属制造（尤其是钢铁），橡胶处理等会增加胃癌的危险性；可能与暴露在工作环境中的灰尘颗粒损伤胃黏膜，或吸收、转运致癌物质如 N - 亚硝基化合物到胃内有关。

2. 感染因素　如下所述。

（1）幽门螺杆菌（Hp）感染：与胃癌发病相关，已被 WHO 列为 I 类致癌物。流行病学调查表明胃癌发病率与 Hp 感染率正相关，胃癌高发区的 Hp 感染年龄提前。Hp 感染的致癌机制复杂：①可能通过引起炎症反应，继而产生基因毒性作用。多数学者认为，Hp 感染主要作用于慢性活动性胃炎，慢性萎缩性胃炎 - 肠组织转化的癌变起始阶段，使胃体壁细胞泌酸减少，有利于胃内细菌繁殖和亚硝基化合物形成；同时细胞毒素及炎症反应激活细胞因子、氧自由基、NO 释放，造成 DNA 损伤、基因突变也可能成为主要原因。②Hp 感染诱导胃黏膜上皮细胞凋亡和增殖失平衡，促进癌变发生。③Hp 感染导致胃内抗坏血酸明显减少，削弱其清除亚硝酸盐、氧自由基的作用。

（2）EB 病毒感染：胃癌患者的癌细胞中，大约 10% 有 EB 病毒感染，在癌旁组织中可检出 EB 病毒基因组。据报道在美国和德国发生率最高（16% ~18%），在中国最低（3.1%），分布无地域性；它与未分化胃癌尤其是淋巴上皮样癌关系密切，在组织学上类似于鼻咽部恶性肿瘤，病理类型多样，淋巴结转移较少；在这些患者中，Hp 感染率较低。

3. 遗传因素　胃癌发病有家族聚集倾向，患者家属胃癌发病率高于一般人 2 ~4 倍。不同 ABO 血型的人群胃癌的发病率可能有差异，不同种族间也有差异，均提示有遗传因素存在。较多学者认为某些遗传素质使易感者在同样的环境条件下更易致癌。

4. 基因调控　正常情况下胃黏膜细胞增殖与凋亡受到癌基因、抑癌基因、生长因子及其受体、细胞黏附因子及 DNA 修复基因等的调控。近二十年来，随着细胞分子生物学的研究与进展，对胃癌的癌变过程进行了大量研究，现已明确的癌基因有 ras、met、c - myc、erb - B2、akt - 2 等。如 ras、met 基因过量表达发生于癌变早期；met、erb - B2 等扩增与肿瘤快速生长、淋巴结转移有关；抑癌基因在细胞增殖分化中起稳定作用，p53、p16、nm^23、APC 等抑癌基因的失活或突变可能与胃癌的发生和转移有关。同时，还发现不少调节肽如表皮生长因子、转化生长因子、胰岛素样生长因子 - II，血小板转化生长因子等，在胃癌发生过程中起调节作用。此外，研究提示环氧化酶 - 2（COX - 2）表达出现于 70% 胃癌患者中。其高表达与淋巴结浸润及不良预后相关。DNA 甲基化是基因在转录水平的调控方式之一，胃癌患者，癌基因甲基化水平越低，其分化程度往往越差。

5. 癌前期变化　一致认为某些疾病是胃癌发生的癌前状态，如慢性萎缩性胃炎、胃溃疡、残胃、巨大黏膜皱襞症、胃息肉特别是直径超过 2cm 者。胃癌的癌前病变——肠组织转化，有小肠型和大肠型两种。小肠型（完全型）具有小肠黏膜特征，分化较好。大肠型（不完全型）与大肠黏膜相似，又分为两个亚型：IIa 型能分泌非硫酸化黏蛋白；IIb 型能分泌硫酸化黏蛋白，此型与胃癌发生关系密切。

指某些具有较强的恶变倾向的病变，包括癌前期状态（precancerous conditions）与癌前期病变

（precancerous lesions），前者系临床概念，后者为病理学概念。

（1）胃的癌前期状态：包括慢性萎缩性胃炎、胃溃疡、胃息肉、残胃炎、胃黏膜肥厚等。

A. 慢性萎缩性胃炎：慢性萎缩性胃炎基础上可进一步发生肠上皮组织转化、不典型增生而癌变。其病史长短和严重程度与胃癌的发生率有关，不少报道在慢性嗜酸性胃炎基础上胃癌的发生率2%～10%。

B. 胃息肉：最常见的是炎性或增生性息肉，一般很少发生癌变。腺瘤型或绒毛型息肉癌变率为15%～40%，直径大于2cm者癌变率更高。

C. 残胃：胃良性病变手术后残胃发生的胃癌称残胃癌。胃手术后尤其在术后10年开始，发生率显著上升。Billroth Ⅱ式胃空肠吻合术后发生胃癌较 Billroth Ⅰ式为多，十二指肠内容物反流至残胃，胆酸浓度增高是促使发生癌变的重要因素，有报道可达5%～10%，我国残胃癌发生率为2%～3%。

D. 良性胃溃疡：良性胃溃疡癌变的发生率各家报道不一。一般认为癌变率约为1%～5%。目前认为，胃溃疡本身并不是一个癌前期状态，而溃疡边缘的黏膜则会发生肠上皮化生与恶变。

E. 恶性贫血和巨大胃黏膜肥厚症：癌变率约为10%，但这两种疾病在我国的发病率均很低。

（2）胃的癌前期病变

A. 异形增生：亦称不典型增生，是由慢性炎症引起的病理细胞增生，包括细胞异型、结构紊乱、分化异常。国内将异型增生分为腺瘤型、隐窝型、再生型，后者癌变率较低。近年发现的球样异型增生认为与印戒细胞癌关系密切。异型增生在我国分为轻、中、重3级，内镜随访结果表明，轻度异型增生可能逆转，重度异型增生的癌变率可超过10%。

B. 肠组织转化：是指胃黏膜上出现类似肠腺上皮，具有吸收细胞、杯状细胞和潘氏细胞等，有相对不成熟性和向肠、胃双向分化的特点。根据吸收细胞形态可分为小肠型与结肠型两种，小肠型（完全型）具有小肠黏膜的特征，分化较好。结肠型（不完全型）与结肠黏膜相似，又可分为2个亚型：Ⅱa型，能分泌非硫酸化黏蛋白；Ⅱb型能分泌硫酸化黏蛋白，此型肠化分化不成熟，与胃癌发生（尤其是分化型肠型胃癌）关系密切。

近端胃肿瘤，特别是胃食管连接处的肿瘤危险因素较明确，可能与吸烟有关，与 Hp 感染无关。胃食管连接处腺癌占胃癌的25%，与远端胃肿瘤不同，近几十年来的发病率一直升高，多发生在 Barret 食管化生情况下，是食管腺癌的变型。

二、病理

胃癌可以发生在胃的任何部位，最多见于胃窦，其次为胃小弯，再次为贲门，胃大弯和前壁较少。

胃癌的大体形态，随病期而不同，宜将早期胃癌和进展期胃癌分开。

（1）早期胃癌：指所有局限于黏膜或黏膜下层的胃癌，不论其是否有淋巴转移。分为三型：Ⅰ型隆起型，癌块突出约5mm以上；Ⅱ型浅表型，癌块微隆与低陷在5mm以内，有3个亚型，Ⅱa表面隆起型，Ⅱb平坦型，Ⅱc表面凹陷型；Ⅲ型凹陷型，深度超过5mm。最近我国有人提出小胃癌（癌灶直径6～10mm）和微小胃癌（癌灶直径<5mm）的概念，把胃癌诊断水平推向早期始发阶段，使经根治后5年存活率提高到达100%。

（2）进展期胃癌：①块状型癌：小的如息肉样，大的呈蕈伞状巨块，突入胃腔内，表面常破溃出血、坏死或继发感染。此型肿瘤较局限，生长缓慢，转移较晚。②溃疡型癌：癌中心部凹陷呈溃疡，四周边缘呈不规则隆起，溃疡直径一般大于2.5cm，基底较浅，周围有不同程度的浸润，此型发生出血穿孔者较多见，转移的早晚视癌细胞的分化程度而有所不同。③弥漫浸润型癌：癌细胞弥散浸润于胃壁各层内，遍及胃的大部或全部，胃壁僵硬，呈革袋状。此型癌的细胞分化较差，恶性程度较高，转移亦较早。

国际上多按传统的 Bomnann 分类，将胃癌分为4型：Ⅰ型即结节型；Ⅱ型指无浸润的溃疡型（并口样，边缘清楚，有时隆起呈围堤状而无周围浸润）。Ⅲ型指有浸润的溃疡型（边界不清，并向四周浸润）；Ⅳ型即弥漫型。

根据组织学结构可分为4型：①腺癌。②未分化癌。③黏液癌。④特殊类型癌，包括腺鳞癌、鳞状细胞癌、类癌等。有人根据胃癌的生物学特性，将其分为 2 种，即肠型癌、弥散型癌，其中肠型癌多属分化较高的管状或乳头状腺癌，呈局限生长；弥散型癌分化差，呈浸润生长。

三、临床表现

（一）症状

胃癌早期，临床症状多不明显，也不太典型，如捉摸不定的上腹不适、隐痛、嗳气、反酸、食欲减退、轻度贫血等，类似胃十二指肠溃疡或慢性胃炎等症状。晚期可出现以下几方面的症状。

（1）胃部疼痛为胃癌常见的症状，初期可隐痛、胀满，病情进一步发展疼痛加重、频繁、难以忍耐，肿瘤一旦穿孔，则可出现剧烈腹痛的胃穿孔症状。

（2）食欲减退、消瘦、乏力，这是一组常见而又不特异的胃癌表现。

（3）恶心、呕吐等，胃窦部癌增长到一定程度，可出现幽门部分或完全梗阻而发生呕吐，呕吐物多为宿食和胃液；贲门部癌和高位胃小弯癌可有进食梗阻感。肿瘤破溃或侵袭到血管，导致出血或突发上消化道大出血。

（4）再晚期，出现上腹肿块或其他转移引起的症状，如肝大、腹腔积液、锁骨上淋巴结肿大。此时消瘦、贫血明显，终成恶病质。

（二）体征

体检在早期多无特殊，晚期上腹肿块明显多呈结节状，质硬，略有压痛；若肿块已固定，则多表示浸润到邻近器官或癌块附近已有肿大的淋巴结块。发生直肠前凹种植转移时，直肠指诊可摸到肿块。

四、检查

（1）实验室检查

1）胃液分析：正常胃液无色或浅黄色，每 100mL 中游离盐酸 0～10U，胃癌患者的胃酸多较低或无游离酸。当胃癌引起幽门梗阻时，可发现大量食物残渣，如伴有出血，则可出现咖啡样液体，对胃癌诊断具有一定的意义。

2）大便潜血：反应持续性大便潜血阳性，对胃癌的诊断有参考价值。

3）细胞学检查：目前临床取材方法有以下几种。

A. 一般冲洗法检查：前一天晚饭进流质，当天早晨禁食，下胃管抽空胃液，再用生理盐水反复冲洗，并让患者变换体位，最后收集冲洗液，离心后涂片、染色。

B. 直视下冲洗法：用纤维胃镜在直视下对可疑病变进行冲洗，再用导管吸出冲洗液进行检查。

C. 刷拭法：在纤维胃镜直视下，对可疑病变用尼龙细胞刷来回摩擦后取出涂片镜检。

D. 印片法：纤维胃镜直视下活检，取出胃黏膜组织在玻片上涂片镜检。

胃脱落细胞学检查是诊断胃癌的一种比较好的方法，操作简单、阳性率高、痛苦少、患者易于接受。但它不能确定病变的部位，和 X 射线钡餐，胃镜检查联合应用，可提高胃癌的早期诊断率到 98%。

胃癌细胞表现为成簇、多种形态或重叠，出现印戒细胞；细胞内核比例增大，核膜增厚、核仁增大、核染色质不规则和颗粒大等改变。

（2）X 射线检查：钡餐造影主要观察胃的轮廓失常、黏膜形状的改变、蠕动以及排空时间等做出诊断。X 射线诊断胃癌的正确率为 70%～90%。不同类型的胃癌，其 X 射线表现亦各不同，蕈伞型癌主要表现为突入胃腔内的不规则充盈缺损，黏膜破坏或中断。溃疡型癌表现为位于胃轮廓以内的溃疡龛影，溃疡边缘不整齐附近胃壁僵直。浸润型癌表现胃壁僵硬，蠕动和黏膜皱襞消失，胃腔缩窄而不光滑，钡剂排出较快。如整个胃受侵则呈革袋样胃。

X 射线钡餐检查对早期胃癌的确诊率可达 89%，但需要应用各种不同的检查法，包括不同充盈度的投照、黏膜纹显示、控制压力量的加压投照和双重对比等方法。早期胃癌隆起型，在适量钡剂充盈下加压或在中等量充气的双重对比下，能显示出小的充盈缺损。表浅型因有轻度的低洼，可见一小片钡剂积聚或在充盈相呈微小的突出。凹陷型的在加压投照或双重对比时有钡剂积聚，其形态多不规则，邻近黏膜呈杆状中断。

（3）内窥镜检查：由于纤维内窥镜技术的发展和普遍应用，早期胃癌的诊断率和术后 5 年生存率明显提高。现今应用的电子内窥镜，其特点是直径较细，广角前视、高分辨率、高清晰度，包括内窥镜、电视显示和录像，还可摄像。最近又有超声内镜，胃癌可按 5 层回声带的改变来辨别胃癌的浸润深度，甚至发现胃外淋巴结转移。

胃癌的确诊有待于胃镜进行活组织检查。每次要多挟几处，在四周分点取材，不要集中于一点，以避免漏诊。

（4）血管造影检查（DSA）：胃癌的术前诊断，主要依靠 X 射线双重对比造影及胃镜检查。两者都是从胃的黏膜而来观察、发现病灶，就其定性诊断有较高的敏感性，但做定量诊断则是粗略的，可靠性不大。利用 DSA 进行胃癌的定量诊断技术可清楚地显示肿瘤浸润范围、深度、病灶数量、周围有无侵犯、病灶周围淋巴结及远隔脏器有无转移等情况，可为能否手术切除和切除范围提供影像学依据。陈晓林等报道 11 例手术切除标本的病理改变与 DSA 所见相对照，其符合率为 86.6%。其方法为：①患者仰卧位，常规消毒。②在局部麻醉下采用 Seldinger 法，经右侧股动脉穿刺插管。③分别行腹腔动脉、选择性胃左动脉及脾动脉（DSA）。④使用 45% 泛影葡胺 3～6mL/s，总量 12～13mL。

胃癌 DSA 所见：①肿瘤供血动脉二级分支以下血管增多、紊乱、迂曲、边缘不整、细不均。②二分支血管呈网状，边缘不整、毛糙。③不规则的肿瘤染色。④造影时见胃腔内有斑点状造影剂外渗，呈雪花状改变。⑤供血动脉主干血管增粗、僵硬、边缘不整呈锯齿状改变。⑥附近淋巴结染色（血管化）增大，肝内有转移灶。

（5）放射免疫导向检查：胃癌根治术成败的关键在于能否在术时确定胃癌在胃壁内的浸润及淋巴结转移的范围，发现可能存在的临床转移灶从而彻底合理地切除，放射免疫导向检查使之成为可能。方法：选用高阳性反应率、高选择性及高亲和力的抗胃癌 $McAb3H_{11}$，将纯化后的 McAb 以 Iodogen 法标记 ^{131}I。将此 $^{131}I－3H$ 以 250～800uc 及墨汁于术前经胃镜作胃局部多点注射。手术时应用手提式探测器作贴近组织的探测，该探测器的大小为 12.7～25.4cm，准直孔径 4cm，探测的最小分辨距离为 1.8cm，可探及 $4×10^5$ 癌细胞，且有较好的屏蔽性。因此可探及小于 1mm 的亚临床转移灶如淋巴结和可疑组织。

（6）四环素荧光试验：四环素试验的方法很多，但基本原理都是根据四环素能与癌组织结合这一特点。如四环素进入体内后被胃癌组织所摄取，因而可以在洗胃液的沉淀中找到荧光物质。方法是口服四环素 250mg，每日 3 次，共 5d，末次服药后 36h 洗胃，收集胃冲洗液，离心后的沉渣摊于滤纸上，温室干燥，暗室中用荧光灯观察，有黄色荧光者为阳性。阳性诊断率为 79.5%。

（7）胃液锌离子测定：胃癌患者胃液中锌离子含量较高，胃癌组织内含锌量平均为健康组织含锌量的 2.1 倍。因在胃癌患者胃液内混有脱落的癌细胞，癌细胞锌经过胃酸和酶的作用，使其从蛋白结合状态中游离出来，呈离子状态而混入胃液中，所以胃癌患者的胃液中锌离子含量高。

（8）腹部 CT 检查：CT 检查可显示胃癌累及胃壁向腔内和腔外生长的范围，邻近的解剖关系和有无转移等。胃癌的 CT 表现大多为局限性胃壁增厚（＞1cm）。各型胃癌的 CT 上均可见胃内外缘轮廓不规则，胃和邻近器官之间脂肪层面消失。当观察到小网膜、大网膜、脾门、幽门下区淋巴结肿大时，多提示淋巴道转移。如有肝、肾上腺、肾、卵巢、肺等转移，均可在 CT 上清楚显示。

五、并发症

（1）出血约 5% 的患者可发生大出血，表现为呕血和（或）黑便，偶为首发症状。

（2）幽门或贲门梗阻取决于胃癌的部位。

（3）穿孔比良性溃疡少见，多发生于幽门前区的溃疡型癌。

六、分期

1. 临床病理分期是选择胃癌合理治疗方案的基本　国际上有关分期甚多，几经修改现今通用的是

1988 年由国际抗癌联盟（IUCC）公布的新 PTNM 分期。P 代表术后病理组织学证实，T 指肿瘤本身，N 指淋巴结转移，M 指远处转移。然后按照肿瘤浸润深度将 T 分为：T_1 不管肿瘤大小，癌灶局限于黏膜或黏膜下层的早期胃癌；T_2 癌灶侵及肌层，病灶不超过 1 个分区的 1/2；T_3 肿瘤侵及浆膜或虽未侵及浆膜，但病灶已经超过一个分区的 1/2，但未超过 1 个分区；T_4 肿瘤已穿透浆膜或大小已超过 1 个分区。根据淋巴结转移至原发癌边缘的距离，将 N 分为：N_0 无淋巴结转移；N_1 指 <3cm 内的淋巴结转移；N_2 指 >3cm 的淋巴结转移，包括胃左动脉、肝总动脉、脾动脉和腹腔动脉周围的淋巴结。M 则分为：M_0，即无远处转移；M_1 有远处转移，包括 12~16 组淋巴结转移。

2. 美国肿瘤联合委员会 AJCC 的 TNM 分类如下　如下所述。

胃癌 TNM 分期

原发肿瘤（T）

    Tx　原发肿瘤无法评估

    T_0　无原发肿瘤的证据

    Tis　原位癌：上皮内肿瘤，未侵及固有层

    T_1　肿瘤侵犯固有层或黏膜下层

    T_2　肿瘤侵犯固有肌层或浆膜下层

    T_{2a}　肿瘤侵犯固有肌层

    T_{2b}　肿瘤侵犯浆膜下层

    T_3　肿瘤穿透浆膜（脏层腹膜）而尚未侵及邻近结构

    T_4　肿瘤侵犯邻近结构

区域淋巴结（N）

    Nx　区域淋巴结无法评估

    N_0　区域淋巴结无转移

    N_1　1~6 个区域淋巴结有转移

    N_2　7~15 个区域淋巴结有转移

    N_3　15 个以上区域淋巴结有转移

远处转移（M）

    Mx　远处转移情况无法评估

    M_0　无远处转移

    M_1　有远处转移

组织学分级（G）

    Gx　分级无法评估

    G_1　高分化

    G_2　中分化

    G_3　低分化

    G_4　未分化

0 期	Tis	N_0	M_0
ⅠA 期	T_1	N_0	M_0
ⅠB 期	T_1	N_1	M_0
	$T_{2a/b}$	N_0	M_0
Ⅱ 期	T_1	N_2	M_0
	$T_{2a/b}$	N_1	M_0
	T_3	N_0	M_0
ⅢA 期	$T_{2a/b}$	N_2	M_0
	T_3	N_1	M_0

	T_4	N_0	M_0
ⅢB 期	T_3	N_2	M_0
Ⅳ 期	T_4	$N_{1 \sim 3}$	M_0
	$T_{1 \sim 3}$	N_3	M_0
	任何 T	任何 N	M_1

七、诊断

　　胃癌到了晚期，根据胃痛、上腹肿块、进行性贫血、消瘦等典型症状，诊断并不困难，但治愈可能性已经很小。胃癌的早期诊断是提高治愈率的关键。问题是胃癌的早期症状并不明显，也没有特殊性，容易被患者和医务人员所忽略。为了早期发现胃癌，做到下列两点是重要的：①对于胃癌癌前病变者，如胃酸减少或胃酸缺乏、萎缩性胃炎、胃溃疡、胃息肉等，应定期系统随诊检查，早期积极治疗。②对40 岁以上，如以往无胃病史而出现早期消化道症状或已有长期溃疡病史而近来症状明显或有疼痛规律性改变者，切不可轻易视为一般病情，必须进行详细的检查，以做到早期发现。

八、鉴别诊断

　　（1）胃溃疡：胃溃疡与溃疡型胃癌常易混淆，应精心鉴别，以免延误治疗（表6 - 1）。

表 6 - 1　胃溃疡与胃癌鉴别

项目	胃溃疡	胃癌
年龄	好发于 40 岁左右	40 ~ 60 岁最常见
病史和症状	病程缓慢，有反复发作史；痛有规律性，抗酸剂可缓解，一般无食欲减退	病程短，发展快，疼痛不规律，持续性加重，食欲减退，乏力，消瘦
体征	无并发症时一般情况良好，上腹部可有轻压痛，无肿块，左锁骨上无肿大淋巴结	短期内出现消瘦、贫血，晚期可表现恶病质，上腹部可扪及包块或腹腔积液及左锁骨上淋巴结肿大
实验室检查	胃酸正常或偏低，查不到癌细胞，大便潜血并发出血时为阳性，治疗后可能转阴性	胃酸减低或缺乏，并可能查到癌细胞，大便潜血常持续阳性
X 射线钡餐检查	胃壁不僵硬，蠕动波可以通过溃疡一般小于 2.5cm，为圆形或椭圆形龛影，边缘平滑也无充盈缺损	肿瘤处胃壁僵硬、蠕动波中断消失，溃疡面大于 2.5cm，龛影不规则、边缘不整齐；突出胃腔内肿块可呈充盈缺损
胃镜检查	溃疡呈圆形或椭圆形，边缘光滑、溃疡基底平坦	溃疡多不规则，边缘呈肿块状隆起，有时伴出血糜烂，溃疡底凹凸不平

　　（2）胃结核：多见于年轻人，病程较长，常伴有肺结核和颈淋巴结核。胃幽门部结核多继发于幽门周围淋巴结核，X 射线钡餐检查显示幽门部不规则充盈缺损。胃镜检查时可见多发性匐行性溃疡，底部色暗、溃疡周围有灰色结节，应当取活检检查确诊。

　　（3）胃恶性淋巴瘤：胃癌与胃恶性淋巴瘤鉴别很困难，但其鉴别诊断有其一定的重要性。因胃恶性淋巴瘤的预后较胃癌好，所以更应积极争取手术切除。胃恶性淋巴瘤发病的平均年龄较胃癌早，病程较长而全身情况较好，肿瘤的平均体积一般比胃癌大，幽门梗阻和贫血现象都比较少见，结合 X 射线、胃镜及脱落细胞检查可以帮助区别。但有时最后常需要病理检查才能确诊。

　　（4）胰腺癌：胰腺癌早期症状为持续性上腹部隐痛或不适，病程进展较快，晚期腹痛较剧。自症状发生至就诊时间一般平均 3 ~ 4 个月。食欲减低和消瘦明显，全身情况短期内即可恶化。而胃肠道出血的症状则较少见。

九、治疗

　　目前综合治疗是提高胃癌生存率和生活质量的保证。综合治疗的目的有以下几点：去除或杀灭肿瘤，提高患者的生存率；使原来不能手术切除的病例得以接受手术治疗；减少局部复发和远处转移播散的机会，提高患者的治愈率；改善患者的一般状况及免疫功能，提高生活质量和延长生存期。

胃癌综合治疗的基本原则：胃癌根治术是目前唯一有可能将胃癌治愈的方法。胃癌诊断一旦确立，应力争早日手术切除；胃癌因局部或全身的原因，不能行根治术也应争取做原发病灶的姑息性切除；进展期胃癌根治术后应辅以放疗、化疗等综合治疗；各种综合治疗方法应根据胃癌的病期、全身状况选择应用，而不是治疗手段越多越好；对不能手术者，应积极地开展以中西药为主的综合治疗，大部分患者仍能取得改善症状、延长寿命之效。

（谢有强）

第七章

小肠外科

第一节　先天性肠旋转不良

先天性肠旋转不良（congenital malrotation of intestine）是胚胎发育过程中由于中肠旋转发生障碍或停滞，造成肠道解剖位置的异常，从而导致各种不同肠梗阻或肠扭转等外科疾病的发生。该病是小儿外科常见疾病之一，常并发肠闭锁、肠重复畸形、内疝等其他畸形。

一、病因病理

1. 病因　正常胚胎在 6～12 周发育过程中，中肠会发生一系列复杂变化：胚胎第 6 周时，由于中肠迅速生长，以至于腹腔不能容纳，被迫自脐部向外突出。脐带内的肠管以肠系膜上动脉为轴心，按逆时针方向旋转。随着腹腔的发育，突出的肠管回纳入腹腔，并继续以肠系膜上动脉为中心逆时针旋转，并逐渐固定于后腹壁。全部肠旋转完成后，小肠起于 Treitz 韧带，从左上斜向右下，止于回盲部。盲肠也随之降至右髂窝。在此过程中，如果中肠未旋转、不完全旋转或反方向旋转等情况均可造成肠旋转不良。

2. 病理　如下所述。

（1）小肠扭转及坏死：中肠旋转不全，小肠系膜不是从左上斜向右下附着于后腹壁，而是悬吊在狭窄的肠系膜上动脉根部，因此小肠活动度很大，在肠蠕动或体位变化较大时，小肠易受重力影响，使肠管以肠系膜上动脉为轴心，发生扭转。轻度肠扭转可自行复位，严重的扭转会造成肠系膜血循障碍，引起广泛性的小肠绞窄性坏死。

（2）十二指肠梗阻：肠旋转异常时，盲肠未降至右髂窝而位于上腹或左腹，附着于盲肠和右后壁之间的 Ladd 纤维索带可直接压迫十二指肠第 2 部分的上方，引起部分或完全的肠梗阻；盲肠也可直接压迫后方的十二指肠引起梗阻。

二、临床表现

各年龄段都有可能发病，但约有 1/2 的肠旋转不良发生在新生儿期，绝大多数的病例发生在 1 岁以内。

1. 呕吐　新生儿最初往往表现为高位肠梗阻，突然出现剧烈呕吐，呈间歇性，呕吐物含有胆汁或小肠液，但出生后 1～2 天仍有正常胎粪排出，此可与小肠闭锁相鉴别。

2. 腹痛　患儿因腹部不适或痉挛性疼痛，有烦躁不安，阵发性哭闹，拒按腹部。较大儿童能说出疼痛的部位和性质，局部有明显的压痛，常会取自动屈曲位以缓解疼痛。

3. 腹胀　腹胀一般出现较晚，腹胀程度与肠梗阻部位有关。十二指肠梗阻常为不完全性，上腹可见膨隆或胃蠕动波，呕吐后腹胀不明显，但随梗阻会反复出现，患儿有消瘦、脱水、体重下降等；低位小肠扭转或结肠扭转，扭转肠祥明显隆起，腹胀较严重。

4. 晚期全身症状　肠扭转若为轻度，症状可随体位变化或自身肠蠕动而缓解，若扭转不能复位，晚期会出现剧烈腹痛，绞窄性肠坏死，全腹膜炎，血便及严重的中毒性休克等症状。

三、临床检查

1. 腹部立位平片　新生儿立位平片腹部可有较典型的双气泡征。年长儿多为不完全肠梗阻，可见胃、十二指肠扩张，很少出现气液平面和双泡征，即使十二指肠完全梗阻，由于患儿剧烈呕吐，典型 X 线征象阳性率也不高。晚期可见明显扩张的"假肿瘤影"孤立肠袢，形态不随体位改变。

2. 上消化道造影　钡剂造影检查诊断价值较大，可以直接了解梗阻部位，明确显示十二指肠空肠袢位置及梗阻近端扩张情况。肠旋转不良时，十二指肠空肠袢与右侧腹部垂直下行，盲肠及升结肠位于腹中上部。

3. 钡剂灌肠　可以直接显示盲肠和结肠的位置。盲肠高位提示肠旋转不良，但盲肠位置正常不能排除肠扭转。

四、诊断与鉴别诊断

1. 诊断　新生儿有哭闹不宁，反复间歇性呕吐胆汁样物，立位平片显示腹部双泡征或三泡征，即可确诊。非新生儿临床表现常不典型，上消化道造影发现胃及十二指肠上部扩张，或钡剂灌肠显示盲肠、结肠位置异常时，应首先考虑本病。对于盲肠位置正常，而临床仍怀疑该病的患儿，两种检查方法联合使用可提高诊断率。

2. 鉴别诊断　本病与十二指肠闭锁、狭窄或环状胰腺疾病鉴别较困难。十二指肠闭锁或狭窄钡餐显示有扩大的"盲端"或十二指肠呈鸟嘴状，环状胰腺为十二指肠降段中部或半环行缩窄状，钡灌肠显示盲肠位置正常。本病钡剂造影示梗阻部位不规则的外压性征象，且盲肠位置多异常。

五、治疗

除部分肠梗阻症状不明显或症状较轻者暂不处理外，有明显肠扭转或肠梗阻表现时，应在胃肠减压，纠正水、电解质及酸碱紊乱，改善全身情况的基础上积极准备手术治疗。对于已发生肠坏死和中毒性休克的严重病例，可不必等待休克完全纠正后再手术，应在积极抗休克的同时施行手术。手术以尽快解除梗阻，恢复肠道通畅为目的。术中根据不同的探查结果决定相应的处理方法。

选右上腹脐上横切口逐层进入腹腔，保护好切口后，将全部肠管轻轻托出至腹腔外，判断肠管扭转异位情况。中肠扭转时肠管一般围绕肠系膜根顺时针旋转 45°～72°，所以需做相应的逆时针方向小肠复位，肠管正确放置位置应是十二指肠空肠袢在腹右侧，盲肠和结肠置于腹左侧，同时切除阑尾，以免日后发生阑尾炎时误诊。

对于 Ladd 束带压迫十二指肠引起梗阻者，分离切断全部 Ladd 束带后有满意的治疗效果。充分游离十二指肠至 Trietz 韧带，将十二指肠空肠向下悬挂于右侧腹部。松解粘连的盲肠及结肠，以及肠袢间粘连，完全松解后一般不需要固定结肠系膜。

肠管松解复位后对其活力的判断尤为重要。肠管色泽正常或由紫红色转为鲜红，证明肠管具有活力，不需特殊处理。如肠管呈紫黑色，刺激后无蠕动以及相应肠系膜动脉未扪及搏动，即可判断肠坏死。如不能肯定是否坏死，可在系膜根部注射普鲁卡因及温热盐水热敷该肠段，10～20min 后观察血循情况。如果肠壁色泽转为红色，蠕动和肠系膜动脉搏动恢复，可回纳腹腔。如果经上述处理仍未见好转，则证明肠管确已坏死，如患儿全身情况允许，可切除坏死肠段，并行一期吻合，如条件不允许，可将坏死或活力可疑肠段暂时外置，并在肠袢近端造口，待全身情况好转后再行二期处理。尽量保留有生机肠管，避免发生短肠综合征。

术中注意探查其他并发畸形，如十二指肠隔膜闭锁或狭窄，Meckel 憩室，肠重复畸形等病变，发现后予以相应处理。

六、预后

大部分患儿经手术治疗后，能逐渐恢复正常的生长发育。严重的肠扭转致肠坏死，患儿死亡率高。

广泛小肠切除术后会发生短肠综合征，需要长期经中心静脉胃肠外营养，预后不佳。

（孙文杰）

第二节　小肠憩室病

小肠憩室是一种较常见的消化道疾病，是指由于肠腔内压力影响或先天性肠壁发育缺陷，薄弱肠壁向外膨出所形成的袋状突起，或者因胚胎期卵黄管回肠端未闭而形成的 Meckel 憩室。前者憩室壁因不含肌层，称为假性憩室，后者则为真性憩室。

小肠憩室按发生部位可分为十二指肠憩室，空肠、回肠憩室，以及 Meckel 憩室，其中以十二指肠憩室最多见，钡餐检查发现率为 3% ~ 7%，空肠、回肠憩室发现率次之，Meckel 憩室最少见，发现率仅为 1% ~ 2%。本节主要讨论空回肠憩室和 Meckel 憩室。

一、空肠、回肠憩室

空肠、回肠憩室中以空肠憩室为多，且 2/3 为多发性憩室。回肠憩室则少见，同时累及空肠、回肠者更为罕见。男性发病率是女性的 2 倍，最常见于 70 岁以上的老年人。

1. 病因病理　发病原因尚不清楚。憩室壁主要由黏膜、黏膜下层和浆膜层组成，肌层极少或缺如。憩室一般位于小肠系膜缘，但亦可位于对系膜缘侧。肠系膜两叶附着处之间和穿入肠壁肌层的两支纵行血管之间的局部肠壁常较薄弱。进入肠壁的动脉在空肠上段较粗，往下逐渐变细，到回肠末端又变粗。进入肠壁的血管越粗，该处的肠壁也越薄弱，所以小肠憩室多位于空肠上段和回肠下段。由于黏膜通过肠壁薄弱部分向肠腔外突出，可发生不协调的肠蠕动亢进，即所谓的"空肠运动障碍"。

2. 临床表现　空肠、回肠憩室一般无任何自觉症状，少数患者有模糊的消化不良、餐后不适、腹鸣音等症状，但这些症状均缺乏特异性。患者有明显腹部症状而就诊时，往往提示伴有并发症出现：①憩室炎和憩室穿孔：憩室内异物容易积聚或肠石存留，反复刺激黏膜，可引起炎症。如果异物堵住狭窄的憩室口，细菌在内滋生感染，憩室内压力增高，最终可导致憩室穿孔，出现弥散性腹膜炎、局限性脓肿，或形成肠内、外瘘。患者感觉明显腹痛，疼痛可扩散至全腹，并伴有明显的腹部压痛，肠鸣音消失等腹膜炎征象，以及体温升高，脉搏增快等全身反应。②出血：肠黏膜溃疡可导致大量和反复出血，与胃十二指肠溃疡出血相似，所以在为消化道大出血的患者施行手术时，如果未发现有消化性溃疡，应注意检查有无憩室。③梗阻：炎症引起的粘连，憩室所在部位肠袢扭转或巨大憩室压迫周围肠管可引起肠梗阻。④代谢方面紊乱：空回肠在正常空腹时是无菌的，发生憩室后可继发混合性大肠杆菌生长，导致消化紊乱和维生素 B_{12} 吸收障碍，患者出现脂肪痢和巨幼红细胞贫血。

3. 诊断　凡有消化不良和餐后不适等症状而常规检查不能确诊的患者，均应怀疑消化道憩室。腹部隐痛或反复发作的腹部绞痛，常提示有亚急性肠梗阻。腹部平片显示散在性含气囊袋阴影时提示憩室的存在。钡餐 X 线检查可以进一步帮助确诊，可见造影剂进入憩室内，肠道黏膜延续完整，表现为肠道一侧囊袋状龛影。也有人认为螺旋 CT 对小肠憩室诊断更有效。

4. 治疗　空肠、回肠憩室大部分可内科保守治疗，通过适当增加粗纤维饮食，解痉、抗生素抗炎以及补充维生素 B_{12} 等处理，症状一般会缓解。在内科治疗无效或有严重并发症时，考虑手术治疗。

手术采用右侧脐旁或经腹直肌切口。术中仔细寻找憩室，特别注意憩室多发情况。单个憩室只需行单纯憩室切除术，对于较集中的多发憩室，可切除该段肠袢并行端端吻合术。如多发憩室散在整个小肠，应限于切除最大憩室所在肠段。在大出血、憩室穿孔等紧急情况下只应切除有并发症的憩室所在肠段。

对于腹部其他手术时发现的无症状憩室，如憩室较大，可手术切除，对小的多发憩室一般不作处理。

二、Meckel 憩室

Meckel 憩室在小肠憩室中最为少见，为胚胎期卵黄管退化不全所致。男性发病多于女性，比例为

2：1。大多数人终生无症状，出现症状时多为发生了各种并发症。任何年龄可出现临床症状，但大多数见于2~3岁以内的婴幼儿期，成人后很少再出现症状。

1. 病因病理　如下所述。

（1）病因：胚胎在正常发育早期，卵黄囊与中肠通过卵黄管相通。胚胎第7周时卵黄管逐渐萎缩，管腔闭锁形成纤维索带，出生后很快从肠壁脱落消失。发育异常时，由于退化不完全，卵黄管可全部或部分残留形成各种类型的畸形：①脐肠瘘或脐窦，即卵黄管未闭，肠与脐相通，或肠端已闭合而脐端开放。②卵黄管囊肿，即卵黄管两端均已闭合，未闭合的中间部分由于分泌液的积聚而形成囊肿。③Meckel憩室，为卵黄管靠近回肠侧未闭合而形成的指状或囊状结构，最多见。

（2）病理：Meckel憩室多数位于距回盲瓣约100cm的回肠末段，一般长约4~5cm，偶可达20cm。憩室腔较回肠腔窄，一般直径为1~2cm。与空肠憩室开口肠系膜缘不同，95%Meckel憩室开口于肠系膜对侧缘，仅5%开口靠近回肠系膜，盲端常游离于腹腔，顶部偶有纤维索条与脐部或腹壁相连。Meckel憩室有自身的血供，组织结构与回肠基本相同，但憩室内常伴有异位组织，如胃黏膜（80%）、胰腺组织（5%）、十二指肠黏膜、结肠黏膜组织等。异位组织黏膜能分泌消化液，可引起溃疡、出血或穿孔。

2. 临床表现　临床症状与发生以下并发症有关。

（1）下消化道出血：出血多见于婴幼儿，约占Meckel憩室并发症一半以上，为异位胃黏膜分泌胃酸导致回肠溃疡所致。急性出血时便血鲜红，短期内可发生失血性休克。慢性长期出血可引起严重贫血。出血常反复出现，检查腹部无阳性体征。

（2）肠梗阻：张于憩室顶端和腹壁的纤维索带可压迫肠管，或以索带为轴心发生的肠扭转，以及憩室带动回肠形成的回结型肠套叠，均可导致急性肠梗阻，常为绞窄性，起病比较急骤，病情严重，很快发生肠坏死及全腹膜炎。

（3）憩室炎及穿孔：憩室有异物存留或引流不畅时可发生炎性病变。慢性憩室炎患者可有反复右下腹隐痛，急性憩室炎除腹痛加重外，还可引起憩室坏疽性穿孔，此时腹痛突然加剧，呕吐和发热，腹部检查右下腹或脐下明显的腹膜炎体征。急、慢性憩室炎注意与急、慢性阑尾炎鉴别。

（4）憩室肿瘤：憩室偶然会发生良性肿瘤（平滑肌瘤、脂肪瘤、神经纤维瘤、腺瘤）、恶性肿瘤（平滑肌肉瘤、腺癌、类癌）以及囊肿。

（5）其他：憩室自身扭转也可发生坏死；憩室滑入腹股沟管疝囊内形成Littre疝，嵌顿后会引起不完全性肠梗阻症状。

3. 诊断　Meckel憩室并发症与急慢阑尾炎、阑尾坏疽穿孔、其他原因引起的肠梗阻以及下消化道出血等疾病的临床表现相似，诊断比较困难，多数患者需要手术探查才能明确诊断，但在儿童期出现上述临床表现，尤其是5岁以下小儿有反复便血者，均应考虑本病的可能。腹部体检时发现有脐瘘或脐窦，有助于确诊。

钡餐X线检查偶可发现Meckel憩室，诊断率较低。由于异位胃黏膜对锝元素有摄取浓聚的特性，故利用^{99m}Tc同位素扫描检查具有诊断意义，准确率可达70%~80%。

4. 治疗　对于已出现并发症的Meckel憩室，均应行手术切除。较小憩室可楔行或V形切除Meckel憩室所在部分回肠壁，烧灼残端，横行缝合缺口两端肠壁，防止肠腔狭窄。对于巨大憩室或有溃疡出血、憩室穿孔、恶性肿瘤等严重并发症患者，主张将憩室及其所在一段回肠一并切除，行端端吻合术。术中发现有纤维索带压迫肠管、肠扭转、肠套叠等情况，解除梗阻后应仔细检查肠管活力，切勿将活力可疑肠段未经处理就送回腹腔。

对于其他疾病腹部手术时意外发现的无症状憩室，切除与否仍有争议。有学者认为，如果患者情况允许，尽量切除憩室以免后患。也有人认为Meckel憩室出现并发症的比例很低，成年后几乎很少发生症状，切除憩室不仅没有必要，还会增加术后并发症。一项研究显示，40岁以下男性，憩室长于2cm者有较高危险性，应考虑行憩室切除。

（孙文杰）

第三节　肠气囊肿症

肠气囊肿症（pneumatosis cystoides intestinalis，PCI）又称为肠积气症（pneumatosis intestinalis）、囊性淋巴积气症（cystic lymphopneumatosis）、腹膜淋巴积气症（peritoneal lymphopneumatosis）、腹气囊肿（abdominal gas cysts）等。PCI 不是一个疾病诊断，而是一种病理现象。临床较少见，其主要特点是肠壁黏膜下或（和）浆膜下有多个含气囊肿。最常见于小肠，多发生于 30～50 岁，男、女性发病无明显差别。

一、病因病理

1. 病因　关于 PCI 的发病机制已争论了数十年，目前存在多种理论，但无一能全部解释各种病理生理改变。根据囊内气体来源不同，大概分为以下几种学说。

（1）机械学说：气体来源于肠道，借助物理压力差进入肠壁内。该学说认为胃肠道压力升高，迫使气体通过黏膜进入肠壁，在黏膜下或浆膜下形成气囊肿。若并发黏膜有破损，更能加快气体在黏膜下弥散，此类情况多见于消化性溃疡伴幽门梗阻、Crohn 病和坏死性肠炎患者。实验方法证实，结扎动脉和淋巴管后的坏死性肠炎可诱发 PCI。但此学说不能解释气囊肿中氢气浓度远远高于肠道的现象。

（2）肺源学说：气体来源于肺部。认为肺泡内压增高致肺泡破裂，气体弥散至组织间隙，其后进入纵隔、腹膜后间隙，再经肠系膜到达肠壁。此情况的发生与慢性阻塞性肺病（COPD）有关，但部分临床 COPD 患者并无纵隔气肿和 PCI 发生。

（3）细菌学说：气体来源于产气荚膜梭菌（Clostridium perfringens）。有学者认为产气杆菌可沿气体进入肠壁径路侵入肠壁，并在黏膜下淋巴管内产生大量气体，淋巴管不同程度的膨胀而形成气囊肿。小鼠体内实验证实，向肠壁黏膜下注入艰难梭菌（Clostridium difficile）可诱发 PCI。抗菌治疗 PCI 后囊内气体消散也支持这一学说。但在临床 PCI 患者尚缺乏黏膜下和气囊肿内细菌生长的证据。

（4）营养失调学说：气体来源于血液中氮气。一般认为由于食物中缺乏某些物质或碳水化合物代谢障碍，导致肠腔内酸性产物增多，肠黏膜通透性增加，酸性物质能与肠壁淋巴管内碱性磷酸盐结合产生 CO_2，与血中的氮气交换而形成气性囊肿。但在临床病例中未得到证实。

（5）其他学说：有人认为肠气囊肿的形成，是由于肠道内缺乏利用 H_2 的细菌，而在正常人体内，H_2 常为产烷细菌和分解硫酸盐类细菌所代谢。也有人认为免疫病理炎性反应参与了肠气囊肿形成，在受累肠壁内发现有单核细胞和异物巨细胞浸润。

2. 病理　气囊肿可发生于胃肠道任何部位，但多见于回肠（76.4%），其次为空肠和结肠，也可在肠系膜、肝胃韧带、镰状韧带、大网膜等处发生。浆膜下气囊肿比黏膜下多见。肉眼观察见肠浆膜面或黏膜面多发丛状的圆形隆起，有如肥皂泡，直径在 0.1～2cm 之间，触之如海绵。有的囊肿带蒂，呈节段状分布，囊肿间气体互不交通。切面见大小不等囊腔，壁薄，镜下见囊壁内衬单层扁平上皮，有淋巴细胞、浆细胞等炎性细胞浸润，周围肠壁组织中可见单核细胞和异物巨细胞。

二、分类

（1）按发病原因可分为原发性和继发性：原发性约占 15%，不伴发胃肠道疾病。继发性常与消化道溃疡（伴幽门梗阻）、肠道炎性疾病、阻塞性疾病、缺血性肠炎等疾患并存。

（2）按发病性质可分为良性和爆发性：爆发性常见于小儿，特别是并发缺血性肠损害的婴儿，可能为产气杆菌侵入肠壁并过度生长导致气囊肿形成。成人多表现为良性 PCI，暴发性发作常与药物、化疗、缺血或伪膜性小肠结肠炎有关。

三、临床表现

大多数 PCI 没有任何临床症状，症状的出现取决于气囊肿的位置以及伴发的基础疾病。PCI 非特异症状有腹部隐痛、腹胀、腹泻、黏液便或便血、便秘以及体重下降等。小肠 PCI 主要症状为腹痛、呕吐、腹胀以及消化吸收不良等，而结肠 PCI 主要表现为腹泻、血便、便秘、里急后重等症状。PCI 特异性症状包括气性囊肿所诱发的肠套叠、肠扭转症状，以及囊肿突入肠腔所导致的机械性肠梗阻和肠蠕动功能障碍。有时气囊肿可自行破裂，出现气腹但并无腹膜激惹征象，此为 PCI 特征性表现。腹膜后位肠气囊肿破裂可发展为腹膜后积气，患者常有腹部不适、腹胀，消化不良等症状。腹部体检很难有阳性发现，偶尔会触到腹腔或直肠包块。但肠气囊肿的大小和肠道受累范围往往并不与 PCI 症状和疾病严重程度成正比。

四、诊断

PCI 一般无症状，即使出现症状也缺乏特异性，常需借助各项临床检查明确诊断。

（1）腹部立位平片：对怀疑有 PCI 的患者应首先进行该项检查。可见沿受累肠管周围分布有大小不等、圆形或类圆形透光区，散在或聚集呈串珠状、链条状或葡萄状。如果气囊肿破裂，膈下还可看到游离气体。临床约 2/3 患者可有上述 X 线征象。

（2）钡剂造影检查：肠气囊肿常在 X 线钡剂检查其他胃肠道疾病时无意中发现。钡餐或钡剂灌肠造影显示，肠壁黏膜下多发的圆形或类圆形光滑的充盈缺损，基底较宽，密度低，可变形，局部肠壁柔软。上述表现，尤其是充盈缺损呈低密度的特征，易与多发性息肉和肿瘤相鉴别。

（3）超声检查：有助于诊断 PCI 和发现门静脉内气体。超声下肠气囊肿表现为肠壁较亮回声波。门静脉气体常会导致坏死性肠炎，B 超能帮助该并发症的早期诊断。

（4）CT 检查：诊断率比腹部平片和超声检查高。CT 扫描显示沿肠壁分布的低密度黏膜下气体，能与肠腔内气体，黏膜下脂肪和息肉鉴别。若发现肠气囊肿有困难，结肠充气下 CT 扫描有助于诊断。

（5）MRI：诊断价值同 CT 检查。一般不作为常规检查。

（6）内镜检查：内镜下肠黏膜面可见大小不一的半球形隆起，透明或半透明状，表面光滑，布有血管网。活检钳触之有弹性，压迫后形状可改变，戳破后囊肿可塌陷或消失。镜下注意与息肉相鉴别，误以为息肉而钳夹切除有可能导致肠穿孔。

五、治疗

对于无症状的 PCI 患者，无须特殊治疗。如果伴有基础疾病，积极治疗后继发性气囊肿可能会消散。大部分 PCI 患者经保守治疗能好转或痊愈，只有出现严重并发症时才需要手术治疗。

1. 保守治疗　如下所述。

（1）对症处理：通过止痛、止泻、通便等对症处理，能缓解症状，控制病情。联用甲硝唑、万古霉素等抗菌治疗 PCI 可能有效。

（2）禁食、胃肠减压：可以减少胃肠道气体及其他内容物，减轻肠腔内压力，改善肠壁血液循环，增强黏膜自我修复能力。禁食期间需维持水、电解质和酸碱平衡，必要时行全胃肠外营养。

（3）高压氧治疗：目的是提高血中氧浓度，使高分压的氧沿压力梯度弥散入囊肿内置换出氮、氢气等气体，而囊内氧气可以迅速为周围组织吸收，囊肿最终消失。通过面罩、机械通气等途径，以 8L/min 的速率给予 70%～75% 的氧气，使动脉血氧分压超过 300mmHg，就可达到治疗要求。也有低浓度氧治疗有效的报道。对于氧疗后复发病例，再次氧疗仍有效。

（4）内镜治疗：内镜下用热活检钳夹破囊肿使之塌陷，术后禁食 3 天，口服甲硝唑 1 周。也可通过纤维内镜囊内注射硬化剂，但临床效果有待进一步观察。

2. 外科治疗　肠气囊肿伴发有肠梗阻、扭转、套叠、穿孔、肠道肿瘤或门静脉发现有气体者，均应行相应的手术治疗。手术方式常为切除严重病变部位肠段，有恶性肿瘤者，须行根治性切除。

六、预后

本病为一种良性病变，预后良好。但如门静脉有气体，常会引起严重的坏死性肠炎，预后险恶。一项前瞻性研究显示，伴发有门静脉气体的患者，死亡率高达 37%。

（孙文杰）

第八章

结肠、直肠、肛门外科

第一节 结肠扭转

一、概述

结肠扭转是结肠襻以其系膜的长轴为中枢发生扭转，导致肠腔部分或完全闭塞，系膜血管也可因扭转而拧闭，致使肠管血运受阻而坏死。结肠扭转90%发生在乙状结肠，少数发生在盲肠，横结肠扭转极为罕见、升降结肠固定于侧腹壁，不发生扭转。

二、诊断

（一）病史要点

患者过去有多次左下腹部疼痛，排气排便后好转或有多年习惯性便秘的病史。往往有进食过量或饱食后有身体的强烈前屈、后倾突然直立或服用大量泻剂等诱因，都可导致乙状结肠扭转。表现为突发性全腹或脐周的剧烈疼痛伴腹胀、呕吐、便秘及排气停止，有压痛及反跳痛，全身情况迅速恶化甚至出现休克现象。

（二）查体要点

发病不久即有明显腹胀，叩诊为鼓音，下腹压痛和高调肠鸣音，可有腹膜刺激征。

（三）辅助检查

（1）X线检查：腹部平片，盲肠扭转时腹部平片可见右下腹部有充气或含液气平面的巨大肠襻，钡灌肠显示横结肠梗阻；乙状结肠扭转X线片上可见单个胀大的双襻肠曲，自盆腔延至左膈下，占绝大部分或"鸟嘴"形。低压盐水灌肠也有助于诊断，若灌入液体尚不足500mL不能再灌入（正常可灌入3 000～4 000mL），即可证明梗阻在乙状结肠。

X线表现非闭襻性乙状结肠扭转。由于只有一个梗阻点，所以往往与单纯性结肠梗阻表现一样，亦表现为梗阻以上结肠肠管的扩大，所以在透视或平片中一般难以鉴别，只有是为了明确结肠梗阻的性质而行钡灌肠检查时，才能明确诊断。此时扭转梗阻处可显示螺旋状变细肠管或在变细肠管中见到扭曲交叉的黏膜（沿肠管纵轴），甚至见到钡剂通过梗阻处进入近侧肠管。

闭襻性乙状结肠扭转典型的X线表现即扭转段肠曲显著扩大（其横径达10cm以上甚或更大），扩大的肠曲就像充了气的椭圆形气球直立于腹部区，其中央往往会见到宽为0.3～0.5cm致密垂直线状影将膨胀的气球一分为二，亦即所谓扩大的乙状结肠弯曲呈马蹄形，圆顶可高达上腹部，马蹄的两肢并拢向下直达盆腔，由于肠壁的变薄其两侧缘表现为圆结状致密增白影，扩大的腔内皱襞消失。钡灌肠检查会见到结肠扭转处显示削尖状似鸟嘴状狭窄，加压多次灌钡此征象均存在且钡剂不能通过此狭窄处。

（2）纤维结肠镜检查：在扭转的相关梗阻部位可见有狭窄，如扭转无绞窄可借结肠镜将扭转复位

（注意不能注气过多，以防增加闭襻肠管内的压力），但如有腹膜刺激征，疑肠绞窄时，切不可行内镜检查。

（四）诊断标准

根据典型病史、体征及 X 线检查，基本可以确诊，但应根据症状判断有否肠绞窄，为治疗方案提供依据。

诊断流程见图 8-1。

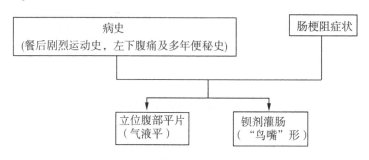

图 8-1 结肠扭转诊断流程

（五）鉴别诊断

1. 结肠癌 盲肠、横结肠及乙状结肠或直肠癌都有可能表现低位肠梗阻，但病史都较长，往往无突然腹痛史。结肠癌的肿块坚硬，边界清楚。而结肠扭转则是膨胀的肠管，触诊时质地较软，边界不清，较易区别。当然钡剂灌肠可以确诊。

2. 结肠套叠 回肠套入盲肠多见，且可延至乙状结肠，发病急，呈低位肠梗阻的表现，多发生在 5~6 个月的幼儿。症状为阵发性哭闹、恶心、呕吐，有果酱样大便，触诊右下腹部空虚，右上腹部腊肠样肿块。钡剂灌肠可见钡剂呈杯口状阴影即可诊断。成人慢性肠套叠，多为肿瘤引起，较少见，显然都易与结肠扭转相鉴别。

三、治疗

（一）一般治疗

（1）禁食水，并行胃肠减压。

（2）输液纠正水、电解质平衡紊乱。

（3）给抗生素预防感染。

（二）非手术治疗

（1）对结肠扭转早期，可试行纤维结肠镜复位，尤其乙状结肠扭转成功率较高。

（2）乙状结肠扭转早期，可在明视下把结肠镜插入梗阻处，一般距肛门 15~25cm，该处的黏膜如无坏死和溃疡，可通过乙状结肠镜，插入约 60cm 的肛管，注意插入时不应用暴力，以免穿破肠壁。肛管穿过梗阻部位后，常有稀便和气体猛力冲出，患者立即感到异常轻松，为复位的标志。为防止复发可保留肛管 2~3d。

（三）手术治疗

盲肠扭转如非手术治疗无效，或有可疑绞窄，应尽早剖腹探查。探查扭转的盲肠（连同升结肠及末端回肠），如无坏死，按扭转的相反方向复位。然后切开盲肠外侧后腹膜，将其前缘与盲肠外侧结肠带间断缝合 3~5 针。如盲肠扩张明显，先从两条结肠带起始端，间断浆肌层缝合 3~4 针，使盲肠腔缩窄，再与外侧后腹膜缝合固定盲肠。如盲肠有绞窄坏死，应行右半结肠切除，回横结肠吻合术。若腹腔渗液较多，必须行腹腔冲洗并行橡皮管引流，以减轻全身中毒症状。手术后还需大量抗生素治疗。

横结肠扭转的处理原则是若单纯机械扭转，可分离粘连后复位。如有坏死，则行坏死肠管切除，横结肠对端吻合术及必要的腹腔引流术。

乙状结肠扭转，若可疑肠绞窄或乙状结肠镜发现扭转梗阻的肠黏膜坏死和溃疡，则应及时手术治疗。剖腹探查时，如肠管无坏死则行扭转复位，肛门排气。肠管扭转坏死，则视病情及腹膜炎的程度，切除坏死肠段行近端结肠造瘘，远端封闭或近远端肠吻合。如多次复发的乙状结肠扭转，应择期手术切除过长的肠管一期吻合。

四、预后

结肠扭转及时治疗，多数预后良好，如有肠绞窄，甚至破裂穿孔则预后较差。处理不及时或不当，其死亡率较高。如结肠扭转非手术治疗好转后，应进一步检查发病原因，必要时可行择期手术消除病因，以防复发。

（孙文杰）

第二节 结肠憩室

一、概述

结肠憩室是结肠黏膜及黏膜下层穿透肠壁肌层向外形成的袋状突出。可以是单个，但多发更常见，称结肠憩室病。与先天性全层薄弱并含各层的真性憩室不同。憩室壁仅包含黏膜、黏膜下层和浆膜层而无肌层，又称假性憩室，与先天性因素无关。此病我国少见，西方国家较常见，多于40岁以后发病，发病率随年龄增长而增高，80岁人群中可达65%。多数患者无症状，男女发病率无差别。病因与高腹压和长期少纤维饮食有关。左半结肠，特别是乙状结肠是该病的好发部位。

二、诊断

（一）病史要点

单纯的结肠憩室多数情况下不引起症状，少数患者有腹胀、左下腹不适或大便习惯不正常等症状，无特异性。

憩室颈部由于肠壁环肌收缩而受压，是憩室内的粪便和分泌物排空不畅而引起憩室炎。憩室发生的部位很靠近穿经肠壁的血管支，血管被侵蚀破溃后，即可引起憩室出血，表现为便血。

结肠憩室发生并发症后可以引起炎症和出血的症状，如急性腹痛发作，压痛和轻度的肌卫，低热和白细胞增多，便秘、腹泻或两者兼有，大便带血或隐血阳性，炎症接近膀胱时引起的尿频、尿急、尿痛等等，当病史中有相应症状出现时，应考虑该病的可能。

老年人出现类似阑尾炎的症状和体征，特别是部位偏中甚至偏左时；或下腹部有不明原因的炎性肿块时；或怀疑下腹部脏器穿孔急性腹膜炎时，应考虑结肠憩室炎的可能。

（二）查体要点

结肠憩室病有并发症时可出现相应体征：憩室周围炎较广泛或炎症较重时，可在下腹部触及边界不清而有压痛的肿块，由于患者大多年迈，极易误诊为肿瘤；憩室炎或憩室周围炎形成的脓肿可发生继续穿孔或破裂，引起急性腹膜炎症状或体征。

（三）辅助检查

1. 常规检查 如下所述。

（1）X线钡灌肠：可见肠壁不整齐，肠腔有轻度狭窄；有时在肠腔外可见到钡影，是憩室穿孔后形成小脓肿所致；经常见到多发憩室。

钡剂应在低压下缓慢注入，在炎症较重或腹膜刺激征较明显的情况下，不应做钡灌肠检查。如果需要比较急地做出诊断以指导治疗，可用水溶性造影剂灌肠，这样即使有造影剂溢出至腹腔也不会引起严重反应。

（2）CT 扫描：非侵袭性检查，一般可以确证临床怀疑的憩室炎。扫描时进行直肠加强显影可使发现憩室脓肿或瘘管比单纯 X 线造影更敏感。

2. 其他检查　如下所述。

（1）结肠纤维镜：该检查对憩室或憩室炎的诊断帮助不大，但可以用于除外结肠肿瘤或其他结肠炎性疾病。

（2）腹部平片：可显示继发于乙状结肠病变的结肠梗阻。

（四）诊断标准

最重要的评估是临床检查和频繁地检查病员。这不但包括病史和体检、脉搏和体温，还包括连续的血象检查，腹部直立位或平卧位 X 线摄片。

诊断流程见图 8 - 2。

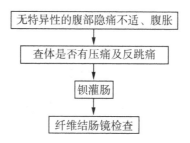

图 8 - 2　结肠憩室诊断流程

（五）鉴别诊断

1. 阑尾炎　结肠憩室病在我国发病率很低，因此，只有在老年患者，阑尾炎症状体征虽类似但不典型，如无转移性腹痛病史、压痛位置偏左偏下等情况可以考虑本病。

2. 结肠肿瘤　对下腹部压痛性包块患者，详细的病史有助诊断，结肠憩室炎或周围炎往往病史较短，有突发性。通过结肠纤维镜、CT 等辅助检查明确肿块性质，CEA 等肿瘤指标也有助于鉴别诊断。

三、治疗

（一）一般治疗

急性憩室炎无并发症时以非手术治疗为主，包括休息、禁食、胃肠减压、补液支持严密临床观察等。大多数病例经治疗症状迅速减轻、炎症消散、肿块减小。

（二）药物治疗

广谱抗生素，或选用抗革兰阴性需氧菌和厌氧杆菌的抗生素。

（三）手术治疗

1. 手术指征　目前认为需要手术处理的情况可分为两大类，一类为无并发症憩室病患者；另一类则为憩室病引起各种并发症。

（1）急性憩室炎初次发作对内科治疗无反应者。

（2）急性复发性憩室炎，即使第一次发作时经内科治疗获满意效果，但当复发时也应考虑做选择性切除术。

（3）大量便血，一般治疗无明显好转者。

（4）由于免疫缺陷的患者发生憩室炎时无法激起足够的炎性反应，因此是一种致命的疾病，发生穿孔、破裂入腹腔者极常见，为此对以往有一次急性憩室炎发作的患者当需要进行长期免疫抑制治疗前，可先做选择性切除手术解除憩室炎复发以致发生各种并发症的危险。

（5）急性憩室炎并发脓肿或蜂窝织炎有增大趋势者。

（6）急性憩室炎伴弥散性腹膜炎者。

（7）急性憩室炎并发瘘管形成者。

（8）急性憩室炎并发结肠梗阻者。

对无并发症的病例需特别注意勿将肠激惹综合征并发结肠憩室病的患者误当作憩室炎患者进行手术。在没有客观炎症征象如发热或白细胞增高的肠激惹综合征并发结肠憩室病宜作功能性结肠疾病处理。

2. 手术方法 如下所述。

（1）穿孔缝合加引流。

（2）腹腔脓肿切开引流。

（3）切开引流加横结肠造口。

（4）切除病变结肠近侧造口，远侧造口或封闭，二期结肠吻合。

（5）切除病变结肠后一期结肠对端吻合。

四、预后

一般预后较好，恢复情况与患者的基础状况、并发症种类和程度、病变范围、手术方式有关。有较高的复发率。

五、最新进展

部分出血不止的患者需要急诊手术时，可能遇到炎症不明显、憩室范围广，难以判定憩室范围、出血位置及结肠切除范围等困难。出血较多时，术前纤维结肠镜检查也无法明确出血部位。因此，有人主张术前先做选择性肠系膜上和下动脉造影以明确结肠出血部位，并可先试用经导管向动脉内滴注加压素止血，无效时再进腹。

（孙文杰）

第三节 溃疡性结肠炎

一、概述

溃疡性结肠炎是一种病因不明的慢性大肠黏膜炎症性疾病，主要累及直肠、乙状结肠黏膜与黏膜下层，伴有糜烂和浅表溃疡，亦可向上扩展至升结肠、横结肠、降结肠、甚至全结肠和末端回肠。过去曾有不同名称，如非特异性慢性溃疡性结肠炎、慢性非特异性结肠炎、特发性溃疡性结肠炎等，现世界卫生组织统一命名为特发性结肠炎。

（一）病因

病因至今尚未确立。长期以来认为传染性致病因子特别是细菌和病毒是本病的病因，但迄今尚未能明确证实。根据世界不同地区和种族的发病率资料，流行病学调查发现本病中存在着免疫因素，患者的淋巴细胞对组织培养的胎儿结肠细胞有破坏作用，患者血清中存在抗结肠抗体。敏感的婴儿进食牛奶以代替母乳，可能触发抗体反应，上述发现支持免疫因素的设想。但两者间的关系尚未完全明确。在某些病例也确实存在精神因素。在我国本病的发病率远比国外人为低，这一事实也不能排除种族和遗传倾向的存在。总之，有关病因及危险因子的研究仍在继续探索中，迄今尚无定论。

（二）病理

本病的病理变化是非特异性，主要累及直肠和结肠黏膜和黏膜下层，少数严重病例可侵及肌层和浆膜层，可导致中毒性结肠扩张，甚至肠壁穿破。偶见局部淋巴结有反应性增生。病变多起始于直肠，向近端扩展至全结肠，少数病例可累及回肠。

溃疡性结肠炎的早期和典型病变是急性大肠炎症，炎症侵及黏膜腺隐窝周围，黏膜弥散性发红、渗血、呈颗粒状。严重者有片状溃疡。在剥脱区中有正常黏膜，高出表面呈假息肉样。巨检还可见到由于肌层收缩，袋形消失而致结肠缩短。镜检显示结肠黏膜有弥散性炎症。血管增多，淋巴细胞、浆细胞和巨噬细胞浸润，球形细胞消失，纤维细胞相对缺如，隐窝脓肿常见，并有假息肉形成。电镜下黏膜表面和隐窝的上皮细胞微绒毛缩短和数目减少，内质网扩大，线粒体肿胀变圆，嵴突小，溶酶体增多。

随着病情进展，血液、蛋白质、水分和电解质从粪便中损失，导致体重减轻、消瘦、贫血和营养不良。炎症严重进展导致结肠扩张，肠壁坏死，甚至穿孔，可出现胰腺炎和全身中毒，临床上称作中毒性巨结肠症。

长期炎症变化可导致结肠狭窄和黏膜癌变。开始发于儿童期，病变累及全结肠者，10岁后每年的癌变发病率约为2%。这类腺癌常为多发、低分化、浸润型，并易转移。

二、诊断

（一）临床表现

主要临床表现是腹泻和便血。可发生在任何年龄，但多见于青年，起病大多缓慢，但可表现为慢性、急性、慢性急性发作和暴发型等。频发腹泻，每日可达10~20次，粪便为水样，混以血液、脓液和黏液，偶有大量出血，一次出血量可达2 000mL，连续出血量可达10 000mL。由于直肠受累，常伴有里急后重，甚至出现肛门失禁。约2/3患者有腹部绞痛，轻者为隐痛，常位于左下腹和脐下，腹痛时伴便急，排便后腹痛稍缓解，但很快又复发。可出现全身症状，如不同程度的发热、呕吐、体重减轻、失水等。并可出现与免疫有关的一些症状，如虹膜炎、悬雍垂炎、关节炎、脊柱炎、肝炎、脓皮病、结节性红斑等。这些症状在病变结肠切除后可完全缓解。

本病症状多变。轻者仅有大便变稀或次数增多，呈周期性发作，少数患者甚至出现便秘，奶制品可诱发腹泻。个别病例没有腹泻症状，唯一表现是全身性并发症，如关节炎、脓皮病。轻型病例的体征可以完全正常。病情严重者可出现高热、多汗、大量便血、腹胀腹痛、心动过速、全身严重中毒、血压波动或甚至出现休克。即临床上的所谓中毒性巨结肠症，其时腹部检查，可发现腹胀，左下腹或全腹压痛明显，并有反跳痛，肠鸣音极少甚至消失。全身毒血症状严重。在我国，典型的急性暴发型少见，病理范围主要限于左半结肠，累及右半结肠、全结肠者少见。肠外表现亦少见，即使存在症状亦多较轻。据报道可出现坏疽性脓皮病，胆管周围炎、硬化性胆管炎、慢性活动性肝炎和血栓性静脉炎等，但甚为少见。并发症比国外报道少。大多数患者对药物治疗有效，仅少数少于20%，需手术治疗。

溃疡性结肠炎可出现很多并发症，如肠穿孔、中毒性肠扩张、大量出血、假性息肉、纤维收缩引起的肠管狭窄，累及全结肠病程10年以上者可发生癌变。全身可出现与免疫有关的并发症如结膜炎、葡萄膜炎、结节性红斑、坏疽性脓皮症、皮炎、口腔溃疡、胆管周围炎、肝硬化、脂肪肝、静脉栓塞等。比较少见的并发症是肛裂、直肠周围脓肿、肛瘘、直肠阴道瘘和直肠狭窄。

（二）诊断

溃疡性结肠炎的诊断主要根据临床表现、乙状结肠镜或纤维结肠镜检查、病理活检及X线检查等。急性发作期或慢性反复发作有典型症状和体征者，诊断并不困难，结肠镜检查在急性期可见到直肠或结肠黏膜水肿、充血，棉球触之容易引起出血。后者对本病的诊断甚为重要。肠壁及肠腔内有脓性或带血的脓性渗出，严重者可见到黏膜出血点和溃疡。在慢性期直肠或结肠黏膜可呈颗粒状、炎症息肉样增生和肠腔狭窄。除临床症状外，可按内镜表现分为轻、中、重三型：轻型仅见黏膜充血，有出血点以及易出血倾向；中型者以上改变更为明显，且有脓性渗出和小溃疡形成。重型可见弥散性出血，有较大溃疡。日本有关专家认为有持续或反复发作的黏液血便，并兼具以下四项中任何一项时，即可诊断为本病。

1. 内镜检查　①黏膜充血、粗糙或呈细颗粒状，脆弱，易出血，有黏液、血、脓性分泌的附着。②可见到多发性糜烂、溃疡或假息肉。

2. 活组织检查 黏膜炎性反应,并伴有糜烂、隐窝脓肿、腺体排列异常及上皮化生。

3. 钡灌肠 X 线检查 ①黏膜表面粗糙或呈颗粒状。②多发性糜烂、溃疡。③假息肉形成。④结肠袋消失,肠管狭窄或缩短。

4. 切除标本或尸检 肉眼或切片检查可见到本病的特征性病理改变。

发生中毒性巨结肠时,出现高热、心动过速、腹痛、腹胀及全身严重中毒症状。腹部平片显示典型的充气和扩大的结肠,壁薄,临床诊断可以成立。

临床诊断中比较困难的是如何与肉芽肿性肠炎(克罗恩病)相鉴别。这两种病变都是非特异性炎症,均有较长时间反复发作史,主要症状为腹痛和腹泻。

三、治疗

本病的治疗基本属内科范畴,只有在内科疗法无效或出现严重并发症时,才考虑外科手术。

1. 内科治疗 应包括 4 个方面。

(1) 卧床休息和全身支持治疗:包括液体和电解质平衡,尤其是钾的补充,低血钾者应予纠正。同时要注意蛋白质的补充,改善全身营养状况,必要时应给予全胃肠道外营养支持,有贫血者可予输血,胃肠道摄入时应尽量避免牛奶和乳制品。

(2) 柳氮磺胺吡啶(azulfidine,SASP):开始时给 0.25g,口服,每日 4 次,以后增至 1g,口服,每日 4 次,在奏效后改为 1g,每日 3 次或 0.5g,每日 4 次。并可同时给甲硝唑 0.2g,每日 3 次,3 周后改甲硝唑肛栓 0.2g,每日 2 次纳肛,以后改 0.2g,每日 1 次纳肛,并持续应用 3~6 个月。

(3) 皮质类固醇:常用量为泼尼松 5~10mg,每日 3 次,1~2 周后,剂量递减,每周减少 5mg,直至最后 5mg,每日 1 次或 2.5mg,每日 2 次作为维持量。或用地塞米松 0.75~1.5mg,每日 3 次,同样递减至 0.75mg,Qd 或 0.375mg,Bid 作维持,但目前并不认为长期激素维持可防止复发。在急性发作期亦可用氢化可的松 100~300mg 或地塞米松 10~30mg 静脉滴注,以及每晚用氢化可的松 100mg 加于 60mL 生理盐水中做保留灌肠,在急性发作期应用激素治疗的价值是肯定的,但在慢性期是否应持续使用激素则尚有分歧,由于它有一定不良反应,故多数不主张长期使用。除皮质类固醇外,也可用 ACTH 20~40U 静脉点滴。

(4) 免疫抑制剂:在溃疡性结肠炎中的价值尚属可疑。据 Rosenberg 等报道硫唑嘌呤(azathioprine)在疾病恶化时并无控制疾病的作用,而在慢性病例中它却有助于减少皮质类固醇的使用。除上述治疗措施外,对腹泻严重,出现夜间腹泻的病例可给予抗胆碱酯类药物或复方苯乙哌啶(止泻宁),但忌用鸦片类药物如可卡因和复方樟脑酊,因为有诱发急性结肠扩张之可能。

2. 外科治疗 如下所述。

(1) 手术适应证:①非常严重的结肠炎,包括穿孔和中毒性巨结肠症,需要紧急手术。②严重结肠炎,经内科积极治疗 4~8d,体温仍在 38℃以上,24h 内腹泻超过 8 次,人血白蛋白低于 30g/L,腹部压痛严重,特别是 60 岁以上的患者,也应考虑紧急手术。③累及全结肠,病程超过 10 年以上,黏膜活检有间变或钡剂造影疑有癌变。④肠腔狭窄并发肠梗阻。⑤大量或反复严重出血。⑥直肠周围感染或瘘管。⑦严重结肠炎伴有关节炎、脓皮病及虹膜炎等肠外并发症。⑧慢性反复发作或病情进入慢性难治阶段,有贫血、营养不良等使患者无法支持长期消耗的负担,这在西方是很多患者采用结肠切除的指征。⑨儿童患者由于慢性病程影响生长发育。⑩内科药物治疗引起并发症,如柳氮磺胺吡啶并发腹泻和外周神经病变,长期应用糖皮质激素引起骨质疏松、糖尿病、精神病、肥胖或库软综合征。药物治疗发生并发症需中止药物治疗而采用手术。

结肠切除是结肠炎有效和满意的治疗方法,但多数病例属轻变远端型和中度型,切除手术并非必要。全结肠和直肠切除可治愈结肠炎,但造成永久性回肠造瘘,且有肠梗阻、性功能紊乱等后遗症。保留直肠手术存在直肠癌变的危险。因此选择哪种手术,应根据患者年龄、病程、直肠病变以及患者的意愿予以综合考虑。

单纯回肠造口术多不再采用,因病变结肠仍在,大出血、癌变、穿孔和内瘘等并发症仍可发生,目前的手术原则是切除病变肠管（全结肠切除），是否保留直肠肛管尚存分歧意见。

（2）可供选择的术式

1）全结肠切除后 Brooke 回肠造瘘术：切除病变肠管，远端闭合，取末端回肠于腹壁造瘘，形成人工肛门。

2）Kock 式内囊袋手术：切除病变结肠，游离出一段带系膜的末端回肠，长约 45cm，将近侧 30cm 长肠管折叠，并在系膜对侧行浆肌层侧侧缝合。距缝合线 0.5cm 纵向切开肠壁，然后行全层缝合，使成一单腔肠袋，将远端 15cm 长肠管向近端套叠，成一人工活瓣，使长约 5cm，于其周围缝合固定瓣口，将内囊袋固定于壁腹膜上，其末端行腹壁造瘘。

3）直肠黏膜剥脱、回-肛肠吻合术：切除全部病变结肠，保留 5~8cm 一段直肠，在直肠黏膜与肌层之间，从上向下或自齿线向上将黏膜剥去，留下肌性管道，将游离的回肠（注意保留良好血运）在没有张力情况下，自扩张的肛门拉出，与直肠肛管交界处的直肠黏膜残缘，进行吻合。吻合旁放置引流管自会阴部戳创引出，然后进行腹壁回肠造瘘。术后 2~4d 拔去会阴部引流，术后 10d 行肛门扩张，并开始做肛门括约肌练习，每周 1 次。3~6 个月后，回-肛肠吻合完全愈合，再关闭腹壁回肠造瘘口。

4）直肠黏膜剥脱、回-肛肠内囊袋式吻合：全结肠切除、直肠黏膜剥脱后，做回肠袋肛管吻合术（IPAA）。回肠袋肛管吻合术大致可分为 3 类：即双腔回肠袋，包括 J 形、改良 J 形和侧方回肠袋，三腔回肠袋（S 形回肠袋）和四腔回肠袋（W 形回肠袋）。每一种回肠袋各有优缺点。

S 形回肠袋肛管吻合术取三段 10~12cm 回肠组成储存袋，输出管长度为 2~4cm。J 形储存袋肛管吻合术中的储存袋由两段 12~15cm 长末端回肠组成，然后将回肠袋的顶端拉下与肛管做端侧吻合。改良 J 形回肠袋肛管吻合术将原 J 形袋的后跟处截断，远端段拉下与肛管做一逆蠕动的回肠肛管端端吻合术，输出管长度同样不宜超过 4cm。这一手术兼具 J 形袋的优点，由端侧吻合变成端端吻合就纠正了 J 形袋的最大缺点。W 形回肠袋肛管吻合术则是将四段 12cm 长的末端回肠折叠、切开，形成一个大腔，拉下与肛管做端侧吻合。在操作上这一手术较为费时和困难，但由于形成的腔大，储存功能较好。据文献报道，比较 J 形、S 形和 W 形三种术式结果，以 W 形最佳，S 形最差。

直肠黏膜剥脱、回-肛肠吻合对患者更具吸引力，英国 Alyett 曾报道 300 例，仅 15 例患者需要再做腹壁回肠造瘘，10%~15% 患者出现吻合口瘘。

溃疡性结肠炎需作结肠切除者除急诊手术外，多需进行术前准备。当需静脉营养补充，用输血纠正贫血，对应用激素治疗患者，术前加大激素量，静脉注射氢化可的松每 8h 100mg，术前 2d 用泻药和灌肠清洁肠道，采用全胃肠道灌洗法，即术前当晚口服电解质液 4L。限制饮食仅进流质。对肠道细菌生长可用药抑制，术前 2d 给新霉素 0.5g，每 4h 1 次；四环素、红霉素或甲硝唑 250mg，每 4h 1 次。术中静脉滴注头孢唑啉 0.5g，以后每 8h 重复给 2 次剂量。

（孙文杰）

第四节　缺血性结肠炎

一、概述

缺血性结肠炎是结肠缺血的一种特殊病变。由于结肠缺血变化多端有不同临床表现，过去有很多名称，但多只强调其中的一面，因此造成命名混乱。近年逐步阐明结肠缺血的性质，认识到有些名称是不正确的。目前比较通用的名称是结肠缺血。

急性肠缺血是肠系膜上动脉分布范围内血流的急性不足，包括部分或全部小肠和右半结肠，而结肠缺血是结肠全部或其任何一部分的血流不足。这两种异常有不同的临床表现和不同的处理方式。急性肠缺血是灾难性急症，伴有很高死亡率，而结肠缺血通常为非灾难性，产生较轻微症状和体征，罕有全身异常。在病理上和临床上，根据病变的可逆与否缺血损害可分为几种特殊类型：①结肠可逆性缺血性损害或可逆性缺血性结肠病。②可逆性或暂时性缺血性结肠炎。③慢性缺血性结肠炎。④缺血性结肠狭窄或梗阻。⑤缺血性结肠坏疽。在多数情况下，缺血性结肠炎多在缺血发作后血流有所恢复才被诊断，结肠坏死常不存在。

由于结肠缺血的不同临床表现新近才被认定，因此尚不能作出该病的确切发病率。随着临床医师和放射科医师警惕性的增加，对结肠缺血强调早期进行钡灌肠检查，近年来病例报道大量增加。结肠缺血似乎比小肠缺血更为常见，逐步被认为是较常见的结肠病变之一，也是老年人中最常见的大肠疾患，这是因为老年患者有较多的血管病变。在临床报道中，非医源性结肠缺血占91%或更高，患者年龄多在70岁以上。

缺血可发生在任何结肠部位，但最常发生于脾曲、降结肠和乙状结肠。虽然侵及范围和类型与缺血的严重程度之间无任何联系，但从某些缺血的特殊因素看来常累及某些区域。譬如医源性缺血由结扎肠系膜下动脉所致者多发生在乙状结肠病变，而低流量状态引起的病变好发于脾曲。结肠累及的长度随病因而异，如动脉粥样硬化性血栓常产生短的肠段病变，而低流量状态多累及较长肠段。英国作者在开始认为直肠累及极少。Farman等发现在肠缺血性病变常有乙状结肠累及。Borden等发现多例孤立的直肠病变。他们报道200例结肠缺血，其中3例各有两次复发。因此直肠缺血发病率可能不一定很低。

结肠缺血可有很多原因引起，粗略地可分为医源性或非医源性阻塞性或非阻塞性，全身性或局限性等。

结肠缺血病例中能见到有一种原因或一处阻塞部位，但在多数病例未能找到特异性原因或阻塞。自发性发作多被认为是低流量状态、小血管病或两者兼有。在老年患者多发结肠缺血性病变提示可能与退化性血管疾病有关。微小动、静脉的狭窄可能是非阻塞性肠系膜缺血的因素，由于现代技术对评价小血管病变尚存在限制，因而所谓非阻塞性缺血并不意味着肠系膜血管是正常的。组织切片常显示有结肠小血管狭窄的证据，这提示早在急性缺血发作前就存在着阻力增加和血流自由度的限制，但在大多数病例中，最后引起急性缺血发作的因素仍属推测，究竟是在极限流量基础上发生结肠组织血流所需量增加还是流量本身有一个急骤减少，尚待确定。

使结肠容易有缺血倾向的一个可能因素是其血流通常较小肠固有的低。Geber用电磁流量计测定发现正常结肠血流为73mL/（min·100g），是全部胃肠道中最低的。有些作者用指示分级技术测定数据有高有低，但多数研究者同意大肠血流均比胃肠道其他部分为低些。临床上还发现在便秘患者中，屏气增加对动脉和静脉的压力，产生更为显著的后果，即不少病例的结肠缺血多在用力屏气排便时发生。也有证据，结肠血流对环境改变、进餐和情绪紧张均有反应。此外，在清醒猫胃肠血流对下丘脑影响的实验研究中还发现在全部胃肠道血流中，结肠血流最易受自主神经刺激的影响。

不管病因如何，结肠缺血在病理、临床和X线表现方面是相同的。由缺血引起的病变可从单纯黏膜下水肿到坏死，其中存在着一个结肠缺血的不同过程，所产生的后果见图8-3。

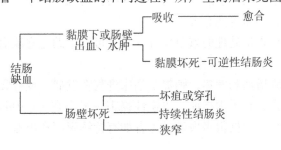

图8-3 结肠缺血后果

轻度缺血所产生的形态学改变可消退，最终消失或愈合，反映在临床和放射学上也均为暂时性或可逆性表现。重度缺血可产生不可修复的损伤，如坏死、穿孔或持续性结肠炎，即使愈合亦将形成瘢痕纤维化，导致狭窄。

一次结肠缺血发作的最后结局，是根据很多因素来决定的，这包括：①病因，梗阻或低流量。②血管阻塞的水平。③缺血的时间长短和程度。④缺血过程的快慢。⑤侧支循环的充分程度。⑥全身循环状态。⑦受累肠段的代谢需要。⑧肠腔内存在的细菌。⑨伴发情况如结肠胀气，最终的结果决定于这些因素的综合作用。不管严重程度如何，缺血的初期反应可能是一样的。因此，不可能从开始的体征、放射学或乙状结肠镜检的评价中来预测缺血进程的结局。

二、诊断

（一）临床表现

结肠缺血的典型表现是突然发作的下腹部绞痛。局限于左侧，腹痛伴有里急后重，继而在 24h 内从肛门排出黑色或鲜红色血，或呈血性痢。在少数病例，特别是不可逆性损害，疼痛很严重，在另外一些患者疼痛可很轻甚或没有。粪便中血的损失量是特征性地少，当然亦可能发生大量出血，但大量出血的出现不能说明结肠缺血诊断的成立。

（二）诊断

结肠缺血由于其症状多变，多数病例体征较少，早期诊断比较困难。开始时，唯一的腹部发现是受累结肠区的压痛，最常见于左侧，在最终为可逆性病损中也曾见到有腹膜刺激症状，但如果这些体征持续几小时以上应考虑有不可逆性组织损害的存在。发热和白细胞计数升高通常存在，并伴有腹部体征，可作为评估结肠缺血损害进展的随访参数。早期系列钡灌肠是诊断结肠缺血的主要手段。目前，诊断缺血性结肠炎主要选用纤维乙状结肠镜或纤维结肠镜检查。镜中见到黏膜苍白、水肿、伴散在的充血和点状溃疡常表示为缺血的早期。黏膜或黏膜下呈蓝黑色表示黏膜坏死或黏膜下出血。连续的内镜检查可显示这些异常的消退或进展为溃疡形成和假息肉形成。需要与其他炎性肠道疾病如克罗恩病、溃疡性结肠炎、伪膜性结肠炎、传染性结肠炎相鉴别。慢性缺血性结肠炎的内镜所见则视最初结肠损害的范围而定。内镜中必须区别缺血性狭窄与其他如憩室病、结肠癌和炎性肠道疾病引起的狭窄。纤维化的范围和缺血性狭窄的隐窝不规则是其与慢性期炎症性肠道疾病相区别的组织学特征。但结肠镜检需谨慎，由于肠腔内高压力，可导致进一步缺血或受损结肠的穿孔。

三、治疗

结肠缺血的适宜治疗是基于早期诊断，对不可逆性缺血性损害的果断判断和决策，持续监护患者，随访放射学和内镜检的表现。假如结肠缺血的初步诊断已成立，但体检并不提示有肠坏疽或穿孔，应观察患者的发热，白细胞计数或腹部体征变化。全身应用抗生素，必要时补液和输血。早期最好让肠道处于休息状态，从静脉供给营养。如结肠出现胀气，鉴于肠腔内压力的升高，可能会使肠血供进一步遭受损害，应插入肛管减压，并小心用盐水灌肠。与溃疡性结肠炎相反，全身应用激素不仅无用，因能增加肠穿孔和继发感染的可能性，反而可能有害。

结肠的系列灌肠或内镜检查是处理的重要部分，因其可以帮助建立缺血的诊断，或者核实结肠损害的程度。

如腹部体征加重，白细胞增加和发热，则提示临床进程在发展，或有腹泻或出血持续 2 周以上，几乎可以肯定存在不可逆性损害，有手术指征。可逆性损害一般多在 7～10d 内改善，症状持续超过以上限期者多需考虑改为手术治疗。根据很多报道，患者如有持续腹泻和出血，病情常已发展到肠穿孔和腹膜炎的地步。

出现肠梗阻症状时，应观察患者有无肠狭窄存在。有的狭窄可能在数月后自发地改善，伴发的梗阻持续不能缓解时，应考虑外科手术。

对不可逆性结肠缺血损害的手术治疗是局部切除受累的肠段，一期吻合，重建肠道。切除标本应在吻合前进行检查，以确定所有受累肠段均已切除。肠壁外观虽尚正常，但有黏膜损害的肠段均应切除，切除肠段的长度往往比外观的肠浆膜病变范围要长一些。对已有黏膜损害但浆膜外观尚属正常的肠段不予切除而进行吻合，多会产生肠瘘或狭窄。这点在手术中要特别注意。

结肠缺血的治疗应包括早期诊断和持续监护，如病损属于可逆性，应用对症治疗，一旦出现有不可逆性损害的征兆应考虑手术探查。

四、预后

结肠缺血的预后通常是好的，低于5%病例可能复发，在对那些初期的临床症状和放射学异常已消失的患者，一般多无后遗症。缺血性结肠炎伴有明显狭窄者，有时在没有特异治疗情况下，数月后也会自动消散。Marcuson报道狭窄的发生是高危因素，需要手术治疗；但也有作者认为仅部分患者需行手术，对狭窄的手术指征尚存在分歧。

（王纯涛）

第五节 结肠癌

一、定义

结肠癌是发生于结肠部位的常见的消化道恶性肿瘤，占胃肠道肿瘤的第3位。

二、发病情况

其发病年龄一般在45岁以上占65%发病，但30岁以下也并非罕见。肿块位置不一，好发部位为直肠及直肠与乙状结肠交界处。男女之比为2∶1~3∶1。以40岁~50岁年龄组发病率最高。据世界流行病学调查，发现结肠癌在北美、西欧、澳大利亚、新西兰等地的发病率最高，居内脏肿瘤前二位，但在亚、非、拉美等地发病率则很低。我国的发病率与死亡率低于胃癌、食管癌、肺癌等常见恶性肿瘤。各地资料显示，随着人民生活水平的提高，饮食结构的改变，其发病率呈逐年上各趋势。

三、病因

其发病具体原因不详，但已知一些与发病有关的因素。慢性大肠炎症患者（如溃疡性结肠炎）的结肠癌发生率高于一般人群，炎症的增生性病变的发展过程中，常可形成息肉，进一步发展为肠癌；克罗恩（Crohn）病时，有结肠、直肠受累者可引起癌变。有结肠息肉患者的结肠癌发病率是无结肠息肉患者的5倍。家族性多发性肠息肉瘤，癌变的发生率更高。有结肠癌家族病史者，其发病率是一般人群的4倍，说明遗传因素可能参与结肠癌的发病。男性肥胖可能引发结肠癌。

四、病理

结肠良性肿瘤这里仅讲结肠息肉，其病理一般分4类：①肿瘤性息肉；②错构瘤性息肉；③炎性息肉；④增生性或化生性息肉。结肠息肉有的容易恶变，不同类型恶变程度不一。一般肿瘤性息肉容易恶变。

（一）结肠癌的病理分型

病理分型：①肿块型，主要向肠腔内生长，呈球状或半球状，此类型癌浸润性较小，淋巴转移发生率低，预后好。②溃疡型，是结肠癌最常见类型，初为扁平肿块，以后中央坏死形成大溃疡，边缘外翻表面易出血或坏死。③浸润型，癌组织主要绕肠壁浸润生长，易引起肠管环状狭窄和肠梗阻，淋巴转移发生较早。.

（二）结肠癌的组织学分型

组织学分型：①腺癌，为最常见，根据分化程度又可分为4级，即高分化、中等分化、低分化、未分化。②黏液癌，癌细胞分泌较多黏液，可在细胞外间质中或积聚在细胞内将核挤回边缘，预后较差。③未分化癌，癌细胞较小，呈圆形或不规则形，浸润明显易侵入小血管和淋巴结，预后最差。其他鳞癌、鳞腺癌较少见。

（三）结肠癌的病理分期

病理分期：比较有临床意义的有 Duke 分期，一般分 4 期。①Duke A 期，为癌限于肠壁内，本法又分 3 个亚期，癌局限于黏膜内者为 A_0 期；穿透黏膜肌层达黏膜下层者为 A_1 期，累及肠壁肌层未穿过浆膜者为 A_2 期。②Duke B 期，癌已穿透肠壁，但无淋巴结转移。③Duke C 期，肿瘤已穿透肠壁且有淋巴结转移。淋巴结转移限于肿瘤附近者为 C_1 期（结肠壁及结肠旁），系膜淋巴结有转移者为 C_2 期。④Duke D 期，为肿瘤有远处转移者。

五、临床表现

（一）症状

主要是排便习惯和粪便性质的改变、腹痛、腹部肿块、肠梗阻、贫血等症状。

1. 排便习惯的改变　大便带血是最早出现的症状，多数表现为排大便次数频繁、粪便不成形或稀便，排便前可有轻度腹痛。粪便带血是重要的症状，多数是以此而就诊，位于左半结肠的血色常偏红，易被误认为是内痔、痢疾或肠炎。随着病程的发展而引起轻度肠梗阻时，则出现稀便和便秘交替出现，肠梗阻加重后，以便秘为主，并伴有腹胀。

2. 腹痛　多位于中下腹部，程度不重，多属隐痛而易被忽视。肠梗阻明显时，即转为阵发性绞痛。

3. 肠梗阻　是结肠癌的后期症状，表现为慢性低位肠梗阻，便秘腹胀明显，恶心、呕吐症状不突出，少部分患者可表现为急性肠梗阻，发作前可无自觉症状。

4. 贫血　主要原因是肿瘤出血，慢性失血所致。晚期患者可出现贫血的原因是营养不良及全身消耗有关，此时可有消瘦、乏力、水肿、低蛋白血症等表现。

5. 穿孔时引起的腹膜炎、转移引起的相关症状　右侧结肠肠腔较宽，壁较薄扩张性大，肠内容物较稀，左侧结肠肠腔小，由于左右结肠解剖上的特点不同，二者在临床表现可有所不同。右半结肠多以腹部肿块、腹痛、贫血、部分肠梗阻等症状，左侧结肠可能有便血、便频、腹痛、黏液便、肠梗阻等症状。

（二）体征

（1）早期无明显体征。

（2）腹部肿块肿瘤生长到相当大时，腹部即可能触及肿块。肿块一般较硬，形状不规则，表面不平。有的患者往往以腹部肿块就诊。右半结肠肿瘤如伴有炎症的可被误诊为阑尾炎或阑尾脓肿。

六、检查

（1）实验室检查：一般血常规显示贫血。

（2）气钡双对比钡灌肠检查：不仅可准确定位，而且可大致分类：①肿块型结肠癌，向腹内隆起的不规则充盈缺损；②溃疡型结肠癌，边缘不规则充盈缺损的龛影（拍压征），局部蠕动消失，病变部位无黏膜可见；③浸润型结肠癌，肠壁僵硬，肠管呈轴心状或环状狭窄，呈鸟嘴状改变，狭窄以上肠腔可能扩张。

（3）结肠镜检查：纤维结肠镜的应用是对结肠癌诊断的一项重要进展。早期结肠癌的发现，病理性质的确定，多原发癌或腺瘤其他病变的诊断，和治疗等重要问题，都可以通过纤维结肠镜检查得到很好的解决。在做纤维结肠镜检查前，也应尽可能做钡灌肠，以了解病变位置、性质和肠道走行情况。

1）适应证：①疑有结肠肿瘤者；②辨别钡灌肠未能辨明的病变；③需要明确结肠内多发病变；④检查结肠癌术后有无复发。

2）禁忌证：①任何严重的急性结肠炎患者；②疑有肠穿孔或急性腹膜炎患者；③严重心肺功能不全及曾有腹腔、盆腔手术后发现显著肠粘连患者。

（4）腹部 CT 检查及 MRI 检查：CT 及 MRI 对原发肿瘤诊断意义不大，主要用于检查有无肠腔外扩散、肝转移及腹主动脉旁有无肿大淋巴结，另外可判断病变侵犯肠壁的深度及是否侵及邻近器官。

（5）血清癌胚抗原（CEA）测定：CEA 是大肠癌及其他组织中均有此类抗原，采用放射免疫方法测定血清中 CEA 含量，正常值不超过 5mg/mL，约 60% 的大肠癌患者血清 CEA 值高于正常，其特异性不高。如果结肠癌术前 CEA 值高于正常，切除癌 1 个月后 CEA 值仍无明显下降的，提示预后不佳，切除后 CEA 下降，当再出现增高时，大多数表示很可能有癌复发。

（6）放射免疫显像：可以对结肠癌原发病、转移淋巴结、远处转移灶尤其是亚临床病灶进行显像分析。

（7）脱落细胞学检查：通过多种手段获取结肠黏膜表面细胞进行结肠癌诊断的方法，准确率可达 80%～90%。标本的获取可通过冲洗法、内镜法及穿刺法。

（8）基因诊断：结肠癌为多基因、多步骤遗传性疾病。近年来研究表明 Kras 基因突变为大肠癌的起因。而 p53 基因突变可以发生在良性腺瘤向恶性转变阶段，对早期发现结肠癌有帮助。

七、分期

分期见表 8-1。

表 8-1 美国肿瘤联合委员会（AJCC）结直肠癌 TNM 分期系统

原发肿瘤（T）：

　　T_x　原发肿瘤无法评估

　　T_0　无原发肿瘤证据

　　T_{is}　原位癌：局限于上皮内或侵犯黏膜固有层

　　T_1　肿瘤侵犯黏膜下层

　　T_2　肿瘤侵犯固有肌层

　　T_3　肿瘤穿透固有肌层抵达浆膜下层，或浸润未被腹膜覆盖的结肠周围或直肠周围组织

　　T_4　肿瘤直接侵犯其他器官或组织结构，和（或）穿透脏层腹膜

区域淋巴结（N）：

　　N_x　区域淋巴结无法评估

　　N_0　区域淋巴结无转移

　　N_1　1～3 枚区域淋巴结转移

　　N_2　4 枚或 4 枚以上区域淋巴结转移

分期	T	N	M	Dukes 分期	MAC
0	T_{is}	N_0	M_0	-	-
I	T_1	N_0	M_0	A	A
	T_2	N_0	M_0	A	B_1
ⅡA	T_3	N_0	M_0	B	B_2
ⅡB	T_4	N_0	M_0	B	B_3
ⅢA	$T_1 \sim T_2$	N_1	M_0	C	C_1
ⅢB	$T_3 \sim T_4$	N_1	M_0	C	C_2/C_3
ⅢC	任何 T	N_2	M_0	C	$C_1/C_2/C_3$
Ⅳ	任何 T	任何 N	M_1	-	D

远处转移（M）

　　M_x　远处转移无法评估

　　M_0　无远处转移

　　M_1　有远处转移

组织学分级评估（G）

　　G_1　高度分化

　　C_2　中度分化

　　G_3　低度分化

　　G_4　未分化

八、诊断

早期症状常不明显，易被忽视，大多数结肠癌患者就医时癌已属晚期，对中老年患者有下列症状时

应考虑结肠癌的可能。近期出现持续性腹部不适、隐痛、胀气等经内科治疗好转不明显；排便习惯由正常变为腹泻或便秘或二者交替；大便带血，或脓而无其他肠道炎性疾病史；原因不明的贫血、乏力或体重减轻。对上述症状特别是大便隐血多次阳性者应提高警惕，进一步检查。

据报道多中心性或多原发性癌并不少见，它们可同时或相隔很近时间内被发现。结肠内同时或在半年内发现2个或2个以上的癌部位不同，互不相连，其间有正常肠壁相隔，无黏膜下转移，病理类型相同或不同，即可认为是同时性多原发癌，发生率为2%~8%。

结肠癌的病变长度一般较短，不超过10cm。

九、鉴别诊断

（一）结肠腺瘤

与结肠癌的区别前者充盈缺损，形态规则，边缘清楚整齐，表面光滑或有小龛影，肠腔无狭窄，结肠袋仍保存。

（二）结肠炎性疾病

与癌的主要区别前者累及肠管的范围长，正常黏膜的破坏是渐变过程。

十、结肠癌外科治疗

在结肠癌的治疗中，原则上无广泛转移、无手术禁忌证者，应争取手术治疗。

如果结肠癌于肠壁或仅有区域肠系膜淋巴结转移，手术可将肉眼见到的病变切除，即根治性切除。如果癌直接蔓延侵及邻近脏器，而结肠癌本身可完整切除，可根据具体情况，争取结肠与其他脏器部分或全部联合切除。如肠系膜根部淋巴结已不能切净或有远处转移，应争取做姑息性切除以解除梗阻、失血、感染等并发症，提高生活质量。

1. 肠道准备　结肠切除手术前的肠道准备是减轻术中污染、防止术后腹腔及切口感染以及保证吻合口良好愈合的重要措施。目的是结肠内粪便排空，无胀气，肠道细菌数量也随之减少了。方法是通过调节饮食，服用泻剂及洗肠而达到手术时结肠"清洁"的目的。

2. 根治性切除范围　至少切除肿瘤肉眼边缘两侧10cm的肠段。为了便于对比记忆，各段结肠癌根治切除见表8-2。

表8-2　结肠癌根治切除范围

肿瘤部位	结扎血管	手术名称
盲肠/升结肠	回结肠、结肠右、结肠中	右半结肠切除术（回肠-横结肠吻合术）
肝曲	回结肠、结肠右、结肠中	同上
横结肠	回结肠、结肠右、结肠中	扩大右半结肠切除术（回肠-降结肠吻合术）
脾曲	回结肠、结肠右、结肠中	结肠次全切术（回肠-乙结肠左状结肠吻合术）
降结肠、乙状结肠	结肠中左支肠系膜下	左半结肠切除术（横结肠-直肠吻合术）

结肠癌的根治性切除，应根据不同病情，对早期癌经内镜下摘除或局部切除，另外还可分为缩小性根治术（R_2以下手术），标准性根治术（R_3手术），扩大性根治术（R_4手术）。

结肠癌根治切除的操作技术原则：除无菌原则外，特别提到无瘤原则。具体步骤为：①距肿瘤边缘两侧10cm处将肠管用纱布带扎紧，以阻断肠腔；②在系膜根部显露准备切断的动静脉，分别结扎切断；③肠吻合完毕后，用43℃灭菌蒸馏水灌洗后再关腹。

现代手术趋于微创，腹腔镜手术越来越普及，对于部分结肠癌可同样达到开腹手术的清扫效果，但需有一定经验的医生操作。

对于晚期结肠癌不能行根治术者，行姑息性切除，不能切除者行短路吻合或结肠造口术以解除梗阻。有孤立性转移灶的结肠癌是手术切除的良好适应证，可明显提高患者生存期，以常见肝转移为例，不手术其自然生存期是 7~13 个月，5 年生存率不足 3%，而肝切除术后的中位生存率为 3 年，5 年生存率达 25%~40%。

结肠癌并发急性梗阻和穿孔的治疗原则。对病变在右半结肠者可选用：①右半结肠切除，一期回结肠吻合；②一期盲肠造口减压，二期根治切除；③姑息性捷径手术。

病变在左半结肠可选用：①一期梗阻近侧结肠造口减压，二期根治切除；②一期切除肿瘤，远、近侧断端造口，或近侧断端造口，远侧断端缝闭，二期结肠对端吻合；③一期切除肿瘤，一期对端吻合，加近侧横结肠造口减压；④结肠次全切除，回肠乙状结肠或回肠直肠吻合；⑤肿瘤已无法切除，姑息性结肠造口。

（王纯涛）

第六节　腹腔镜结肠癌根治术

腹腔镜手术已成为现代外科的重要组成部分。首例腹腔镜结直肠手术为 1991 年由 Scalarides 报道的腹腔镜结肠脂肪瘤切除手术，同年，Cooperman 完成了首例腹腔镜右半结肠切除。研究表明，与开腹手术相比，腹腔镜手术治疗结直肠良性疾病具有疼痛轻、恢复快、缩短住院日、较好美容等优点，但也有学者认为腹腔镜还有学习操作时间长、手术时间长、较高的手术费用、并发症发生率高等不足。在结、直肠恶性肿瘤方面争论也较大，有人认为腹腔镜手术在结、直肠癌治疗方面存在穿刺孔复发、淋巴结清扫不足、切缘不足、结扎水平不够等问题，影响了腹腔镜在结、直肠肿瘤方面的应用。近年来随着腹腔镜手术经验积累、操作技术提高和腹腔镜器械进步（尤其超声刀的应用），克服了既往的一些不利，腹腔镜手术在结、直肠肿瘤方面的优点也越来越明显。

一、结肠癌的临床表现和诊断

结肠癌是常见的消化道恶性肿瘤，在我国仅次于胃癌、肺癌，发病率约 10~40/10 万，发病年龄多在 40 岁以上。发病原因不十分清楚，但与家族性息肉病、结肠腺瘤、结肠血吸虫病、高脂饮食、溃疡性结肠炎等有密切关系。临床表现有排便习惯、性状改变，腹部隐痛，粪便带血黏液，腹部肿块，不全梗阻，贫血乏力，低热。主要通过结肠镜确诊，直肠指诊可检出 80% 的直肠癌。

二、适应证

Dukes，A、B、C 期患者。Dukes A、B 期患者采用腹腔镜手术方法已得到大多数同行的认同，Dukes C 期患者是否可行腹腔镜手术仍有争议。

三、禁忌证

腹腔镜结肠手术的禁忌证为：

（1）严重心肺肝肾等重要脏器功能不足者。

（2）某些晚期肿瘤，淋巴结广泛转移，腹腔镜下清扫困难者。

（3）邻近器官侵犯，需行联合脏器切除者。

（4）肿瘤太大，直径大于 8cm 者。

（5）腹腔内有广泛粘连，分离困难者。

（6）严重脓毒血症者。

（7）孕妇。

（8）合并肠梗阻或穿孔者。

（9）凝血机制障碍者。

（10）肥胖为相对禁忌证。

四、术前准备

1. 评估　与开腹手术一样，腹腔镜手术亦需对患者进行术前的评估和准备，术前需了解各重要脏器的功能状况。行 B 超、CT、IVP 检查，了解邻近脏器有无受累，肝有无转移，淋巴结转移情况，得出综合结果，判断腹腔镜手术的可行性。

2. 定位　病灶定位也是一重要步骤，较大的病灶，因多已侵犯浆膜，可在术中通过观察浆膜而确认病灶。对较小的未侵及浆膜的病灶，可术前通过结肠镜行肿瘤远侧缘黏膜下注射亚甲蓝溶液定位。但亚甲蓝容易褪色，目前多采用术中肠镜定位。

3. 肠道准备　肠道准备也是必不可少的，方法与开腹手术基本相同，包括肠道清洁和口服抗生素。肠道清洁采用术前晚全肠道冲洗，即用 20% 甘露醇溶液 500mL、5% GNS 1 000mL 和 5% GS 1 000mL 术前晚 8 点口服，如患者已有不全性肠梗阻，则改用清洁灌肠的方法，以免引起急性肠梗阻。口服的抗生素主要有灭滴灵、新霉素、庆大霉素、磺胺等。术前放置胃管和导尿管以减少胃和膀胱损伤。

五、腹腔镜右半结肠切除术

（一）麻醉

气管插管全身麻醉。

（二）体位

仰卧位，头低足高 15°~20°，手术台向左侧倾斜 10°~20°，并可根据手术需要而调节手术台倾斜方向和角度。术者及持腹腔镜者站于患者左侧，另一助手站于患者右侧。

（三）套管针插入位置

根据术前检查和探查结果，结合腹壁情况选择各套管穿刺点，值得注意的是穿刺部位虽然无固定的模式，但穿刺时应尽量避免两个穿刺点与病变在一条直线上，一般采用 4 孔法，有两种常用方式。

1. 方式一　A 孔，脐下 10mm，进腹腔镜。B 孔，左上腹 10mm，进超声刀。C 孔，左下腹 5mm，进操作钳。D 孔，右下腹 10mm，进操作钳。

2. 方式二　A 孔，脐下 10mm，进腹腔镜。B 孔，左下腹 10mm，进超声刀。C 孔，脐耻之间 5mm，进操作钳。D 孔，右中腹 10mm，进操作钳。可根据肿瘤位置决定穿刺部位。如考虑术中需改变观察角度和操作位置时，应全部使用 10cm 套管。

（四）手术操作

1. 探查　建立气腹，置入 30° 斜视腹腔镜探查腹腔，了解病变的位置、大小、与周围器官的关系，了解淋巴结转移情况及其他脏器的情况，估计腹腔镜手术的可行性，确定肠管切除的范围。

2. 游离右侧结肠　在横结肠和回肠末端用布带结扎阻断肠管，防止肿瘤播散。术者右手拿超声刀，左手用无创伤肠钳将盲肠牵向左上方，助手反向牵拉腹膜，先剪开回盲部外侧 1~2cm 腹膜，因此处的解剖间隙容易辨认，向上解剖至肝曲，将升结肠从腹后壁游离，清除腹后壁的脂肪组织，至腰部肌肉前面，肌纤维清楚可见，如果癌肿浸透肠壁或侵入周围组织，可用超声刀切除受侵的组织如腰肌、肾周脂肪囊。要注意辨认输尿管和精索（卵巢）血管，防止损伤。切断肝结肠韧带，注意勿损伤十二指肠，一旦肝区解剖完成后，将手术床头抬高，同时将体位改为右前斜位，助手将胃向上牵拉，术者左手将网膜牵拉，右手拿超声刀于胃网膜右动脉下方，切除右半胃结肠韧带。如为肝曲癌，则靠胃侧切断胃网膜右动脉各分支，并在根部上双重钛夹后切断胃网膜右动脉，以避免出血。此时，右半结肠已经游离，将结肠系膜拉紧，辨认系膜的各血管支并予以分离，根部上钛夹后分别切断升结肠动脉、回结肠动脉、结肠中动脉右侧分支，注意清除外科干的淋巴结，如行扩大右半结肠切除时，则同时于结肠中动脉根部钛夹夹闭后切断。根部切断右半结肠系膜。亦可用 Endo – GIA 切割吻合器切断血管及系膜，至此，整个右半结肠很容易提出腹外。

3. 取出病变肠段　将 D 孔向上延长至 3~5cm，用塑料袋隔离保护切口后，取出游离好的病变肠段。

4. 切除吻合　按常规手术方法行体外的肠管切除吻合，吻合方法有 3 种。

（1）端端吻合。

（2）端侧吻合：先用吻合器行回结肠端侧吻合，再用直线形切割缝合器闭合横结肠残端。

（3）侧侧吻合：用直线型切割缝合器行回结肠侧侧吻合后，再用直线形切割缝合器关闭残端。缝合部分系膜，将吻合后的肠段回纳腹腔，缝合小切口，重建气腹，检查腹腔内有无出血，缝合关闭余下肠系膜裂孔。如条件许可，亦可行完全腹腔镜右半结肠切除，即游离完毕后，用 Endo – GIA 切割吻合器在设定切线处横断横结肠和回肠，于回肠及结肠残端各切开一小口，插入 Endo – GIA 两臂行回结肠侧侧吻合，再用 Endo – GIA 切割吻合器关闭切口。扩大右下腹切口 3 ~ 5cm，切除标本放进塑料袋内完整取出。

5. 缝合戳口　冲洗腹腔，右上腹放置引流，取出套管，皮下缝合戳口。

六、腹腔镜左半结肠切除术

（一）麻醉

气管插管全身麻醉。

（二）体位

截石位，头低足高 15° ~ 20°，手术台向右侧倾斜 10° ~ 20°，并可根据手术需要而调节手术台倾斜方向和角度。术者及持腹腔镜者站于患者右侧，另一助手站于患者左侧。

（三）套管针插入位置

原则同上，一般采用 4 孔法。A 孔，脐下 10mm，进腹腔镜。B 孔，右上腹 5mm，进操作钳。C 孔，右下腹 10mm，进超声刀。D 孔，左下腹 10mm，进操作钳。并可根据肿瘤位置调整穿刺部位。

（四）手术操作

1. 探查　建立气腹，置入 30°腹腔镜探查腹腔，了解病变的位置、大小、与周围器官的关系，了解淋巴结转移情况及其他脏器的情况，确定肠管切除的范围。

2. 游离左侧结肠　在病变远、近端用布带结扎阻断肠管，防止肿瘤播散。助手提起外侧腹膜，术者右手拿超声刀，左手用无创伤肠钳将乙状结肠、降结肠牵向对侧，剪开外侧 1 ~ 2cm 腹膜，向上解剖至脾曲，分离腹后壁，清除腹膜后的脂肪组织，显露出左侧腰大肌，将降结肠从腹后壁游离，结肠后的疏松分离亦可用分离钳钝性分离。注意找出输尿管、精索或卵巢血管，防止损伤。将降结肠牵向下方，切断脾结肠韧带，松解脾曲，注意勿暴力牵拉，以免损伤脾脏。一旦脾区解剖完成后，将手术床头抬高，同时将体位改为左前斜位，助手将横结肠向下牵拉，术者左手将胃向上方牵拉，右手拿超声刀于胃网膜右动脉下方切除右半胃结肠韧带，胃结肠韧带内的小血管一般可用超声刀切断，无须结扎或钛夹夹闭，至此左半结肠已经游离。将结肠系膜拉紧，剪开肠系膜下动脉前方的腹膜，辨认并分离系膜的各血管支，于其根部上钛夹后分别切断降结肠动脉、乙状结肠动脉 1 ~ 2 支及系膜，如为乙状结肠肿瘤，亦可于肠系膜下动脉根部上双重钛夹后，切断或用 Endo – GIA 切割吻合器切断。右下腹换用 12mm 套管，用 Endo – GIA 切割吻合器于肿瘤远端切线处（一般距肿瘤 10cm）切断乙状结肠。

3. 取出病变肠段　将 D 孔向上延长至 3 ~ 5cm，用塑料袋隔离保护后，取出游离好的病变肠段。

4. 切除吻合　近端距肿瘤 10 ~ 15cm 以上切断肠管，移去标本。残端荷包缝合埋入环型吻合器的抵钉座（钉钻头），肠管回纳腹腔，缝合小切口，重建气腹，经肛门插入吻合器的主体，在无肠管扭转、无张力情况下进行吻合，检查腹腔内有无出血，缝合关闭肠系膜裂孔。如吻合口距肛门 25cm 以上，则完全游离肠管后，于延长的 D 孔处取出病变肠段，按常规手术方法行体外的肠管切除吻合。

5. 缝合戳口　大量蒸馏水冲洗腹腔，盆腔放置引流，取出套管，皮下缝合戳口。

七、腹腔镜横结肠癌切除术

（一）麻醉

气管插管全身麻醉。

（二）体位

仰卧位，双腿分开30°~45°，头高足低15°~20°，并可根据手术需要而调节手术台倾斜方向和角度。分离右半胃结肠韧带时，术者站于患者左侧，分离左半胃结肠韧带时，术者则站于患者右侧，持腹腔镜者站于患者两腿间，另一助手站于术者对侧。

（三）套管针插入位置

一般采用4孔法。A孔，脐下10mm，进腹腔镜。B孔，右中腹10mm。C孔，左中腹10mm。D孔，剑突与脐间10mm。可根据肿瘤位置调整穿刺部位，并可根据实际情况调换超声刀及操作钳甚至腹腔镜的位置。

（四）手术操作

1. 探查 建立气腹，置入30°腹腔镜探查腹腔，了解病变的位置、大小、与周围器官的关系，了解淋巴结转移情况及其他脏器的情况，确定肠管切除的范围。

2. 游离横结肠 术者先站于左侧，行右半横结肠的分离，在病变远、近端用布带结扎阻断肠管，防止肿瘤播散。助手用无创肠钳将胃牵向上方，术者左手将网膜向对侧牵引，右手用超声刀，在胃网膜血管下方胃结肠韧带无血管区剪一小口，打开网膜腔，沿胃大弯网膜血管弓下方切开右侧胃结肠韧带，松解肝曲，注意勿损伤十二指肠及胆管。术者与第一助手调换位置，站于右侧，切开左侧胃结肠韧带，松解脾曲，提起横结肠，辨认横结肠系膜的血管，横结肠系膜根部分离，结肠中动脉根部上钛夹后切断，并切断横结肠系膜，亦可用Endo-GIA切割吻合器于根部将结肠中动脉连同系膜一起切断。

3. 取出病变肠段 扩大D孔约3~5cm，用塑料袋保护切口后取出已游离病变肠段。

4. 切除吻合 在体外距肿瘤10~15cm切除肠段，并行肠管端端吻合，缝合关闭肠系膜裂孔。

5. 缝合戳口 吻合后肠段回纳腹腔，缝合小切口，重建气腹，检查腹腔内有无出血，冲洗腹腔，放置引流，取出套管，皮下缝合戳口。

八、手助腹腔镜结肠癌切除术

腹腔镜结、直肠切除已得到广泛的发展，积累了大量的经验，但由于没有手的操作，缺乏了手的灵巧和触觉，而手助技术正好弥补了这一缺陷。在手的帮助下可触摸肿瘤边界而定位，可轻易推开小肠，进行钝性分离，控制活动性大出血，而这种出血若在腹腔镜手术中往往是中转开腹的指征。

（一）适应证

凡结肠癌需行右半结肠切除、横结肠切除、左半结肠切除和全结肠切除的患者均适合行手助式腹腔镜切除术。由于盆腔空间太小，乙状结肠及直肠切除（包括直肠的经腹会阴联合切除）不太适合手助腹腔镜切除术。

（二）禁忌证

同腹腔镜结肠癌切除。

（三）麻醉

气管插管全身麻醉。

（四）体位

截石位，头高足低15°~20°，并可根据手术需要而调节手术台向左或右侧倾斜的方向和角度。如为右半结肠切除，术者及持腹腔镜者站于患者左边，术者站于头侧，左手伸入腹腔，右手持超声刀，如为左半结肠切除，术者及持腹腔镜者站于患者右边，术者站于头侧，右手伸入腹控，左手持超声刀。

（五）套管针插入及手伸入腹腔的位置

脐上 10mm 小孔进腹腔镜，下腹正中 6～7cm 切口进手指，脐与剑突间 10mm 进超声刀。

（六）手术操作

1. 探查　建立气腹，置入30°腹腔镜探查腹腔，初步了解病变的位置、大小、与周围器官的关系，了解淋巴结转移情况及其他脏器的情况，估计腹腔镜手术的可行性。

2. 游离结肠　于下腹正中作一纵向切口，切口安置保护性牵开器，手部安置手术密封套袖，并黏附在牵开器周围，在手的帮助下再次探查，确定肠管切除的范围，上腹穿刺置入超声刀。用手推开肠管，食、中指挑起腹膜或网膜，使之保持张力，在指间剪开组织，结肠后可用手钝性分离。清扫血管周围的淋巴脂肪组织前，可用手先触摸确定血管位置，大血管根部切断时要双重钛夹夹闭后再切断。如行全结肠切除，分离完一侧术者再到对侧，换另外一只手进行操作。

3. 切除吻合　病变肠段完全游离后，经下腹切口取出，在体外进行肠段切除吻合，缝合关闭肠系膜裂孔。

4. 缝合戳口　吻合后肠段回纳腹腔，缝合切口，重建气腹，检查腹腔内有无出血，冲洗腹腔，放置引流，取出套管，皮下缝合戳口。

九、注意事项

最主要是防止出血和误伤输尿管等，具体注意事项为：

1. 保留血管蒂　肠系膜大血管根部切断时，应清除血管根部周围的脂肪、淋巴组织，并上三重钛夹，在第 2、3 个钛夹间切断。尽量不要用 Endo－GIA 切割吻合器切断，因难以达到根治效果，除非肿瘤早期患者。根部切断处应保留 1～1.5cm 血管蒂，以避免出血。

2. 解剖层次要清楚　腹膜后分离时要先显露输尿管，以免损伤。

3. 肠管血运良好　肠吻合前要确认吻合肠管血运良好，保证吻合后无扭转、无张力。

4. 中转开腹　术中如有难以控制的大出血、其他重要脏器损伤时，应及时中转开腹，切勿腹腔镜下勉强处理。

十、术后处理与并发症的防治

（一）术后处理

术后处理十分重要，一定要做到：

（1）术后禁食、胃肠减压持续 2～3d，以防肠胀气。

（2）输液以维持水电解质平衡。

（3）预防性全身给予抗生素。

（4）有肛门排气后，即可给予饮食，一般在术后第 2～4 天。

（5）早期起床活动。

（二）并发症的防治

腹腔镜结肠癌根治术有多种并发症，主要注意防治以下并发症。

1. 损伤　包括血管、空腔脏器、实质脏器的损伤，损伤原因既有穿刺引起，又有由器械及操作引起，预防措施包括穿刺时严防暴力；若腹内移动器械时应在腹腔镜监视下；分离结肠时解剖层次要清楚；使用无创器械牵引时，且勿牵引过度引起损伤；对于小血管的出血可通过压迫、电凝、钛夹钳夹等方法止血，大血管损伤应即刻中转开腹；对于空腔脏器小的穿孔也可镜下修补，较大的穿孔亦应即刻中转开腹手术。

2. 气体栓塞　是腹腔镜极少见但极其严重的并发症，栓塞的血管有肺动脉、脑动脉和冠状动脉，是气腹针穿入血管或 CO_2 通过断裂的静脉进入下腔静脉所致。术中需密切监测 $PaCO_2$ 以便发现早期征象。

3. 梗阻　由吻合口狭窄、肠扭转、内疝引起，因而选择吻合器要适中，吻合前要检查吻合肠段是否扭转、血运是否不足。腹腔镜术后系膜裂孔不关闭，有引起内疝危险，应尽量缝合关闭。

4. 吻合口漏　主要原因有吻合口血运不良、吻合口有张力和局部感染等，预防措施是游离结肠要充分，保证无张力吻合；不要损伤残端结肠的动脉弓，保证吻合口有充分的血液供应；术中注意不要损伤肠管，污染腹腔；还要注意一点，使用吻合器吻合者要熟悉吻合器的性能。

5. 穿刺口肿瘤种植复发　自从 Alexander 等报道首例 Dukes C 期患者行腹腔镜辅助右半结肠切除术后穿刺口复发后，逐渐有许多这方面的报道。Wexner 和 Cohen 报道穿刺口复发率为 1.5% ~21.0%，大多数文献报道其复发率超过 4%。近年来，由于采取了有效的预防措施，其复发率已降至 0 ~1.1%。腹腔镜术后穿刺口肿瘤种植复发的原因不十分清楚，主要可能有以下几个方面：①肿瘤细胞从手术操作中脱落播散，包括套管和器械的进出、标本的取出，这是最主要的原因。②局部创伤，肿瘤细胞通过血液循环播散至创口。③患者抵抗力降低、局部充血营养丰富，促使肿瘤细胞的种植生长。④腹腔内游离的肿瘤细胞因气腹创造的压力阶梯播散至穿刺口。预防措施有穿刺口要适中，避免套管在腹壁中移动，必要时用缝线加以固定；注意无瘤技术；取标本时要用塑料袋隔离保护切口；术后用大量氟尿嘧啶溶液冲洗腹腔；手术完毕应先放出气体再拔套管等。

（王纯涛）

第七节　直肠、肛管癌

一、直肠癌

直肠癌（carcinoma of rectum）是乙状结肠直肠交界处至齿状线之间的癌，是消化道常见的恶性肿瘤。中国人直肠癌与西方人比较有 3 个流行病学特点：①直肠癌比结肠癌发生率高，约 1.5：1；最近的资料显示结直肠癌发生率逐渐靠近，有些地区已接近 1：1，主要是结肠癌发生率增高所致。②低位直肠癌所占的比例高，占直肠癌的 60% ~75%；绝大多数癌肿可在直肠指诊时触及。③青年人（<30岁）直肠癌比例高，为 10% ~15%。直肠癌根治性切除术后总的 5 年生存率在 60% 左右，早期直肠癌术后的 5 年生存率为 80% ~90%。有关直肠癌的病因、病理等均在前面提及，不再重述。

（一）临床表现

便血和排便习惯改变是直肠癌最早出现及最常见的症状。80% ~90% 的直肠癌可有便血，血液呈鲜红或暗红色，混有黏液或脓液，有时可见脱落的坏死组织。由于癌肿的刺激，早期患者可出现大便次数增多，有排便不尽感，随着病灶增大，阻塞出口，可引起便秘、大便变细变形、腹胀等。

男性患者当癌肿穿透前壁侵犯前列腺或膀胱时，可出现血尿、尿频、尿急、尿痛等。女性患者则可浸润阴道后壁引起白带增多，严重时可形成直肠阴道瘘。穿透直肠后侧壁可侵犯盆壁、骶骨和骶神经丛，可致骶尾部疼痛、坠胀感，这种症状多持续而顽固。

（二）诊断

本病的诊断并不十分困难，有 75% 以上的患者仅通过简单的直肠指检就能发现病灶。但直肠癌的误诊率却很高，其主要原因是医师忽视了直肠指检。基于直肠癌属于常见的消化道恶性肿瘤，但又极易误诊，临床医师应对每一个有便血、直肠刺激症状或大便习惯改变者常规做直肠指检和乙状结肠镜检查，以及早发现病变。

直肠癌的筛查应遵循由简到繁的步骤进行。常用的检查方法有以下几项：

1. 大便潜血检查　此为大规模普查或对高危人群作为结、直肠癌的初筛手段。阳性者再作进一步检查。无症状阳性者的癌肿发现率在 1% 以上。

2. 直肠指诊　是诊断直肠癌最重要的方法。由于中国人直肠癌近75%以上为低位直肠癌，能在直肠指诊时触及。因此，凡遇患者有便血、大便习惯改变、大便变形等症状，均应行直肠指诊。一般采用胸膝位或截石位，体质虚弱者用左侧卧位。这些体位可触及距肛门7~8cm的病变。必要时使用蹲位，可触及10~12cm以内的直肠病变。指诊可查出癌肿的部位，距肛缘的距离，癌肿的大小、范围、固定程度、与周围脏器的关系等。

3. 内镜检查　包括直肠镜、乙状结肠镜和纤维结肠镜检查。门诊常规检查时可用直肠镜或乙状结肠镜检查，操作方便、不需肠道准备，但在明确直肠癌诊断需手术治疗时应行纤维结肠镜检查，因为结、直肠癌有5%~10%为多发癌。内镜检查不仅可在直视下肉眼做出诊断，而且可取组织进行病理检查。

4. 影像学检查　如下所述。

（1）钡剂灌肠检查：用以排除结、直肠多发癌和息肉病。

（2）内窥镜下超声波检查（EUS）：EUS与常规的内窥镜检查及放大内窥镜检查等不同之处在于可获得病变病理切面断层像，具有一定的客观性。对病变性质、浸润深度及淋巴结转移判断上具有较高的准确性和实用性，为直肠癌术式选择提供重要信息。EUS对结直肠癌浸润深度诊断的准确率为80%~96%，早期癌诊断的准确率为70%~89%，进展期结直肠癌为96.0%~99.2%。

（3）MRI检查：可以判断浸润深度和淋巴结转移，但准确性低于EUS，两种检查结合进行浸润深度的评估，对直肠癌的诊断及术前分期有重要价值。

（4）CT检查：可以了解直肠癌盆腔内扩散情况，有无侵犯膀胱、子宫及盆壁，是术前常用的检查方法。腹部CT扫描可检查有无肝转移癌及腹主动脉旁淋巴结肿大。近年来应用螺旋CT进行三维立体构象，发展成三维CT虚拟内窥镜（3D-CT），改变了对较小病变诊断率不高的缺点。

（5）PET-CT检查（positron emission tomography computed tomography，正电子发射计算机断层显像）：针对病程较长、肿瘤固定的患者，为排除远处转移及评价手术价值时，有条件者可进行PET-CT检查。该检查可发现肿瘤以外的高代谢区域，从而帮助制订治疗方案。

（6）腹部B超检查：由于结、直肠癌手术时有10%~15%同时存在肝转移，所以腹部B超或CT检查应列为常规。

5. 肿瘤标记物　目前公认的在大肠癌诊断和术后监测有意义的肿瘤标记物是癌胚抗原（carcinoembryonic antigen，CEA）。但认为CEA作为早期结、直肠癌的诊断尚缺乏价值。一般认为对评价治疗效果和预后有价值，连续测定血清CEA可用于观察手术或化学治疗效果。手术或化学治疗后CEA明显降低，表示治疗效果良好。如手术不彻底或化学治疗无效，血清CEA常维持在高水平。如手术后CEA下降至正常复又升高，常提示肿瘤复发。

6. 其他检查　低位直肠癌伴有腹股沟淋巴结肿大时，应行淋巴结活检。癌肿位于直肠前壁的女性患者应做阴道检查及双合诊检查。男性患者有泌尿系症状时应行膀胱镜检查。

7. 直肠中下段黏膜外肿块的诊断与鉴别诊断　在肛肠科诊疗过程中，通过指检发现直肠黏膜外肿块是比较常见的事。由于黏膜外肿块不像直肠癌那样直观，良恶性一时也难于鉴别，因此常易误诊。直肠黏膜外肿块其起源复杂，可来自于黏膜外肠壁组织或肠外组织。根据病变性质这些肿块可分为3类：

（1）良性肿瘤：如平滑肌瘤、纤维瘤、脂肪瘤。

（2）恶性肿瘤（包括原发和转移）：如平滑肌肉瘤、恶性淋巴瘤、畸胎瘤、胃癌种植转移等。

（3）炎性肿块或其他良性增生：如痔疮注射治疗后组织反应性增生或机化、结核、性病性肉芽肿等。以直肠黏膜外肿块为首发症状者较少，多数是以直肠会阴部症状而发现的。这些症状与直肠癌症状又极为相似，所以如果是单纯凭指检结果往往与直肠癌相混淆，尤其是肿瘤突破直肠黏膜者。全面地询问病史，对诊断有一定帮助，腔内B超可确定肿块大小及范围，对判别肿块来源也有帮助。对于较大的肿块或来自骶骨的肿瘤，CT或MRI可了解肿瘤的占位情况及破坏情况。有一部分肿瘤来自于胃肠肿瘤的转移，应注意寻找原发病灶，如胃镜、钡餐等。肿块活检是唯一的确诊手段，活检应在良好的麻醉下进行，松弛肛门括约肌，切开黏膜层，在明视下切取肿块组织。一次活检失败后可多次重复，多数病例可获得确诊。

（三）治疗

长期以来，直肠癌的治疗都是以手术为主的传统治疗模式。随着科学的发展，对直肠癌的治疗观念和方法均发生很大变化。现代肿瘤的治疗已经进入了临床多学科综合治疗时代。针对直肠癌的多学科综合治疗在国内外普遍开展，这就需要影像学专家、放疗科专家和肿瘤内科专家积极参与共同制订术前治疗方案。因此，需要外科治疗的直肠癌患者，首先应该接受临床多学科的肿瘤综合治疗团队对患者进行合理的术前评估和临床分期（TNM），讨论制订适合病情并且符合现代直肠癌治疗观念的合理的综合治疗方案。

1. 手术治疗的方式　手术治疗是直肠癌获得根治的唯一方法。外科医师在术前与术中一定要注意：①严格的肠道准备。因为手术创伤大、部位深、污染重、感染机会多。②正确的术式选择。因为直肠癌的术式很多，要根据患者的全身情况与局部病变等因素，综合考虑选择一种最适合的术式，一定要尽量达到根治的目的。③直肠癌若发生梗阻时。要正确地选择是急诊手术还是择期手术，要尽量将急诊手术变为择期手术。④手术中要严格掌握"无菌"与"无瘤"的原则。手术操作要按正规程序进行。⑤手术中要仔细检查，注意大肠的多原发癌特点，及远处转移情况。⑥手术中要防止意外损伤与大出血的发生。⑦手术中要正确地掌握直肠癌的根治范围。⑧对肝转移的处理。有学者在临床上经常遇到这样的情况，是Ⅰ期处理，还是Ⅱ期处理，这不仅要根据患者的全身与局部情况决定，还一定要重视患者与家属的意见才能决定。处理的方法：肝转移灶局部切除、肝部分切除、栓塞或介入、埋泵等，要根据具体情况来决定。目前常用于直肠癌的手术方式有以下几种。具体操作详见后面相关手术部分。

（1）腹会阴直肠癌联合切除术（abdotninoperineal resection）：即A－P切除术，又称Mile手术，这是治疗直肠癌的经典术式。1908年Mile首先详细描述了这种手术的操作过程，现在人们所做的Mile手术已在诸多方面有别于Mile本人所做的手术，在诸多方面有所改良，切除范围包括乙状结肠远端、全部直肠、肠系膜下动脉及其区域淋巴结、全直肠系膜、肛提肌、坐骨直肠窝内脂肪、肛管及肛门周围3~5cm的皮肤、皮下组织及全部肛门括约肌，于左下腹行永久性乙状结肠单腔造口。Miles手术也有人用股薄肌或臀大肌代替括约肌行原位肛门成形术，但疗效尚待肯定。

（2）低位前切除术（Dixon手术）：是Dixon于1939年倡导的保肛手术。手术时将直肠病变根治性切除后行乙状结肠与直肠的端端吻合，该术式最突出的优点是符合生理要求，最大缺点是吻合操作较为困难，尤其是肥胖、骨盆狭小等不利因素时。其指征一般限于距肛缘7~8cm的直肠癌或其他恶性肿瘤，在使用吻合器的条件下，可使距肛缘4~5cm的直肠癌获得切除并完成低位或超低位吻合。有学者认为手术的根治性是第一位的，若施行Dixon手术只是为了保肛，不能达到根治的目的，则应寻求其他的术式。

（3）结肠经肛管拖出术（Bacon手术）：这种手术由Babcock（1932）首创，后由Bacon（1945）推广，现在进行的多为改良的Bacon手术。适应于距肛缘6~10cm的直肠癌。腹部操作基本同Dixon手术，会阴部操作是经肛在齿线上方切断直肠，将乙状结肠从肛门拉下固定于肛门。10~14d后切除肛门外多余结肠，这种手术由于操作比较烦琐，目前多由Dixon手术取代。

（4）经腹直肠切除结肠肛管吻合术（Parks手术）：又称为肛管袖套内结肠肛管吻合术一，Parks于1972年提出这一手术方法，他在Bacon手术的基础上进行了改良，要求同时保留了肛门内、外括约肌。这要求保留一定长度的直肠，并将保留之直肠残端黏膜白齿线上剥除（仅保留内括约肌），然后将结肠自保留之肛管袖套内拖出与肛管行单层缝合。这一手术方法适用于距肛缘5~7cm的直肠癌，癌肿远侧直肠切除不小于2cm。经过长期观察，Parks手术的长期效果是良好的，其5年生存率与术后复发率均与Dixon手术差不多。但并发症较多，处理困难。

（5）直肠切除乙状结肠造口术（Hartmann手术）：经腹将直肠癌病灶切除后，将远侧直肠残端关闭，并将乙状结肠造口于左下腹部。适用于直肠肿瘤姑息性切除术后或病灶切除后的全身或局部情况不允许行结肠直肠吻合的病例。经过观察如果患者生存超过2年而无复发征象者，还可考虑行结肠直肠吻合，消除造口以改善生存质量。

（6）其他：除了以上几种比较常用的术式之外，还有一些术式可供选择：①经肛门直肠肿瘤局部切除术；②后盆腔清除术；③全盆腔清除术；④经骶尾直肠肿瘤局部切除术；⑤经腹骶直肠切除术；⑥经耻骨径路直肠癌低位切除术；⑦腹会阴切除、肛门成形术；⑧腹会阴切除、原位肛门重建术；⑨腹腔镜下直肠癌切除术；⑩姑息性手术：如乙状结肠造口、姑息性局部切除等。这些术式各有其相应的指征，可根据病情需要、医者技术而选择。

2. 手术方式的选择　直肠癌手术所面临的关键问题仍是保肛问题，众多的术式也是围绕此问题而产生。最近大量的临床病理学研究提示，直肠癌向远端肠壁浸润的范围较结肠癌小，只有不到 3% 的直肠癌向远端浸润超过 2cm。这是选择手术方式的重要依据。手术方式的选择根据癌肿所在部位、大小、活动度、细胞分化程度以及术前的排便控制能力等因素综合判断。如何选择最适宜的术式，使患者达到既根治了疾病又有良好生活质量，则是专科医师所经常面临的抉择。

（1）直肠的外科分段与术式选择：直肠解剖学上的上中下段分界尚无统一标准，尽管直肠的长度相对恒定，但个体之间仍有较大差异，因此规定这样一个国际公认的标准似乎不切实际。而从外科学角度提出直肠的外科分段应该更符合实际需要，有人认为其分段的大致标准是：肛管 – 齿状线以下到肛缘的距离，为 2.0 ~ 3.0cm；直肠下段 – 距肛缘 6.0cm 以下；直肠中段 – 距肛缘 6.0 ~ 8.0cm 范围内的直肠，上界为腹膜返折水平以下；直肠上段 – 距肛缘 8.0cm 以上的直肠，即腹膜返折水平以上的直肠。

根据这样的直肠分段标准，在单一考虑肿瘤所在部位因素的情况下，术式选择宜遵循：①直肠上段癌原则上都可选做直肠前切除术，但对癌肿已浸透肠壁向周围浸润者，为了切除的彻底性；可考虑行 Hartmann 手术或 Mile 手术等术式。②直肠中段癌，腹膜返折以下的癌肿，在直肠得以从盆底充分游离后，并保证肿瘤远侧肠管能被足够切除（一般为 2 ~ 3cm）的情况下，肛提肌以上残留的直肠长度是决定手术方式的重要因素。残留直肠大于 2cm 者考虑做 Dixon 手术，小于 2cm 者可用吻合器做超低吻合术或 Bacon 手术或 Parks 手术；紧贴肛提肌者做 Mile 手术。③直肠下段癌主要采用 Mile 手术，近年来对早期病例也行局部切除。

（2）肿瘤病变特点与术式选择：①当癌肿已侵犯肛管直肠环时，Mile 手术是唯一可供选择的术式。②当癌肿位于直肠前壁，侵犯女性阴道或子宫者可选做后盆腔清除术；侵犯男性前列腺或膀胱而无其他组织结构受累可做全盆腔清除术。③病灶位于腹膜返折线以下，局限于黏膜或黏膜下层，分化程度高，肿瘤直径 <3cm 者，可做经肛门或经骶或经会阴局部肿瘤切除术。④对原发病灶能切除伴有孤立可切除性转移灶者，可争取一期切除原发灶和转移灶；对转移灶不能切除者，宜将原发灶切除，术后给予其他辅助治疗。⑤癌肿局部浸润、固定，经分离后虽能切除，但对局部切除的彻底性有怀疑，估计局部复发的可能性较大，而肛提肌又可保留者，可选用 Hartmann 手术，局部标上银夹，术后辅以放射治疗。2 年后如局部无复发，而患者有恢复肠道连续性的要求，可再次剖腹探查，如确无异常情况，可行结肠直肠吻合术。⑥癌肿局部浸润、固定，分离切除困难而又无远处转移，可先做乙状结肠袢式造口，同时经直上动脉插管作区域性化学治疗或作放射治疗，如治疗后肿瘤缩小，则可考虑做二期肿瘤切除。如肿瘤变化不大或进一步发展，则继续保持乙状结肠造口状态，以防止梗阻。⑦癌肿浸润、固定，伴有远处转移或腹腔内广泛播散，宜做横结肠袢式造口，以防止梗阻。

（3）患者特点与术式选择：①某些高龄或有重要脏器功能障碍者，无法耐受经腹部的直肠切除术，肿瘤≤3cm 时可行经肛肿瘤局部切除，手术前、后应加行放化疗。晚期有梗阻者做姑息处理，用电灼、液氮冷冻或激光部分去除肿瘤组织或辅以支架以疏通肠道。②患者心理状态：这主要涉及保肛问题，原则上应在最大可能达到治愈的前提下才考虑患者的生存质量。但如患者一味追求保肛，就要考虑患者的意见，在有可能牺牲根治的情况下保留肛门。然而这种做法应是在患者具有强烈书面要求的情况下作为不得已的选择。③患者的经济情况：如患者仅有勉强进行手术治疗的经济条件，而无法保证后续的综合治疗，手术则以根治性切除为主。④患者的肥胖程度和盆腔大小：有些病例尽管直肠肿瘤位置不很低，但如果患者肥胖或骨盆狭窄，使得做结肠直肠手术吻合十分困难，这样很难保证吻合口严密性，在无吻合器的情况下不妨改行其他术式。

（4）双吻合技术的应用：自20世纪70年代始管状吻合器在我国逐渐得到应用。即使后来有了荷包缝合器，也未真正解决超低位吻合问题。双吻合器的出现改变盆腔深部进行直肠残端的缝合困难的问题，从而使原本切除后无法进行对端吻合的病例完成了低位或超低位吻合，不但提高了保肛率，而且吻合口瘘的发生率有了显著降低。目前结直肠双吻合器吻合和结肠J型袋肛管吻合已成为当前保肛手术中两个主要术式。

有资料显示，双吻合器吻合术后排便功能要优于Park手术，一般认为在距肛缘6~7cm的吻合，其功能良好；在距肛门5cm的吻合口常有排便功能不良，特别是吻合口距肛缘仅3cm者症状更重，这主要表现为排便次数增多、里急后重。但这种排便功能不良随着时间的推移一般均可恢复，一般不超过1年。近年国外为了改善术后的排便功能，有学者将结肠J袋肛管吻合术取代结肠肛管直接吻合术。资料表明，结肠J袋肛管吻合术后的控便功能至少在术后1~2年内明显优于结肠肛管直接吻合术，但长远来说两者差异并不明显。应用吻合器吻合的病例其吻合口狭窄的发生率高于手工吻合，因此要求吻合器管径宜在32mm左右。

（5）直肠癌的局部切除：直肠癌局部切除术是一种缩小手术范围，保留肛门括约肌的一种术式。它在现代直肠肿瘤的治疗中有着较为重要的作用。随着结肠镜筛查的逐渐普及，早期结直肠癌的诊断率逐渐提高，直肠癌局部切除术的临床应用也逐年增加。如果能够严格选择病例，早期直肠癌局部切除术的疗效也可以与传统根治手术相媲美，仅适用于黏膜或黏膜下层、≤3cm、低恶性或中等恶性、隆起型、早期低位的直肠癌，临床检查及腔内B超扫描需无可疑的肿大淋巴结。对于某些癌肿已浸润或穿透肌层，但患者年迈、体弱、伴心、肺、肝、肾等功能不全，不能耐受剖腹手术的患者，可选做姑息性局部切除术，术后辅以放疗和化疗。手术入路根据肿瘤位置和距肛缘的距离决定。距肛门较近的采用经肛门切除，距肛门较远的采用经括约肌入路或经骶尾入路。局部切除创伤小，手术简单，肛门功能好，可作为根治性或姑息性手术。但需严格掌握适应证，术后辅以放疗巩固疗效。

局部切除术的另一个进展就是经肛门内窥镜微创手术（transanal endoscopic microsurgery，TEM），这使原来限于低位直肠癌的局部切除术扩展到直肠上段，甚至乙状结肠。Buess等在总结他们113例直、乙结肠癌采用TEM的结果时指出，虽无手术死亡，但术后发生严重并发症需再次手术者8例，占7%，因此强调局部切除术不应超越黏膜下层。

（6）腹腔镜直肠癌切除术：腹腔镜手术是一种微创伤手术技术，它具有创伤小、安全性高、并发症少、康复快、住院时间短等优点，近年来越来越多地被应用到直肠癌手术。既往所担心的是能否达到根治要求和开窗部位复发问题，随着技术的熟练与同开腹手术相差无几，在淋巴结清除数目上亦无差异。在开窗部位复发的发生率最近的一些报道已为0。为了保证腹腔镜直肠癌切除术的疗效，应遵循下列原则：①初起时应固定一组人员操作，以便较快地掌握手术要点，有利于降低手术死亡率和并发症发生率；②严格选择病例，目前仅适用于良性病变、早期癌肿和局限于肠壁的癌肿，并要求体型不胖者；③手术如感困难，应及时中转剖腹，切勿犹豫，以免发生并发症及其意外。

3. 根治性切除的新认识　如下所述。

（1）直肠系膜全切除：直肠癌根治性切除的范围应包括癌肿和其两端足够长度的肠段及其系膜、血管和引流淋巴结，以及受侵的邻近组织。1986年Heald等首先报道并强调直肠系膜全切除（total mesorectal excision，TME）在直肠根治性切除术中的重要性。1992年他们报道一组152例直肠癌按直肠系膜全切除的要求行根治性切除术，结果显示其中42例肿瘤远切端≤1cm的病例中，术后未见复发；另110例远切端>1cm组中术后4例复发（3.6%），全组局部复发率为2.6%，创造出大组病例复发率最低的记录。Heald等提出的直肠系膜是指由盆筋膜脏层包裹的直肠背侧的脂肪、血管和淋巴组织。直肠系膜全切除的手术要求是在直视下在骶前间隙中进行锐性分离，保持包裹直肠系膜的盆筋膜脏层的完整无损，以防癌细胞播散、种植和残留。他们指出，即使直肠系膜内无淋巴结转移，亦常隐藏着腺癌细胞巢。以往人们采用钝性分离，不但直肠系膜切除不全，而且可引起癌细胞的播散和残留，可能这就是导致直肠癌根治术后局部复发率居高不下的主要原因。为了保证直肠系膜内转移的癌细胞被彻底清除，对行保肛手术的病例，肿瘤远端的直肠系膜切除应不少于5cm。按照这一原则，Aitken报道了64例直肠根治性切除术，其中 52 例为低位前切除，12 例为腹会阴联合切除，平均随访 33 个月，结果并无 1 例单纯局部复发。Wibe 等比较了 1978—1982 年间未采用 TME 时直肠癌根治性切除术后的局部复发率为 35%，而 1993—1996 年间 109 例，按 TME 原则手术后的局部复发率为 6.6%，两组差异有显著性。这些资料说明，直肠系膜全切除对提高手术疗效、降低局部复发率的重要意义。因此，作为直肠根治性切除，不论保肛手术或腹会阴切除术，都应按照直肠系膜全切除的操作原则来进行手术。除此以外，术中严格的无瘤操作也非常重要，为了消灭创面残留的肿瘤细胞，减少术后复发，有人近来使用无水乙醇局部灌洗创面 30s，可有效杀死癌细胞，达到减少复发的目的。

（2）侧方淋巴结清扫的扩大根治术：日本学者自 20 世纪 70 年代起即致力开展侧方淋巴结清扫的扩大根治术治疗直肠癌。但由于手术创伤大，术后导致排尿障碍和性功能障碍，致使手术的推广采用受到限制。后来他们又提出了保留自主神经的侧方淋巴清扫术，实践证明一侧自主神经保留后排尿功能和性功能有所改善。但手术的疗效究竟如何呢？最近 Moriya 等报道了一组 565 例腹膜返折下 T_2 期以上的直肠癌治疗结果，448 例行根治性切除术，包括行侧方淋巴清扫术者 322 例和一般根治术 126 例。向上转移与向侧方转移的 5 年生存率分别为 59% 和 43%，并无差异。在侧方淋巴结清扫的病例中，淋巴结受累侧自主神经切除与否，5 年生存率分别为 27% 与 53%（P＜0.01），有显著差异。故他们认为侧方淋巴结受累时该侧自主神经不宜保留，同时指出侧方淋巴结清扫的扩大根治术仅适用于直肠系膜内淋巴结有转移或癌肿已侵及肠周径一圈者。

4. 直肠癌并发症的处理　如下所述。

（1）并发肠梗阻的外科处理：肠梗阻是直肠癌的晚期并发症之一，可为突然发生，也可为逐渐发生。多由肿瘤增生阻塞肠腔或肠腔缩窄所致，也可由于肿瘤处发生急性炎症、充血、水肿、出血等所致。鉴于梗阻多发生在病程的晚期，患者常伴有恶病质，一般情况较差。手术治疗是绝对指征，但须重视积极的术前准备，目的是改善患者的全身情况，纠正紊乱的内环境，以提高对手术的耐受性和安全性。手术方式为：①原发病灶能切除者，无论是根治性还是姑息性手术，均要求予以一期切除。切除后肠道能吻合重建者，采用灌洗方法在台上清洁肠道。方法是经盲肠部插一 Foley 导尿管进入盲肠内，充盈气囊，用缝线紧缩；以防渗漏污染；从 Foley 导管灌入生理盐水 1 200mL；将结肠内容彻底排净后拔出 Foley 导管，缝合该处肠壁，再作肿瘤切除。如肠壁水肿严重宜作造口。②对原发病灶不能切除者，做乙状结肠或横结肠造口。

（2）直肠癌并发穿孔的外科处理：直肠癌并发穿孔有两种情况：①穿孔发生在癌肿局部；②近侧结肠穿孔，系癌肿梗阻的并发症。穿孔发生后，临床可表现为弥漫性腹膜炎、局限性腹膜炎或局部脓肿形成，弥漫性腹膜炎常伴有中毒性休克，病死率极高。直肠癌并发穿孔者应行急诊手术，手术原则为：①清理腹腔。②尽可能切除原发病灶。对无法切除病灶者做乙状结肠双管造口，一期开放减压。③对于近侧结肠所发生的穿孔，在癌肿切除后和结肠造口减压后，穿孔处予以修补缝合或将穿孔处造口。

5. 腹部造口的围手术期护理及其并发症防治　对直肠肛管恶性肿瘤患者来说，术后结肠造口是很常见的情况，术后做好护理不但使患者心理上感觉良好，而且可减少伤口感染，便于清洁卫生。现在许多造口都是一期开放，术后即可排便。为了做好护理减少污染，目前使用的一次性造口袋可解决此问题，方法是根据造口大小裁剪造口袋背面的猪油膏，然后将造口袋贴于造口周围的腹壁皮肤上，使造口突入造口袋内，排出的粪便可通过袋尾部的开口放出，并可进行冲洗。一个造口袋可使用 3～5d，术后使用 2～3 个袋即可维持到伤口拆线。

6. 综合治疗　肠壁和淋巴结阳性的直肠癌病例采用术后辅助放疗和化疗已成为常规，并有肯定的作用。

（1）放射治疗：手术切除虽然目前是治疗直肠癌的最好治疗手段，但单纯切除后局部仍有较高的复发率，无疑盆腔放射性治疗是清除残留癌细胞的唯一可供选用的方法。这种辅助性的放射治疗在于杀灭残留癌细胞或降低癌细胞的活性。临床应用方式有：①术前放射治疗：具有减弱癌细胞活性、减少术中癌细胞播散、缩小肿瘤、提高切除率等优点。缺点是手术时间要推迟，一般在放射治疗后 4～10 周手术才能进行，因而有增加远处转移的危险；放疗引起局部炎症和纤维化增加手术难度。放射治疗剂量以中等剂量为宜，为 3 500 ~ 4 500cGy；②术后放射治疗：在肿瘤切除后对可能有残留的地方标记银夹进行定位，有助于照射部位的精确性。术后放射治疗对减少盆腔内复发具有肯定效果。直肠癌与结肠癌不同的是放射治疗对直肠癌的效果是肯定的，对于估计首先行手术切除困难的晚期病例或高度恶性病例，术前放射治疗可增加手术切除机会和切除的容易程度，并可减少由于手术操作造成的转移。

辅助性放射治疗的选用：凡属Ⅲ、Ⅳ期的患者均适用于辅助性治疗。术前指检如发现肿块固定，活动度小，往往表示肿瘤已穿透肠壁侵犯周围组织，在未发展有远处转移时，可争取术前放射治疗。术后证实肿瘤已透出肠壁侵犯周围组织或证实有淋巴结转移或为直肠癌早期行局部切除者，术后可加行辅助性放射治疗。对手术的彻底性感到有怀疑者应及早进行。

（2）化学治疗：化学治疗是直肠癌综合治疗的重要组成部分。

（3）新辅助放化疗：在欧洲，直肠癌行新辅助放化疗得到众多医疗中心的认同。直肠癌在术前行直线加速器适型放疗 2Gy/次，5 次/周，总剂量 46Gy，同时辅以 5 - Fu 为基础的化疗，如 FOLFOX6 方案、MAYO 方案 2 ~ 4 个疗程，术后再辅以化疗。术前放化疗能使直肠癌体积缩小，达到降期作用，从而提高手术切除率及降低局部复发率。多中心、随机、大样本资料显示，新辅助放化疗对直肠癌的治疗是有益的。推荐在Ⅲ、Ⅳ期结、直肠癌患者中应用辅助化疗、新辅助化疗；而在中低位、中晚期直肠癌建议新辅助放化疗。大多数文献报道在Ⅱ期患者中也可获益，Ⅰ期结、直肠癌患者不建议使用辅助化疗。

二、肛管癌

肛管癌（carcinoma of the anal canal）是发生在肛管及肛周皮肤的癌，占全部大肠癌的 1% ~ 2%。其发生可能与人类的乳头瘤状病毒、吸烟及宿主的免疫抑制等有关。近来在治疗原则上亦发生了根本的转变，多学科的综合性治疗在选择的病例中已逐渐替代了明显破坏性的单一手术治疗。

（一）概念

肛管目前概念尚不统一，可分为 2 种：①解剖学肛管：又称皮肤肛管，是指齿状线以下肛门开口的区域，其管腔内覆以移行皮肤，平均长为（2.1 ± 0.03）cm，男性略长。②外科学肛管：又称括约肌肛管，是指齿状线以上约 1.5cm 的肛管直肠线（肛直线、Herrmann 线），至肛门开口的区域。其管壁全部由内、外括约肌包绕，肛直线是直肠柱（Morgagni 柱）上端的连线。平均长为（4.2 ± 0.04）cm，男性略长。从某种意义上来讲，解剖学肛管比较合理，因为无论是从胚胎发育与解剖学上来看，还是从肿瘤发生与转归来看。但是直肠黏膜与肛管上皮没有截然的明显标志，也就是没有一种绝对的划分方法。

由于肛管目前的概念较不一致，也使肛缘的含义模糊。有的将解剖学肛管发生的癌称为"肛缘癌"；也有的将肛门为中心的直径 5 ~ 8cm 圆形区域内的皮肤癌称为"肛缘癌"，而从肿瘤学观点来看，"肛缘癌"的含义以后者为好。发生在肛管及肛周皮肤的癌以鳞癌（80% 以上）最多见，其他还有基底细胞癌、一穴肛原癌（发生于移行上皮的癌）、腺癌（多由直肠癌向肛管播散，少数源于肛管腺）、恶性黑色素瘤，以及各种软组织的肉瘤等。多系浸润性生长。淋巴道转移是主要途径，一般转移到腹股沟淋巴结和盆腔淋巴结，恶性程度较高时可出现肠系膜淋巴结转移。

（二）临床表现与处理

1. 临床表现　主要表现为肛门处肿块、皮肤溃烂、结节形成、肛门狭窄、排便失禁、疼痛与血便等。肛管癌早期即可侵犯神经引起剧烈疼痛，尤其在排便时，疼痛明显加重，从而对排便恐惧造成便秘。排便失禁是因为肿瘤侵犯肛门括约肌所致。肛管癌肿有时外翻而突出肛门处呈菜花状，有的中央凹陷四周隆起呈环堤状溃疡，触之容易出血，多为鲜血，附在大便表面，故容易误诊为痔疮。若发生闭孔淋巴结转移而累及闭孔神经时，患者常顽固性会阴部疼痛并向大腿内侧放射。若淋巴引流向下与肛周皮肤淋巴结相汇合后引流至腹股沟淋巴结，或因肿瘤并发感染时，均可引起腹股沟淋巴结肿大、淋巴结质硬、固定融合时，多为癌肿转移所致。

肛管癌临床表现典型，指检与局部组织活检多能确诊。但应与痔疮、性病，以及其他肛管直肠良、恶性肿瘤鉴别。

2. 处理　以手术切除为主的综合治疗，手术前后辅助性化疗、放疗，以及其他中医中药、免疫治疗等。少数早期病例做局部切除即可达到治愈目的。大多数患者在确诊时已到进展期，因此，腹会阴联合切除术是主要术式，腹股沟淋巴结肿大时一并清扫。术后辅以放射治疗和化学治疗。

（王纯涛）

第八节　直肠脱垂

直肠脱垂指肛管、直肠甚至乙状结肠下端向下移位突出于肛门外的一种病理状态。仅黏膜下脱是不完全脱垂，直肠全层下脱为完全脱垂。脱垂部分位于直肠内称内脱垂，脱出肛门外则称外脱垂。直肠脱垂以儿童及老年人多见，直肠脱垂在儿童是一种自限性疾病，多数在 5 岁前自愈，故以非手术治疗为主。成人完全性直肠脱垂较严重者，长期脱垂将致阴部神经损伤产生肛门失禁、溃疡、肛门周围感染、直肠出血、脱出肠段水肿坏死及狭窄，应以手术治疗为主。

一、病因

发病原因尚未完全清楚，下列各因素与发病有关。

小儿骶尾骨弯度小，直肠较垂直，腹内压增高时，直肠缺乏支持而易于脱垂。直肠前陷凹腹膜反折过低，腹内压增高和肠襻压迫使直肠前壁突入直肠壶腹导致脱垂。老年人肌肉松弛，生育过多或分娩时会阴撕裂亦可使直肠发生脱垂。

长期便秘、腹泻、慢性咳嗽和排尿困难等引起腹内压增高，可导致直肠脱垂。近年来国外研究发现，直肠脱垂常伴有精神或神经系统疾患，两者间的关系目前尚不清楚，有人认为神经系统病变时，控制及调节排便的功能发生障碍，直肠慢性扩张，对粪便刺激的敏感性减弱，从而产生便秘和控制排便能力下降。排便时异常用力，使肛提肌及盆底组织功能减弱，也是直肠脱垂的常见原因。目前认为直肠脱垂的形成机制存在着两种学说：滑动性疝学说认为，直肠前陷凹腹膜反折过低，直肠膀胱或直肠子宫陷凹过深，形成疝囊，腹内压增高和肠襻的压迫使直肠前壁突入直肠壶腹，向下经肛管脱出肛门；肠套叠学说认为，正常直肠上端固定于骶岬附近，长期咳嗽、便秘等引起腹内压增高，使固定点受伤，乙状结肠直肠交界处发生肠套叠，此套叠顶部逐渐下降至直肠下部，然后脱垂脱出。

二、临床表现

直肠脱垂可发生在任何年龄，以儿童和老年人多见。根据脱垂程度，分为部分性脱垂和完全性脱垂两种：部分性脱垂，为直肠下端黏膜与肌层分离，且向下移位形成皱襞，故又称黏膜脱垂或不完全脱垂。其脱出组织较少，长度为 2～5cm，可以是部分黏膜或全圈黏膜下脱，可呈放射状排列。脱垂部分为两层黏膜，与肛门之间无沟状隙。完全性脱垂为直肠全层脱出，严重时直肠和肛管均翻出肛门外。脱出组织多，长度常超过 10cm，形状呈宝塔状，黏膜皱襞呈环状排列，脱垂部分为两层折叠的肠壁组织。成人大多是完全脱垂，女性较多，常伴有肛门功能不良。

直肠脱垂患者常有慢性便秘、排粪无规律的病史。起病缓慢，早期感觉直肠胀满，排粪不净，以后感觉排便时有肿块脱出而便后自行缩回，疾病后期咳嗽、用力或行走时都会脱出，需用手托住肛门。如直肠脱出后未及时托回，可发生肿胀、炎症，甚至绞窄坏死。患者常感大便排不尽，肛门口有黏液流出，便血、肛门坠胀、疼痛和里急后重，有时伴有腰部、下腹部或会阴部酸痛不适。

三、诊断

直肠外脱垂诊断并不困难。患者蹲下做用力排便动作，即可见红色球形肿块突出肛门 2～5cm，有放射状沟纹，指检示其为两层折叠的黏膜，排便后自行缩回。完全脱垂的脱出肠段较长，呈椭圆形或宝塔状，长约 10cm，有层层折叠的环状皱襞，两层黏膜之间可触及肌层，直肠指检感肛管括约肌松弛无力。直肠黏膜脱垂需与环状内痔相鉴别，两者病史不同，环状内痔脱出可见梅花状痔块，充血呈暗红色，易出血，痔块间是凹陷的正常黏膜，直肠指检，括约肌收缩有力，而直肠黏膜脱垂有括约肌松弛。直肠内脱垂诊断较困难，当病史有习惯性便秘或排便不净感应怀疑本病。诊断需借助直肠指检、内镜检查或排粪造影。

四、治疗

1. 非手术疗法　纠正便秘，养成良好的排便习惯。注意治疗慢性咳嗽和腹泻，去除腹内压增高的因素。直肠脱出后需立即托回，防止脱垂黏膜受损，复位后可用纱布卷堵住肛门，也可用丁字带压紧肛门以防脱出。也可用注射疗法，用5%～10%酚甘油经肛门注射于直肠黏膜下，使黏膜与肌层粘连；或经肛周作直肠周围注射，使直肠与周围组织粘连固定。儿童直肠脱垂多可自愈，以非手术治疗为主，成人直肠脱垂经非手术治疗可减轻症状，一些部分脱垂可以治愈。

2. 手术疗法　成人完全性直肠脱垂以手术治疗为主，手术方法较多，选择上存在争论。按手术入路分为经腹、经会阴和经腹会阴手术。全身情况好的患者采用经腹式式，老人及高危患者作经会阴术式治疗。根据病因及病理改变不同，可有很多术式可供选择，大致手术方法为：消除直肠膀胱或子宫陷凹，修补加强骨盆底和肛管括约肌，提高、固定直肠，切除部分冗长的直肠、乙状结肠。很多手术是几种方法的结合。目前常用手术有以下几种：

（1）直肠悬吊固定术

1）Ripstein 手术（Teflon 悬吊术）：经腹切开直肠两侧腹膜，将直肠后壁游离至尾骨尖，向上牵拉直肠，将宽5cm的四氟聚乙烯（Teflon）网带围绕直肠上部，两端固定于骶岬下方的骶前筋膜及骨膜上，将网带边缘缝合于直肠前壁和侧壁。手术要点为提高盆腔陷凹，手术简单，不切除肠管，复发率和死亡率低。该手术目前在美、澳等国较流行，但仍有一些并发症，如便秘、肠腔狭窄和悬带脱落。Gorden 综合文献报道 1 111 例，复发率 2.3%，并发症率 16.5%，Tjandra（1993）在 27 年内用该手术治疗完全性直肠脱垂 142 例，随访 1～15 年，复发率为 8%。

2）聚乙烯醇（Ivalon）海绵植入术（Well 直肠固定术）：此术由 Well 首创，故又称 Well 手术，也称直肠后方悬吊固定术。经腹游离直肠至肛管直肠环后壁，将半圆形 Ivalon 海绵薄片缝合于骶骨凹内，将直肠向上牵紧，使海绵片包绕直肠，缝合于直肠侧壁，前壁留2～3cm宽空隙，避免肠腔狭窄，术后 Ivalon 海绵周围产生炎症及纤维化，使直肠变硬并与骶骨固定，避免肠套叠形成。此法复发率及死亡率低，主要并发症是植入海绵片引起盆腔化脓，一旦感染，需取出悬吊薄片。预防要点：术前充分肠道准备，海绵薄片内放置抗生素粉剂，术中用大剂量广谱抗生素，止血彻底，术中如不慎弄破结肠，则不宜植入。Marti（1990）收集文献报道 688 例 Well 手术，感染率 2.3%，手术死亡率 1.2%，复发率 3.3%。

3）骶骨上直肠悬吊术：Orr（1974）提出用两条股部阔筋膜将直肠固定于骶骨上，每条宽2cm，长10cm。适应游离直肠，将筋膜带一端缝在直肠前外侧壁，向上牵紧直肠，将两条筋膜的另一端固定于骶岬上方的筋膜，达到悬吊的目的。近年来主张用尼龙、丝绸带或由腹直肌鞘取下的两条筋膜替代阔筋膜带固定直肠。Loygne 于 1972 年报道用此法治疗 140 例，手术后死亡 2 例，复发率为 3.6%。

4）耻骨上直肠悬吊术（Nigro 手术）：Nigro 认为，由于耻骨直肠肌松弛无力，不能将直肠拉向前方，肛管直肠角消失，使直肠呈垂直位以至脱出。因此，他主张再建直肠吊带，重建肛管直肠角。术中用 Teflon 网带与直肠下端的侧方及后方缝合固定，最后将 Teflon 带缝在耻骨上，达到悬吊目的。此手术难度较大，主要并发症为出血及感染，需有经验者进行。

（2）直肠前壁折叠术：1953 年沈克非根据成人完全性直肠脱垂的发病机制提出直壁折叠术。方法：经腹游离并提高直肠，将乙状结肠下段向上牵起，在直肠上端和乙状结肠下端前壁自上而下或自下而上做数层横形折叠缝合，每层用丝线间断缝合 5～6 针。每折叠一层可缩短直肠前壁 2～3cm，肠壁折叠长度一般为脱垂的两倍，折叠凹陷向下，缝针只穿过浆肌层，不穿透肠腔。由于折叠直肠前壁，使直肠缩短、变硬并与骶骨固定，有时将直肠侧壁固定于骶前筋膜，既解决了直肠本身病变，也加固了乙状结肠直肠交界处的固定点，符合治疗肠套叠的原则。

（3）直肠乙状结肠部分切除术：可分为经腹切除和经会阴切除。经会阴切除可在局部麻醉下进行，手术简单、安全，手术死亡率和并发症率低，适用于老年高危患者，但切除不够彻底，长期复发率高于经腹手术者。经腹切除既治疗完全性脱垂，同时改变便秘，疗效可靠，术后复发率低，但有一般结、直肠切除吻合的并发症。

1）经会阴直肠乙状结肠部分切除术：即经会阴脱垂肠管一期切除吻合术（Altemeir 手术）。此手术适用于老年人不宜行经腹手术者，脱垂时间长，不能复位或肠管发生坏死者。优点是：从会阴部进入，易看清解剖变异，便于修补。可在局部麻醉下进行，不需植入人造织物减少感染机会，死亡率及复发率低。但本法仍有并发症，如会阴部及盆腔脓肿，直肠狭窄等。

2）经会阴直肠黏膜切除肌层折叠术（Delorme 手术）：齿线上 1～2cm 处环形切开黏膜至黏膜下层，将黏膜与肌层分离成袖状直到脱垂顶端并完全切除，将数针缝线穿过脱垂底部黏膜边缘，穿过数处肌层由顶部黏膜边缘穿出，结扎后使肌层折叠，黏膜对合。

3）经腹直肠乙状结肠部分切除术：方法类似直肠前切除，术中切除冗长、游离的乙状结肠和直肠，行一期吻合，术后吻合口与盆腔及骶骨粘连固定以制止脱垂，对伴有乙状结肠憩室等病变及慢输型便秘的患者尤为合适。有时行前切除后，可将直肠后壁固定于骶前筋膜，称切除固定术或 Goldberg 手术。

（4）肛门环术（Thiersch 手术）：在局部麻醉下进行，将尼龙网带、硅橡胶或金属丝置于肛门口皮下，使肛门缩小，以此来机械性地支撑直肠，阻止其脱垂。手术简单，创伤小，适用于年老体弱者。但复发率高，易并发便秘及粪便嵌塞。

（5）经腹腔镜直肠固定术：这是近年来刚开展的新型手术。该手术创伤小，适用于不能耐受开腹手术的直肠脱垂患者。术中先经腹腔镜游离乙状结肠和部分直肠，暴露骶骨，将一钛制的 4cm×10cm 长方形筛网用双尖钉固定于骶骨前、直肠后，最后把筛网两侧固定于直肠外膜上。

（王纯涛）

第九节　肛管、直肠周围脓肿

肛管、直肠周围脓肿发生在肛门，肛管和直肠周围，是常见的肛管直肠疾病，其性质与全身其他部位的脓肿相似，但破溃或切开后常形成肛瘘。

本病以中青年多见，儿童和老年少见，但也可发生在婴幼儿。常常是混合感染，主要的病原菌是大肠杆菌、厌氧菌和类杆菌，其次是葡萄球菌、链球菌和变形杆菌，有时可见结核杆菌感染。

一、病因和病理

肛管及直肠下部周围有丰富的蜂窝组织，容易感染并形成脓肿，这类脓肿的感染病灶大多来自肛腺，因肛窦开口向上，粪便容易进入肛窦而导致肛腺感染，Eisenhammer（1956）认为肛腺感染先蔓延至内外括约肌间形成括约肌间脓肿，然后向下、外和向上扩散发展成不同部位的脓肿，腹泻和服剧烈的泻药也是引起肛腺和肛窦感染的重要原因，也有些脓肿并不来源于肛腺，可由肛管、肛门损伤、肛裂、血栓性外痔、内痔注射、肛管直肠脱垂或肛管直肠手术后引起的；此病也可来源败血症、糖尿病、血液病和营养不良等全身性疾病；少数病例可源于结核、溃疡性结肠炎或克罗恩病等。

肛管、直肠周围脓肿分肛提肌下部脓肿和肛提肌上部脓肿，前者包括肛周脓肿和坐骨直肠窝脓肿，后者为盆腔直肠窝脓肿、直肠后脓肿及少见的高位肌间脓肿。

二、诊断和治疗

肛管、直肠周围脓肿有局部持续性疼痛及畏寒、发热、头痛、食欲不振及白细胞升高等全身中毒症状。症状随脓肿的大小和部位而略有不同，如浅表的肛周脓肿以局部症状为主，而深部的骨盆直肠窝脓肿以全身症状为主。检查时，浅部脓肿局部有压痛性肿块或扪及波动感，诊断容易。而深部脓肿肛周外观无异常，直肠指检可扪及压痛性肿块。临床诊断有困难者，可借助于直肠内超声检查（IRUS）帮助确诊。所用的超声为焦距 2~5cm 的 7MHz 的直肠超声仪。IRUS 可识别临床可疑的化脓性病灶，了解直肠周围病变，还可确定脓肿和瘘与括约肌的关系。

一旦脓肿形成，就应积极做手术引流。肛管、直肠周围脓肿的手术要点为：脓肿定位准确，引流既要彻底又不要损伤肛管括约肌。手术前应穿刺定位，将抽得的脓液做微生物学检查，了解其菌种和来源，以警惕肛瘘发生。如病原菌为葡萄球菌或链球菌等皮肤来源的病原菌，通畅引流后一般不继发肛瘘；如细菌为大肠杆菌或厌氧菌等肠道来源的细菌则说明感染来源于肛腺，术中应仔细寻找并引流其内口，否则，简单的引流会继发肛瘘。

三、各种脓肿类型

1. 肛周脓肿　肛门周围皮下脓肿最常见，多由肛腺感染经内外括约肌向下经外括约肌皮下部向外扩散而成，常位于肛门周围皮下部。脓肿一般不大，主要症状为肛周持续性疼痛，受压、咳嗽或排便时加重；如在肛门前部可引起排尿困难。全身感染症状不明显。局部检查见肛门边缘皮肤红肿，伴硬结和触痛。后期可有波动感，必要时可行穿刺证实。需及时引流，否则脓肿会在皮下蔓延至两侧坐骨直肠窝。

少数早期肛周脓肿用抗生素及局部理疗可以消退，但多数需手术引流。手术方法有两种：①如为单纯性脓肿，可在局部麻醉下压痛最明显点或有波动感处穿刺定位后作一放射状切口。放出脓液后伸入手指探察脓腔大小，分开其间隔，扩大切口使其与脓腔直径等大，以利引流。最后将凡士林纱布填入脓腔。②如脓肿与肛陷窝相通，可于切开脓肿后用探针仔细寻找内口。然后切开瘘管，适当切除皮肤、皮下组织及内口周围组织，使之引流通畅。如内口较深，瘘管通过内括约肌，可采用挂线疗法。术中也可探察脓肿与括约肌间隙的关系以注意肛瘘的可能。如脓肿源自括约肌间隙，则说明感染来源于肛腺，需切开瘘管和内口，单做引流容易继发肛瘘；如脓肿与括约肌间隙无关系，则按单纯性脓肿处理，不会并发肛瘘，以上手术优点是脓肿一期愈合，不再形成肛瘘。如寻找内口困难，不要盲目寻找，以免使炎症扩散或形成假道，仅作切开排脓，待肛瘘形成后，再作肛瘘手术，这样效果好，治愈率高。

2. 坐骨直肠窝脓肿　此病也较常见，多由于肛腺感染经外括约肌向外扩散到坐骨直肠间隙而成。该间隙位于肛提肌以下，空隙大脓肿范围较肛周脓肿深而广，局部疼痛和全身感染症状均较明显，如不早期治疗，脓肿可经肛管后方绕过括约肌到对侧坐骨直肠窝内形成蹄铁形脓肿，或向上穿过肛提肌形成骨盆直肠脓肿，或蔓延至会阴部。初起表现为肛门不适或轻微胀痛，然后出现畏寒、发热、头痛和乏力等全身感染症状，局部疼痛加重，有时可出现排尿困难或里急后重。由于感染位置较深，早期局部体征不明显，以后出现红肿及压痛，脓肿较浅者可有波动感。直肠指检患侧有压痛性肿块，甚至有波动感。

因其位置深易蔓延，故应尽早引流。在压痛最明显处先穿刺定位抽得脓液，然后在此处作一前后方向的弧形切口，切口离肛缘大于 5cm 以外，以避免损伤括约肌且切口要足够大，伸入手指分开脓腔内纤维间隔，排出脓液，放置引流。

3. 骨盆直肠窝脓肿　临床较少见，此脓肿发生在骨盆直肠间隙内。该脓肿位于肛提肌上方，盆腔腹膜以下，该间隙位置深，容积大，易形成大型脓肿。如脓液引流量超过 50mL 要考虑这一脓肿的可能性。感染常由直肠炎、直肠溃疡或外伤所致，也可由括约肌间脓肿或坐骨直肠窝脓肿及邻近组织炎症蔓延所致。初起常表现为寒战、发热、全身乏力的全身感染症状，严重者可出现败血症，但局部症状不明显，不易早期诊断，患者仅感直肠部沉重及里急后重感，有时由排尿困难，肛周会阴部外观多无异常，下腹部有时可有压痛及肌紧张，指检在肛提肌上方直肠壁可扪及压痛及隆起，甚至有波动感。确诊主要靠穿刺抽脓，也可借助直肠内超声（IRUS）帮助诊断。

这类脓肿大，易蔓延，应尽早作手术治疗。手术切口同坐骨直肠窝脓肿。但手术时切口应更大。将左手食指伸入直肠内探查脓肿位置并作引导，另一手持血管钳经皮肤切口，穿过肛提肌进入脓腔，再用手指伸入脓腔分开肛提肌纤维及脓腔间隔，扩大引流。冲洗脓腔后，放入橡皮管或烟卷引流。

4. 直肠后脓肿　此病发生在直肠后间隙内，该间隙位于骶前方及直肠后方。其病因与症状与骨盆直肠脓肿相似，患者自觉直肠内坠胀感，骶尾部酸痛排便时加重。体检见尾骨与肛门之间有深压痛，直肠指检在直肠后方可摸到隆起或波动感。

手术方法同骨盆直肠脓肿的手术治疗，在肛门外侧多偏于后方，穿刺定位后由前向后切开，经坐骨直肠窝引流。

5. 高位肌间脓肿 这类脓肿发生在直肠下部括约肌间隙上部的直肠环肌和纵肌间的结缔组织内，位于肛提肌上方，以前称之为黏膜下脓肿，但真正的黏膜下脓肿少见。此脓肿多在直肠下部的两侧和后方，常由肛窦炎、直肠炎、内痔感染、直肠损伤和肛门周围脓肿等引起。发病隐匿。初起时肛门内有沉重感，以后酸痛，排便时疼痛加重，伴全身不适和发热，常在脓肿破溃后，脓液排出直肠时才引起注意。直肠指检可扪及直肠内有卵圆形肿块，有触痛和波动感，内镜检查见直肠壁上圆形隆起，黏膜红肿。如已破溃，可见由破溃口流出脓液。

治疗时，用窥器显露肛管和直肠下部，可见脓肿，用小尖刀或电刀在直肠内纵向切开脓肿排脓，切口应足够大，使引流通畅，伤口内放入凡士林纱布引流。如脓肿已破溃。黏膜坏死，引流不畅可扩大创口，并切开至感染的内口，术后定期作直肠指检或肛门镜检查，以保持引流通畅。也可采用挂线疗法：显露直肠下部找到感染内口，将探针由瘘口向上探入 2.0 ~ 2.5cm 经黏膜穿入肠腔，挂上两条丝线，向两侧分别结扎，可使组织坏死。4 ~ 5d 后脓腔完全开放，这样可避免直肠壁一期切开后所致出血。若肛周脓肿或坐骨直肠窝脓肿同时存在，则先处理后者。

（王纯涛）

第十节 痔

一、概述

痔（hemorrhoids 或 piles）是影响人类健康的最常见疾病之一，其真正发病率不详，过去有所谓"十人九痔"，甚至有"十男九痔，十女十痔"的说法，就是指痔的发病率高。

现代观点认为痔是"血管性肛管垫"，是正常解剖的一部分，普遍存在于所有年龄、男女性别及各种族，不能认为是一种病，只有合并出血、脱垂、疼痛等症状时，才能称为病。因此许多学者认为有症状者，才能称为痔病（hemorrhoidal – disease），以示区别。痔病仅指所有肛垫肥大和下移并有症状者。为了不使读者混淆，本章仍统称为痔。

（一）病因及病理学

痔的病因并不完全了解，可由多种因素引起，目前有下列几种学说。

1. 肛垫下移学说 肛管血管垫是位于肛管和直肠的一种组织垫，简称"肛垫"，系出生后就存在的解剖现象。当肛垫松弛、肥大、出血或脱垂时，即产生痔的症状。

肛垫由三部分组成：①静脉或静脉窦。②结缔组织。③Treitz 肌，该肌是指介于肛门衬垫和肛管内括约肌之间的平滑肌，它具有固定肛垫的作用，当 Treitz 肌肥厚或断裂时，肛垫则脱垂。痔的发生就是 Treitz 肌松弛、延长、断裂，使肛垫从原来固定于内括约肌的位置下移而形成的。正常情况下，肛垫疏松地附着在肠肌肉壁上，排便后借其自身的纤维收缩，协助括约肌，完全封闭肛门。当肛垫充血或肥大时，即易受伤而出血，并可脱出于肛管外；肛垫充血的程度除受肛管压力影响外，还与便秘、妊娠、激素、生化因素及情绪有关。

2. 静脉曲张学说 迄今，有人认为门静脉系统及其分支直肠静脉都无静脉瓣，血液易于淤积而使静脉扩张，同时直肠上、下静脉丛壁薄、位浅、抵抗力低，末端直肠黏膜下组织又松弛，也有利于静脉曲张，若加上各种静脉回流受阻的因素，如经常便秘、妊娠、前列腺肥大及盆腔内巨大肿瘤等，则可使直肠静脉回流发生障碍而曲张成痔。肛腺及肛周感染可引起静脉周围炎，静脉失去弹性而促使痔静脉曲张成痔。尽管如此，近代大量的临床和实验研究发现痔与门静脉高压之间并没有联系，有人观察门脉高压患者痔疮的发病率反而比一般人低，从而对痔静脉曲张学术提出了质疑。因此，痔静脉曲张学说还有很多问题仍须进一步探讨。

3. 肛管狭窄学说　肛管狭窄可以影响正常的排便功能及其过程，使腹压增加，间接地使肛内压及肛垫内压增高，导致痔的形成。大量观察均显示：痔患者多数肛管压力增高，有盆底动力学改变。说明痔患者存在着肛门狭窄，肛管扩张法可消除内括约肌的过度收缩，因此对此类患者手术中进行适当扩肛或内括约肌切断是十分必要的。

（二）分类

根据中华医学会外科学分会肛肠外科学组 2002 年 9 月修订颁布的痔的诊治暂行标准，痔按其所在部位不同分为 3 类。

1. 内痔　内痔是肛垫（肛管血管垫）的支持结构、血管丛及动静脉吻合支发生的病理改变和异常移动。根据临床表现和痔核情况可分为四期。

内痔的分期：

Ⅰ期：便时带血、滴血或喷射状出血，便后出血可自行停止，无痔核脱出。

Ⅱ期：常有便血，排便时有痔核脱出，便后可自行还纳。

Ⅲ期：偶有便血，排便时或久站、咳嗽、劳累、负重时痔核脱出，需用手还纳。

Ⅳ期：偶有便血，痔核脱出不能还纳。

2. 外痔　外痔是直肠下静脉属支在齿状线远侧表皮下静脉丛病理性曲张和血栓形成。

3. 混合痔　混合痔是内痔发展到 Ⅱ 期以上形成的，所以又被称为带有外痔成分的内痔。

二、诊断

（一）临床表现

痔的主要临床表现是出血和脱出，可伴有排便困难，可发生血栓、绞窄、嵌顿。

1. 内痔　如下所述。

（1）便血：无痛性、间歇性、便后滴有或喷射状流出鲜红色血液是其特点，也是内痔或混合痔早期常见的症状。便血多因粪便擦破黏膜或排粪用力过猛，引起曲张血管破裂出血。轻者多为大便或便纸上带血，继而滴血，重者为喷射状出血，便血数日后常可自行停止。便秘、粪便干结、饮酒及刺激性食物等都是出血的诱因。若长期反复出血者，可继发贫血，临床并不少见，此应与出血性疾病相鉴别。

（2）痔核脱出：常是晚期症状，多先为便血后有脱垂，晚期痔核增大，逐渐与肌层分离，排粪时被推出肛门外。轻者大便时脱出，便后可自行回复，重者需用手推返回肛门，更严重者是稍有腹压增加痔核即可脱出肛门外，如咳嗽、行走等腹压增加时，痔核就能脱出，回复困难。

（3）疼痛：单纯性内痔无疼痛，少数有坠胀感，当内痔或混合痔脱出嵌顿，出现水肿、感染、坏死时，则有不同程度的疼痛。

（4）瘙痒：晚期内痔、痔核脱垂及肛管括约肌松弛，肛门分泌物刺激，肛门周围皮肤往往有瘙痒不适，甚至出现皮肤湿疹，患者极为难受。

2. 外痔　主要临床表现是肛门不适、潮湿不洁，如发生血栓形成及皮下血肿时产生剧痛。

（1）血栓性外痔：是外痔最常见的一种，常因便秘、排粪、咳嗽、用力过猛或持续剧烈运动后，肛缘静脉破裂，血液在肛缘皮下形成圆形或卵圆形肿块。但也可以是无原因的自发性破裂。血块大小可自几毫米至几厘米。主要临床表现：患者突觉肛缘出现一肿块，由于血块将肛门皮肤与皮下组织分开，伴有剧痛，行走不便，坐立不安，疼痛在 48h 最剧烈，数日后疼痛减轻，肿块变软，逐渐消散。检查：早期在肛缘皮肤表面可见一暗紫色圆形硬结，界限清楚、较硬、压痛明显。血块可溃破自行排出，伤口自愈，严重的可形成脓肿和肛瘘。

（2）结缔组织外痔：简称皮垂，大小形状不等，可以单个或多发，常是血栓性外痔或肛门手术的后遗症，多无明显症状，偶有瘙痒、下坠及异物感，如有炎症则感疼痛。

3. 混合痔　主要临床表现是内痔和外痔的症状可同时存在，严重时表现为环状痔脱出。

（二）诊断与鉴别诊断

痔的诊断，主要靠肛管直肠检查。做肛门视诊：用双手将肛门向两侧牵开，除Ⅰ期内痔外，其他3 期内痔多可在肛门视诊下见到。对有脱垂者，最好在蹲位排便后立即观察，这可清楚地看到痔核大小、数目及部位。直肠指诊：内痔无血栓形成或纤维化时，不易扪出，但指诊的主要目的是了解直肠内有无其他病变，特别是直肠癌及息肉。做肛镜检查：先观察直肠黏膜有无充血、水肿、溃疡、肿块等，排除其他直肠疾患后，再观察齿线上部有无痔，若有，则可见内痔向肛门镜内突出，呈暗红色结节，此时应注意其数目、大小和部位。

痔的诊断不难，需与下列疾病鉴别。

1. 直肠癌　临床上常将下端直肠癌误诊为痔，延误治疗。误诊的主要原因是仅凭症状诊断，未进行直肠指诊及肛门镜和直肠镜检查，因此，在痔的诊断中一定要做以上两种检查。直肠癌在直肠指诊下可扪到高低不平硬块，表面有溃疡，肠腔常狭窄，指套上常染有血迹。内痔或环状痔可与直肠癌同时并存，应提高警惕，绝不能看到有内痔或环状痔，就满足于痔的诊断而进行痔的治疗，直至患者症状加重才进行直肠指诊或其他检查而明确诊断，这种误诊、误治并非少见，值得重视。

2. 直肠息肉　低位带蒂的直肠息肉，若脱出肛门外有时误诊为痔脱垂，但息肉多见于儿童，为圆形、实质性、有蒂、可活动。一般无疼痛。以出血症状为主。

3. 肛管直肠脱垂　有时误诊为环状痔，但直肠脱垂黏膜呈环形，表面平滑，直肠指诊时括约肌松弛；环状痔的黏膜呈梅花瓣状，括约肌不松弛。

三、治疗

治疗原则：根据中华医学会外科学分会肛肠外科学组 2002 年 9 月修订颁布的暂行标准痔的治疗原则：无症状的痔无须治疗。有症状的痔治疗目的在于消除、减轻主要症状，而非根治。解除痔的症状应视为治疗效果的标准。医生应根据患者情况、本人经验和设备条件采用相应的治疗原则。

（一）一般治疗

包括多饮水，多进膳食纤维，保持大便畅通，防止便秘和腹泻，便后温水清洗、坐浴，保持会阴清洁、有规律的作息时间等对各类痔病的治疗都是必要的。

（1）非手术治疗：Ⅰ期、Ⅱ期内痔以非手术治疗为主，旨在促进痔周围组织纤维化，将脱垂的肛管直肠黏膜固定在直肠壁的肌层，以固定松弛的肛垫，从而达到止血及防止脱垂的目的。包括局部用药（栓剂、软膏，特别是保护肛管直肠黏膜的栓剂及软膏、洗剂等），改善局部血管丛静脉张力的口服药、硬化剂注射治疗及各种物理疗法，如激光治疗、微波治疗、远红外线凝固疗法、冷冻疗法、套扎疗法等。

（2）手术治疗：主要适用于Ⅲ、Ⅳ期内痔、混合痔及包括外痔血栓形成或血肿在内的非手术治疗无效者。不论采用何种手术方法，应尽量保留病变不严重的肛垫，注意避免手术后出血、肛门狭窄、肛门功能不全等并发症。

（二）治疗方法

1. 内痔　内痔的治疗方法很多，可以根据病情来选择。

（1）注射疗法：用作注射疗法的药物很多，但基本上是硬化剂及坏死剂两大类，由于坏死剂所致并发症较多，目前多主张用硬化剂，但硬化剂若注入量过多，也可发生坏死。注射疗法的目的是将硬化剂注入痔块周围，产生无菌性炎症反应，达到小血管闭塞和痔块内纤维增生、硬化萎缩的目的。常用的硬化剂有消痔灵注射液、5%苯酚植物油、5%鱼肝油酸钠、5%盐酸奎宁尿素水溶液等。

1）适应证：无并发症的内痔，都可用注射疗法。Ⅰ期内痔，主诉便血无脱出者，最适宜于注射疗法，对控制出血，可达到一针止血，效果明显，有很高的两年治愈率。Ⅱ、Ⅲ期内痔注射后可防止或减轻脱出，痔术后再度出血或脱出仍可注射。对年老体弱、严重高血压、有心、肝、肾等疾患者，都可用注射治疗。

2）禁忌证：任何外痔及有并发症的内痔（如栓塞、感染或溃疡等）均不宜行注射疗法。

3）方法：患者在注射前排空大便，取侧卧位或膝胸位，经斜头或圆头肛门镜，在注射部位消毒后将针尖刺入后，针头能向左右移动即证明在黏膜下层，如刺入太深，进入黏膜肌层或括约肌，针尖部不易左右移动，应将针头拔出少许，经抽吸无回血，即可注射。针头不应刺入痔核中心静脉丛内，以防硬化剂进入血循环，引起急性痔静脉栓塞。注入剂量应依黏膜松弛程度、痔核大小及药物种类不同而定。使注射部成为淡红微带白色的隆起，在隆起表面有时可见微血管，这种现象称为"条纹征"。若注射太浅，可立刻见到注射处黏膜变成白色隆起，以后坏死脱落将遗留一浅表溃疡；若注射太深，刺入肠壁肌层，可立刻引起疼痛；若注射在齿线以下，也可立刻引起剧痛。因此注射的深浅度，关系到本疗法成败。前正中处不宜穿刺注射，因易损伤前列腺、尿道或阴道。注射完毕，拔针后应观察穿刺点有无出血，若有出血，可用无菌棉球压迫片刻。通常当肛门镜取出后，括约肌收缩，即可防止针孔流血或硬化剂由针孔流出。

4）并发症：内痔注射治疗安全，很少发生并发症。如有并发症发生，多是注射深度不正确所致。如注射太浅，可致局部坏死及溃疡；注射太深。如男性注射右前内痔，若注射太靠近前正中处，可损伤前列腺及尿道而致血尿；注射到直肠外，可致狭窄、脓肿及肛瘘。因此，要重视注射技术。

（2）胶圈套扎疗法：其原理是通过器械将小型胶圈套入内痔的根部，利用胶圈较强的弹性阻断内痔的血运，使痔缺血、坏死、脱落而治愈。适用于各期内痔及混合痔的内痔部分，但以Ⅱ期及Ⅲ期的内痔最适宜。不宜用于有并发症的内痔。内痔套扎器械有拉入套扎器及吸入套扎器两种。以拉入套扎器为例说明。套扎器用不锈钢制成，分3部分：①套圈前端为套扎圈环，直径1cm，有内、外两套圈，内套圈套入小胶圈（特制或用自行车气门芯胶管的部件代用）后，用以圈套痔核，外套圈能前后移动。②杆部：为一长20cm带柄的金属杆，分上、下两杆。上杆与外套圈相连，用来推动胶圈向前移动到痔核根部，按压柄部时，则外套圈向前移，将内圈上的小胶圈推出，套扎住痔核根部。下杆连于内套圈，不活动。③扩胶圈圆锥体，为将小胶圈装入内套圈之用。

1）方法：患者取膝胸位或侧卧位，插入肛门镜，显露需套扎的内痔，局部消毒后，助手固定肛门镜，术者左手持套扎器，右手持痔钳（或血管钳），从套圈内伸入肛门，钳夹痔核，将其拉入套扎器圈内，再将胶圈推出。套扎于痔核根部，然后松开痔钳，并与套扎器一并取出，最后取出肛门镜。一般一次可套扎1~3个痔核。如无套扎器也可用两把血管钳替代（图8-4）。

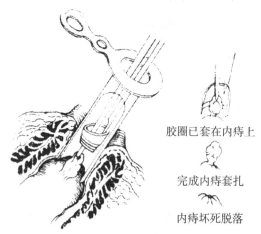

胶圈已套在内痔上

完成内痔套扎

内痔坏死脱落

图8-4 拉入套扎器夹持内痔

2）注意点：①正确将胶圈套于基底部，当患者诉痛时，应重新套扎，每个痔核同时套2个胶圈。②使用胶圈前，应检查其性能，以防弹性丧失或胶圈断裂。③一次套扎以不超过3个痔为宜，这可减轻肛门部不适感。环状痔可以分期套扎。④套扎后24h内不宜大便，以防痔脱垂，造成痔水肿、嵌顿或出血。⑤有无胶圈滑脱、断裂或松弛，若见此情况，及时重新套扎。⑥术后每日常规坐浴。

3）并发症：①出血。一般在内痔脱落时有少量便血，但个别病例在套扎后7～16d内发生大出血。若在套扎后痔块内注入少量消痔灵注射液，可防止术后出血，还能防止胶圈滑脱。也有人在痔核内注入少量麻醉剂，可减轻疼痛。②肛周皮肤水肿。多发生于混合痔及环状痔。预防方法是行高位套扎，远离齿线，可减轻疼痛及肛周皮肤水肿。套扎混合痔时，宜先将外痔行"V"形切开。本法优点是操作简单、迅速、术前不需特殊准备，如病例选择恰当，套扎方法正确，可以达到无痛，很少感染及出血。缺点是偶有疼痛、水肿及出血，复发率较手术切除为高。

（3）手术治疗：适用于二、三、四期内痔，特别是以外痔为主的混合痔。

1）结扎疗法：结扎方法仍是我国最常用的痔的治疗方法之一，其方法有单纯结扎、"8"字贯穿结扎和分段结扎等。单纯结扎适用于Ⅰ～Ⅲ期内痔。"8"字贯穿结扎法适用于Ⅲ期痔核较大的内痔。分段结扎适用于痔核过大，半环或环状内痔。三种术式的体位同前，采用局部麻醉。①单纯结扎术：用组织钳在齿线上约0.2cm处夹持痔并提起，用另一血管钳夹住痔核基底部。在齿线处皮肤黏膜交接处剪开小口，以10号线自钳下结扎。②"8"字贯穿结扎：其方法与单纯结扎法相同。不同之处，以大圆针穿10号丝线紧贴钳下中部贯穿一针，剪断针尾丝线而成两股线相交后，各自结扎半痔核。③分段贯穿结扎术：操作方法同"8"字贯穿结扎法。不同之处，应根据痔的形态、大小和自然凹陷等作为分段。一般分为3～5段为宜。分段结扎部位应合理设计，切断线应与肛门平行。

2）结扎切除术：①术者双手食指涂润滑油伸入肛门，逐渐做弧形扩张，容纳4指即可。②插入肛门镜，通过镜腔将干纱布塞入肠腔内，一端留在体外少许，再退出肛门镜，牵拉出干纱布，引痔核脱出肛门外，然后在肛门周围组织注射1：100 000盐酸肾上腺素浸润，以作为止血。③用血管钳夹持三个主要痔核皮肤覆盖的部分，再用血管钳或组织钳夹持各黏膜部分，向外牵拉而暴露。④左手食指伸入肛门内将痔基底部固定，做"V"形剪开与痔相连的皮肤，暴露肛门内括约肌的下缘，在痔的颈部，剥离黏膜与皮肤连接处，使痔蒂变窄，并套绕丝线。⑤结扎时尽力牵拉皮肤上的血管钳，应同时松开黏膜上血管钳，以便在痔根部结扎。⑥以同样方法处理其他两个母痔后，将三个痔根结扎线以外的部分予以切除，应留有足够长的残端，以防止剪断线结或线结滑脱。最后剪去线尾。⑦皮肤创口应修剪成卵圆形的暴露区，肛管内无窦道及无效腔，两暴露区间必须留有正常黏膜及皮肤，以免将来肛门狭窄。最后以敷料包扎固定。

2. 混合痔的治疗 如下所述。

（1）外剥内扎术：外剥内扎法即外痔剥离和内痔结扎。①探查：消毒肛管、直肠后，用4把组织钳夹住肛缘四周向外牵引，暴露内痔，或用肛门拉钩显露，观察痔的数目、大小和范围。也可扩肛后使痔脱出。②剥离外痔：提起外痔，在其基底部皮肤上做"V"形切口，沿肛门括约肌浅面钝性剥离外痔静脉丛至齿状线稍上方，如有出血点应缝扎止血。③结扎内痔：钳夹内痔基底部，先用10号丝线结扎，再用4号丝线贯穿缝扎，剪除内痔及剥离的外痔（图8-5），然后用3-0号可吸收缝线缝合齿状线以上切开的直肠黏膜（图8-6）。齿状线下方的皮肤不缝合，留作引流。④同法处理其他混合痔：如一次切除3个以上混合痔，可贯穿缝扎痔蒂，外痔部分创面敞开，以利引流（图8-7）。⑤敷料包扎：修整外痔切缘，还纳直肠黏膜（图8-8），检查无狭窄及渗血后，可于肛管内填入凡士林纱布，肛门外覆盖敷料。

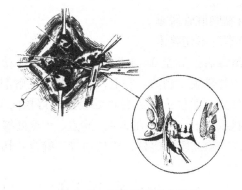
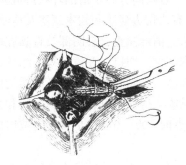

图8-5 剪除剥离的内外痔　　图8-6 缝合直肠黏膜

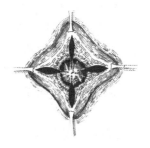
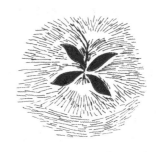

图 8-7　敞开创面以利引流　　　　图 8-8　还纳直肠黏膜

1）术中注意点：①如遇大型环状痔，所留皮区下的曲张静脉团应潜行剥离切除。②内痔钳夹应完全，若内痔痔核过大而无明显分界时，勿损伤直肠黏膜过多。③外痔创面间应保留 1cm 以上正常皮肤，避免愈合后肛门狭窄。④术中应妥善止血，保持视野清楚。应先切除下方痔核，再切除上方痔核。

2）术后处理：①饮食：手术当天进流质饮食，术后第 1d 进少渣软食，第 2d 起进普通饮食。②控制排便：术后控制排便 2d，第 2d 晚上口服液状石蜡等缓泻剂协助次日排便，以后保持每天排便 1 次。③止痛：可口服曲马朵、索米痛片，0.5% 的鸦片合剂 15mL 等，或肌内注射哌替啶止痛。④排尿：术后鼓励自行排尿，可采用站立位、下腹部热敷、拔去肛管内纱布等方法。必要时可留置导尿管。⑤坐浴：术后第 2d 起开始用 1 : 5 000 高锰酸钾或温盐水坐浴，每天 1 次，坐浴后塞入痔疮栓。⑥直肠指诊：术后 7 ~ 10d 行直肠指诊，避免手术创面相互粘连使肛管、直肠狭窄，但忌用暴力，避免撕裂。⑦酌情使用抗生素。

3）并发症及其处理：①出血：同内痔切除术。②尿潴留：同内痔切除术。③肛管、直肠狭窄：主要由于手术中切除皮肤、黏膜过多，黏膜桥或皮肤桥保留不够或不当，在同一平面处理 3 个以上痔核，术后感染瘢痕形成等引起。主张内痔一次手术不超过 3 个，一次切除肛管皮肤不超过肛管的 1/4。治疗应先采取扩肛，无效，再行狭窄成形术或狭窄环切开术。④破伤风：由于粪便污染或器械及手术中消毒不彻底等，导致破伤风杆菌自伤口进入体内引起的特异性感染，虽然少见，但一旦发生，后果严重，死亡率高。应严格无菌操作，术前排净大便或清洁灌肠，术后用高锰酸钾热水坐浴，充分引流等预防。⑤术后保留组织形成痔：保留皮肤下水肿、血肿或结缔组织增生，或切除不彻底遗留部分痔核，或为避免狭窄不得不保留的子痔术后增大等造成。多数经坐浴可自行缓解或缩小，若已形成外痔，则应在局部麻醉下切除。

痔的治疗关键是治疗其出血、脱垂等症状，而不是要根治痔本身，故应考虑切除痔的范围、深度等。外剥内扎术是治疗混合痔较为成熟的方法，其疗效好，疗程短，并发症少，故在国内外广泛应用。但如应用不当，则术后可发生大出血、肛门狭窄等并发症。痔手术应做到不痛、不出血、不水肿。要做到这三点，不但要有精湛的手术技术，而且还要重视围术期处理。故不能认为痔手术是一种小手术，而忽视围术期处理。

（2）痔环切除术

1）适应证：各痔间分界不清的环状痔或伴有黏膜肛管脱垂。

2）方法：有边切边缝法和软木塞法及痔吻合器环形切除术。

边切边缝法。消毒探查：会阴部及直肠腔内消毒后扩肛至 3 ~ 4 指，检查痔动脉搏动情况，探查痔的数目、大小和部位。切口：在齿状线上缘环行切开黏膜，剥离：在肛门括约肌浅层解剖由下而上，剥离内痔外痔静脉丛，将黏膜和痔核由肛门括约肌分离。对位：分离后将黏膜连同痔核向下牵引在 12 点处，纵形剪开黏膜至痔核上方，将直肠黏膜和齿状线缝合。同法在 3 点、6 点、9 点处缝合。切除：在痔核上方从 12 点向 3 点、6 点、9 点方向做切口，切除黏膜和痔核，边切边缝。缝合：切除后，对位缝合黏膜和皮肤。

软木塞法。探查后将合适的软木塞插入肛管，向外拉 2 ~ 3cm，使痔核全部脱出，用一排大头针将痔核固定在软木塞，针距约 1cm。于齿状线上 0.3 ~ 0.5cm 环行切开，切开黏膜及黏膜下层。在软木塞的牵引下可较容易地将痔静脉从肛门括约肌上剥离。其余操作同边切边缝法。目前大多用纱布卷取代软木塞，将痔核缝扎固定于纱布卷上，此法较方便实用。此两种方法在各医院还普遍施用。

痔吻合器环形切除术。痔吻合器环形切除术也称痔脱垂经吻合器直肠下端黏膜环切术，简称 PPH（procedure for prolapse and hemorrhoids）。

1998 年，意大利 Longo 首先对重度脱垂内痔采用环形吻合器经肛门切除直肠下端黏膜 3~4cm，做对端吻合，而不切除内痔、肛管及齿状线等组织。由于直肠下段黏膜（距齿状线 5cm）切除了 3~4cm，对端吻合后将下段脱垂的内痔组织向上提到肛管内，又由于痔的血液循环也受到一定程度的阻断，因而痔组织也缩小，减轻了痔脱垂，因此术后看不到原来脱垂的内痔。因手术不侵犯肛管组织、齿状线及皮肤，故术后疼痛感觉极轻，气便分辨能力不受影响，并发症少。并且手术时间短（8min），术后疼痛轻，住院时间短，因此很受患者的欢迎。

3）适应证：①重度环状脱垂内痔（Ⅲ、Ⅳ期的环状混合痔）。②内痔伴有重度黏膜脱垂者。

4）禁忌证：Ⅰ、Ⅱ期轻度内痔及并发有肛门功能不良者，不宜行此项手术。

5）术前准备：肠道准备同肛瘘切除一期缝合术。

6）器械：33mm 吻合器（HCS33）、挂线器（ST100）、透明的肛门镜、肛管扩张器（CAD33）和缝扎器（图 8-9）。

7）麻醉及体位：低位腰麻或硬膜外麻醉。俯卧位或截石位。

8）手术步骤：①麻醉后扩张肛管，使内痔完全脱出，然后轻揉痔核，使痔还纳后，插入肛管扩张器，取出内塞，使脱垂的黏膜落入肛管扩张器中（图 8-10）。②取出肛管扩张器，将缝扎器置入肛管内，从肛管内可见到脱垂的黏膜。在齿状线上 5cm 通过旋转缝扎器，用持针器在直肠黏膜上荷包缝合一圈，深度达黏膜下层（图 8-11）。③将吻合器张开到最大限度，头端伸入到环扎处上端，环扎缝线打结。用挂线器通过吻合器侧孔夹持缝线的末端（图 8-12）。④缝线的末端引出后打结或用钳夹住。整个吻合器伸入肛管及直肠内，并拉紧缝线（图 8-13），缝线不宜结扎过紧，以免捆绑于吻合圈中心杆上，影响向下牵拉。⑤适当牵引结扎线可使脱垂的黏膜进入套管，旋紧吻合器后击发，切除并吻合脱垂黏膜，在击发吻合器后，保持吻合器关闭状态 30~60s，可起到压迫和加强止血作用（图 8-14）。⑥将吻合器打开，同时取出吻合器。通过肛门镜检查吻合口，必要时加缝几针止血。吻合为黏膜与黏膜层的直接吻合，至少距齿状线 1~2cm，不影响肛门括约肌层（图 8-15）。

9）术中注意要点：①首先要扩肛使痔松弛容易还纳。②通过旋转缝扎器将直肠黏膜环形缝合，缝合深度为黏膜下层，不能太深，以免损伤肛门括约肌及阴道。缝线应在齿状线上 3~5cm，必要时可再做一周环行缝合，特别是黏膜脱垂较多者。③插入吻合器后可适当收紧缝线，使脱垂的黏膜进入吻合器内，然后再旋紧吻合器。④取出吻合器后，检查吻合口，看是否完整及光滑，如果吻合口或附近有活动性出血则应缝合止血。

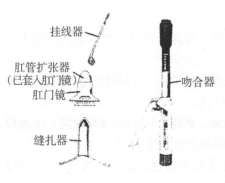

图 8-9 器械

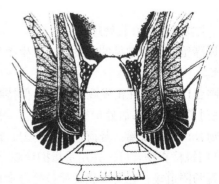

图 8-10 插入肛门扩张器

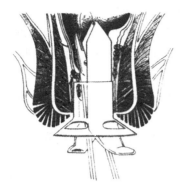 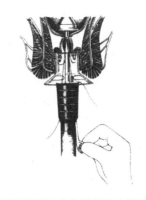

图 8 - 11　荷包缝合端　　　　图 8 - 12　挂线器通过吻合器侧孔夹持缝线末端

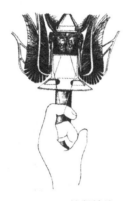 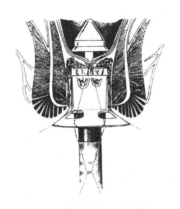

图 8 - 13　拉紧缝线　　　　　图 8 - 14　收紧缝线吻合器击发

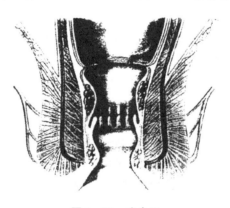

图 8 - 15　吻合口

10）主要并发症及其处理

A. 尿潴留：为最常见的并发症，发生率为 9.7% ～ 13% 。与麻醉方式及术后肛门疼痛有关。处理：留置尿管。

B. 吻合口出血：在击发吻合器后，保持吻合器关闭状态 30 ～ 60s，可起到压迫止血作用。若仍有渗血，可通过肛门镜在渗血处加缝 1 ～ 2 针。一般吻合后很少出血。

C. 吻合口裂开或漏：若荷包缝合均匀，每针距离 0.5cm，则吻合口不会裂开或漏。荷包缝合完毕，应通过肛门镜检查吻合口，并用手指扪诊吻合口，若有大的裂隙应加缝 1 ～ 2 针。

D. 直肠阴道瘘：在女性患者荷包缝合牵拉线应避免位于直肠前壁，以防止阴道后壁被牵拉入吻合口圈内，一并切除后引起直肠阴道瘘。文献上曾有个案报道，因行吻合器切除而发生直肠阴道瘘引发全身感染，致中毒性休克而死亡；也有报道在术后发生严重腹腔感染者。因此，术中要严格注意无菌操作，术后应常规应用抗生素治疗。预防方法：①荷包缝合限于黏膜及黏膜下层。②在击发吻合器前必须检查阴道后壁是否被牵拉至吻合器内。

　　PPH 手术有望作为一种治疗严重痔脱出的新方法。其优点是症状缓解率高，术后疼痛轻，住院时间短，恢复快。但缺点是吻合器价格较高昂，在国内开展有一定困难，远期疗效还有待于长期随访结果。

　　3. 外痔切除术：血栓性外痔，在其表面做"V"形小切口，用手指钝性完整游离血栓，修整皮肤后缝合。结缔组织外痔用钳夹切除结扎止血法。静脉曲张外痔，采取剥离曲张静脉至肛缘，将皮肤、皮下组织、静脉团一并切除，填塞敷料包扎法。

　　热灼凝结法原理：将电能转换成红外线热能，传导至治疗器探头，温度达 150℃，放射出红外线光能，使局部黏膜下组织纤维化，固定肛垫，血管闭塞并萎缩，减轻脱垂，而达到治疗目的。适应证：适用Ⅰ、Ⅱ期内痔。方法：患者取侧卧位，肛门镜暴露痔核，红外线探头接触痔核上方的黏膜。视痔核照射四点，每点照射 1.0～1.5s 即可，每次脉冲可产生直径 3mm、深度 3mm 的坏死区。本疗法优点：无痛苦，疗效快，方法简便，可多次治疗。

（王纯涛）

第九章

肝脏外科

第一节　肝脏的解剖生理概要

　　肝脏是人体最大的实质性器官，其左右径（长）约 25.8cm，前后径（宽）约 15.2cm，上下径（厚）约 5.8cm。成人肝重量为 1 200 ~ 1 500g，约占成人体重的 1/36。自下腔静脉左缘至胆囊窝中点的正中裂将肝脏分为左半肝和右半肝。自脐切迹至肝左静脉入下腔静脉处的左叶间裂将左半肝分为左内叶和左外叶，左段间裂将左外叶分为上、下两段。肝右叶间裂将右半肝分为右前叶和右后叶，右段间裂又将右前叶、右后叶各自分成上、下两段（图9－1）。

　　从肝脏的脏面看，有肝方叶和肝尾状叶（图9－2）。肝方叶前缘为肝脏的下缘，其左缘为肝圆韧带，后缘为第一肝门，右缘为胆囊窝。肝尾状叶位于肝脏后方，其左缘为静脉韧带，右缘为下腔静脉窝，下缘为第一肝门。

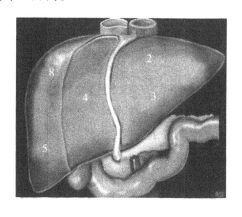

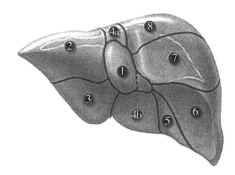

图9－1　肝脏的膈面结构

2. 左外叶上段；3. 左外叶下段；4. 左内叶；5. 右前叶下段；8. 右前叶上段

图9－2　肝脏的脏面结构

1. 尾状叶；2. 左外叶上段；3. 左外叶下段；4. 左内叶；5. 右前叶下段；6. 右后叶下段；7. 右后叶上段；8 右前叶上段

　　肝脏被腹膜皱折形成的肝周韧带固定在上腹部，包括肝圆韧带、镰状韧带、冠状韧带和左右三角韧带等。肝圆韧带是脐静脉闭锁后形成的纤维索，自脐移行至脐切迹，经镰状韧带游离缘的两层腹膜之间到达门静脉左干的囊部与静脉韧带相连。静脉韧带为左门静脉和左肝静脉之间闭锁后的静脉导管。镰状韧带将肝脏的膈面分为右大、左小两部分，是左叶间裂在肝脏表面的标志。韧带下端与脐切迹和静脉韧带相连，上端向后上方延伸与冠状韧带相移行。右冠状韧带的前后两叶之间有较大的间隙为裸区，左冠状韧带两叶之间距离很近。左右冠状韧带的前后叶向外侧延伸，分别汇合成左、右三角韧带，这两条韧带比较坚韧，尤其是左三角韧带比较宽厚，其内往往有血管和迷走胆管，肝脏切除时应予以妥善缝扎。在右冠状韧带的中央部分为第二肝门，即左、中、右肝静脉的下腔静脉入口处。在游离肝脏时，要注意不能贴膈肌太近，以防止损伤膈肌导致气胸。在离断右冠状韧带内侧时，要注意保护肝右静脉根部和下腔静脉，在离断左冠状韧带时，注意不要损伤肝左静脉。

此外，肝胃之间有肝胃韧带、肝十二指肠韧带，内有迷走神经肝支、异常走行的左肝动脉，以及进出第一肝门的肝动脉、门静脉、胆管和淋巴等。

Couinaud 根据肝内门静脉干的分布范围，将肝脏分为八段（图 9 - 3）。1 段为尾状叶，2 段为左外叶上段，3 段为左外叶下段，4 段为左内叶，5 段为右前叶下段，6 段为右后叶下段，7 段为右后叶上段，8 段为右前叶上段。

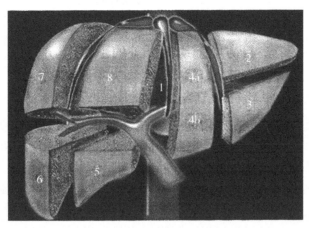

图 9 - 3　Couinaud 肝脏分段法

1. 尾状叶；2. 左外叶上段；3. 左外叶下段；4. 左内叶；5. 右前叶下段；6. 右后叶下段；7. 右后叶上段；8. 右前叶上段

一、肝静脉

肝静脉分为肝左静脉、肝右静脉和肝中静脉。根据国内资料，肝左、中、右静脉分别开口进入下腔静脉者占 56.3%，肝中静脉与肝左静脉形成共干后进入下腔静脉者占 40.6%，而同时有 4 个开口于下腔静脉者占 3.15，其中另一开口为左后上缘静脉。

肝右静脉是肝静脉中最长的一条，位于右叶间裂内，它主要收集来自肝右后叶（Ⅴ段、Ⅶ段）的血液，也回收部分肝右前叶（Ⅴ段、Ⅷ段）的血液。肝右静脉的分支类型、粗细和分布范围变化较大，与肝中静脉和右后侧肝静脉大小的关系密切。肝中静脉位于正中裂内，接受来自左内叶和右前叶的血液。有时，肝中静脉也接受来自右后叶下段的部分回血，所以，在劈离式肝移植时，将供肝切成两半，应该将肝中静脉保留给右半肝，以防止右肝淤血和右肝切面出血。肝左静脉本身不在肝左叶间裂内，而是与之呈锐角交叉，在裂内只是它的一个分支，它接受来自左外叶（Ⅱ段和Ⅲ段）的血流及左内叶（Ⅳ段）的部分血流。此外，还有直接开口于下腔静脉左前壁和右前壁的肝短静脉，一般有 4 ~ 8 条，最少 3 条，最多可达 31 条。开口于左前壁的肝短静脉主要接收来自左尾状叶的静脉回流，开口于右前壁的肝短静脉主要接收来自右尾状叶（尾状突）和肝右后叶脏面的静脉回流，此组肝短静脉中，经常有 1 ~ 2 条比较粗大的静脉，其口径可达 1.5cm，称为右后侧肝静脉。它紧贴肝脏面浅表，向内上方靠近门静脉支后方走行，开口于下腔静脉远端右前壁。

二、肝动脉

在胚胎期，肝脏由 3 条动脉供血，分别来源于胃左动脉、腹腔动脉和肠系膜上动脉，这 3 条动脉分别供应肝脏的不同部位。出生后，一般保留一条动脉，大部分为起源于腹腔动脉的动脉，由其分出左、右肝动脉供应左、右半肝。偶尔也可见起源于胃左动脉的动脉或起源于肠系膜上动脉的动脉。但也有 2 条动脉并存的情况，如起源于腹腔动脉和起源于胃左动脉（25%），起源于腹腔动脉和起源于肠系膜上动脉（10%），而起源于胃左动脉和起源于肠系膜上动脉的 2 条动脉同时存在的情况比较少见。此外，还有 5% 的人像胚胎期一样，3 条动脉同时存在。这种起源于腹腔动脉以外的肝动脉称为迷走肝动脉，如果肝脏没有起源于腹腔动脉的动脉供血时，此种异位起源的肝动脉称为替代动脉，如果在常见肝动脉类型外，还有 1 支这种异位起始的动脉供应肝脏的一部分血流，这种肝动脉称为副肝动脉。肝移植外科医生还必须熟悉肝动脉的变异情况，因为这在供肝获取和血管吻合过程中十分重要。

解剖学资料表明，大约有 30% 的肝脏存在肝动脉变异。从总体上看，在肝动脉正常和变异的情况下，术后动脉并发症的发生率没有明显差异，但是，如果需要行多处肝动脉吻合或需要将供体肝动脉与受体腹主动脉吻合，那么，术后动脉并发症的发生率明显升高。

在活体肝移植时，术前对供体行肝动脉造影检查是必要的。如果左肝动脉直径 <2mm，肝左外叶有双动脉血供或供体本身存在血管疾病，一般不能作为供体。如果从左肝动脉发出一较粗的分支供应右半肝，也不应作为供体。

三、门静脉

门静脉由肠系膜下静脉、脾静脉、肠系膜上静脉汇合而成、回收来自腹腔脏器的血液。门静脉内没有瓣膜。成人的门静脉长约 8cm。在肝十二指肠韧带处，门静脉位于肝动脉和胆总管后方。在肝十二指肠韧带游离缘，一般没有门静脉的属支。在十二指肠第一部后方，有来自胃、胰十二指肠的静脉直接注入门静脉。在第一肝门的位置，门静脉分为粗短的右干和细长的左干，门静脉左干和右干分别发出 1～3 条小静脉至尾状叶的左、右段，有部分患者的右前叶门静脉也直接从门静脉主干发出，或来自门静脉左干的横部。

四、胆管系统

左肝管长约 2.5cm，引流来自左半肝的胆汁而右肝管长约 1cm，引流来自右半肝的胆汁。尾状叶的左右两侧的肝管可以分别引流至左肝管和右肝管，也可以同时引流至左肝管或引流至右肝管。右肝管在肝门部汇合成肝总管。与肝动脉一样，胆管在肝门部也有众多变异。这些变异在活供体肝移植时相当重要。所以，在活体肝移植时，供体一般需要预先行胆管造影。

五、下腔静脉

下腔静脉位于肝脏后方的腔静脉窝内，有许多来自肝右叶和尾状叶的肝短静脉直接进入下腔静脉，有些肝短静脉直径较粗。在下腔静脉后方，下腔静脉与右膈肌脚和右肾上腺在一起，右肾上腺有一些很短的静脉直接进入下腔静脉。膈静脉直接汇入下腔静脉，有时，左膈静脉先汇入肝左静脉，在供肝修整时必须注意这些血管。在肝脏与膈肌之间的肝上、下腔静脉长 1～2cm。分离镰状韧带和冠状韧带打开腹膜返折，然后翻转肝左叶，可以将肝上、下腔静脉暴露出来，可以通过下腔静脉后方绕过一阻断带。肝上、下腔静脉可以在肾静脉上方加以控制。

（岳继利）

第二节　肝脏损伤

肝损伤是腹部外伤中较为突出的问题。由于肝脏体积较大，在腹内所占空间较大，而且质脆易于破损，故在腹部钝性伤中，肝损伤的发生率约为 15%～20%，仅次于脾损伤而居第二位；在腹部穿透伤中，肝损伤发生率约为 40%，仅次于小肠也居第二位。随着现代外科诊断技术的进步及治疗水平的不断提高，以及国内外在严重肝外伤处理方面的不断进步，已使严重肝外伤的死亡率不断下降。

肝脏平均长 28cm，宽 16cm，厚 20cm，成人肝脏重 1 200～1 500g，位于右上腹部膈下，后面有 6～12 肋保护，前面有 6～9 肋遮盖。正常肝上界在右侧第 5 肋上缘，下界与肋缘平齐。肝脏各面几乎全被腹膜包裹，并在数处形成腹膜反折而成为肝脏的韧带，使肝脏固定于膈肌和前腹壁。肝上缘稍后有横行的冠状韧带，并向两端延伸成为左右三角韧带，将肝脏固定于膈肌。肝脏上前面有纵形的镰状韧带，将肝脏固定于前腹壁。镰状韧带的游离缘有肝圆韧带（胚胎时期的脐静脉）通过。肝脏的下面有肝十二指肠韧带和肝胃韧带，前者内有肝动脉、胆总管和门静脉进出肝门。肝内血管系统（门静脉、肝静脉和肝动脉），和肝内胆管由肝中裂分为大致相等的左右两叶，也称为左半肝和右半肝。肝中裂为一斜形裂，通过胆囊窝中部达下腔静脉的左侧壁。左半肝分为左内叶和左外叶，右半肝分为右前叶和右后叶。此外，还有不属于左右半肝的尾状叶。

肝功能主要有分泌胆汁、物质代谢、解毒、制造血浆蛋白及凝血因子和血量调节等作用。

一、肝损伤的病因与分类

肝损伤的病因可分为两类，即锐性与钝性。锐性肝损伤常见于利器伤，如切伤、刺伤、枪弹伤及弹片伤等。此类损伤除伤及肝脏外，常伴有邻近脏器如膈肌等的损伤。钝性损伤常为闭合性暴力，如拳打、脚踢、跌伤、撞击等，较锐性伤多见。

肝损伤严重程度的分类法有多种，其中较权威、对临床救治和预后判断较有帮助的分类方法要属美国创伤外科学会1994年提出的肝损伤分级法。此法依据肝脏包膜下血肿大小与位置、肝实质撕裂深度与范围将肝损伤分为6级。一般认为Ⅲ级以内为轻型肝损伤，而Ⅲ级以上为重型或复杂的肝损伤。根据病理改变可将肝脏的损伤分为如下两种类型：①包膜下破裂：包括表浅的包膜下破裂和中央的包膜下破裂，前者表现为肝实质的表面破裂而包膜保持完整，后者表现为肝脏实质的中央破裂，而表层组织仍完整；②真性破裂：即肝包膜和实质均有破裂。另外，也有人依据腹腔内的出血量将肝损伤分级，少于200mL，一般属于轻度肝损伤；多于500mL者，多属于重度肝损伤。

二、肝损伤的诊断

肝损伤的临床表现主要是腹腔内出血和腹膜受刺激所引起，其表现依损伤方式和程度不同而有很大区别。其损伤的严重程度主要取决于下列几方面：①出血量的多少和出血的速度：迅速大量出血可导致立即死亡，此种情况常见于肝静脉主干或肝后下腔静脉的破裂。中等量的出血如出血量在800mL以下者，常仅表现为轻微脉搏增快，而不出现明显休克征象，常容易使人低估其严重程度。②胆汁渗漏的量：亦即有无伴随大的胆管损伤，这与损伤的部位又有密切联系。胆汁泄漏常引起严重的胆汁性腹膜炎，加之肝组织中常含有自门静脉来的肠道细菌，因此易引起严重的细菌性腹膜炎。③合并伤的严重程度：如有无合并颅脑损伤、腹腔内其他脏器有无损伤等。

详细的病（伤）史询问对诊断必不可少，对闭合性肝损伤来说尤为重要。开放性损伤根据伤口的位置、方向与深度对肝损伤做出诊断常不困难。对闭合性肝损伤需要注意如下几点：①右侧躯干遭受暴力，或存在右下胸肋骨骨折，要警惕肝损伤的可能性；②有较明显的内出血表现，或有腹膜刺激征或腹膜炎表现时，尤其是出现右肩牵涉痛或呃逆时，要重点针对肝损伤进行检查；③出现从外表伤不能解释的低血压休克表现时，要考虑肝损伤的可能性。

床旁B超检查是首选的辅助检查手段，除少数膈顶部的损伤因肺内气体的干扰不能发现外，B超检查能对绝大多数的肝损伤做出诊断，明确肝损伤的部位和程度。如B超难以做出诊断，而又高度怀疑，患者的一般情况又允许的条件下，可以选择CT检查，CT因不受肠气和肺气的干扰，较B超能更准确地判断肝脏损伤的部位和范围，但即使如此，CT扫描也会出现对肝损伤的程度估计不足。其他辅助检查如诊断性腹穿和腹腔灌洗，对肝损伤的诊断也有帮助，尤其是对穿刺液或灌洗液进行胆红素检查，如其浓度高于患者血中胆红素浓度，则更加支持肝损伤的诊断。总之，做到如上几方面进而对肝损伤做出诊断常并不困难，但要准确判断伤情从而为临床决策和预后判断提供依据则不容易。

三、肝损伤的处理

诊断明确的肝外伤，传统的治疗原则是积极手术。随着对肝外伤治疗经验的积累及监护手段的提高以及各种高质量影像学诊断设备的应用，现主张对循环稳定的闭合性肝外伤应尽量采用非手术治疗，这是肝外伤治疗的重要进展之一。一般认为满足以下三项要求者可以考虑保守治疗：一是CT检查确定肝损伤程度为Ⅰ～Ⅲ级，腹腔内积血量少于600mL；二是入院时给予中等量输液后患者循环稳定，观察期间因肝损伤所需输血量少于400～600mL；三是未发现其他内脏合并伤，无腹膜炎体征。非手术治疗最初仅限于CT显示的Ⅰ～Ⅲ级和腹腔内小量出血的轻型肝外伤，现在认为只要是循环稳定的肝外伤，无论伤情分级及腹腔积血量如何均可考虑非手术治疗。当然，以上指征并不是绝对的，需根据本身的设备技术条件等综合因素来全面考虑，对于设备技术条件较差的医院，保守治疗指征需适当从严，以免延误病情。在选择非手术治疗时，应注意避免漏诊或忽视隐匿的胃肠或胰腺合并伤、胆瘘等。

为了充分显露肝脏，已明确仅有肝脏损伤者，可采用右肋缘下切口，不能明确者，则最好采用右上腹旁正中切口或正中切口。开腹后的操作要点如下。

1. 尽快控制出血，查明伤情　决定严重肝外伤患者存亡的最关键因素是能否迅速控制出血。手术时应首先迅速控制出血，纠正具有致命危险的低血容量和酸中毒。控制出血简单而有效的方法：一是用纱布直接压迫肝损伤部位；二是暂时阻断入肝血流。以手指或橡皮管阻断肝十二指肠韧带控制出血即Pringle手法是严重肝外伤时控制出血的常用方法，但此种方法受到肝脏入肝血流阻断安全时限的限制。一般认为常温下每次阻断的时间不宜超过30min，现有专家提出，实际上肝脏所能耐受的最高时限远高于此，可达90min。因此在有必要时可以适当延长阻断肝脏血流的时间，但须考虑肝脏对缺血的耐受性受原先创伤和失血性休克状态下所经历的缺血缺氧时间的影响。

2. 肝脏清创缝合术及肝脏切除术　缝合是修补肝脏裂伤最常用的手段。探明肝破裂伤情后，应对损伤部位进行清创，清除裂口内的血块、异物以及离断、粉碎或失去活力的肝组织，并对较大的出血点和断裂的胆管逐一结扎。对于切口不深、出血不多、创缘比较整齐的伤口，可作间断缝合或褥式缝合。深在的裂口则不能仅作创缘的表浅缝合，否则将在肝实质内形成一个充满血液、胆汁和坏死组织的死腔，导致脓肿形成或继发性胆道出血。此种情况下必须对创口内的较大血管和胆管牢固结扎，然后穿过底部缝合结扎，以不留死腔。必要时可将双套引流管置入创口深部，术后行负压吸引。如在缝合前将大网膜、明胶海绵或氧化纤维素等填入裂口内，可增加止血效果并加强缝合的牢固性。对于有大块肝组织破损，特别是粉碎性肝破裂，可在充分考虑肝脏解剖特点的基础上行清创式肝切除术，即将损伤和失活的肝组织切除，并尽量保存健康肝组织，直视下一一结扎创面血管和胆管。

肝脏严重挫裂伤，尤其是伤及肝内较大胆管或行肝组织大块切除者，需行胆总管引流，以减少胆瘘形成机会。但对于胆总管直径小于5mm者，最好不行胆总管引流，以免术后形成胆管狭窄。

3. 肝动脉结扎术　如肝裂伤经创面缝扎仍不能控制出血时，可考虑行肝动脉结扎。结扎肝总动脉最安全，但有时效果并不满意。结扎左肝或右肝动脉效果最好，术后肝功能可能有所波动，但多能通过侧支循环的建立而不会发生肝坏死。结扎肝固有动脉有一定风险，应予慎用。

4. 合并其他　合并肝静脉主干或肝后下腔静脉破裂的肝损伤的处理，这类损伤罕见，死亡率高达80%以上。致死性的失血可发生在伤后早期或在手术中翻动肝脏试图显露出血部位进行止血时。另外一大危险因素为空气或肝脏碎屑导致的栓塞。应先用纱垫填塞、压迫暂时止血或减少出血。然后将切口扩大以改善显露，采用带蒂大网膜填塞后，以粗针线将肝破裂处拉拢缝合。如此法无效，则需阻断全肝血流，然后缝合修补静脉裂口。当全肝血流阻断后，因下腔静脉及门静脉系统血液淤滞会立即出现有效循环血量及心输出量下降，需密切监护并快速输血以恢复血压稳定。肝周纱布填塞也是处理近肝静脉伤的有效方法。近十年来，随着"控制损伤（damage control）"这一创伤处理新概念的提出，肝周纱布填塞作为控制损伤的一种有效手段被重新列为治疗严重肝外伤的重要措施之一。"控制损伤"是指对失血量大的重危伤员首次手术时仅作粗略检查，采用简易方法尽快控制大的出血和污染，暂时关闭腹腔；直至复苏成功和患者生命征平稳后按计划再次剖腹完成确定性手术。肝周纱布填塞的主要适应证是伴有凝血机制障碍而发生难以控制大出血的严重肝外伤，当技术条件有限需转院治疗时也可采用纱布填塞暂时止血。常在纱布填塞前在创口处先填入大网膜、明胶海绵、氧化纤维素等，然后再将长而宽的纱条由深到浅有序填入创口，形成既能止血又不过大的均匀压力，以达压迫止血的效果，挽救患者生命。纱布另一端通过就近切口引出体外，作为引流。若患者生理状态恢复稳定，可于术后3～5天分次轻柔取出纱布。此法既可作为技术力量不足条件下的过渡性处理措施，以争取时间，留待至有条件的单位行确定性手术；又可作为"控制损伤"的步骤，待患者身体条件许可后再行确定性手术。这种方法有并发感染或在抽出纱布的最后部分时引起再出血的可能，故非迫不得已，应避免采用。

不论采用何种手术方式，外伤性肝破裂手术后，在创面或肝周应留置双套管行负压吸引，以引流渗出的血液或胆汁。

（岳继利）

第三节 肝脓肿

肝脓肿包括细菌性肝脓肿和阿米巴肝脓肿。近年来由于抗生素的应用使细菌性肝脓肿临床表现变得极不典型，给诊断带来了困难，新的诊疗技术的发展和改进、足量广谱抗生素的使用，使细菌性肝脓肿的预后有明显改善。阿米巴肝脓肿仍然广泛流行于世界各国，有效的药物治疗使其有较好的预后。

一、细菌性肝脓肿

细菌性肝脓肿系指化脓性细菌引起的肝内化脓性感染，亦称化脓性肝脓肿。感染主要来自门静脉、胆管、肝动脉、肝脏穿透性外伤或从附近组织感染灶直接蔓延而来。

（一）病因及发病机制

正常人肝脏及门静脉是无菌的，且肝脏有库普弗细胞可将进入肝内的少量细菌吞噬。只有大量细菌进入肝内，且毒力较强，才可导致细菌性肝脓肿。

1. 病因 病原菌常为多种细菌混合感染。值得注意的是厌氧菌感染占 50% 左右。最常见的菌种依次为金黄色葡萄球菌、大肠杆菌和克雷白杆菌，其次为白色葡萄球菌、副大肠杆菌、变形杆菌、铜绿假单胞菌和产气杆菌等。厌氧菌中以微需氧链球菌及脆弱杆菌较多见。

2. 发病机制 具体如下。

（1）胆管系统疾病：是引起细菌性肝脓肿的最主要途径，约占 25%。如胆石症、胆管蛔虫症、胆囊炎、胆管狭窄、胆管癌、胰头癌等疾病导致胆汁引流不畅并发化脓性胆管炎，病菌沿胆管逆行进入肝脏形成肝脓肿。

（2）门静脉系统引流器官的细菌感染：如腹腔感染、化脓性阑尾炎、憩室炎、盆腔炎等可引起门静脉属支的化脓性门静脉炎，脱落的脓毒性栓子进入肝脏导致肝脏感染，脓肿形成。

（3）全身其他器官的化脓性感染：如皮肤疖肿、化脓性骨髓炎、细菌性心内膜炎等疾病引起败血症、菌血症，致病菌都可以经肝动脉进入肝脏，并最终形成肝脓肿。

（4）其他：如邻近器官或组织感染多可直接播散到肝或致病菌经淋巴管进入到肝。外伤、肝脏手术；此外，尚有一些原因不明的肝脓肿，这些患者大多存在隐匿病变，机体抵抗力下降时，致病菌在肝内繁殖，形成肝脓肿。

（二）临床表现

临床上常先有原发病的表现，如起源于胆管病变者可先有胆管结石、狭窄、蛔虫钻入等先驱病变。起源于血行者可有疖肿、软组织化脓、痔感染、阑尾炎、门静脉炎和败血症等先驱病变。

细菌性肝脓肿常急性起病，也可隐匿起病。一旦发生化脓性感染，大量毒素进入血液循环引起全身毒性反应。出现寒战、高热，上腹部疼痛。热型多为弛张热，发热时多伴有大汗，右上腹或肝区疼痛、近膈肌的脓肿或并发膈下脓肿时疼痛可放射到右肩及右腰背部。并发脓胸或支气管胸膜瘘者则可咳嗽、咳大量脓痰。近年来由于抗生素的广泛应用，部分肝脓肿临床表现不典型。隐匿性者缓慢起病，先有疲乏无力、全身酸痛、头痛、食欲减退、继后呈低热、肝区钝痛等。少数患者可有黄疸，除非继发于胆管感染，否则一般出现较迟，且较轻微。体格检查发现肝大、压痛、肝区叩痛；肝脓肿近体表者则可见到皮肤红肿，且有凹陷性水肿。并发胸膜炎者可闻及胸膜摩擦音，胸腔积液多时可有呼吸困难，并发肺部脓肿者肺部叩诊呈实音、呼吸音低、可闻及湿啰音等。

肝脓肿得不到及时、有效的治疗时，脓肿增大，可以向邻近器官破溃而引起严重并发症。右肝脓肿向膈下间隙破溃形成膈下脓肿，穿破膈肌引起脓胸，甚至形成肝、支气管胸膜瘘；向下破溃引起腹膜炎；左肝脓肿向心包破溃引起心包炎甚至心包填塞等；其他也可向胆囊破溃，而向胃、十二指肠、结肠破溃者少见。细菌性肝脓肿一旦发生并发症，病死率明显增高。

（三）实验室及影像学检查

1. 血液化验　具体如下。

（1）血常规：外周血白细胞计数明显增高，常 $> 15 \times 10^9/L$，核左移或有中毒颗粒，可有贫血。血沉增快。

（2）血生化：血清碱性磷酸酶（ALP）、γ-谷氨酰转酞酶（GGT）多增高，少数患者可有转氨酶、胆红素增高。

（3）细菌学检查：血培养约50%阳性，应在抗感染治疗前进行。脓液培养90%阳性。

2. 影像学检查　具体如下。

（1）X线：可有膈肌抬高、活动度减少、肋膈角变钝或消失。少数病例肝内脓肿可见液平，为产气菌所致。

（2）B型超声波检查：可发现肝内单个或多个圆形、椭圆形呈无回声或低回声的占位病变。内部回声常不均，边界不规则。B型超声分辨率高，准确性约83%，无损伤、价廉，可重复检查以判断疗效。目前，还用于脓肿定位和引导穿刺引流。因此，超声检查是肝脓肿诊断的主要手段。

（3）CT：肝脓肿的CT检查可以发现肝内较正常肝组织密度低的占位病变，但其影像学特点为可发现 $< 0.5cm$ 病灶，呈低密度，边缘不规则。增强时呈脓肿的特异性改变。目前尚有CT定位引导肝脓肿的脓液穿刺引流。

（四）诊断

典型的肝脓肿有寒战、高热、肝区疼痛、肝脏肿大、肝区叩痛等肝脏炎症表现，进一步检查发现白细胞计数明显增高，以中性粒细胞为主，核左移或中毒颗粒，其诊断并不困难。部分细菌性肝脓肿表现并不典型，可仅有发热而无明显肝区疼痛等症状，常被误诊为败血症；有些慢性肝脓肿起病缓慢，症状不典型，乏力、食欲减退、长时间低热、消瘦等，而肝区症状不明显或被其他症状所掩盖，因此常被误诊或漏诊，有慢性肝脓肿被误诊长达2年，有的甚至尸检时才被发现。

（五）治疗

1. 治疗原则　有效的脓液穿刺及引流；足量、足程且有效的抗生素应用；积极的支持治疗。

2. 一般治疗　多数患者中毒症状明显，因此，应重视支持疗法，包括加强营养、输血补液、给予多种维生素、维持体液和电解质平衡。

3. 脓液引流肝脓肿形成液化后，可在CT或B型超声的定位或引导下进行穿刺引流，以其定位准确、损伤及危险性小为首选方法。经皮肝穿刺引流是行之有效的方法。

4. 抗菌治疗　在未证实病原菌前，可参考原发病，选择针对大肠杆菌和金黄色葡萄球菌等常见病原菌给药。尽早应用大剂量有效抗生素是治疗本病的关键，即使对于那些必须穿刺抽脓、置管引流或手术治疗者，足量、全程而有效的抗生素应用也是重要的治疗措施。一般宜两种抗生素联合应用以延缓耐药性，获得协同杀菌作用。待药敏试验报告后再调整抗菌药物。脓肿穿刺抽脓和涂片可为选择抗生素提供线索。细菌培养和药敏试验可为选择对感染细菌敏感的抗生素提供依据。

首先用广谱抗生素，建议用如亚胺培南、替卡西林/克拉维酸、氨苄西林/舒巴坦、美洛西林、哌拉西林或哌拉西林/三唑巴坦等。对治疗后高热不退、中毒表现明显者，可选用第三代头孢类抗生素，头孢他啶（头孢噻甲羧肟）对葡萄球菌、链球菌、大肠杆菌以及铜绿假单胞菌感染均有效，每次0.5～2.0g，2～3次/天肌内注射或静脉滴注；头孢哌酮为第三代半合成头孢菌素，对革兰阴性菌尤其是铜绿假单胞菌作用较强；对革兰阳性球菌有一般杀菌作用。常用量2～4g/d，静脉滴注。头孢曲松，本品为第三代头孢菌素，对革兰阴性菌作用强，对革兰阳性菌有中等抗菌作用，对耐青霉素金黄色葡萄球菌、耐氨苄西林、耐第一代头孢菌素和庆大霉素的革兰阴性菌均有作用，常用剂量为 2～4g/d。对青霉素过敏者可选用如氨基糖苷类或喹诺酮类等其他抗生素。厌氧菌感染所致肝脓肿宜加甲硝唑、氧氟沙星。

（六）预后

随着抗生素的广泛应用，引流方法的改进，肝脓肿的病死率明显下降 5%～10%。引起死亡的主要原因有肝脓肿误诊时间长，患者一般情况较差；有严重并发症；引流不畅；多种细菌混合感染；多发性脓肿。

二、阿米巴性肝脓肿

阿米巴性肝脓肿是肠阿米巴病的并发症。阿米巴肠病并发肝脓肿占 1.8%～40%，多数报道在 10% 左右。

（一）病因及发病机制

1. 病因　阿米巴肝脓肿的病原体为来自肠内的溶组织阿米巴滋养体。

2. 发病机制　污染有阿米巴包囊的食物或饮用水进入体内，经胃进入小肠，到小肠下段受到碱性消化液作用，囊壁变薄出现小孔后虫体脱囊而出。分裂为 4 个较小的滋养体，小滋养体可以在肠腔内形成包囊，随粪便排出再污染食物或饮用水而传播，当机体抵抗力下降或肠壁损伤时小滋养体则可侵入肠壁，寄生在黏膜或黏膜下层，小滋养体可吸收营养形成大滋养体，不断增殖，同时可以分泌溶组织酶，使黏膜破溃或形成典型的烧瓶样深溃疡。阿米巴在肠道最常寄生的部位是同盲部，其次是乙状结肠和直肠。阿米巴滋养体经破损肠壁的静脉、直接透过肠壁侵入肝脏或可以经淋巴管进入肝脏。进入肝脏后的大滋养体和部分小滋养体在肝脏被破坏。少部分小滋养体在肝内存活并进行繁殖，使肝脏发生炎症、充血、小静脉及周围组织炎症造成肝组织缺血坏死，加之滋养体不断分泌溶组织酶以破坏静脉壁及溶解肝组织，形成点状坏死此即为阿米巴肝炎或肝脓肿前期。此时，如果得不到及时治疗，肝组织则坏死液化形成脓肿，小脓肿可以形成大脓肿。

阿米巴肝脓肿一般分为 3 层，外层为炎性肝细胞，晚期可有纤维组织增生形成纤维壁；中层为间质；内为脓液，脓液是由坏死、液化的肝组织碎片和白细胞组成。典型的阿米巴肝脓肿脓液为巧克力样，无臭味，当并发细菌感染时为黄白色或黄绿色，有恶臭。一般在脓液内很难找到阿米巴滋养体，阿米巴滋养体主要存在于脓腔的壁上。

阿米巴性肝脓肿常为单个，有时可多个，大小不等，大者达 15cm。80%～90% 位于肝右叶，尤以右肝顶叶最为常见。这与右半结肠的血液回流经过门静脉进入肝右叶有关。肝脓肿的病理特点可能与此有关，但具体机制仍然不很清楚。

（二）临床表现

阿米巴肝脓肿主要见于热带和亚热带。好发生于成年男性，年龄以 28～50 岁最多，男女之比为 4：1 左右，20%～30% 的患者有肠阿米巴病史或腹泻病史。

阿米巴肝脓肿一般发生在阿米巴痢疾后 30～40 天，最早者可与阿米巴痢疾同时发病，慢者可在 30 年后发病。

阿米巴肝脓肿起病相对较缓慢，表现为发热，通常在 38～39℃，呈弛张热或间歇热，午后、夜间出汗后，体温稍有下降。如高热体温达 40℃ 以上、伴寒战，则需考虑并发细菌感染，为脓毒血症的表现。

几乎均有右上腹或肝区疼痛，呈持续性，可因咳嗽、深呼吸及右侧卧位而加剧，可放射至右肩背部。脓肿若位于肝左叶时，可上腹痛，向左肩背部放射。30% 的患者可有干咳、食欲缺乏、腹胀、恶心、呕吐；少数患者可有黄疸，但一般较轻。病程较长者可有体重减轻、衰弱无力、消瘦、贫血等。

体格检查发现肝脏肿大，肝上界上移，肝区压痛及肝区叩痛；位于左叶者剑突下可触及肿块。

（三）实验室及影像学检查

1. 血液化验　具体如下。

（1）常规检查：急性期白细胞总数增高，可 $>15 \times 10^9/L$，病程较长者则白细胞总数接近正常或正常，可有贫血；血沉常增快；白细胞明显增高如 $>20 \times 10^9/L$，核左移或有中毒颗粒者一般提示有继发细菌感染的可能。粪便中约15%的患者可找到阿米巴滋养体或包囊。但留置大便标本要求较严格，一般取流质、半流质或带有脓血的新鲜标本，容器不加消毒药，立即或至少30分钟内送检。引流的脓液一般找不到阿米巴滋养体。一般在抽脓的最后部分近脓腔壁的脓液中找到阿米巴的可能性较大。

（2）血生化：80%的患者碱性磷酸酶、γ-谷氨酰转肽酶可增高。少数患者可有转氨酶及胆红素的异常。偶见白蛋白低于30g/L。

（3）血清学检查：血清抗阿米巴抗体检测是诊断的重要依据。目前使用的主要方法有：间接血凝试验（IHA）、酶联免疫吸附试验（ELISA）等准确率都在90%以上。阿米巴抗体一般在阿米巴感染后1周产生，2~3个月达到高峰，阿米巴病治愈后抗体还可以在体内持续数年，应注意鉴别。

2. 影像学检查　具体如下。

（1）X线检查：可以看到右膈肌抬高，活动受限；如有并发胸膜炎、胸腔积液则肋膈角消失；并发肺脓肿、肝支气管胸膜瘘则可以看到肺部阴影，脓肿内可以有液平。

（2）CT：可发现肝内有较正常肝组织密度低的占位性病变。CT检查有利于发现肝内多发性小肝脓肿，同时可用于鉴别膈下脓肿等肝外占位性病变。

（3）B型超声检查：显示单个或多个圆形、椭圆形病灶，无回声或呈低同声。B型超声检查准确率 $>90\%$。可同时用于脓肿定位和引导脓肿穿刺引流，是目前肝脓肿诊治中的一个重要手段和首选方法。

（四）诊断

（1）流行区旅居史。

（2）过去或现在有痢疾史。

（3）发热、肝区疼痛、肝大、肝区叩痛等。

（4）粪便查到阿米巴滋养体。

（5）影像学检查发现肝内占位性病变。

（6）血清免疫学检查抗阿米巴抗体阳性。

（7）抗阿米巴治疗有效。根据上述诊断标准，阿米巴性肝脓肿诊断不难。

（五）并发症

1. 继发性细菌感染　阿米巴性肝脓肿约有20%患者并发细菌感染。一般常见的病原菌有：葡萄球菌、大肠杆菌、链球菌、枸橼酸杆菌等，其他如铜绿假单胞菌等则少见。继发细菌感染时症状明显加重，毒血症较明显，高热型呈弛张热，体温高达40℃以上，白细胞计数明显增高、核左移、脓液呈黄白色、有恶臭、血培养或脓液培养可以阳性。

2. 脓肿　向其他器官或组织破溃引起周围器官脓肿或瘘管形成较常见有脓肿向膈肌破溃引起脓胸，向肺组织破溃形成肝支气管胸膜瘘。如同时向胆囊破溃则可形成胆管支气管胸膜瘘；肝左叶的脓肿也可向腹腔破溃引起腹膜炎，此外还有向胃、十二指肠或结肠等破溃形成瘘管。

（六）治疗

1. 药物治疗　阿米巴性肝脓肿除非存在并发症或可能引起并发症外，一般主张非手术治疗。目前常用的抗阿米巴肝脓肿的药物有：甲硝唑、替硝唑、磷酸氯喹、依米丁、去氢依米丁、卡巴肿等。治疗阿米巴性肝脓肿的同时彻底消灭肠道阿米巴以防止由肠道再感染。

（1）甲硝唑：首选对肠阿米巴及肠外阿米巴都有良效，口服吸收快，血中有效浓度持续12小时。常规用法：成人每天3次，每次0.4~0.8g，疗程5~10天；对疑有并发症者可静脉滴注每天1.5~2.0g，大多在治疗后48h临床症状好转，体温于1周左右恢复正常。少数疗效不佳，可能由于药物剂量过低；脓液过多未及时穿刺排脓；延误诊治引起了脓肿穿破至邻近器官或继发细菌感染未及时控制等。如排除上述因素疗效仍不佳者，可能由于原虫耐药（临床上往往难以证实），可换用氯喹或依米丁。用药期间偶有食欲减退、恶心、呕吐、上腹不适、头昏等。少数有因不良反应而终止治疗者。哺乳期妇女、妊娠3个月内孕妇及中枢神经系统疾病者禁用。

（2）替硝唑：对肠道及阿米巴病、厌氧菌感染等也有良效，口服吸收好，药物能进入各种体液。抗阿米巴可用0.5g，4次/d，疗程一般10天，重者可用0.4~0.8g/d，静脉滴注。治疗剂量内少有不良反应，偶有一时性白细胞减少和头昏、眩晕、共济失调等神经系统障碍。妊娠（尤其初3个月）、哺乳期以及有血液病史和神经系统疾病者禁用。

（3）氯喹：口服后几乎全部在小肠吸收，血中浓度较高在肝、肺、肾等组织内浓度高于血液200~700倍，适用于肝脓肿等肠外阿米巴病，而对大肠内阿米巴无效。用法：成人第1、2天1g/d，第3天以后0.5g/d，疗程2~3周。氯喹的常见副作用有食欲缺乏、恶心、呕吐、腹泻、皮肤瘙痒等，偶有心肌损害。使用氯喹治疗阿米巴性肝脓肿时应加用卡巴胂等药物来杀灭肠内阿米巴以防止复发。

（4）依米丁：依米丁能直接杀死阿米巴滋养体，用于治疗肠外阿米巴病及控制痢疾，对阿米巴性肝脓肿疗效肯定、迅速。对包囊无效。用法：剂量为每天1mg/kg，最大剂量60mg/d，分2次肌内注射，疗程6天，重症者再以30mg/d，连续6天，共12天。药物有蓄积作用，其剂量和中毒剂量相近，易引起心肌损害、血压下降；周围神经炎；严重恶心、呕吐、腹痛、腹泻等不良反应。使用前后2h需卧床观察，注意观察血压、脉搏、经常检查心电图。如有明显改变，应减量或停药。由于依米丁毒性太大，只有在其他药物治疗无效对才考虑使用。孕妇及心、肾疾病者忌用。手术一般在停药后6周方可进行。

（5）去氢依米丁：是合成依米丁衍生物，其生物半衰期较依米丁短，剂量为每日1~1.5mg/kg，疗程3~10天，总量不超过90mg/kg。其用药指征及注意事项同依米丁。

2. 穿刺引流 近年来由于影像学发展，在B型超声、CT或X线引导下进行经皮穿刺定位准确、危险性小，有利于明确诊断，清除脓液，促进愈合，预防肝脓肿向邻近器官破溃。但并非所有阿米巴性肝脓肿的治疗都需要引流。一般认为下列情况需要引流：①抗阿米巴治疗2~3天临床症状未改善者。②高热及右上腹疼痛剧烈者。③脓肿直径>10cm者。④血清抗阿米巴抗体阴性者。⑤右膈明显抬高者。⑥位于肝左叶的肝脓肿。⑦怀疑有继发细菌感染者。

3. 手术切开引流 由于抗阿米巴药物治疗疗效较好，加之经皮肝穿刺引流损伤小效果好，病死率低；而外科切开引流损伤大容易并发细菌感染。因此，目前多不主张使用外科手术切开引流。但部分学者主张下列情况应列为外科手术切开引流的适应证：①即将破溃的肝脓肿，经皮肝穿刺不能达到引流减压目的者。②经皮肝穿刺引流时有脓液外漏者。③有脓肿破溃或其他并发症者。

（七）药物的选择

首选甲硝唑，其高效、安全，对肠内、外阿米巴感染均有效。兼有抗厌氧菌作用。依米丁及氯喹疗效虽佳，但因其毒性大。仅用于甲硝唑疗效不佳者。抗阿米巴药物不宜同时应用，以免增加不良反应，但可轮换使用。

肠内阿米巴是肝内感染的来源，故应进行抗肠内阿米巴治疗，有报道甲硝唑疗程结束后仍有13%~19%的患者继续排出包囊，因此，在疗程结束时，尤其在甲硝唑疗效不佳而换用氯喹或依米丁者，应查粪便内溶组织阿米巴包囊，如阳性，则给予抗肠内阿米巴药物1个疗程。

（八）预后

阿米巴性肝脓肿如诊断及时，治疗适当，其疗效高，病死率低。文献总结阿米巴肝脓肿3081例，病死率为4%。

（岳继利）

第四节　肝囊肿

肝囊肿是一种比较常见的肝脏良性疾病。它可分为寄生虫性和非寄生虫性肝囊肿。前者以肝包虫病为多见；后者又可分为先天性、创伤性、炎症性和肿瘤性肝囊肿，其中以先天性肝囊肿最常见，通常指的肝囊肿就是先天性肝囊肿。由于近年来影像诊断技术的发展和普及，肝囊肿在临床上并不少见。

也有人将先天性肝囊肿称为真性囊肿；创伤性、炎症性和肿瘤性肝囊肿称为假性囊肿。由于肿瘤性囊肿在临床上罕见，所以在这里主要讨论先天性肝囊肿。

一、病因

先天性肝囊肿的病因尚不清楚。一般认为起源于肝内迷走的胆管，或因肝内胆管和淋巴管在胚胎期的发育障碍所致。也有人认为可能为胎儿患胆管炎、肝内小胆管闭塞，近端小胆管逐渐呈囊性扩大；或因肝内胆管变性后，局部增生阻塞而成。

二、病理学

肝囊肿一般是多发性的，单发性少见。小的直径数毫米，大的可占据整个肝叶，有的囊液可达10 000mL 以上。囊肿呈圆形或卵圆形，多数为单房性，也有呈多房性，有时还有蒂。囊肿有完整的包膜，表面呈乳白色，也有呈灰蓝色，囊壁厚薄不一，厚者可达 0.5～5cm，内层为柱状上皮细胞，外层为纤维组织，被覆有较大胆管血管束。囊液清亮透明，或染有胆汁，如囊内出血时，可呈咖啡色。囊液呈中性或碱性，含有少量蛋白、黏液蛋白、胆固醇、红细胞、胆红素、酪氨酸和胆汁等。多发性肝囊肿很少引起门静脉高压和食管静脉曲张，但可合并胆管狭窄、胆管炎和肝炎。

三、临床表现

先天性肝囊肿生长缓慢，小的囊肿可无任何症状，临床上多数是在意外体检 B 超发现，当囊肿增大到一定程度时，可因压迫邻近脏器而出现症状，常见有食后饱胀、恶心、呕吐、右上腹不适和隐痛等。少数可因囊肿破裂或囊内出血而出现急腹症。若带蒂囊肿扭转时，可出现突然右上腹绞痛。如囊内发生感染，则患者往往有畏寒、发热，白细胞增高等。体检时右上腹可触及肿块和肝大，肿块随呼吸上下移动，表现光滑，有囊性感，无明显压痛。

四、诊断

肝囊肿的诊断并不困难，除上述临床表现外，B 超是首选的检查方法，对诊断肝囊肿，是经济可靠而非介入性的简单方法。放射性核素肝扫描能显示肝区占位性病变，边界光整，对囊肿定位诊断有价值。CT 检查可发现 1～2cm 的肝囊肿，可帮助临床医师准确病变定位，尤其多发性囊肿的分布状态定位，有利于治疗。在发现多发性肝囊肿的同时，还要注意肾、肺以及其他脏器有无囊肿或先天性畸形，如多囊肾，则对确诊多囊肝很有帮助。

在诊断巨大孤立性肝囊肿过程中，应注意与卵巢囊肿、肠系膜囊肿、肝包虫囊肿、胆囊积水、胰腺囊肿和肾囊肿相鉴别。只要考虑到了，一般容易鉴别。同时还要注意与肝海绵状血管瘤、肝癌等相鉴别。临床上误诊的并不罕见。

五、治疗

对于小的肝囊肿而又无任何症状者，可不需特殊治疗，但对大的而又出现压迫症状者，应给予适当治疗。肝囊肿的治疗方法包括囊肿穿刺抽液术、囊肿开窗术、囊肿引流术或囊肿切除术等。

1. 囊肿穿刺抽液术　在 B 超定位下进行经皮穿刺，进入肝囊肿内，尽量抽出囊液，此法只适用于表浅肝囊肿。抽液后常易复发。临床上并不常采用，仅对一些巨大肝囊肿又不能耐受手术者采用。反复多次穿刺抽液应严格无菌操作，以免发生感染。

2. 囊肿开窗术　即在剖腹术下将囊肿部分切除，吸尽囊液，切缘仔细止血后，囊腔开放。华中科技大学同济医学院附属同济医院近年来应用腹腔镜进行囊肿开窗术取得较好的效果，大大减轻了患者的痛苦。开窗术适用于单纯性囊肿，疗效满意，但也有少数病例开窗小，一定时间后周围组织粘连封堵而复发。对囊腔与较大的胆管相通，囊液有多量胆汁者必须缝合胆管。对并发感染或囊内出血或染有胆汁时，术后需放置通畅引流，待囊腔缩小或塌陷萎瘪后，可拔出引流管。

3. 囊肿内引流术　对囊壁坚厚的囊肿可考虑做内引流术，如囊肿空肠 Y 型吻合术，吻合口必须够大，Y 臂不少于 60cm，以免发生逆行感染。目前选择此法治疗逐渐减少，因开窗或摘除方法不仅效果好，手术也不困难。

4. 囊肿摘除术　带蒂的囊肿可行囊肿切除术。即使非带蒂的巨大肝囊肿，也并非一定要做肝叶切除。当吸尽排空囊内液体后，囊肿立即缩小，手术操作空间大，且囊肿壁与肝组织间有明确界线易于剥除，并不多见大的胆管和血管穿入囊内。囊肿摘除手术一般并不困难，预后良好。多发性肝囊肿仅限于处理引起症状的大囊肿，可按单纯囊肿处理。

（岳继利）

第五节　肝脏良性肿瘤及瘤样病变

肝脏良性肿瘤在肝脏肿瘤中较为少见，其发病率占肝脏肿瘤的 5% ~ 10%。近年来，随着超声、CT 等影像学诊断技术的发展，肝脏良性肿瘤的检出率已明显提高。大部分肝脏良性肿瘤不引起明显临床症状及肝脏化验指标异常，其诊断往往有赖于超声、CT、MRI 等影像学方法。肝组织穿刺活检、针吸细胞学作为确诊的金标准，应注意其应用的适应证和禁忌证。肝脏良性肿瘤的治疗包括保守观察、病灶切除及肝叶（段）切除等。因此，应根据不同类型肝脏良性肿瘤的自然病程及患者自身特点制订恰当的临床治疗方案。

肝脏良性肿瘤可来自肝脏本身的各种细胞以及胚胎发育过程中异位于肝内的肌肉、骨髓和软骨等。根据良性肿瘤的来源将其分类，见表 9 - 1。

表 9 - 1　肝脏良性肿瘤分类

组织来源	肿瘤名称
上皮性	肝细胞腺瘤、胆管腺瘤、混合腺瘤、局灶性结节性增生
间质性	海绵状血管瘤、肝脂肪瘤、髓质脂肪瘤、血管肌脂瘤、平滑肌瘤、纤维瘤、婴幼儿血管内皮细胞瘤、毛细血管瘤、良性间皮瘤
上皮/间质性	间质错构瘤、良性畸胎瘤
其他	肾上腺残余瘤（Grawits 瘤）、炎性假瘤

一、肝血管瘤

肝脏良性肿瘤中，以肝血管瘤最为常见，约占总数的 85%，尸检或超声的检出率为 0.4% ~ 20%。本病可发生于任何年龄，但成人中以 30 ~ 70 岁多见，平均年龄 47 岁，男女发病比例为 1：3。有文献报道肝血管瘤在青年女性更易发生，且妊娠或口服避孕药物可以促使血管瘤短期内迅速增大，但相关机制尚未阐明，血管瘤是否为激素依赖也尚未确定。

肝血管瘤可分为较小的毛细血管瘤和较大的海绵状血管瘤等，以前者更为常见，但临床意义不大。有文献报道海绵状血管瘤可与肝局灶结节性增生并存，同时部分患者特别是儿童可合并皮肤或其他内脏器官血管瘤。

大多数病例瘤体生长缓慢，症状轻微，迄今尚无肝血管瘤恶变的报道。鉴于儿童肝血管瘤的临床病理特征与成人有所不同，本文将单独予以讨论。

（一）病因

肝海绵状血管瘤的确切发病原因尚未明确，有以下几种学说。

1. 发育异常学说　该学说认为血管瘤的形成是由于在胚胎发育过程中血管发育异常，引起瘤样增生所致，而这种异常往往在出生或出生不久即可发现。

2. 其他学说　肝组织局部坏死后血管扩张形成空泡状，其周围血管充血、扩张；肝内区域性血循环停滞，致使血管形成海绵状扩张；肝内出血后，血肿机化、血管再通形成血管扩张。毛细血管组织感染后变形，导致毛细血管扩张。

（二）病理改变

肝海绵状血管瘤通常表现为边界清楚的局灶性包块，多数单发，以肝右叶居多，亦有少数为多发，可占据整个肝脏，称为肝血管瘤病。瘤体小者直径仅为数毫米，大者可达 20cm 以上。肉眼观察可见海绵状肝血管瘤呈紫红色或蓝紫色，境界清楚，表面光滑或呈不规则分叶状，切面呈蜂窝状，内充满血液，可压缩，状如海绵。显微镜下可见大小不等的囊状血窦，内衬单层内皮细胞，血窦内满布红细胞，有时有血栓形成。血窦之间为纤维组织所分隔，偶见有被压缩细胞索，大的纤维隔内有血管和小胆管，纤维隔和管腔可有钙化或静脉石。

毛细血管瘤特点为血管腔狭窄、毛细血管增生、间隔纤维组织丰富。

（三）临床表现

1. 症状体征　血管瘤较小时（直径 <4cm）患者常无症状，多因其他原因行影像学检查或手术时发现。直径大于 4cm 者 40% 有症状，超过 10cm 者 90% 以上有症状。上腹不适及胀痛最为常见，肿瘤压迫邻近脏器还可导致腹胀、厌食、恶心、呕吐、黄疸等。偶有巨大血管瘤因外伤、活检或自发破裂导致瘤内、腹腔出血，出现急性腹痛、休克等表现。血栓形成或肝包膜有炎症反应时，腹痛剧烈，可伴有发热和肝功能异常。个别病例尚可合并血小板减少症或低纤维蛋白原血症，即 Kasabach – Merritt 综合征。此与巨大血管瘤血管内凝血或纤溶亢进消耗了大量的凝血因子有关，为肝血管瘤的罕见并发症，多见于儿童。体检时，较大血管瘤可触及随呼吸运动的腹部肿块，与肝脏关系密切，肿瘤表面光滑，除有纤维化、钙化或血栓形成者外，肝血管瘤从质地和硬度上难与正常肝脏组织区分，仅在瘤体增大到一定程度才有囊性感和可压缩性；可有轻压痛，偶尔能听到血管杂音。

2. 实验室检查　多数患者实验室检查结果正常，少数巨大海绵状血管瘤患者可出现贫血、白细胞和血小板计数以及纤维蛋白原减少。绝大多数患者相关肿瘤标记物（AFP）无异常升高。

3. 影像学检查　具体如下。

（1）超声检查：超声作为一种无创、便捷的检查方法，能够检出直径大于 2cm 的肝血管瘤。多数小血管瘤由于血窦腔小壁厚，反射界面多，故呈高回声，边界清晰，内部回声较均匀。呈低回声者多有网状结构，以类圆形多见，亦可有不规则形，边界清晰。病灶对周围肝实质及血管无明显压迫表现，多普勒彩超通常无血流信号。大血管瘤切面可呈分叶状，内部回声仍以增强为主，亦可呈管网状，或出现不规则的结节状或条块状的低回声区，有时还可出现钙化高回声及后方声影，系血管腔内血栓形成、机化或钙化所致。

（2）CT 检查：肝血管瘤的 CT 表现有一定特征性，平扫时为低密度占位，界限清晰，可呈分叶状，约 10% 的患者可见到继发于纤维化或血栓形成后的钙化影。增强后早期即在病变周围出现环形或斑片状高密度区，延迟期造影剂呈向心性弥散。但对于较小的病变有时仍难与多血供的肝转移癌相区分。

（3）MRI 检查：有文献报道 MRI 诊断肝血管瘤的敏感性和特异性分别达 73% ～ 100%、83% ～ 97%。检查时 T_1 加权像呈低信号，稍大的血管瘤信号可略有不均，T_2 加权像呈高信号，且强度均匀，边缘清晰，与周围肝脏反差明显，即所谓"灯泡征"。这是血管瘤在 MRI 的特异性表现，极具诊断价值，小至 1cm 的病灶，仍能准确检出。MRI 动态扫描的增强模式同 CT。血管瘤内血栓、机化灶在 T_1 加权像和 T_2 加权像时均为更低信号。

（4）选择性血管造影：血管造影曾被公认为诊断肝血管瘤最敏感、可靠的方法。其典型表现为造影剂进入瘤体较快、显影早而弥散慢，清除时间长，即所谓"快进慢出"；根据瘤体大小，可表现为棉团状、雪片状。但由于检查本身系有创性，仅在必要时用于术前了解血管瘤与肝脏血管的解剖关系，不应列为常规检查项目。

（5）ECT：放射性核素标记红细胞肝扫描对诊断血管瘤也有高度特异性，典型表现为早期有充盈缺损，延迟 30~50min 后呈向心性充填。但该项检查难以检出直径 <2cm 的肿瘤。

（四）诊断

肝血管瘤缺乏特异性临床表现，大多数情况下实验室检查也无明显异常，故其诊断有赖于影像学检查。在上述几种影像学检查方法中，应将 B 超列为首选，为避免误诊、漏诊，对于初诊患者还应行 CT 或 MRI 检查，必要时可加做 ECT 检查。如两项或以上检查均符合血管瘤特征，方可确诊。由于穿刺活检或针吸细胞学检查可引起大出血，故应视为禁忌。

（五）鉴别诊断

肝血管瘤主要与肝癌及其他肝脏占位性病变鉴别。特别是原发性肝癌，在我国发病率很高，故对于肝脏占位性病变，应综合考虑患者病史、体检及辅助检查结果以尽量明确病变性质，及时选择合适的治疗。

1. 原发性肝癌及转移性肝癌　前者多有慢性乙肝、肝硬化病史，早期症状可不明显，疾病进展可有厌食、恶心、肝区疼痛、肿块、消瘦、黄疸等表现。化验可有肝功能异常，AFP 持续增高等。CT 平扫为低密度灶，边界不清，增强扫描病灶不均匀强化，可有出血、坏死，造影剂排除较快。后者多为多发，以原发灶表现为主。

2. 非寄生虫性肝囊肿　B 超表现为边界光滑的低回声区，CT 平扫为低密度灶，增强扫描不强化。应注意少数多囊肝有时可与海绵状血管瘤混淆。多囊肝半数以上合并有多囊肾，病变大多满布肝脏，可有家族病史。

3. 细菌性肝脓肿　通常继发于某种感染性疾病，起病较急，主要表现为寒战、高热、肝区疼痛和肝大。严重时可并发胆道梗阻、腹膜炎等，B 超有助确诊。

4. 肝棘球蚴病　有牧区生活史及羊、犬接触史，肝棘球蚴内皮试验阳性，血嗜酸性粒细胞增高。

（六）治疗

大多数肝血管瘤为良性，较少引起临床症状，自身发展缓慢，目前尚未有恶变病例报道。其主要并发症包括破裂出血（外伤性、自发性）及由于瘤体压迫导致布－加综合征，均少见。故目前大多数学者均主张应慎重选择对肝血管瘤进行外科治疗。有学者提出肝血管瘤的手术切除原则：①直径≤6cm 者不处理，定期随访；②6cm＜直径＜10cm，伴有明显症状者或患者精神负担重者，或合并其他上腹部良性疾病（如胆囊结石等）需手术者选择手术切除；③直径≥10cm 主张手术切除；④随访中发现瘤体进行性增大者；⑤与 AFP 阴性的肝癌不易鉴别者应手术探查、切除；⑥合并 Kasabach－Merritt 综合征可短期采用血制品（如血小板、纤维蛋白原、新鲜血浆）纠正凝血功能后手术切除。

1. 手术切除　手术切除是目前公认治疗肝血管瘤最有效、最彻底的治疗方法。其基本原则为：①完整去除病灶，避免血管瘤组织残留；②最大限度保留正常肝组织；③避免损伤重要血管、胆管。手术切除方法包括摘除术和切除术。Gedaly 等比较摘除术与切除术两种方法，发现前者腹腔内并发症少，因此结合瘤体位置、大小及自身医疗条件，应尽量选择摘除术。

摘除术的方法是沿血管瘤假包膜与正常肝组织之间的间隙进行剥离，或沿瘤体周边 0.5~1cm 切除正常肝组织，可达到出血少，彻底切除瘤体的目的，通常用于浅表部位的肿瘤。若瘤体巨大且与肝内血管密切，则最好选择规则性肝切除术，以减少手术出血和术后并发症。对于多发性血管瘤可根据肿瘤大小、部位采用摘除术或肝叶（段）切除联合摘除术，尽量保留较多正常肝组织。如肿瘤部位较深，可利用术中 B 超行血管瘤摘除术。

无论选择何种手术方式，手术的要点均在于如何有效地控制术中出血。因此，在手术过程中，应尤其注意以下几点：①充分显露，切口一般选择以病侧为主的肋缘下"＾"形切口，应用上腹悬吊式拉钩充分显露肝脏；②充分游离，根据需要离断肝周韧带，同时注意探查时手法轻柔；③对于占据半肝或超过半肝的肿瘤应逐一解剖肝门结构，控制与阻断病侧肝动脉、肝门静脉，以及其他可能存在的侧支血管；④充分有效地压缩瘤体和排出瘤体内的血液可使切除困难的肿瘤得以有效地显露并成功切除。

近年来以腹腔镜技术发展迅速，国际、国内已有较多腹腔镜肝血管瘤切除的报道。腹腔镜手术具有创伤小、术中易于观察各器官解剖关系、患者术后恢复快等优点，但应用于肝血管瘤切除时，除费用因素外，由于无法直接压迫止血，增加了手术难度及风险，同时其术后复发率有待进一步观察。

2. 血管瘤捆扎术　血管瘤捆扎术操作简便，手术创伤小，术后近期瘤体多有明显缩小，但远期复发率高。有文献报道其3年复发率可达40%。随着外科技术的提高，绝大多数血管瘤已可以完整切除，故此方法目前已很少单独应用，而主要用于多发血管瘤在主瘤切除后，处理其他残留小血管瘤。

3. 肝动脉结扎术　肝动脉结扎术同样具有创伤小、操作简便等优点，治疗后短期内瘤体可变软、缩小，但由于侧支循环的存在，多数病例疗效难以维持。目前多用于配合巨大血管瘤切除、缩小瘤体以增加显露空间，而很少单独用于血管瘤的治疗。

4. 微波固化术或射频治疗　微波固化术可使瘤体缩小，20世纪90年代应用较多。但对于较大的肝血管瘤，微波治疗难以将瘤体完全固化，术后复发率较高。目前临床上已很少单独应用。射频治疗对于较小的瘤体有一定效果，但对较大肿瘤疗效差，临床上开展不多。B超引导下穿刺微波固化或射频治疗血管瘤应非常慎重。有学者认为对于纤维组织少，瘤壁非薄的病灶，穿刺易引发不可控制的出血，应视为微波固化或射频治疗的禁忌。

5. 肝动脉栓塞　近年来相关报道较多，目前通过组织病理学研究认为肝血管瘤是肝内的先天血管畸形，血供完全来自于肝动脉，一般无动静脉分流。这为肝动脉栓塞治疗肝海绵状血管瘤提供了理论依据。栓塞药停留并填充在这些血窦及扩张的末梢血管中，使瘤体发生机化、纤维化，进而逐渐缩小，不再发生破裂出血，临床症状缓解消失。相当一部分肝血管瘤患者的瘤体有较明显的缩小，但对大肝海绵状血管瘤的疗效尚需要进一步观察，尚无法替代手术治疗。

另有学者认为，血管栓塞药可使伴行肝动脉的胆管营养血管形成血栓，引起胆管慢性缺血而纤维化。反复单纯肝动脉栓塞可诱发硬化性胆管炎、肝门部胆管狭窄、门静脉高压、肝脓肿等严重并发症，治疗难度大，周期长，预后不良。广泛的肝动脉栓塞对胆管的损伤远大于有双重血供的肝细胞，而且肝动脉栓塞术后肿瘤周围水肿粘连，增加手术风险。目前外科手术切除技术已比较成熟，绝大多数病例的瘤体可完整、安全的切除，因此选择肝动脉栓塞治疗肝海绵状血管瘤应非常慎重。

6. 对于多发肝血管瘤及巨大肝血管瘤手术无法切除者　如临床症状明显，肝功能受损严重，可行原位肝移植手术。

7. 其他　肝血管瘤的治疗方法还包括电化学治疗、超声引导下经皮穿刺瘤内硬化剂注射术、放射治疗等，文献亦有相关报道，但疗效大多不甚理想，临床较少开展。

（七）预后

本病为良性疾病，无恶变倾向，发展缓慢，一般预后良好。但由于某种原因（如妊娠、剧烈运动等）可促使瘤体迅速增大，或因外伤、查体、分娩等导致肿瘤破裂，病情凶险，威胁生命。部分带蒂肿瘤可因底部较长发生蒂扭转，从而引起肿瘤坏死、疼痛等。

（八）儿童肝血管瘤

儿童肝血管瘤通常包括毛细血管瘤、海绵状血管瘤及儿童血管内皮细胞瘤。儿童肝血管瘤较为常见，约占小儿肝脏肿瘤的12%。该病主要发生在6个月以下幼儿，男女发病比例相当。通常情况儿童肝血管瘤为多发，近40%的病例同时累及有诸如皮肤、肺及骨骼等其他器官。巨大的肝血管瘤可因动静脉瘘致回心血量增加引起心力衰竭，这在成年人病例中较为少见。肝血管瘤引起微血管病性贫血、血小板减少症及低纤维蛋白原血症虽属少见并发症，但其发病率较成年人高。少数病例儿童血管内皮细胞瘤可呈恶性表现。

临床上倾向于对已确诊的较大儿童肝血管瘤尽早治疗，其目的在于消除潜在致死性并发症的发生。

但 Kristidis 等亦提出某些小的肝毛细血管瘤在患儿 5 岁后可自行消失。

二、肝腺瘤

肝腺瘤是少见的肝脏良性肿瘤，病理上可分为肝细胞腺瘤、胆管细胞腺瘤（包括胆管腺瘤、囊腺瘤）和混合腺瘤。约占肝脏所有肿瘤的 0.6%，占肝脏良性肿瘤的 10%。多见于 20～40 岁女性，Nagorney 报道的男女发病比例为 1：11。

（一）病因

肝腺瘤的发病原因尚不清楚，有人将肝腺瘤分为先天性与后天性两类，前者多见于婴幼儿。据文献统计 20 世纪 60 年代口服避孕药出现之前，肝腺瘤罕见。但以后有关肝腺瘤的报道逐渐增多，究其原因可能与避孕药物的使用增加有关。有学者指出避孕药（羟炔诺酮、异炔诺酮）及其同类药物可促使肝细胞坏死、增生从而发展为腺瘤。Meissner 报道在口服避孕药的肝细胞腺瘤患者，肿瘤更易发生迅速增长、坏死及破裂。同时亦有文献报道若停用避孕药，腺瘤体积即有所缩小。可见口服避孕药与肝腺瘤的发生、发展有着密切关系。此外，也有学者提出肝腺瘤的发生与继发于肝硬化或其他损伤，如梅毒、感染、静脉充血等所致的代偿性肝细胞结节增生有关。近年还发现糖原贮积病（Ⅰ型与Ⅳ型）、Fanconl 贫血、Hurler 病、重症联合免疫缺陷病（SCID）、糖尿病、半乳糖血症和皮质激素、达那唑、卡马西平等代谢性疾病及药物导致广泛肝损害和血管扩张引起肝细胞腺瘤的发生。

（二）病理

肝细胞腺瘤常为单个、圆球形，与周围组织分界清楚，几乎都有包膜。镜检见肿瘤主要由正常肝细胞组成，但排列紊乱，失去正常小叶结构，内可见毛细血管，通常不存在小胆管。偶见不典型肝细胞和核分裂，此时难与分化良好的肝细胞肝癌区分。

胆管腺瘤罕见，常为单发，直径多小于 1cm，偶有大于 2cm，多位于肝包膜下。镜下可见肿瘤由小胆管样的腺瘤样细胞组成，边界清楚，无包膜。瘤细胞呈立方形或柱状，大小一致，胞质丰富，核较深染，核分裂象罕见。

胆管囊腺瘤发生于肝内，呈多房性，内含澄清液体或黏液。多见于肝右叶，边界清楚。囊壁衬附柱状上皮。胞质呈细颗粒状、淡染，胞核大小、形状规整，位于细胞中央。

混合腺瘤是肝腺瘤和胆管腺瘤同时存在于一体的肿瘤。一般多见于儿童，发展较快。

（三）临床表现

本病属良性肿瘤，生长缓慢，病程长，多见于口服避孕药物的育龄期妇女，疾病早期可无任何症状（5%～10%），临床表现取决于肿瘤生长速度、部位及有无并发症。

1. 腹块型　25%～35% 的患者可以上腹包块为主要表现，多不伴其他不适症状。当肿块体积较大压迫周围脏器时，可出现上腹饱胀不适、恶心、隐痛等。查体时可触及肿块与肝脏关系密切，质地与正常肝组织相近，表面光滑。如为囊腺瘤，可有囊性感。

2. 急性腹痛　占 20%～25%。瘤内出血（通常肿瘤直径 >4cm）时可表现为急性右上腹痛，伴发热，偶见黄疸、寒战、右上腹压痛、肌紧张，临床上易误诊为急性胆囊炎；肿瘤破裂引起腹腔内出血时可出现右上腹剧痛、心慌、冷汗，查体可见腹膜刺激征。严重时还可发生休克，病情危急。大多数以急腹症为表现的肝腺瘤患者均有口服避孕药史。

（四）辅助检查

肝腺瘤在 B 超上表现为边界清楚的占位性病变，回声依周围肝组织不同而不同；CT 表现为稍低或低密度，动态增强扫描见动脉期和肝门静脉期均轻度强化，并可见假包膜。部分伴有糖原贮积病患者肿瘤可表现为高密度；肝腺瘤在 MRI 表现为 T_1WI 和 T_2WI 上以高信号为主的混杂信号，脂肪抑制后 T_1WI 上的高信号无变化，绝大多数有假包膜，且在肝门静脉期或延迟期出现轻度强化。

实验室检查在疾病初期可不出现明显异常，但由于瘤体出血、坏死及压迫周围胆道影响胆汁引流可出现肝功能异常、胆红素增高等。对于未发生恶变的患者，血甲胎蛋白水平应在正常范围之内。

（五）诊断

发现右上腹肿块，增长缓慢，平时无症状或症状轻微，全身情况较好。体检时肿块表面光滑，质韧，无压痛，随呼吸上下活动，应考虑本病可能。如出现急性腹痛症状，应警惕腺瘤破裂出血可能。对于生育年龄女性，既往有长期口服避孕药史，可作为诊断本病的重要参考。

各种影像学检查手段均有助于明确诊断，但均缺乏特异性征象。经皮细针肝穿刺活检因受术者和病理医师经验所限，其准确率亦不能达到100%，同时还存在腹腔出血的风险。因此，应将辅助检查结果与临床资料相结合以期做出正确的诊断。

（六）鉴别诊断

肝腺瘤易误诊为肝癌，特别是与低度恶性的肝癌，即便肉眼观察也难以鉴别。因此对有怀疑者应做多处切片，反复仔细镜检。肝局灶结节性增生在临床上也易与肝腺瘤混淆。相比较而言，肝腺瘤引起相关临床症状及化验指标异常更为常见。在影像学上局灶结节性增生在B超可显示血流增强，从中心动脉放射向周围的血管，病理肉眼可见中心星状瘢痕。

（七）治疗

肝腺瘤可发生破裂出血等并发症，有报道其病死率可达90%。此外，更重要的是肝腺瘤有癌变风险。Foster等报道了39例肝细胞腺瘤未切除患者，随访30年结果有5例发展为肝癌，恶变率约为10%。另有文献指出恶变均发生在直径>4cm的肝腺瘤，且男性患者居多。根据以上原因，多数学者支持对于肝腺瘤，特别是瘤体较大，生长迅速难以与肝癌鉴别者，无论症状是否明显一旦拟诊即应争取尽早手术治疗。同时也有学者认为对于有口服避孕药史，肿瘤较小的患者，也可先停服口服避孕药，观察肿瘤是否缩小。对于因肝细胞腺瘤破裂所致腹腔内出血，可根据患者病情选择不同治疗方式。Croes报道的8例治疗经验中，4例经非手术治疗分别于2~4个月后行肝叶或肿瘤切除术。另外4例行急诊腹腔镜探查术，其中3例行纱布压迫止血获得成功，并于3个月后行肝部分切除术；另1例行急诊肝部分切除术。

肝腺瘤手术方式包括如下几种类型。

1. 肝叶切除术　肿瘤侵犯一叶或半肝，可行局部、肝叶或半肝切除。由于多数肿瘤有包膜，可沿包膜切除肿瘤，疗效满意。对于多发性肝腺瘤，可将大的主瘤切除，余下的小瘤逐一切除，疗效亦满意。

2. 囊内剜除术　此法适用于肝门处靠近大血管和胆管的肿瘤。但由于部分肝腺瘤即便术中肉眼观察亦难与肝癌区分，故一般仍以完整切除为宜。

3. 肝动脉结扎或栓塞术　部分肿瘤位于第一、第二、第三肝门，由于位置深在或紧邻大血管、胆管，局部切除困难，或瘤体与邻近脏器紧密粘连难以分开时，可结扎肝左、右动脉，亦可在肝动脉结扎同时用吸收性明胶海绵等行肝动脉栓塞。此法对于控制肿瘤生长及防止腺瘤破裂具有一定作用。

（八）预后

肝腺瘤在手术切除后，一般预后良好，但也有报道肝腺瘤术后复发或恶变者。故为预防此种情况发生，应争取将肿瘤完整切除，包括部分正常肝组织。此外，对于有口服避孕药者，应立即停用。

三、肝脏局灶性结节性增生

肝脏局灶性结节性增生（focal nodularhyperplasia，FNH）最早由Edmondson于1958年提出的，是一种少见的肝脏良性病变，Craig在1989年报道其发病率约占全部肝脏原发肿瘤的8%，占肝脏良性肿瘤的25%，仅次于肝血管瘤。有学者统计该病在人群中的发病率大致为0.9%~3.0%。FNH可发生于任何年龄，但高峰期在30~50岁，以女性患者居多，男女发病比例约为1：8。

Mathieu等曾报道23%的FNH可合并有肝血管瘤，相比之下，FNH合并有肝腺瘤的情况则较为少见。目前关于FNH与肝脏纤维板层细胞瘤的关系尚存争议，有学者坚持认为后者为FNH的恶性表现，但至今尚未出现FNH恶变的报道。

（一）病因

迄今为止，FNH的发病原因尚未阐明。多年来一直认为FNH的发生与激素有关，特别是口服避孕药物，Reddy 等统计 216 例女性患者中，近 85% 曾服用过口服避孕药。但近来也有文献报道，FNH 不仅出现于任何年龄段和性别，也可出现于不服用避孕药物的女性。Didier 分析收治的 216 例女性患者得出结论，无论 FNH 病灶大小、数量以及变化情况都与口服避孕药无关，且妊娠对 FNH 的发生、进展不存在影响。另一种观点认为 FNH 的发生与炎症、创伤或先天因素引起的血管畸形有关。由于血管畸形、肝脏局部血供减少，刺激肝实质增生，发生"再生性变性"而致 FNH。Shimamatsu 通过实验发现肝脏在持续性缺血一段时间后会出现胆管的增生。此外，有学者曾在 FNH 病灶处的肝实质内发现玻连蛋白，此种物质恰可反映局部血管功能障碍。

（二）病理

大体观察 FNH 为一实性孤立结节，常位于肝包膜下，偶可带蒂，无包膜，边界清晰，据统计直径 <5cm 者占 84%，>10cm 者占 3.2%。病灶切面呈黄褐色或黄棕色，在大约 50% 的病例中，病灶中央可见特征性的星状瘢痕组织，伴纤维间隔自中央向四周放射，将结节分隔成大小不等的小叶，内无坏死。组织病理学可见病灶由增生的肝细胞组成，被纤维间隔分开，排列呈条索状，其间有血窦及肝巨噬细胞。星形瘢痕及纤维间隔内可见增生的血管、胆管及大量淋巴细胞、白细胞浸润，但无中央静脉。结节内无正常肝小叶结构，动、静脉管壁增厚，可使管腔偏心或完全闭锁。电镜下可见增生的肝细胞与正常肝细胞基本相同，唯一区别在于细胞间隙增大，微绒毛不规则伸入扩大的间隙。

（三）临床表现及诊断

本病患者中约 75% 无临床症状。当结节生长较大时，可有右上腹不适、疼痛、恶心及食欲下降等症状。FNH 很少出现破裂、出血等并发症。

在影像学方面，超声、CT、MR 及肝动脉造影等手段均可为诊断提供帮助。

超声作为一种简便、无创性检查，通常作为首选。但 FNH 中央星状瘢痕组织在 B 超的检出率仅为 20%，彩色多普勒超声具有特征性表现，即中央粗大的供养动脉并向四周呈星状放射时，对诊断有一定帮助。

CT 平扫多呈等密度或略低密度肿块，境界清楚，典型者可见中心低密度区。较为理想的 CT 扫描是动脉、肝门静脉双期螺旋 CT 扫描。动态扫描主要表现为造影剂灌注后病灶呈均质性早期填充，即一过性高密度；肝门静脉和延迟扫描时病灶密度迅速下降，表现为等密度，但有时中央瘢痕相对密度较高。在 65% 大 FNH（≥3cm）和 35% 小 FNH（≤3cm）可看到典型的中央星形瘢痕。

MRI 扫描 T_1、T_2 加权像均为等信号的团块状病灶，而中央瘢痕在 T_1WI 上表现为低信号，在 T_2WI 上为高信号，且 MRI 显示中央瘢痕的敏感度可达 49%～100%。近年来新型造影剂的应用，可大大提高 MRI 在 FNH 诊断中的地位。

肝动脉造影的诊断价值也较高，约 1/3 的患者可见到典型图像，即动脉相血管呈辐射状走行，实质相病灶分界清楚、呈放射状排列。

（四）鉴别诊断

FNH 与肝腺瘤在临床及影像学表现均有相似之处，因后者常有破裂出血等并发症，需手术治疗，故应注意两者的鉴别（表 9-2），其中最主要的依据为病理学检查。

表 9-2 FNH 与肝细胞腺瘤鉴别

	FNH	肝细胞腺瘤
发病年龄	儿童至老年	中年居多
肉眼观：包膜	无，边界清楚	有，完整或部分
中心瘢痕及纤维组织	有	无或极少
质地	硬	韧，与肝类似
镜检：胆管增生	有	无
肝巨噬细胞及炎细胞浸润	有	无

续 表

	FNH	肝细胞腺瘤
纤维增生	有	无
糖原	增多明显	大致正常
出血坏死	无	有

（五）治疗及预后

FNH 为良性病变，生长缓慢，无恶变倾向，并发症罕见，故目前确诊病例一般不需手术治疗，对于结节较大、症状明显者，可考虑予以切除；另外，由于本病可能与口服避孕药物有关，故有学者提出对有服药史者应停用。

四、肝脏其他良性肿瘤

（一）肝间叶性错构瘤

肝间叶性错构瘤是一种肝脏少见良性肿瘤，常单发于 2 岁以下小儿，约占儿童肝脏肿瘤的 5%。有报道此病与结节性硬化有关。

肝间叶性错构瘤多发于右叶，大体观察常表现为边界清楚的肿块，无包膜，切面呈囊性，其内充填浆液或黏液，并可见少量残余肝组织。镜下观察病灶处间质水肿，内含囊肿、胆管及肝细胞；但也有非囊性、实性的报道。Craig 等于 1989 年认为肝间叶性错构瘤这种典型囊性结构与胆管扩张或间质大量积液有关。

大部分患者肝功能不受影响，但瘤体较大时可因压迫肝门静脉及胆道导致相关化验异常。B 超可显示肝间叶性错构瘤特征性的囊性改变，CT、MRI 对诊断亦有帮助。

本病为良性病变，无恶变倾向，当肿瘤较大、症状明显时，应行病灶切除或肝切除术。

（二）肝脏巨大再生结节

肝脏巨大再生结节为单发或多发的圆形或椭圆形结节，多发者数量很少超过 10 个，边界清楚，有致密的纤维组织包绕。镜下观察可见病灶由正常肝细胞结构组成，内可见正常汇管区结构，此点系与肝癌、肝腺瘤鉴别的重要依据。根据组织细胞有无异型性可将本病分为 I（无）、II（有）两型。此病多发生于既往有急、慢性肝损害的患者，有报道在慢性肝病患者中，此病发病率达 14%。肝脏巨大再生结节 II 型与肝细胞肝癌之间存在明显的相关性。Hytiroglou 等回顾 155 例成人肝硬化做肝移植的肝切除标本，发现两者间有明显的关联。另有研究发现，有些微小肝癌的背景即为肝脏巨大再生结节，说明肝癌可能发生在本病的基础之上。

本病无特异临床表现，有时可在慢性肝病患者的随访过程中偶然发现。单纯影像检查通常难以确诊，MRI 对本病的诊断有较大帮助，T_1 加权像多呈高信号，T_2 加权像则多呈低信号，但与小肝癌有重叠，确诊仍依靠组织学检查。在无癌变的病例，AFP 通常不高。

对于肝脏巨大再生结节患者应密切随访，有癌变倾向者应积极处理，酌情可行局部乙醇注射、手术切除或肝移植等方法治疗。

（三）肝脏结节性再生性增生

本病较为罕见，常因其他疾病行剖腹探查时偶然发现。尸检发现率约为 3%。肝脏结节性再生性增生病因不明，但 Wauless 曾提出其与肝门静脉阻塞有关。病变常以苍白色结节满布肝脏，偶尔可局限于某叶内，此时更易与肝脏其他良性肿瘤或肝癌相混淆。组织学表现为肝门静脉系统周围灶状增生，不伴纤维化。

本病较少引起临床症状，但有报道 50% 的患者可出现门静脉高压，故对于有门静脉高压症表现并排除肝纤维化可能者，应考虑到本病可能。另有文献显示在许多慢性系统性疾病（如类风湿、Felty 综合征、亚急性心内膜炎、多发性骨髓瘤、骨髓纤维化、真红细胞增多症、糖尿病）患者中，本病发病率较高。

B 超检查可见病变为不均质回声，在 CT 则为低密度。因肝内结节病灶可摄取硫化锝，故核医学检查有助于与其他肝脏占位性病变相鉴别。确诊则需病理。

对于大多数无症状患者，本病无须治疗。但个别病例可导致肝功能受损，甚至肝衰竭，应根据具体情况采取肝切除术乃至肝脏移植。

（四）肝脂肪瘤

肝脏脂肪类肿瘤少见，通常在行影像学检查或尸检时偶然发现。Ishak 于 1995 年报道此类疾病包括单纯脂肪瘤、髓脂肪瘤（含造血组织）、血管脂肪瘤（含厚壁血管结构）及血管平滑肌脂肪瘤（含平滑肌成分）。脂肪瘤在 CT 上通常为边界清晰的低密度区，其密度在肝脏各类肿瘤中是最低的。除个别含有血管瘤或腺瘤成分的肿瘤外，大多数病灶增强扫描无明显强化。由于内含大量脂肪组织，肿瘤在 MRI T_1、T_2 加权像上均呈现高信号，其强度与皮下脂肪或腹膜后脂肪相当，此点可与肝脏其他良、恶性肿瘤相鉴别。

肝脂肪瘤需与肝假性脂肪瘤相鉴别。后者系一种脂肪瘤样病变，有完整较厚纤维包膜，位于肝脏表面，其形成可能是盲肠、阑尾系膜粘连于肝脏表面的结果，故多数患者有腹腔手术史。CT 扫描可见病灶中心钙化。

本病治疗以手术切除为主，对确诊的较小脂肪瘤可暂观察，如有明显增大，可行手术治疗。目前尚未有肝脂肪瘤恶变的报道，预后良好。

（五）肝脏炎性假瘤

本病发病率低，多发生于肺部，肝脏少见。其病因可能与感染和免疫反应导致静脉狭窄、闭塞有关。炎性假瘤的基本病理特征是炎性增生性肿块，即由纤维基质和浆细胞为主的各种慢性炎性细胞浸润所形成的局灶性病变，体积可从直径数厘米大至占据整个肝叶。患者可有发热、上腹不适、白细胞增多等表现，少部分患者可有 AFP 升高。本病无论临床、影像学表现抑或肉眼观察常难与肝脏恶性肿瘤鉴别，故诊断依赖组织病理。

肝脏炎性假瘤发展缓慢，症状较轻，预后多数良好。在病例诊断明确的前提下，多数推荐以内科治疗为主。对未行手术或难以手术的患者，有文献报道可采用激素治疗。手术切除既可获得明确病理诊断，又可避免延误病情，同时疗效满意。

（六）肝纤维性肿瘤

肝纤维性肿瘤是一种罕见的肝内巨大结节性肿瘤，包括纤维瘤、孤立性纤维间皮瘤、卵巢外纤维型卵泡膜瘤等，多发于老年人。肿瘤切面呈编织状，中央可有坏死或囊性变。镜下可呈致密的纤维组织，或呈大量梭形纤维组织束状排列，可见核分裂象。肿瘤与正常肝组织分界清楚，体积很大，CT 表现为边界清晰、密度均一的肿块。手术切除后不复发。

（七）肝其他良性肿瘤

肝脏最常见的良性肿瘤为肝血管瘤、肝脏局灶结节性增生及肝腺瘤。其他诸如肾上腺或胰腺残余瘤、黏液瘤、施万细胞瘤、淋巴管瘤、平滑肌瘤、间皮瘤及错构瘤等在临床较为罕见。在诊断困难时，应考虑到上述疾病可能，特别应注意与肝脏恶性肿瘤的鉴别。

五、肝脏良性肿瘤的手术治疗

上述大多数肝脏良性肿瘤仍需要以手术治疗为主，下面就肝脏良性肿瘤的手术治疗进行总结性讨论。

目前公认的世界首例肝脏切除手术是由德国外科医师 Carl Langenbuch 于 1888 年报道完成的。随后，Tiffany、Luke 和 Keen 等相继于 1890 年、1891 年及 1899 年成功完成了肝脏切除手术。至此以来，肝脏外科已经历了百余年的发展历程。然而，由于肝脏解剖结构复杂，血供丰富，术中出血难以控制，术后并发症多，手术死亡率高，一直制约着肝脏外科的发展。

1951 年，瑞士的 Hjortsjo 首次建立了肝脏管道铸型腐蚀标本和胆管造影的研究方法，经过 10 例的观察提出肝动脉和肝胆管呈节段性分布，并将肝脏分成内、外、后、前、尾共 5 段。1957 年，Couinaud 根据肝静脉的分布，提出了具有里程碑式意义的肝脏八段解剖分段法。肝脏解剖学的研究，反过来亦促进了肝脏外科的发展。20 世纪 50 年代中期时，Goldsmith 和 Woodburne 强调肝叶切除术应严格遵循肝脏内部的解剖，因而提出规则性肝叶切除术的概念。Quattlebaum 于 1952 年对一位肝血管瘤患者成功施行了肝右叶切除手术，并于 20 世纪 50 年代末期提出广泛肝切除手术的要素，包括充分显露、入肝血管结扎、完全游离肝脏、钝性分离肝实质。这些观点至今在肝脏手术中仍然不失其重要性。与此同时，输血技术的应用、麻醉技术的改进及抗生素的问世等，也都大大促进了肝脏外科的发展。1980 年，Starzl 发明了扩大的肝右叶切除术，其术式至今仍为常用方法。Hugeut 用肝血管阻断方法进行肝左叶扩大切除术，在肝血管阻断下，可以在无血的情况下沿肝右静脉向远端分离，手术结束时，可以清楚地看到肝右静脉走行在肝断面上。自 20 世纪末期以来，随着肝移植技术的发展，国内外学者对体外静脉 – 静脉血液转流、肝脏缺血耐受时限、肝脏低温灌注和离体肝脏体外保存等方面进行了深入研究，体外肝脏手术的概念逐渐建立起来，从而有效提高病变肝脏切除的安全性、准确性和根治性。

相对恶性肿瘤而言，肝脏良性肿瘤由于其早期常无症状，故发现时往往瘤体已较大。近年文献报道，肝脏良性肿瘤切除术的手术死亡率为 0% ~ 3%，手术并发症发生率为 10.7% ~ 27%。值得注意的是，如肿瘤已致相关并发症，则手术风险将大大增加，如当肝血管瘤发生破裂出血后，手术死亡率高达 36.4%。因此，应加强对肝脏良性肿瘤外科治疗的重视，特别是对手术指征的把握、术式的选择、手术技巧和应急处理等问题更应做到心中有数，以提高肝脏良性肿瘤外科治疗水平。

（一）适应证及禁忌证

肝脏良性肿瘤的治疗方法多样，包括随诊观察、介入放射治疗、局部注射药物及手术切除等。其中，手术切除因其能够彻底清除病灶、获得病理组织学诊断等优势，地位不容忽视。另一方面，相对于恶性肿瘤，肝脏良性肿瘤是肝脏的局部病变，其余肝组织大都正常，患者肝功能也往往正常，因此，局限性的肝良性肿瘤是肝切除的最佳适应证。应该注意到，不同类型的肝脏良性肿瘤，对于手术时机的选择也有所不同，应在充分理解肝脏良性肿瘤手术适应证的基础上根据具体情况灵活应用。

1. 肝脏良性肿瘤手术的适应证　具体如下。

（1）不能除外恶性肿瘤可能的肝占位性病变，特别是少数良性肿瘤可伴有 AFP 升高，术前鉴别诊断十分困难，对此类患者手术指征应适当从宽把握。

（2）瘤体巨大或短期内生长迅速，易并发破裂或恶变者。

（3）诊断明确，肿瘤位于左外叶或边缘部，伴有较明显的症状。

（4）肿瘤已发生破裂或其他并发症者。

2. 肝脏良性肿瘤手术的禁忌证　具体如下。

（1）无症状的肝脏良性肿瘤，且排除恶性变可能。

（2）中央部或 I、Ⅷ段可明确性质的小肿瘤。

（3）患者一般状况较差，难以耐受手术，或同时合并其他肝脏疾病致肝功能受损，术后肝脏功能难以代偿。

（二）手术方式

临床上最常用的是肿瘤包膜外切除、局部不规则切除及规则性肝叶切除。目前还有微创腹腔镜肝叶切除术和仍有争议的体外肝脏手术。

1. 常规手术切口选择　肝脏切除手术常用的切口包括肋下弧形切口、上腹正中切口、上腹屋顶形切口、上腹"人"字形切口和"鱼钩"形切口。应根据肿物所在部位，同时结合肿物大小、患者体型情况、肋弓角度大小进行选择，以达到良好的暴露和充分的游离，同时适当的切口选择也是减少肝切除手术中出血的重要因素之一。

2. 非规则肝切除的方法　包括肿瘤包膜外切除术、局部不规则切除术等方法在内的切肝方法可用指捏法、止血钳压碎法、肝钳法、缝合法、止血带法、微波固化法、超声吸引法、刮吸法、水压分离法等。无论哪种方法，关键是不能损伤肝门静脉、肝静脉主干。当病变紧靠主要的血管时，可用无损伤血管钳钳夹，先将病灶切除，然后才有足够的空间暴露、检查血管是否受损伤并根据具体情况做出修补或吻合，恢复血管的通畅。

3. 肝血流阻断方法　肝切除手术首要的问题是如何控制术中出血。大量研究表明，手术中的出血与术后并发症的发生率及病死率呈明显的正相关关系。常用的肝血流阻断方法包括如下几种。

（1）第一肝门血流阻断法（Pringle 法）：用 1 根橡胶管通过小网膜孔绕肝十二指肠韧带两圈后扎紧，以阻断肝动脉和肝门静脉血流，减少切肝时的出血。其特点是无须分离、解剖第一肝门，具有止血确切、简便、安全等优点。除第一、第二和第三肝门区肿瘤外，几乎可用于各类型的肝切除术。但该法最大的缺点是阻断了肝动脉及肝门静脉的入肝血流，为了减少肝脏热缺血损害，肝门阻断应有时间的限制。肝叶切除术时暂时阻断血供的 Pringle 手法已应用 100 余年，但阻断血供时限研究绝大多数为动物实验，尤其是肝硬化时阻断时限尚缺乏临床研究。目前的经验认为，对于无肝硬化的患者，持续阻断时间在 30min 内是安全的。而对于伴有轻至中度肝硬化的患者，控制在 20min 内也是安全的。但对于重度肝硬化的患者，最好不用此方法。

（2）单侧入肝（半肝）血流阻断法：本方法又分为完全性半肝入肝血流阻断和选择性半肝入肝血流阻断两种。两者区别在于是否分离肝动脉及肝门静脉分支后进行阻断。单侧入肝血流阻断的优点是，保留了健侧肝脏的正常血供，不造成健侧肝损害，尤其是肠系膜血流仍可通过健侧肝脏回流入体循环，不会发生因肝门阻断所造成的肠道内细菌及内毒素移位和肠黏膜的损伤，术后肝功能损害轻，患者恢复快。本方法特别适用于合并有肝硬化的患者。然而，单侧入肝血流阻断法需要有熟练的肝门解剖技术，否则易误伤 Glisson 鞘内的管道，造成出血或胆漏。

（3）选择性肝门阻断法：本方法是解剖第一肝门，切肝时阻断肝门静脉主干，患侧肝动脉按需要阻断。本方法不需要解剖位置较深而又紧贴肝实质的肝门静脉分支，操作相对容易。此法阻断了 75% 的入肝血供，可以有效减少出血；同时又保证了肝动脉的供氧，故常温下阻断时间可明显延长，为切肝提供了足够的时间，适合于对合并有肝硬化的患者行肝段的非解剖性切除。曾有学者报道应用此法阻断长达 105min 仍未见肝损害者。

（4）全肝血流阻断法：本方法主要是用来处理位于第一、第二、第三肝门的病变或中央型的肝脏肿瘤及来自肝后下腔静脉和肝静脉的大出血和空气栓塞的问题。对于一些复杂的肝切除手术，切肝前均需做好全肝血流阻断的准备，在肝上、肝下下腔静脉和第一肝门预置血管吊带备用阻断。尽管时常是"备而不用"，但可以防止术中意外的发生，增加手术的安全性。应该注意到，肝血流阻断虽能有效地减少肝切除术中的出血，但同时也会造成肝缺血和再灌注损伤，而且会对术中机体的血流动力学造成一定影响。

4. 腹腔镜肝叶切除术　Azagra 等首次进行真正意义上的腹腔镜肝切除术。此后腹腔镜肝切除的报道不断增多。根据欧洲一项多中心 87 例手术资料分析，腹腔镜肝叶切除治疗肝脏良性肿瘤无手术死亡，并发症发生率为 5%，术中输血率为 6%，中转或术后开腹手术为 10%，其中 45% 因出血而再次手术探查。术后平均住院时间仅为 5d（2～13d）。目前认为腹腔镜下切除肝良性肿瘤是安全可靠的，但仅适用于肝左叶和右前部的肿瘤。尽管有报道称已成功完成腹腔镜下肝Ⅶ、Ⅷ段血管瘤切除术，但笔者认为由于显露困难使手术过程复杂费时、术中出血不容易控制等原因，目前该方法不推荐应用于中央部肿瘤或是巨大肿瘤的肝叶切除。

5. 体外肝脏手术　有学者曾提出对不能采用常规或非常规肝切除方法切除的肝脏良性巨大肿瘤也可考虑施行体外肝脏手术，理由是这样的肝脏储备功能良好，手术的耐受能力强。但肝脏良性肿瘤是否值得冒如此大的手术风险进行体外肝脏手术是争论的焦点。有关体外肝脏手术在相关章节详述。

（三）手术注意事项

考虑到肝脏良性肿瘤的生物学特点，大多数情况下在行肝切除术时通常不用考虑肿瘤复发和所谓"安全切缘"的问题，因此在切除肿瘤的同时应最大限度地保留正常肝脏组织，并尽可能地减少术中失血。在手术过程中，应注意到如下问题。

1. 当肝脏占位病变与恶性肿瘤鉴别困难时　常以恶性肿瘤进行手术探查，因而主张施行规则性肝叶切除或有一定"安全切缘"的局部切除；但是，对于中央型和位于Ⅰ、Ⅷ段的5cm以下小肿瘤因位置深，在操作时较为困难，手术风险高，仍应选择局部切除，以免患者因较小的良性肿瘤而损失大量肝组织或引发严重手术并发症。

2. 当肿瘤体积巨大时，应注意做好全肝血流阻断的准备　因为绝大多数此类肿瘤直接压迫下腔静脉和第一、第二肝门，由于肿瘤体积大，术中显露困难，肝内血管分布失常，术中较易损伤下腔静脉或肝静脉主干导致大出血。此外，在分离切除紧贴下腔静脉的肿瘤时，常可因肝短静脉处理不当而引发出血，常见原因是肝短静脉结扎线脱落、钳夹止血不当而致使下腔静脉损伤。术中一旦出现下腔静脉或肝静脉主干出血，最好立即行全肝血流阻断并修复损伤血管，切不可在慌乱中盲目钳夹，以免造成更为严重的损伤。在注意控制出血的同时，还应注意对于巨大肝脏肿瘤，常已压迫周围胆管，在行半肝或扩大半肝切除时常易损伤肝内或肝外胆管，因此术中除仔细解剖辨认外，探查胆总管并置T形管引流是防止胆道损伤和术后胆漏的重要措施。对已明确发生严重肝胆管损伤者，应努力仔细修复后行T形管引流或改行胆肠 Roux－en－Y 内引流术并在肝下放置较长一段时间的负压引流管。

（刘永强）

第六节　原发性肝癌

原发性肝癌是一种常见的恶性肿瘤，为癌症致死的重要原因之一，全球每年发病人数达120万人。在世界范围内居男性常见恶性肿瘤第7位，居女性的第9位，在我国列为男性恶性肿瘤的第3位，仅次于胃癌、食管癌，女性则居第4位。原发性肝癌是非洲撒哈拉一带和东南亚地区最常见的恶性肿瘤之一。近年来，B型和C型传染性肝炎在全球的流行导致了亚洲和西方国家肝癌发病率正快速升高。我国原发性肝癌的分布特点是：东南沿海高于西北和内陆；东南沿海大河口及近陆岛屿和广西扶绥地区，形成一个狭长明显的肝癌高发带。通常，男性较女性更易罹患原发性肝癌，我国普查资料表明，男女之比约为3：1。原发性肝癌可发生在任何年龄，但以中壮年为多见。据我国3254例的统计分析，平均患病年龄为43.7岁，而非洲班图族人的平均年龄为37.6岁，印度为47.8岁，新加坡为50岁，日本为56.6岁，美国为57岁，加拿大为64.5岁；而在原发性肝癌高发地区主要发生在较年轻的人中，如莫桑比克25～34岁年龄组的男性肝癌发病率约为英、美同龄组白人的500倍。但在65岁以上年龄组中，前者发病率仅为后者的15倍。我国原发性肝癌的比例远较欧美为高，据卫生部统计，我国每年约13万人死于肝癌，占全球肝癌死亡总数的40%。因此，研究原发性肝癌的病因、诊断和治疗是我国肿瘤工作的一项重要任务。

一、病因

原发性肝癌的病因迄今尚不完全清楚，根据临床观察和实验研究，可能与下列因素有关。

1. 乙型肝炎病毒（HBV）　一般说来，相关性研究已证实肝细胞癌的发病率在HBsAg携带者的流行率呈正相关关系。由于东南亚和非洲撒哈拉地区HBsAg流行率很高（超过10%），所以这些地区的肝细胞癌发生率也是最高的。但在大部分欧美国家的人群中，肝细胞癌发病率低，其HBsAg携带者的流行率亦低。用克隆纯化的HBV－DNA杂交试验证明，由肝细胞癌建立的肝细胞系，肝细胞癌患者的恶性肝细胞以及长期无症状的HBsAg携带者肝细胞的染色体组中都整合进了HBV－DNA。在非肝细胞癌患者中这种整合现象的存在表明整合不足以发生肝细胞癌。总之，在若干（不同的）人群中HBV和肝细胞癌之间的强度、特异性和一致性的关系，HBV感染先于肝细胞癌发生的明确证据，以及来自实验室研究的生物学可信性，都表明HBV感染和肝细胞癌发生之间呈因果关系。

2. 黄曲霉素　黄曲霉素是由黄曲霉菌产生的真菌毒素。主要有四类：黄曲霉素B1和B2、G1和G2。在动物实验中证明黄曲霉素有很强的致癌作用。其中黄曲霉素B1的作用最显著，但对人的致癌作用证据尚不足。不过，流行病学调查资料表明，随着饮食中黄曲霉素水平的增加，肝癌发生率也随之增高。

3. 肝硬化与肝细胞癌　肝硬化与肝细胞癌的关系密切，据1981年全国肝癌协作组收集的500例病理资料，肝硬化的发生率为84.4%，而肝硬化亦绝大多数属于大结节型的坏死后肝硬化。大结节性肝硬化常见于非洲和东南亚地区，这些地区为肝细胞癌的高发区。而小结节性肝硬化常见于欧洲和美国的肝细胞癌低发区。大结节性肝硬化的产生多半与HBV有关，并趋向于亚临床，患病的第一信号通常与肝细胞癌有关。因此，有人总结肝癌的发病过程为急性肝炎－慢性肝炎－肝硬化－肝细胞癌。这进一步说明了HBV可通过启动致癌过程，或既充当启动因子又通过与肝硬化有关的肝细胞再生作为后期致癌剂，从而引起肝细胞癌。

4. 其他　遗传因素是值得进一步探讨的，江苏启东市调查259例肝癌患者家族，发现有2人以上患肝癌有40个家族，占15.4%。非洲班图族肝细胞癌多见，而居于当地的欧洲人则肝癌少见。另外，还有较多致癌很强的化学物质——亚硝胺类化合物可以诱发原发性肝细胞癌。肝癌患者中约有40%有饮酒史，吸烟致癌的系列研究中某些观察结果表明，肝细胞癌有中等程度增高。有人提示血吸虫与肝癌也有联系。众所周知，在口服避孕药的妇女中患肝细胞腺瘤的危险性增加。综上所述，原发性肝癌的演变过程是多种多样的，因此，对其病因尚无法作肯定性结论。

二、病理

原发性肝癌大体形态可分为三型：结节型、巨块型和弥散型（图9－4），其中以结节型为多见。结节型肿瘤大小不一，分布可遍及全肝，多数患者伴有较严重的肝硬化。早期癌结节以单个为多见，多发癌结节的形成可能是门静脉转移或癌组织多中心发生的结果，本型手术切除率低，预后也较差。巨块型呈单发的大块状，直径可达10cm以上，也可由许多密集的结节融合而成，局限于一区，肿块呈圆形，一般比较大，有时可占据整个肝叶。巨块型肝癌由于癌肿生长迅速，中心区容易发生坏死、出血，使肿块变软，容易引起破裂、出血等并发症。此型肝癌也可伴有肝硬化，但一般较轻。弥散型肝癌较少见，有许多癌结节散布全肝，呈灰白色，有时肉眼不易与肝硬化结节区别，此型发展快，预后差。

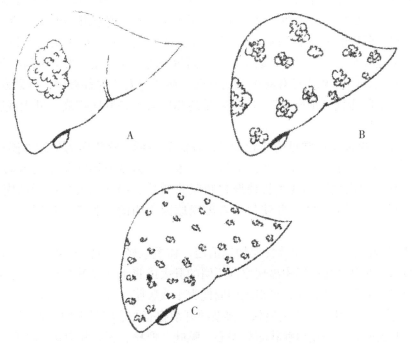

图9－4　原发性肝癌的大体类型
A. 结节型；B. 巨块型；C. 弥散型

中国肝癌病理协作组根据 500 例尸检肝癌大体特征的研究，提出了四大型六亚型的分类法。弥散型：小癌结节弥散性地散布于全肝，因而此种类型仅在肝癌尸检病例中可以见到。块状型：癌块直径在 5～10cm 之间，超过 10cm 为巨块型。根据癌块的数量与形态又分为单块状型、融合块状型和多块状型 3 个亚型。结节型：癌结节直径在 3～5cm 之间，又分为单结节型、多结节型和融合结节型 3 个亚型。小癌型：单个或双个癌结节，直径小于或等于 3cm。血清甲胎蛋白阳性者在肿瘤切除后转为正常。从病理组织来看，原发性肝癌也可分为三类：肝细胞型、胆管细胞型和二者同时出现的混合型。肝细胞癌占绝大多数，为 85% 以上。癌细胞呈圆形或多角形，核大而核仁明显，胞质丰富呈颗粒状，癌细胞排列成索状或巢状，尤以后者为多见。胆管细胞型肝癌多为单个结节，极少合并肝硬化，血清 AFP 阴性。肿瘤因含有丰富的纤维间质而呈灰白色，质地实而硬。混合型肝癌：肝细胞癌与胆管细胞癌同时存在，称为混合型肝癌。两种癌细胞成分可以在一个结节中不同区域或混合存在，通常认为源自同一细胞克隆。混合型肝癌多合并有肝硬化，在临床上更多地表现出肝细胞癌的特征。

Anthony 根据 263 例肝细胞癌的细胞形态、排列以及间质多少的不同，将肝细胞癌分为四型：①肝细胞型（77.7%），癌细胞的形态及其排列与正常肝细胞极为相似。②多形细胞型（11.4%），此型癌细胞多种多样，排列不规则，成窦性团块，无小梁和血窦。③腺样型（7.2%），癌细胞呈腺管状结构。④透明细胞型（1.5%），癌细胞似透明细胞，内含有糖原和脂肪。胆管细胞癌较少见，细胞多呈立方形或柱状，排列形成大小不一的腺腔。混合型最少见，癌细胞的形态部分似肝细胞，部分似胆管细胞，有时混杂，界限不清。

原发性肝癌极易侵犯门静脉和肝静脉引起血行转移，肝外血行转移至肝门淋巴结最多，其次为胰周、腹膜后、主动脉旁及锁骨上淋巴结。此外，向横膈及附近脏器直接蔓延和种植性转移也不少见。

三、临床表现和体征

原发性肝癌的临床表现和体征多种多样，往往在患者首次就诊时多已属晚期。主要原因是除了肝癌生长迅速，在某些病例中肿瘤倍增时间可短至 10 天内，另外，肝脏体积大意味着肿瘤在被感觉到或侵犯邻近的脏器结构前必定已达到相当大的体积；肝脏大的储备量，使大部分肝脏组织被肿瘤替代前不会出现黄疸和肝功能衰竭。因此，肝细胞癌起病隐匿，并在早期处于静止阶段，难以做出早期诊断；加之缺乏特异性症状与体征，肝脏深藏于肋缘内，触诊时手难于触及，况且肝功能生化检查缺乏特异性变化等综合因素，皆延迟了肝癌的进一步诊断。到发展为大肝癌方始治疗，已无法改变其不良预后。由于肝细胞癌自发地表现出症状时预后已很差，近年来，人们越来越多地把注意力集中到早期诊断上，采用血清 AFP 检测、B 超检查、CT、MRI 等有助于早期发现。在高危人群的普查中，可以发现几乎无症状的小肝癌，即所谓的"亚临床期肝细胞癌"，肝癌常见的临床表现是肝区疼痛、肝大或腹胀、食欲减退、消瘦、乏力和消化道症状等。

1. 肝区疼痛　肝区疼痛是最常见的症状和最常开始的主诉。疼痛多为持续性隐痛、钝痛、胀痛，有时可散发至背部，或牵涉到右肩痛。如疼痛逐渐加重，经休息或治疗仍不见好转，应特别警惕是否患肝癌的可能。疼痛多由癌肿迅速生长使肝包膜紧张所致。如突然发生剧烈的腹痛并伴有腹膜刺激征和休克，多有肝癌破裂的可能。肝硬化患者出现原因不明的上腹部疼痛时，应当怀疑肝细胞癌的可能。

2. 腹胀　患者可因腹胀症而自动减食而加速消瘦，体重减轻。当患者腹围增大或全腹胀时，应考虑有中等或大量腹水。在肝硬化患者中出现原因不明的肝大或腹水（尤其是血性腹水），应警惕肝细胞癌发生的可能。门静脉或肝静脉癌栓，可出现顽固性腹水或腹胀。

3. 食欲减退、恶心、呕吐等消化道症状　典型的肝细胞癌的症状是上腹部疼痛伴不同程度的虚弱、乏力、厌食、消瘦和腹胀，其消化道症状诸如恶心、呕吐、便秘、腹泻和消化不良亦可出现，但这些非特异性表现对诊断帮助甚微。

4. 发热　肝区疼痛或不明显原因的发热应怀疑肝癌的可能，因为巨块型肝癌易发生坏死，释放致热原进入血液循环引起发热。

　　临床上常见的肝癌患者的体征以肝肿大为主要症状占94%以上。如患者在短期内肝脏迅速肿大，肋下可触及肿块，质硬有压痛，表面光滑或有结节感，更易诊断。如肿块位于肝的下部则比较容易扪到，如肿块位于膈顶部，可见右膈肌上抬，叩诊时浊音界也抬高，有时膈肌固定或运动受限，甚至出现胸水。晚期肝癌可出现脾肿大，这是因为原有长期肝硬化病史，脾肿大是由门静脉高压所引起。脾在短期内增大应警惕门静脉癌栓阻塞的可能性。

　　除上述症状和体征外，有临床肝硬化背景的患者可能出现黄疸，初诊时黄疸可能为轻度，随着病程的发展，黄疸逐渐加深。黄疸多见于弥散型或胆管细胞癌。癌肿结节压迫胆道或因肝门区淋巴结肿大压迫胆道时，均可出现黄疸。当肝硬化严重而有肝癌的患者还可出现一系列肝硬化的症状，如鼻出血、牙龈出血，以及门静脉高压所致呕血或黑便等。

　　由于肝癌的早期症状和体征不明显，而且部分患者无症状和体征，所以早期普查已越来越受到重视。

四、诊断

　　1. 诊断标准　2001年9月在广州召开的第八届全国肝癌学术会议上通过的肝癌诊断标准。

　　（1）AFP≥400μg/L，持续4周，能排除妊娠、生殖腺胚胎源性肿瘤、活动性肝病及转移性肝癌，并能触及肿大、坚硬及有大结节状肿块的肝脏或影像学检查有肝癌特征的占位性病变者。

　　（2）AFP<400μg/L能排除妊娠、生殖系胚胎源性肿瘤、活动性肝病及转移性肝癌，并有两种影像学检查有肝癌特征的占位性病变或有两种肝癌标志物（DCP、GGTⅡ、AFU及CA199等）阳性及一种影像学检查有肝癌特征的占位性病变者。

　　（3）有肝癌的临床表现并有肯定的肝外转移病灶（包括肉眼可见的血性腹水或在其中发现癌细胞）并能排除转移性肝癌者。

　　肝细胞癌治疗历经令人失望的漫长岁月后，在过去20多年间迎来了诊断和治疗方面的重大进展。自从采用AFP检测以来，肝癌的诊断水平又有了迅速提高，我国临床诊断的正确率已达90%以上。尤其是肿瘤影像技术的显著进步，如血管造影术、CT和超声显像术再加上MRI使肝癌的早期诊断变得更容易。但由于肝癌早期症状不明显，中晚期症状多样化，AFP检测虽然对原发性肝癌诊断有特异性，但在临床上有10%～20%的假阴性，因此，在肝癌的诊断过程中，医务人员必须根据详细的病史、体格检查和各项化验检查以及某些特殊检查结果加以认真分析，从而做出正确的诊断。

　　肝癌多见于30岁以上的男性，但在肝癌多发地区，发病年龄高峰移向更年轻人群，这与肝炎发生于年轻人群的流行病学特点相吻合。据我国统计3 254例，平均为43.7岁；非洲班图族人的平均发病年龄为37.6岁，在美国则为57岁，故在多发地区肝癌的高发率主要是发生在较年轻的患者。

　　2. 免疫学检查　肝癌诊断上的突破性进展是肿瘤标志物AFP的发现。1956年Abelev利用新生小鼠血清为抗原，制备成抗血清，首先在带有移植性肝细胞癌的小鼠血清中发现此种胚胎性血清蛋白。1964年Tatarinov首先证实原发性肝癌患者血清中存在AFP。此后，血清的AFP检测试验便广泛用于临床上诊断原发性肝癌。

　　AFP是在胚胎时期在肝实质细胞和卵黄囊中合成的，存在于胎儿血清中，在正常成人血清中一般不存在这种蛋白，即使有也是极微量。但当发生肝细胞癌时，在血清中又出现这种蛋白。肝细胞癌具有合成AFP的能力，对诊断原发性肝癌提供了有力依据。我国率先使用AFP测定进行大规模的肝癌普查，在临床诊断亚临床期肝癌积累了大量资料，阳性率达72.3%，于是给原发性肝癌的早期诊断及早期手术开辟了道路。

　　肝细胞癌的分化程度与AFP也有一定的关系，高度分化及低度分化的肝细胞癌或大部分肝细胞癌变性坏死时，AFP的检测结果可呈假阴性。有人在分析临床病例的基础上，归纳几点：①AFP在肝细胞癌患者血清中出现占60%～90%，但在胆管细胞癌患者不出现。②在肝转移癌的患者中不出现。③肝脏的良性肿瘤和非肿瘤造成的肝病患者中不出现AFP。④经手术完全切除肝细胞癌后，血清中AFP即消失，随访过程中，AFP又出现阳性时，说明癌肿复发。

目前常用的 AFP 检测方法是抗原抗体结合的免疫反应方法。临床上常用的琼脂扩散和对流免疫法是属于定性的诊断方法，不很灵敏，但比较可靠，特异性高，肝癌时的阳性率大于 80%，若用比较灵敏的放射免疫法测定，可有 90% 的患者显示有不同程度的血清 AFP 升高。各种不同方法能测得的血中 AFP 含量的范围如下：

琼脂扩散法 > 2 000μg/L

对流免疫法 > 300μg/L

反向间接血凝法 > 50μg/L

火箭电泳法 > 25μg/L

放射免疫法 > 10μg/L

AFP 假阳性主要见于肝炎、肝硬化，占所有"假阳性"的 80%。另外，生殖腺胚胎癌因含卵黄囊成分，故可以产生一定量的 AFP。除此之外，胃肠道肿瘤，特别是有肝转移者也可能有 AFP 假阳性出现。

血清 AFP 虽是诊断 HCC 的可靠指标，但存在着较高的假阳性或假阴性。随着分子生物学的发展，已经可以采用反转录聚合酶链式反应（RT - PCR）来检测外周血 AFP mRNA，其灵敏度比放射免疫法还高，有助于肝癌早期诊断、肝癌转移或术后复发的监测。

除 AFP 诊断肝癌以外，较有价值的肝癌标志物探索正方兴未艾。例如：

α - L - 岩藻糖苷酶（AFU）：AFU 属溶酶体酸性水解酶类，主要生理功能是参与岩糖基的糖蛋白、糖脂等生物活性大分子的分解代谢。1980 年法国学者 Deugnier 等研究发现，原发性肝癌患者血清 AFU 升高。AFU 超过 110nKat/L（1nKat = 0.06IU）时应考虑为肝细胞癌。在 AFP 阴性的病例中，大约有 70% ~ 85% 出现 AFU 的阳性结果，在小肝癌病例血清 AFU 的阳性率高于 AFP，因此同时测定 AFU 与 AFP，可使 HCC 的阳性检出率从单侧的 70% 提高至 90% ~ 94%。AFP 阴性和 AFP 升高而不足以诊断 HCC 患者，其血清 AFU 的阳性率达 80.8%。肝组织活检证实为 HCC 患者，血清 AFU 的阳性率（67%）为 AFP 阳性率（20%）3 倍以上。因此，AFU 测定对 AFP 阴性和小细胞肝癌的诊断价值更大。

CA199：它是一种分子量为 5 000kD 的低聚糖类肿瘤相关糖类抗原，其结构为 Lea 血型抗原物质与唾液酸 Lexa 的结合物。CA199 为消化道癌相关抗原，是胰腺癌和结、直肠癌的标志物。血清 CA199 阳性的临界值为 37kU/L。肿瘤切除后 CA199 浓度会下降；如再上升，则可表示复发。结直肠癌、胆囊癌、胆管癌、肝癌和胃癌的阳性率也会很高。若同时检测 CEA 和 AFP 可进一步提高阳性检出率。

癌胚抗原（CEA）：正常 < 2.5μg/L。原发性肝癌可有升高，但转移性肝癌尤多。

碱性磷酸酶（AKP）：正常 < 13 金氏单位，肝癌中阳性率 73.7%，肝外梗阻 91.2%。同工酶 AKP 为肝癌特异，原发性肝癌 75% 阳性，转移肝癌 90% 阳性。

γ - 谷氨酰转肽酶（γ - GTP）：正常 < 40 单位，肝癌及梗阻性黄疸皆可升高。

5' 核苷酸磷酸二酯同工酶 V（5' - NPD - V）：原发性肝癌 70% 阳性，转移性肝癌 80% 阳性。

铁蛋白（Ferritn）：正常值 10 ~ 200μg/L，肝癌中升高占 76.3%，有报道在 AFP < 400μg/L 的肝癌病例中，70% 铁蛋白 > 400μg/L。从以上介绍不难看出，除 AFP 外，目前常用的肝癌肿瘤标志物大多缺乏特异性，但有助于 AFP 阴性肝癌的诊断。

3. 超声检查　自超声显像问世以来，使肝占位性病变诊断取得了很大进展。目前，超声显像在检查小病灶如小肝细胞癌方面已成为不可缺少的手段，并正在继续完善以进一步提高分辨力。超声显像根据肿瘤的形状可分为结节型、巨块型和弥散型三种。①结节型：肿瘤与肝实质分界明显，因此，肿瘤能清晰识别，该型肿瘤可为单发或多发。②巨块型：肿瘤通常较大，直径 5cm 以上，虽然一般瘤体轮廓可辨，但较模糊。③弥散型：瘤体不清晰，边界模糊，肝实质内呈弥散性分布，可看到不均匀、粗糙的异常回声光点。

肝癌的超声回声类型有：①低回声（Low - echo pattern），病灶回声比肝实质为低，常见于无坏死或出血，内质均匀的肿瘤。此型常见于小肝细胞癌、小的转移性肝癌及大的增生结节等。②周围低回声型（low – peripheryechopattern），肿瘤以低回声环与肝实质清晰的分隔，其瘤体内部回声可较周围实质稍高或等同，或者高低混合。③高回声型（high – echo pattern），其内部回声一般比周围实质高，从组织学上可见肿瘤广泛坏死或出血，此型见于有脂肪变性的肝细胞癌。④混合回声型（mixed – echo pattern），瘤体内部为高低回声混合的不均匀区域，可能因在同一肿瘤中出现各种组织学改变所致，此型常见于大肝癌和大的转移性肝癌。超声可显示直径0.3cm的癌结节，直径3～5cm的小肝癌呈圆形或不规则圆形，主要见于结节型肝癌；直径6～7cm的肝癌呈卵圆形团块，多由数个结节融合，边缘可辨认或模糊不清，大于8cm的巨块其形态多不规则；弥漫型肝癌多发生于肝硬化的基础上，肝弥漫性回声增强，呈密集或较密的粗颗粒状中小光点与强回声条索，其间散在多个细小的低回声结节；卫星样结节出现在肝癌大块病灶周围，癌灶部分包膜局部连续中断，有子结节突出；较大的低回声肿瘤边缘呈蚕食状，形态不整。小肝癌的超声表现为圆形、椭圆形，直径在3mn以下的结节，分低回声（77.4%）、强回声（16.2%）和等回声（6.4%）。小肝癌的超声图像特征是癌周围有声晕：①低回声（或相对低、弱回声）型，显示后方回声可增强，低回声中仍有少许强光点；大的低回声结节较少见，生长慢，坏死不明显，有门静脉、小胆管中断现象。②强回声型，显示周围有声晕，边缘不规则，内部回声较肝组织增强。③等回声型，显示肿瘤周围有低回声声晕，厚1～2mm或有薄的完整的包膜，侧方有声影，无内收表现；或后方回声稍强，内部回声不均匀。

4. CT影像　电子计算机断层扫描（computed Tomography，CT）是借助电子计算机重建不同组织断面的X射线平均衰减密度而形成影像。由于CT是逐层次扫描而且图像密度分辨率高，故与常规的X射线摄影相比有很大优越性和特性。在各种影像检查中，CT最能反映肝脏病理形态表现，如病灶大小、形态、部位、数目及有无病灶内出血坏死等。从病灶边缘情况可了解其浸润性，从门脉血管的癌栓和受侵犯情况可了解其侵犯性，CT被认为是补充超声显像估计病变范围的首选非侵入性诊断方法。肝癌的CT表现，平扫表现：病灶几乎总是表现为低密度块影，部分病灶周围有一层更低密度的环影（晕圈征）。结节型边缘较清楚，巨块型和混合型边缘多模糊或部分清楚。有时也表现为等密度块影，极个别可呈高密度块影，衰减密度值与周围肝脏相似的肿瘤，无论肿瘤大小如何均难以为CT平扫所发现。因此，一般需增强扫描，其目的在于：①能更好地显示肝肿瘤；②发现等密度病灶；③有助于明确肿瘤的特定性质。增强表现：静脉注射碘造影剂后病灶和肝组织密度得到不同程度的提高，谓之增强。包括：①动态增强扫描：采用团注法动态扫描或螺旋CT快速扫描，早期（肝动脉期）病灶呈高密度增强，高于周围正常肝组织时间10～30s，随后病灶密度迅速下降，接近正常肝组织为等密度，此期易遗漏；病灶密度继续下降肝组织呈低密度灶，此期可持续数分钟，动态扫描早期增强图易于发现肿块直径小于1cm或1～2cm的卫星灶，亦有助于小病灶的发现。②非动态扫描：普通扫描每次至少15s以上，故病灶所处肝脏层面可能落在上述动态扫描的任何一期而呈不同密度，极大部分病灶落在低密度期，因此病灶较平扫时明显降低。门脉系统及其他系统受侵犯的表现：原发性肝癌门静脉系统癌栓形成率高，增强扫描显示未强化的癌栓与明显强化的血液间差异大，表现条状充盈缺损致门脉主干或分支血管不规则或不显影。少数患者有下腔静脉癌栓形成。肝门侵犯可造成肝内胆管扩张，偶见腹膜后淋巴结肿大、腹水等。肺部转移在胸部CT检查时呈现异常，比X线胸片敏感。

近年来新的CT机器不断更新，CT检查技术的不断改进，尤其是血管造影与CT结合技术如肝动脉内插管直接注射造影剂作CT增强的CTA（CT – Angiography）、于肠系膜上动脉或脾动脉注射造影剂于门静脉期行CT断层扫描（CTAP），以及血管造影时肝动脉内注入碘化油后间隔2～3周行CT平扫的Lipiodol – ct（Lp – CT）等方法，对小肝癌特别是直径1cm以下的微小肝癌的检出率优于CT动态扫描。但上述多种方法中仍以CT平扫加增强列为常规，可疑病灶或微小肝癌选用CTA和CTAP为确诊的最有效方法。

5. 磁共振成像（magnetic resonance imaging，MRI）　MRI可以准确地了解腹部正常与病理的解剖情况，由于氢质子密度及组织弛豫时间T_1与T_2的改变，可通过MRI成像探明肝脏的病理状态。虽然肝组织成像信号强度按所受的脉冲序列而变化，但正常肝组织一般均呈中等信号强度。由于肝的血管系统血流流速快，在未注射造影剂的情况下就能清楚地显示正常肝内血管呈现的低信号强度的结构。肝细胞癌的信号强度与正常肝组织相比按所使用的以获得成像的 MRI 序列而不同，肝细胞癌的信号强度低于正常肝组织用 MRI 成像可以证实肝细胞癌的内部结构，准确显示病灶边缘轮廓，清晰地描绘出肿瘤与血管的关系。由于正常肝组织与肝细胞癌的组织弛豫时间 T_1 与 T_2 的差别较显著，因此，MRI 成像对单发或多发病灶肝细胞癌的诊断通常十分容易。大部分原发性肝癌在 MRI T_1 加权像上表现为低信号，病灶较大者中央可见更低信号区，系坏死液作 p 在 T_2 加权像上多数病变显示为不均匀的稍高信号，坏死液化区由于含水增多显示为更高信号，包膜相对显示为等或高信号，原因是病变内含脂增多。含脂越多在 T_1 加权像上病灶信号越高。少部分原发性肝癌在 T_2 加权像上显示为等信号，容易遗漏病变，因而要结合其他序列综合确定诊断。部分小肝癌（＜3cm）出血后，病灶内铁质沉积，此种病变无论是在 T_1 加权像还是 T_2 加权像上，均显示为低信号。原发性肝癌病变中央区常因缺血产生液化坏死，MRI T_1 加权像上坏死区信号比肿瘤病变更低，在 T_2 加权像上则比肿瘤病变更高。MRI 对原发性肝癌包膜显示较CT 好，由于包膜含纤维成分较多，无论在 T_1 加权像或 T_2 加权像均显示为低信号。尤其是在非加权像上，原发性病变表现为稍高信号，包膜为带状低信号，对比清晰，容易观察。文献报道极少数原发性肝癌病变由于肝动脉和门脉双重供血，在 CT 双期扫描时相中均显示为等密度不易被检出，MRI 由于其密度分辨率高，则可清楚显示病变。

6. 肝血管造影 尽管近年 CT、超声显像和磁共振显像学检查方面有许多进展，但血管造影在肝肿瘤诊断与治疗方面仍为一重要方法。唯有利用肝血管造影才能清晰显示肝动脉、门静脉和肝静脉的解剖图。对 2cm 以下的小肝癌，造影术往往能更精确迅速地做出诊断。目前国内外仍沿用 Seldinger 经皮穿刺股动脉插管法行肝血管造影，以扭曲型导管超选择法成功率最高，为诊断肝癌，了解肝动脉走向和解剖关系，导管插入肝总动脉或肝固有动脉即可达到目的，如疑血管变异可加选择性肠系膜上动脉造影。如目的在于栓塞治疗，导管应尽可能深入超选择达接近肿瘤的供血动脉，减少对非肿瘤区血供影响。肝癌的血管造影表现有：①肿瘤血管和肿瘤染色，是小肝癌的特征性表现，动脉期显示肿瘤血管增生紊乱，毛细血管期示肿瘤染色，小肝癌有时仅呈现肿瘤染色而无血管增生。治疗后肿瘤血管减少或消失和肿瘤染色变化是判断治疗反应的重要指标。②较大肿瘤可显示以下恶性特征如动脉位置拉直、扭曲和移位；肿瘤湖，动脉期造影剂积聚在肿瘤内排空延迟；肿瘤包绕动脉征，肿瘤生长浸润使被包绕的动脉受压不规则或僵直；动静脉瘘，即动脉期显示门静脉影；门静脉癌栓形成，静脉期见到门静脉内有与其平行走向的条索状"绒纹征"，提示门静脉已受肿瘤侵犯，有动静脉瘘同时存在时此征可见于动脉期。血管造影对肝癌检测效果取决于病灶新生血管多少，多血管型肝癌即使 20cm 以下或更小亦易显示。近年来发展有数字减影血管造影（DSA），即利用电子计算机把图像的视频信号转换成数字信号，再将相减后的数据信号放大转移成视频信号，重建模拟图像输出，显示背景清晰、对比度增强的造影图像。肝血管造影检查意义不仅在于诊断、鉴别诊断，而且在术前或治疗前用于估计病变范围，特别是了解肝内播散的子结节情况；血管解剖变异和重要血管的解剖关系以及门静脉浸润可提供正确客观的信息。对判断手术切除可能性和彻底性以及决定合理的治疗方案有重要价值。血管造影检查不列入常规检查项目，仅在上述非创伤性检查不能满意时方考虑应用。此外血管造影不仅起诊断作用，有些不宜手术的患者可在造影时立即进行化疗栓塞或导入抗癌药物或其他生物免疫制剂等。

7. 放射性核素显像 肝胆放射性核素显像是采用 γ 照像或单光子发射计算机断层仪（SPECT）近年来为提高显像效果致力于寻找特异性高、亲和力强的放射性药物，如放射性核素标记的特异性强的抗肝癌的单克隆抗体或有关的肿瘤标志物的放射免疫显像诊断已始用于临床，可有效地增加放射活性的癌/肝比；^{99m}Tc － 吡多醛五甲基色氨酸（^{99m}Tc － PMT）为一理想的肝胆显像剂，肝胆通过时间短，肝癌、肝腺瘤内无胆管系统供胆汁排泄并与 PMT 有一定亲和力，故可在肝癌、肝腺瘤内浓聚停留较长时间，在延迟显像（2～5h）时肝癌和肝腺瘤组织中的 ^{99m}Tc － PMT 仍滞留，而周围肝实质细胞中已排空，使癌或腺瘤内的放射性远高于正常肝组织而出现"热区"，故临床应用于肝癌的定性定位诊断，如用于 AFP 阴性肝癌的定性诊断，鉴别原发性和继发性肝癌，肝外转移灶的诊断和肝腺瘤的诊断。由于肝细胞癌阳性率仅 60% 左右，且受仪器分辨率影响，2cm 以内的病变尚难显示，故临床应用尚不够理想。

五、治疗

原发性肝癌是我国常见的恶性肿瘤，近年来诊断和治疗水平有了很大的提高。目前对肝癌的治疗和其他恶性肿瘤一样，采用综合疗法，包括手术切除、放射治疗、化学药物治疗、免疫疗法及中医中药治疗等。一般对早期肝癌采取手术治疗为主，并辅以其他疗法，对暂时不能切除的肝癌可经肝动脉插管化疗栓塞缩小后再切除，明显增加了手术切除率，减少了手术死亡率。因此，如何及时、正确地选用多种有效的治疗方法，或有计划地组合应用，是目前值得十分重视的问题。

1. 手术治疗　目前全球比较一致的意见是：外科手术切除仍是治疗 HCC 的首选方法和最有效的措施。现代科技的高速发展，带动了外科技术的迅速进步，也使人们对肝癌切除概念不断更新。当今的肝脏外科已不存在手术禁区。肝脏外科手术治疗将在下一节介绍。

2. 导向化学药物治疗及栓塞疗法　近年来，原发性肝癌的诊断和治疗由于基础和临床研究的不断进步，已取得了突破性进展。经过积极合理的综合治疗，使肝癌治疗水平又上了一个新台阶，确切地说，不能切除的肝癌通过导向化学药物治疗缩小后可再切除。另外，联合药物化疗研究的结果颇令人乐观。

（1）经肝动脉化疗（TAI）和栓塞（TAE）治疗肝癌：正常肝脏血供 25%～30% 来自肝动脉，70%～75% 来自门静脉，而肝癌的血供 90%～99% 的来自肝动脉。因此，栓塞后肝癌的血供可减少 90%，致使肿瘤坏死、液化、缩小，获得良好的疗效。肝动脉化疗栓塞术被公认为非手术治疗的首选方法，主要适用于不能切除的肝癌，特别是以右叶为主，或术后复发而无法手术切除者。对于不能根治切除的肝癌，经多次肝动脉化疗栓塞治疗后，如肿瘤明显缩小，应积极争取及时手术切除，使患者获得根治的机会。对于可一期根治性切除的肝癌，特别是直径小于 5cm 单个结节的肿瘤，宜积极予以及时手术切除，一般可不考虑术前应用肝动脉化疗栓塞。在切除术后辅以肝动脉化疗栓塞为主的综合治疗可清除可能残存的微小病灶并预防术后的复发。鉴于肝癌存在多中心发生及高复发率，肝癌根治性切除术后采用积极的干预，治疗，预防术后复发是提高肝癌疗效的重要手段。肝癌根治性切除术后可采用多种方法的综合应用以预防复发。其中肝动脉化疗栓塞是切实可行的手段，其主要作用是进一步清除肝内可能残存的肝癌细胞，降低复发高峰期的复发率。肝动脉化疗栓塞对播散卫星灶和门静脉癌栓的治疗有一定限度，更难控制病灶的远处转移。为了达到长期防治的目的，需与其他治疗方法特别是生物治疗联合应用，以期在肝癌切除术后充分调动机体的生物学抗肿瘤机制，消灭残存的肿瘤细胞，并进一步阻断肝癌的复发。

1）联合化疗：常用药物为 5-氟尿嘧啶、丝裂霉素、阿霉素、顺铂等。经临床观察，联合药物化疗优于单一用药化疗，证明联合用药有增效作用。局部化疗优于全身化疗。近年来，用微型血管化疗泵植入皮下，间歇性化疗药物注射也获得了满意的疗效。

2）TAE：是在肝动脉造影技术进步的基础上开展的，采用 Seldinger 技术，将导管超选择性地置入肝左、右动脉内进行栓塞、化疗。TAE 具有以下的优点：①同时进行肝动脉造影，以明确病灶的部位、范围，发现 B 超、CT 不能发现的病灶和病灶血供来源，因肿瘤的血供可来源于迷走动脉，如肠系膜上动脉（多数为肝右叶肿瘤）、胃十二指肠动脉（多数为肝左叶肿瘤）。②选择适应证范围较宽，对较晚期的病例或肿瘤累及全肝或门静脉肝内有癌栓尚可进行 TAE 治疗。③同时可以进行化疗，使用针对肿瘤细胞不同周期有效的抗癌药物且高浓度地达到肿瘤部位，较全身化疗药物的浓度可提高 2～3 倍，且不良反应明显降低，其疗效更佳。较常用的是碘油类和碘化油或碘苯酯，可以选择地滞留在肿瘤血管甚至卫星结节的肿瘤血管内，保留时间在半年以上，达到长期栓塞和阻止侧支代偿形成的良好效果。

（2）门静脉化疗：由于门静脉血供在肝癌生长中的重要作用及肝癌细胞对门静脉系统的易侵入性，经门静脉注入化疗药物可选择性进入并作用于肿瘤生长最活跃的细胞，抑制癌细胞增生，控制肿瘤生长。在肝癌伴有门静脉癌栓的情况下，门静脉化疗更有其特殊重要的价值。在肝动脉阻断的情况下，随着门静脉对肿瘤血供的代偿性增加，经门静脉注入的化疗药物能更多地进入肿瘤组织。此外，化疗药物在低压、低流速的门静脉系统中缓慢流动，增加了肿瘤细胞接触化疗药物的时间，使药物在局部停留得更久。虽然有研究证明，肝动脉化疗时，对药物摄取远高于门静脉化疗，但是在肝动脉血流阻断的情况下，经门静脉化疗能显著地提高疗效。

（3）经化疗泵化疗和栓塞治疗肝癌：化疗泵是一种植入式药物输注系统，其基本设想在于让抗癌药物有选择性、高浓度、大剂量地进入肿瘤组织，从而提高抗癌效果，减少毒副作用。皮下植入式输液器（化疗泵的前身）于1970年由Blackshear首先设计研制，70年代后期应用于临床。我国于20世纪80年代中期研制成功，继而应用于临床，目前已广泛应用于中晚期肿瘤的治疗，获得了较好效果。化疗泵的应用范围较当初明显扩大，可用于：①肿瘤的化疗。②通过化疗泵注入栓塞剂（主要是液态或末梢性栓塞剂，如碘化油），栓塞肿瘤供血血管。③通过化疗泵注入免疫调节剂，对肿瘤进行免疫治疗。④通过化疗泵注入造影剂进行肿瘤血管造影。⑤通过化疗泵注入镇痛药物用于晚期肿瘤的镇痛。化疗泵已广泛应用于多种肿瘤的治疗，如肝癌、乳腺癌、胃癌、胰腺癌和直肠癌等。其中，最常应用于肝癌的治疗。在肝癌的治疗中，化疗泵植入途径可分为肝动脉、门静脉和肝动脉－门静脉双途径。一般在术后两周开始灌注化疗。术中也可化疗一次。若肝动脉与门静脉同时置泵时，注药化疗可同时进行也可交替进行。

3. 射频消融术（Radio Frequency Ablation，RFA） RFA引入我国只是近几年的事，但早在20世纪80年代中期，日本学者就已将其应用于临床。只不过当时是单电极，肿瘤毁损体积小，疗效也欠佳。经过改良，RFA双电极、伞状电极、冷却电极、盐水增强电极等陆续面世，使RFA在临床上的应用有了质的飞跃。其治疗原理为：插入瘤体内的射频电极，其裸露的针尖发出射频电流，射频电流是一种正弦交流电磁波，属于高频电流范围。此电流通过人体时，被作用组织局部由于电场的作用，离子、分子间的运动、碰撞、摩擦产生热以及传导电流在通过组织时形成的损耗热，可使肿块内的温度上升到70～110℃，细胞线粒体酶和溶酶体酶发生不可逆变化，肿瘤凝固性坏死。同时为了防止电极针尖部周围组织在高温下碳化影响热的传导，通过外套针持续向针尖部灌注冰水，降低其温度，以扩大治疗范围和增强疗效。对于肝癌合并肝硬化者，由于肝纤维组织多，导电性差，热量不易散发，可形成"烤箱效应"，所以RFA治疗原发性肝癌的疗效好于继发性肝癌。RFA的最佳适应证为直径≤3cm病灶，少于5个的肝血管瘤患者和原发性、继发性、术后复发性肝癌患者，特别是肿瘤位于肝脏中央区、邻近下腔静脉或肝门的肿瘤，肝功能不低于Ⅱ级，患者一般情况尚可。由于RFA有多电极射频针，实际上对肿瘤直径在5cm左右的患者也可进行治疗。每周治疗一次，每次治疗1～3个病灶，每个病灶治疗12～15min。肝癌治疗方面，RFA治疗后肿瘤的完全凝固坏死率为60%～95%，肿瘤直径越小者完全坏死率越高。目前报道RFA治疗的最大肿瘤为14cm×13cm×13cm。多数临床病例报道RFA治疗后1、3、5年生存率不亚于手术组，且术后复发率显著低于手术组。另外，较RFA先应用于临床的经皮激光治疗和经皮微波固化治疗，其治疗原理与RFA相似，都是使肿瘤组织产生高温，形成坏死区。但插入瘤体内的光纤和微波电极周围组织，在温度升高后常伴随组织碳化，阻止了能量的输出，无法达到使肿瘤全部坏死的效果。两者治疗的适应证与RFA相似。RFA以其适用范围广、痛苦小、安全、疗效可靠、可反复治疗，甚至可以在门诊进行治疗而成为微创治疗的新兴生力军。而经皮激光治疗和经皮微波固化治疗在肝脏外科中的应用似趋于冷落。但RFA治疗费用昂贵，并且难以与手术治疗的彻底性和PEI的普及性相比，还有待于进一步发展和完善。

4. 冷冻治疗 1963年Cooper首先报道采用液态氮冷冻治疗恶性肿瘤。1972年Southam发现冷冻治疗肿瘤能够使患者获得对该肿瘤细胞的特异的免疫性，从而确立了冷冻治疗后产生免疫功能的设想。随着冷冻设备和技术的进步，近十几年来，冷冻治疗外科有了很大的发展。目前的冷冻治疗已经不仅广泛应用于各种体表的良性肿瘤的治疗，还广泛地应用于内脏的良恶性肿瘤的治疗。如胃癌、肺癌，直肠肛管癌和肝癌等。冷冻不仅能直接杀伤肿瘤组织细胞，而且还可以产生免疫效应。冷冻肿瘤细胞坏死后，可产生特异性肿瘤抗原，刺激机体产生特异抗体，通过抗体肿瘤细胞的免疫反应消灭残留的癌细胞。肝癌冷冻治疗常用的制冷剂有液氮（－196℃）、二氧化碳雾（－78℃）、氟利昂及氧化亚氮（笑气）等。目前最常用的制冷剂是液氮。液氮无色，无味，不易燃，易操作，它的气体无毒，无刺激性。是否能达到对全部肿瘤的有效低温是能否彻底杀死肿瘤细胞的关键。一般认为 -40℃ ~ -60℃ 足以杀死肝癌细胞，而 -20℃ 则未能杀死肿瘤细胞，从而使肿瘤周边部位术后肿瘤复发。肝癌的冷冻治疗一般采用液氮冷冻治疗机，先选择合适的探头（根据肿瘤大小和部位），将冷冻探头刺入病灶内至适当深度，降低冷冻探头的温度至最低点，使肿瘤组织冷冻成固形冰块，达到所需要的范围。如有可能，应先阻断肿瘤区的血液供应，然后冷冻，如此即可避免肿瘤的血行扩散，易于使肿瘤组织制冷，且不至于引起全身温度过于降低。能否将肿瘤细胞彻底地冷冻致死是冷冻治疗肿瘤成功的关键。因此医生应熟悉达到冷冻坏死的各种因素及其过程，才能根据肿瘤的大小、部位和组织类型等进行冷冻治疗。动物实验和临床研究表明，快速冷冻和缓慢复温的模式对组织细胞具有最大的破坏力。多次冻融比单次冻融的效果好。降温速度应为每分钟100℃左右的梯度差急速冷冻，复温速度则应以每分钟 1 ~ 10℃ 的温度梯度缓慢复温。在这种条件下，对组织细胞的破坏程度最大。冷冻时间应为每次 5 ~ 15min。

5. 免疫治疗　1970年Burnet提出肿瘤免疫监视概念以来，世界各地纷纷开展肿瘤免疫治疗实验的研究和临床观察。经过20多年的研究，基本上一致认为肿瘤的免疫治疗对消灭残癌，减少复发，改善机体的免疫状态有发展前途。目前，免疫治疗原发性肝癌有前途的方法还是非特异性免疫治疗。非特异性免疫治疗肿瘤的基本原则是：①提高机体免疫功能。②调节机体免疫状态，使其恢复正常。③用单克隆抗体等免疫手段结合药物或毒素进行治疗。免疫促进剂或调节剂种类繁多，如卡介苗、短小棒状杆菌等微生物制剂，或转移因子、干扰素肿瘤坏死因子以及白细胞介素 -2（IL -2）等生物制剂。近年国内外对肝癌的免疫治疗，采用一种过继性免疫疗法，即将肿瘤患者的淋巴细胞经淋巴因子 IL -2 诱导，再经体外培养诱导为非特异性杀伤细胞，然后，将这种淋巴因子激活的杀伤（LAK）细胞回输给患者。Rosenberg 等报道 LAK 疗法对肝癌尤其有效。

从免疫治疗原发性肝癌的资料分析，归纳如下：①原发性肝癌除其他治疗手段外，辅以免疫治疗有很大的帮助。②免疫治疗中的非特异性免疫治疗有发展前途，如干扰素、肿瘤坏死因子以及 IL -2。③利用肝癌细胞的单克隆抗体结合化疗和毒素局部使用。④中草药的免疫促进及调节还应进一步地研究。

6. 酒精瘤内注射治疗（PEI）　对无法手术切除的原发性肝癌，可在 B 超引导下用无水酒精注射治疗，这是一种安全有效的方法。

（1）适应证：无水酒精适用于肿瘤直径小于 2cm 的肝癌，结节总数不超过 3 个的小肝癌患者。直径 3cm 以上的肝癌常有肿瘤包膜浸润或血管侵犯，可以获得满意疗效。

（2）术前准备

1）应详细了解肝肿瘤的位置、大小、包膜与血管、胆管的关系，肝外血管侵犯和肝外转移情况。

2）术前检查肝、肾功能、出凝血机制。

（3）操作方法

1）操作设备：①超声导向设备，选用有导向穿刺装置的超声探头。②22 号穿刺细针或 PTC 细针。③99.5% 以上的纯酒精、局麻药等。

2）操作步骤：①在 B 超引导下反复取不同方向体位比较，选择适宜穿刺部位穿刺进针点。②常规消毒铺巾。③穿刺针刺入皮内后在超声引导下向肿瘤部位穿刺，抵达肿瘤后拔出针芯，接上无水酒精注射器，注入无水酒精。较大的肿瘤可采用多方向、多点、多平面穿刺，注射操作者感到注射区内部有一定压力乃停止注射，退出穿刺针。为避免无水酒精沿针道溢出刺激腹膜产生一过性疼痛，可在退针时注入局麻药 2 ~ 3mL 以减轻或防止疼痛。④酒精注入剂量：2cm 以内的小肿瘤，一般 2 ~ 5mL；直径 3cm 以上的肝癌，每次 10 ~ 20mL。每隔 4 ~ 10 天，一般 7 天一次。如体质较好可以耐受者，可每周 2 次，一疗程 4 ~ 6 次。无水酒精注射后副作用少，有一过性局部灼痛，半数患者注射当天有低至中等发热。梗阻性黄疸患者穿刺易损伤胆管引起胆汁外漏，或穿刺后出血。近来随着超声设备不断地更新，技术操作水平的提高，超声介入治疗正向新的高度发展，已不仅限于瘤内酒精注射方法，改进瘤内应用药物也多样化。经皮醋酸注射（PAI）和经皮热盐水注射（PSI）都是自 PEI 衍生出来的治疗方法。前者杀灭肿瘤的原理亦是使细胞蛋白质变性、凝固性坏死，但醋酸在瘤体内的均匀弥散优于无水酒精；后者的治疗原理是利用煮沸的生理盐水直接杀灭肿瘤细胞，而热盐水冷却后成为体液的一部分，相对于无水酒精和醋酸无任何毒副作用。两者治疗的适应证与 PEI 相似。虽然有资料称 PAI 和 PSI 的疗效好于 PEI，但目前尚缺少它们的大宗临床病例报道，其近、远期疗效有待进一步观察。

7. 中医中药治疗　我国已普遍开展中医中药治疗原发性肝癌。在临床上运用更多的是中医辨证施治，根据肝癌患者的主征、舌苔、脉象，运用祖国医学的理论进行辨证，从整体观念出发，采用扶正培本为主，着重调动机体的抗病能力，比较注意处理如局部与整体，扶正与祛邪关系的治疗原则，经探讨初步发现，中药仍以采用健脾理气药物为好。对不能切除的肝癌，我们采用中药和化疗相结合，使肿瘤在一定程度上受到抑制，发展缓慢。中药治疗肝癌有一定的前景，但目前仍处于探讨阶段。

（刘永强）

第十章

胆道外科

胆道系统的功能是将肝所产生的胆汁输送至十二指肠。胆道起于毛细胆管，其终末端与胰管汇合，开口于十二指肠乳头，外有 Oddi 括约肌围绕。

（一）肝内胆管

起自毛细胆管，汇集成小叶间胆管，肝段、肝叶胆管及肝内部分的左右肝管。肝内胆管和肝内肝动脉、门静脉及其各级分支的分布和走行大体一致，三者同为一结缔组织鞘（Glisson 鞘）所包绕。

（二）肝外胆管

左、右肝管出肝后，在肝门部汇合形成肝总管。肝总管直径为 0.4~0.6cm，长约 3cm，最长可达 7cm，其下端与胆囊管汇合形成胆总管。胆总管向下走行于肝十二指肠韧带的游离边缘，进入十二指肠降部，开口于十二指肠乳头。胆总管一般为 5~7cm，可分为十二指肠的上部、十二指肠的后部、胰腺部以及十二指肠肠壁部四部分。十二指肠上部胆总管直径正常为 5~12mm，如超过 12mm，一般为病理状态。

（三）胆囊

胆囊位于肝下面的胆囊窝内，形似梨状，宽 3~5cm，长 7~10cm，容量为 30~60mL。胆囊分为底、体、颈三部分。胆囊颈部呈膨大或为 S 形弯曲，有时在胆囊颈部呈袋样凸出，称胆囊壶腹。胆囊颈部下接胆囊管。胆囊管与胆管连接的部位和方式有许多变异，行胆囊切除术时要注意辨认，防止误伤胆管。由胆囊管、肝总管与肝的脏面之间形成的三角被称为胆囊三角（Calot's triangle），该三角内通常有胆囊淋巴结；胆囊动脉常走行于该三角内。

（四）胆汁的贮存与排出

胆囊能够贮存胆汁，分泌、吸收胆汁成分及通过收缩运动向肠内输送胆汁。在消化期间，胆道括约肌处于收缩状态，胆道末端的阻力增高，由肝持续分泌的胆汁不易流入肠道。当胆总管内压高于胆囊内压 0.98~7.84kPa（10~80mmH$_2$O）时，胆汁即进入胆囊，随着胆囊的充盈扩张与囊内压增加，胆囊壁的跨壁压与张力升高。在正常情况下，空腹时胆囊内压约为 9.8kPa（100mmH$_2$O），当其与胆道括约肌的张力相等或超过时，由肝生成的胆汁慢慢流入肠道。进食后，由于食物尤其是脂类和高蛋白成分及胃酸进入十二指肠，随着胆囊收缩素、促胰液素等的释放，可以引起胆囊收缩，而使胆囊内压高达 15.7~29.4kPa（160~300mmH$_2$O），由于此时伴随着胆道括约肌的开放，于是胆汁被大量驱送入肠。

第一节　胆道疾病特殊检查法

随着科学技术的进步，胆道疾病的诊断有了明显改善。目前常用的特殊检查主要有：

（一）B 超检查

B 超是一种无创、经济的检查方法，在胆道疾病的诊断中起着重要作用。该项检查不仅能够清楚地显示胆囊的形状、大小、有无畸形、结石、炎症及肿瘤等，还可观测肝内外胆管，了解肝内外胆管有无扩张、梗阻，并能判断造成梗阻的原因等。超声检查对胆囊结石的诊断率可达95%以上，目前已成为胆道疾病首选的影像学检查法。但超声检查不能穿透气体、骨质或厚层的脂肪组织，因此对某些部位的检查受到一定的限制。其对胆总管内结石的诊断正确率只达到50%左右，原因就是对胆总管下端的检查往往受到肠腔内气体的影响。

（二）CT、MRI 或磁共振胆胰管造影（MRCP）

具有成像无重叠，对比分辨力高的特点。能清楚显示肝内外胆管扩张的范围和程度，结石的分布，肿瘤的部位、大小，胆管梗阻的水平，以及胆囊病变等。CT 及 MRI 检查无损伤、安全、准确，但费用高。

（三）静脉胆道造影

常用30%或50%的胆影葡胺，该药经静脉内注射后，约有90%经肝从胆汁排出，10%通过肾排出。静脉胆道造影的结果，常受肝功能状态的影响，血清胆红素在2mg/dl以上者，胆道的显影率很低。由于其低显影率和低分辨率，目前此项检查多已为PTC、ERCP等方法所代替。

（四）术中、术后胆道造影

术中胆道造影是胆道直接造影的一种方法，可以了解胆管的解剖关系、结石的位置和数量、胆管是否存在狭窄以及胆总管出口是否有病变等。造影剂的浓度以20%左右为宜。经胆囊管插管法是胆总管切开探查前常用的胆道造影方法，可了解胆管的解剖有无异常，预防医源性胆管损伤，同时它对是否要切开胆总管探查提供了重要依据。经T形管法是胆管切开探查、清除结石等术后预防残余结石和了解胆总管出口是否通畅的有效措施之一。

（五）术中术后胆道镜检查

术中或术后经切开的胆总管置入胆道镜，可直接观察胆管内病变情况，如有结石可以取出，如发现可疑病变可取活检送病理检查。术中胆道镜的应用，其意义在于了解肝内胆道的情况，改写了传统的用手触摸的诊断方法。如患者有术后残余结石，待术后6周经T管窦道取石，可避免再次手术。

（六）经皮肝穿刺胆道造影（PTC）

在B超引导或电视监视下用细针穿刺，注入造影剂使胆管显影。它可以鉴别内外科黄疸，检查梗阻性黄疸的梗阻部位和性质，检查胆管结石的数量和位置等，如为梗阻性黄疸还可经穿刺部位置管行胆道引流，以减轻黄疸。做PTC时应注意避免发生胆瘘、出血及胆管炎等。

（七）经十二指肠镜逆行胰胆管造影（ERCP）

经十二指肠镜逆行胰胆造影术，首先可通过十二指肠镜观察十二指肠乳头有无病变，然后可插管注入造影剂，可显示胆管和胰管，对于胆管有无狭窄性病变，有无结石，有无胰腺炎或胰腺肿瘤的诊断均有重要意义。ERCP的主要并发症是急性胰腺炎及诱发急性化脓性胆管炎。经十二指肠镜乳头肌切开EPT是在ERCP的基础上，发现有结石后通过十二指肠镜置入一个线状切开口，于胆总管开口11点处，经高频电凝电切，再用取石网伸入到胆总管内将结石取出，EPT是典型的内镜外科手术。

（八）选择性肝动脉造影及门静脉造影

选择性肝动脉造影对于判断胆道出血的部位有一定帮助。门静脉造影可了解肝门部胆管肿瘤与门静脉的关系，以确定手术切除肿瘤的可能性。选择性动脉造影也广泛应用在治疗肝动脉出血，可行栓塞法止血，肝肿瘤可栓塞其营养动脉，使肿瘤缩小，以利于手术切除。

（刘永强）

第二节 胆道感染

一、急性胆囊炎

（一）病因与发病机制

急性胆囊炎多是由于胆囊管梗阻，胆囊内胆汁排出受阻，导致胆囊壁急性炎症反应。造成胆囊管梗阻最常见的原因是胆石。此外，胆囊管过长、扭曲、螺旋瓣的异常，炎症水肿或纤维化，肿瘤的内堵外压，蛔虫堵塞等都可引起胆囊管的梗阻。梗阻使胆汁滞留，胆囊胀大，胆囊内压力升高，造成胆囊壁缺血及淋巴回流障碍，从而对化学刺激和细菌感染的抵抗力降低，易于产生急性炎症。急性胆囊炎的早期以化学性炎症为主。化学刺激主要包括高浓度的胆汁酸盐、逆流的胰液和溶血卵磷脂等。细菌感染多继发于上述病变，常见的菌种为大肠埃希菌，其次有链球菌、梭状芽孢杆菌、产气杆菌、沙门菌、肺炎球菌、葡萄球菌等。细菌多从胆道逆行而来，也可经淋巴、门脉或肝动脉到达胆囊。

（二）病理

急性胆囊炎的病理发展过程可分为几个阶段，最初为单纯性胆囊炎。胆囊黏膜水肿、充血及白细胞浸润。以后发展为化脓性胆囊炎，炎症累及胆囊壁全层，水肿增厚，有多量中性粒细胞浸润，甚至出现多数小脓肿，浆膜面有纤维素性渗出物，胆囊腔内可有脓性渗液。病变继续发展称为坏死性胆囊炎，胆囊壁出现局限的坏死灶或出血灶，可发生胆囊穿孔和弥散性腹膜炎。穿孔发生率在2%～5%。如果穿孔前胆囊已被周围器官或网膜包裹，则形成局限性脓肿。如胆囊穿入与之粘连的肠管，则成为胆囊肠管瘘。在上述发展过程的任何阶段，都可因梗阻解除而使炎症消退。

（三）临床表现

主要症状是上腹部或右上腹部疼痛，常发生于进食油腻食物或饱餐之后，可伴有恶心、呕吐。在早期，胆囊管刚开始有堵塞，临床表现持续性胀痛，随后发生胆囊强烈收缩，出现阵发性绞痛。以后随着炎症的发展，则为持续性疼痛阵发性加重。疼痛可放射到右肩部或右肩胛骨下。常有畏寒发热。

主要体征是右上腹压痛和肌紧张，Murphy征阳性。约20%的患者可触及胀大的胆囊或胆囊周围的炎性包块。单纯的胆囊炎一般无黄疸。少数患者出现黄疸，可能是同时有胆总管内结石，或者是结石排入胆总管，也可能是由于急性炎症、水肿，波及肝外胆管而发生黄疸。或是Mirizzi综合征即胆囊结石压迫肝总管并与之相通，如病变继续发展，可形成胆囊积脓、坏死、穿孔，弥散性腹膜炎，出现全身中毒症状。

（四）辅助检查

白细胞计数增高，一般为（10～15）×10^9，急性化脓性胆囊炎或坏死性胆囊炎等严重情况时，白细胞计数可达20×10^9/L以上。AST和ALT升高。血清淀粉酶常呈不同程度的升高，血清碱性磷酸酶亦可升高。

X线平片在少数患者胆囊区显示钙质沉着的结石影。B超检查也可发现胆囊肿大、囊壁增厚、胆石光团及声影、胆囊收缩不良等。CT、MR检查均能协助诊断。

（五）诊断与鉴别诊断

根据症状和体征及影像学检查多可做出诊断，鉴别诊断要考虑急性阑尾炎、胃十二指肠溃疡穿孔、急性胰腺炎、胆道蛔虫症、肝脓肿、肝癌和右肾绞痛等。此外还需与心绞痛、右侧胸膜炎和肺炎等鉴别。

（六）治疗

治疗原则：确诊后应外科治疗，手术时机视具体病情面定，病情轻者可先保守治疗，缓解后择期手术；如病情危重，或已有胆囊穿孔腹膜炎，则应在短时间内积极术前准备尽早手术治疗。

（1）非手术治疗包括禁食、静脉输液维持水、电解质平衡、给予广谱抗生素、应用解痉止痛剂等。该疗法可使部分患者的急性炎症消退。如果腹痛加重、高热不退、黄疸加重、腹部压痛或肌紧张的范围扩大或程度加重，应手术治疗。单纯性胆囊炎多数可经非手术治疗而使急性炎症消退。

（2）急性化脓性胆囊炎或坏死性胆囊炎患者应尽早手术治疗。原则上应行胆囊切除术，但如患者全身情况危重，或局部有严重的充血、水肿、粘连使解剖不清，不便作胆囊切除时，可仅行胆囊造口术作为急救措施，待3个月后手术切除胆囊；或使用超声或CT导引下经皮经肝胆囊穿刺引流术减低胆囊内压，急性期过后再择期手术。

二、慢性胆囊炎

胆囊的急性炎症消退后遗留下来的病理状态，是慢性胆囊炎最常见的类型。慢性胆囊炎常合并于胆囊结石，临床上称之为慢性结石性胆囊炎。胆囊的病理改变可以从轻度的胆囊壁的慢性炎性细胞浸润，直至胆囊的组织结构破坏、纤维瘢痕增生、完全丧失其生理功能或合并有胆囊外的并发症。慢性胆囊炎患者主要表现为上腹隐痛或暖气、饱胀、不能耐受油腻食物等，类似"消化不良"的症状。肩部、腰部有胀痛，有许多患者怀疑自己患胃病而就诊。多数患者有急性胆囊炎反复发作的病史。查体右上腹胆囊区可有压痛。B超检查可发现胆囊壁增厚及胆囊内结石。慢性结石性胆囊炎诊断比较容易，手术切除胆囊效果也很好。

（郭　伟）

第三节　急性梗阻性化脓性胆管炎

急性梗阻性化脓性胆管炎是急性化脓性胆管炎的严重阶段，常伴有休克，是普通外科最重的疾病之一，是胆道良性疾病的主要致死原因。急性梗阻性化脓性胆管炎的特点是胆道梗阻以及反复的胆道内细菌感染。

一、病因

胆道的梗阻与继发细菌感染是发病的两个主要因素。胆道的部分梗阻或完全梗阻常导致细菌的繁殖增快和促使感染的加重。造成胆道梗阻的原因以结石嵌顿最为常见。另外，肝内外胆管的炎症性狭窄亦是导致发生急性梗阻性化脓性胆管炎的重要因素。肝内外胆管的炎症性狭窄与胆结石常是互相依存的，狭窄有利于胆石的形成，结石又造成更多的狭窄。这类狭窄引起的梗阻常是多发性的和节段性的，引流的效果有时不太理想，是急性化脓性胆管炎反复发作或感染不易控制的主要原因。

引起急性梗阻性化脓性胆管炎的细菌主要为革兰阴性杆菌．如大肠埃希菌、变形杆菌、铜绿假单胞菌等，其中以大肠埃希菌最多见。厌氧性细菌感染也较多见。当有厌氧菌及需氧菌混合感染时，病情往往加重。

胰头部或胆管本身的肿瘤所造成的梗阻，一般进程较慢，梗阻逐渐加重而不引起感染。但有部分患者行ERCP检查后，发生急性化脓性胆管炎，故在梗阻性黄疸患者，要慎重选择ERCP检查。

二、病理

急性梗阻性化脓性胆管炎的基本病理改变是胆管及肝实质的胆汁淤积和化脓性改变。胆总管常显著扩张、管壁增厚、黏膜充血水肿，黏膜面上常有多数小溃疡。胆管张力增高，胆管内充满脓性胆汁。肝多表现为充血、水肿或脓肿形成而色暗肿大。脓肿或小胆管破裂，或者由于化脓性炎症的直接蔓延，可以引起弥散性腹膜炎或肝周围的局限性脓肿，如膈下或肝下脓肿等。严重的急性梗阻性化脓性胆管炎的死亡原因，多与大量的细菌及细菌毒素从胆汁进入血循环有关。这些患者做血培养时多有与胆汁中相一致的细菌生长。细菌入血与胆道内高压有关。由于大量细菌和毒素进入血内，进一步发展成革兰阴性杆菌脓毒血症、感染性休克和多器官功能衰竭。

三、临床表现

急性梗阻性化脓性胆管炎的典型症状为寒战高热、疼痛及黄疸，临床称之为 Charcot 三联征。如有休克、神经中枢系统受抑制表现，称为 Reynolds 五联征。腹痛常最先出现，位于上腹或右上腹，多为持续性疼痛阵发性加重。随后出现寒战高热，体温常在 39℃ 以上。黄疸于发作后数小时或数日才出现。大部分患者伴有恶心、呕吐，尿深黄。

查体可见巩膜皮肤黄染，于剑突下或右上腹有明显压痛、反跳痛、肌紧张。部分患者可触到肿大的胆囊或肿大的肝并伴有压痛。体温常可达 40℃ 以上，脉率 120～140 次/分，呼吸浅，血压降低。

低血压是此病的一个重要表现，多发生于病程的晚期，在腹痛、寒战高热以后出现，但病情严重者亦可在发病数小时后发生。出现低血压之前，患者常有烦躁不安、脉搏增快、呼吸急促，有时血压可一度略呈升高，随后很快地下降，严重者出现中毒性休克，脉搏弱而快，神志恍惚，烦躁不安，继之可出现发绀、昏迷，可在数小时内死亡。

四、辅助检查

实验室检查，白细胞计数常高于 $20 \times 10^9/L$，其上升程度常与胆道感染的严重性成比例。部分患者血培养有细菌生长。AST 和 ALT 一般都升高。代谢性酸中毒亦较常见。

B 超检查或 CT 扫描有助于了解肿大的肝和扩张的胆管、胆管内有无结石以及是否存在肝脓肿等，是诊断急性梗阻性化脓性胆管炎的有效手段。

五、诊断与鉴别诊断

急性梗阻性化脓性胆管炎的诊断一般并不困难，典型的症状包括三联征（腹痛、寒战高热和黄疸）、四联征（腹痛、寒战高热、黄疸和神志淡漠）、五联征（腹痛、寒战高热、黄疸、神志不清和休克）等。患者常有明显的局部体征。结合实验室和影像学检查结果，一般不难做出诊断。但肝内型胆管炎诊断，因其症状常不典型，梗阻部位较高，腹痛轻，黄疸也不重，无腹膜刺激征，但全身感染症状较明显，应加以注意。

在病变早期要注意与肝脓肿、胃十二指肠溃疡穿孔、阑尾炎穿孔及急性胰腺炎等鉴别。

六、治疗

急性梗阻性化脓性胆管炎是一种非常严重的疾病，随时可因病情的急骤发展而猝死。治疗原则是紧急手术解除胆道梗阻并减压引流。

（一）全身治疗

急性梗阻性化脓性胆管炎患者手术前、手术期间要严密观察病情变化。全身治疗包括禁食、胃肠减压、静脉补液、供给营养、补充电解质和纠正酸中毒、针对胆道感染选用抗生素，并选用肾上腺皮质激素等扩血管药物。

（二）手术主要目的

是解除胆道梗阻，充分引流出瘀滞在胆管内的脓性胆汁，控制感染和抢救休克。手术的方法应简单而有效，简单是指手术只要求达到充分引流的目的。较复杂的手术，对患者创伤大或会加重休克，应尽量避免。有效是指引流必须通畅，能达到减压的目的。胆总管结石者，要取出结石，放置 T 形引流管。肝胆管狭窄者要将引流管放到狭窄的近端，或进行经皮经肝胆管引流术（PTCD）先引流减压胆管，使患者转危为安，再择期手术。胆囊病变为继发，一般不做急诊切除，可留待二期手术处理，胆囊造瘘术常难达到减压胆管的目的，一般不宜采用。

急性梗阻性化脓性胆管炎是良性胆道疾病患者死亡的主要原因，死亡率一般在 25% 左右，在临床工作中应予高度重视。

（郭　伟）

第四节　胆石症

胆石症是我国的常见病之一，其发生率占正常人群的 8%，特别是胆囊结石的发生率呈上升趋势。从胆结石形成的解剖部位来分，有胆囊结石、胆总管结石和肝内胆管结石。结石的成因还不很清楚，可能与胆汁成分的改变以及感染等因素有关。

胆石的主要成分为胆固醇、胆红素、糖蛋白和钙。以胆固醇为主的结石称为胆固醇结石；以胆红素的含量居多者称为胆红素结石；如胆固醇、胆红素和钙三者的含量接近则称为混合结石。

1. 胆固醇结石　大多数见于胆囊内，由于年龄、性别、身体素质、饮食习惯、胆囊功能和胆汁成分的改变等诸多因素的影响，胆固醇、胆汁酸盐和磷脂三者比例失衡，胆固醇沉积析出而形成结石。胆固醇含量 80% 以上，圆形或卵圆形，色淡黄或棕黄，表面色稍深，不易碎，切面往往呈放射状。

2. 胆红素结石　感染和寄生虫可能是形成胆红素结石的始动因素，由于炎症而发生狭窄，造成胆汁瘀滞，是进一步形成结石的重要因素。胆红素结石的外观呈泥砂状，棕黑色，易碎。切面可见到胆红素聚集成团，有的能见到排列呈年轮状，往往在切片中能找到蛔虫外皮或虫卵为其核心。由于含钙较少，X 线检查不显影，胆红素结石多分布于胆管中。

3. 混合结石　该种结石胆固醇与胆红素的含量相差不大，而钙的含量相当高，故 X 线平片能显影。外观色浅黄，较坚硬，呈多面形，表面光滑，切片可见中心呈星状裂隙。60% 发生于胆囊内，40% 在胆管内。

一、胆囊结石

（一）病因与发病机制

胆囊结石的产生主要是代谢紊乱的结果，可能由于胆固醇的合成增加或胆汁酸的合成减少，导致胆汁中胆固醇呈过饱和状态。这种以胆固醇为主的胆囊结石与年龄、性别、肥胖体质、妊娠以及食入胆固醇含量高的饮食等因素密切相关。另外，肝外胆道感染都会影响到胆囊，从而改变了胆汁的酸碱度，并因上皮细胞脱落和炎性细胞的聚积，为胆石的形成提供了核心物质。这种由感染所产生的结石，在胆囊中以混合结石多见。

（二）临床表现

胆囊结石者约 50% 的人在生前并无胆道疾病的症状。部分患者表现为非典型的消化不良症状，如上腹不适、饱胀、嗳气和腹泻等。部分患者因结石嵌入胆囊颈部而发生胆绞痛。发作急剧，呈阵发性，常伴有恶心、呕吐，如合并感染，则表现为急性或慢性胆囊炎。胆囊结石导致 M1irizzi 综合征时可出现梗阻性黄疸。合并有急性炎症者，右上腹可出现压痛、反跳痛和肌紧张。Murphy 征阳性。血常规检查白细胞计数升高，B 超检查可发现胆囊结石和胆囊壁水肿，增厚。

（三）诊断

结合病史、症状、体征及胆囊造影和 B 超检查，胆囊结石有无并发急性或慢性炎症的诊断不难。

（四）治疗

对于有症状的胆囊结石，首选腹腔镜胆囊切除（laparoscopic cholecystectomy，LC）治疗，与开腹胆囊切除相比同样有效，且具有恢复快、损伤小、疼痛轻、瘢痕不易发现等优点。病情复杂或没有腹腔镜条件也可作开腹胆囊切除。如有以下情况时应用胆总管探查术：①有梗阻性黄疸病史；②术中摸到胆总管有结石、肿瘤或蛔虫；③胆总管直径在 1.5cm 以上；④胆总管穿刺抽出脓性或血性胆汁。亦可采用经腹腔镜胆囊切除术。以上方法都可取得满意的效果。

二、胆总管结石

（一）病因与发病机制

胆总管结石可以为原发或继发。原发于胆总管的结石多因胆道感染、梗阻或寄生虫所致；继发性胆总管结石，可来自胆囊或肝内胆管。在大多数情况下，胆总管结石往往与胆囊或肝内胆管结石并存。在我国，胆总管结石的发生率明显高于西方国家。继发于胆囊结石者，结石的结构和成分与胆囊内结石相同。原发于胆道内的结石，多属以胆红素为主的泥沙状结石，多发者常见。胆总管呈不同程度的扩张，重者内径可达3cm以上。肝内胆管亦可扩张，常可继发感染，出现胆管炎，使胆管壁增厚；乳头部反复发炎将引起胆总管的出口狭窄。有的继发胰腺炎。

（二）临床表现

胆总管结石发病时多表现为上腹部偏右侧阵发性绞痛，疼痛剧烈，可以放射到背部或肩胛骨下方，可伴有恶心、呕吐和厌食。如发生梗阻和瘀胆，则出现尿黄、巩膜、皮肤黄染，重者皮肤瘙痒，粪便呈陶土色。继发感染者，可发生急性梗阻性胆管炎。寒战发热，体格检查发现巩膜、皮肤黄染，上腹部压痛，有的出现反跳痛和肌紧张。

（三）辅助检查

尿胆红素阳性。血清胆红素升高，以直接胆红素升高为主，血清碱性磷酸酶和淀粉酶都可升高。B超可发现胆总管扩张和肝内胆管扩张，管壁增厚，部分患者可发现胆总管内结石。ERCP或PTC可发现胆管内结石和胆管扩张。核磁胆道成像也可做出诊断。

（四）诊断

根据上述资料，胆总管结石的诊断不难。发病时应注意与胃十二指肠溃疡穿孔及急性胰腺炎等病鉴别。

（五）治疗

主张行外科疗法。原则是：尽可能手术中取净结石，去除感染病灶，术后胆管引流通畅。

部分患者可经十二指肠镜做Oddi括约肌切开，用取石网将胆总管结石取出，并能缓解胆道梗阻。

合并急性梗阻性胆管炎者，虽无急性感染但黄疸进一步加重者、结石较大者、同时有胆囊结石胆囊炎者都应采用手术疗法。开腹行胆囊切除、胆总管切开取石和"T"形管引流术，或Oddi括约肌成形、胆肠吻合术。术中应常规行胆道造影或胆道镜检查，以减少残余结石的发生率。近来出现了经腹腔镜完成上述手术的新方法，应予重视。"T"形管可在术后2~3周拔除，拔管前常规做X线造影检查，如有残留结石，可行经"T"形管窦道胆道镜取石；如无残石及其他异常方可拔管。

三、原发性肝内胆管结石

原发于肝内胆管的结石，在我国比较多见。据报道，约占胆道结石15%~45%，而在西方国家则报道甚少。肝内胆管结石治疗困难，常须多次手术，而仍免不了复发，最后，很多患者发展成胆汁性肝硬化。

（一）病因与病理

肝内胆管结石几乎全是胆红素钙结石，主要化学组成为胆红素、胆固醇、脂肪酸及钙等。结石深棕色，质软而脆，有时呈泥沙状。因其含钙成分很少，故为X线下透光结石。肝内胆管结石存在于扩大的胆管之内，胆管之远端往往有一狭窄。结石可以存在于双侧肝内胆管，也可只限于一侧，左侧较右侧为多。这与左肝管与肝总管之间角度较右肝管的角度小有关，感染与胆汁瘀滞是发生肝内胆管结石的重要因素。胆管某处狭窄，造成胆汁引流不畅，可能也与结石的形成有关。

（二）临床表现

肝内胆管结石往往并发胆总管结石，因此，临床表现与胆总管结石相似；多表现为急性胆管炎。

如为单纯肝内胆管结石，则有其临床特点，疼痛多呈持续性隐痛或胀痛，左侧肝内胆管结石因肝周炎而放射至左肩左背，右侧结石则放射至右肩右背。单侧肝内胆管结石不一定发生黄疸。有的肝内胆管结石患者疼痛不明显，而寒战发热很严重，周期性发作。该病患者全身情况比较严重，容易有重症胆管炎表现，且急性发作后恢复较慢。检查时，肝区叩痛明显，肝大明显，且常为不对称性肿大。后期患者有肝硬化、门脉高压症的表现。

（三）诊断

B 超检查是首选的检查方法，有些患者可进一步做 PTC 或 ERCP、胆道磁共振成像检查，了解肝内胆管结石的数量、分布、肝内胆管的扩张与狭窄，对治疗方法的选择很有帮助。

（四）治疗

肝内胆管结石需要外科手术治疗。手术原则是要解除梗阻、清除病灶和通畅引流。常用的有以下几种手术方式。

（1）胆管探查、"T"形管引流术：多用于初次手术者以及急诊患者条件较差的病例。手术中和术后应配合胆道镜取石或相应的疗法。

（2）胆肠吻合术基本的术式是用狭窄近端的胆管与空肠行 RouxY 吻合。可将吻合口近端肠管置于皮下，建立皮下盲袢，以后可经过该盲袢，用胆道镜取石或行其他疗法。

（3）肝叶切除对于结石位于一侧肝叶内，不易清除，而肝实质又纤维化者，可作肝叶切除。

（4）术后经"T"形管窦道胆道镜取石肝内胆管结石常术中一次取不净，待术后 6 周经"T"形管窦道取石，可以多次取石，每次取石间隔应 1~2 周，该方法不仅可以取出肝内胆管结石而且还可保全肝，使肝不被部分切除。

（5）肝移植，肝内结石伴发肝硬化晚期可考虑肝移植。

（郭　伟）

第五节　胆道肿瘤

一、胆囊肿瘤

（1）胆囊良性肿瘤主要包括有蒂的胆囊息肉和无蒂的黏膜肿瘤。胆囊息肉可单发，但常呈多发性，包括炎症性息肉和增殖性息肉。有人将胆囊息肉分为肌腺瘤病性息肉、胆固醇性息肉、腺瘤样息肉和乳头状瘤性息肉。胆囊无蒂的黏膜肿瘤很少见，包括腺瘤、乳头状瘤、纤维腺瘤和神经瘤。胆囊上皮息肉中有一定的恶变率。

胆囊良性肿瘤的主要症状与慢性胆囊炎相似，有些人无任何不适。B 超是诊断胆囊良性肿瘤的重要手段。但无法确定良性或恶性，胆囊切除术是其治疗方法。

（2）胆囊恶性肿瘤主要为腺癌，多发生在 50 岁以上的中老年人，女性多于男性。胆囊癌的病因尚不清楚，有人认为胆囊结石的长期慢性刺激和结石对胆囊黏膜的损害可能是重要因素。胆囊癌的恶性程度很高，生长快，转移早。约有一半患者的肿瘤会侵犯胆总管而引起梗阻性黄疸。

胆囊癌的临床表现主要有中上腹及右上腹疼痛，黄疸和体重减轻等。有的患者可在右上腹扪及坚硬的肿块。如肿瘤侵犯十二指肠，还可出现幽门梗阻的症状和体征。

胆囊癌的诊断主要依据 B 超和 CT 检查，可以提供原发病灶的大小、肿瘤侵犯的范围及有无肝内转移及远处转移等资料。

胆囊癌的治疗主要采用手术疗法。一般主张行胆囊切除、胆囊周围的肝组织局部切除，并清扫胆囊淋巴引流区和肝十二指肠韧带内的淋巴脂肪组织。如病变已属晚期，转移至胆管和肝内，可行姑息性手术、胆管引流术、ERCP 等。胆囊癌的预后很差，80% 的患者在一年内死亡。化疗、放疗能减轻患者痛苦，延长生存期。鉴于胆囊癌与胆囊结石有密切关系，对胆囊结石患者及早手术，有预防癌变的意义。

二、胆管恶性肿瘤

原发性胆管癌主要指左右肝管、肝总管、胰腺上胆总管和胆总管末端的原发性恶性肿瘤。一般将肝内小胆管发生的胆管细胞癌归入原发性肝癌，将胆总管末端癌肿归入壶腹周围癌中加以讨论。

近年来胆管癌的发生似有增多的趋势，但病因不清。原发性硬化性胆管炎、胆石症与本病有一定关系；先天性胆管扩张症癌变机会较高；不切除囊肿仅囊肿肠管内引流后，癌变率更高，可达80%左右。胆管癌可发生在胆管的各个部位，发生在左右肝管交叉处最多见，病理多为分化较好的腺癌，少数为未分化癌和乳头状癌等。胆管癌可为局限性结节，但弥漫性浸润比较多见，癌肿往往在胆管壁内向上、下方扩散生长。多数肿瘤生长缓慢，逐步侵犯肿瘤周围组织。

胆管癌多发生于老年男性，主要表现为进行性梗阻性黄疸，常伴有皮肤瘙痒，上腹胀痛和体重减轻，尿深黄，粪便灰白色。少数患者出现发热、寒战、恶心、呕吐等症状。体检可扪及肿大的肝。由于胆管癌多发生于左右肝管交叉处，故胆囊多不肿大。

B超和CT检查能提供有意义的资料，如果能做PTC和ERCP，胆道磁共振成像检查则更能确定肿瘤的位置和范围。选择性动脉造影对肿瘤的诊断及判断肿瘤与周围血管的关系，有一定的帮助。

胆管恶性肿瘤的治疗主要是外科手术治疗。手术原则是切除肿瘤，解除梗阻。肝门部胆管癌手术切除率不高。术中探查如能切除，则应尽可能广泛地切除肿瘤，并可切除部分肝门部肝组织，然后行胆管空肠RouxY吻合术。如果肿瘤不能切除，则应设法通过狭窄部位做内引流或外引流术，以减轻或缓解胆道梗阻，达到减黄，改善肝功能，延长患者寿命的目的。

（郭　伟）

第十一章

胰腺外科

第一节　急性胰腺炎

一、概述

急性胰腺炎是外科临床常见的急腹症之一，从轻型急性胰腺炎到重型急性胰腺炎，由于两者严重度不一，所以预后相差甚远。在急性胰腺炎中，约80%左右为轻型胰腺炎，经非手术治疗可以治愈。而另20%的重型胰腺炎由于起病骤然、病情发展迅速，患者很快进入危重状态，往往在数小时至数十小时之内产生全身代谢紊乱、多脏器功能衰竭并继发腹腔及全身严重感染等，即使给予及时治疗（包括外科的干预），仍有30%左右的死亡率。因此，虽然目前对急性胰腺炎的病情发展和病程转归有了一定的认识，治疗手段也有显著进步，但对于重症急性胰腺炎的发病机制、病情变化规律及治疗方法仍存在较多的难题，有待我们去解决。

二、病因与发病机制

急性胰腺炎是指胰腺消化酶被异常激活后对胰腺本身及其周围脏器和组织产生消化作用而引起的炎症性疾病。到目前为止对于急性胰腺炎的发病机制仍未完全清楚，基本原因与Vater壶腹部阻塞引起胆汁反流入胰管和各种因素造成胰管内压力过高、胰管破裂、胰液外溢等有关。急性胰腺炎发病因素众多，胆道疾病、酗酒、高脂血症和医源性创伤都可以诱发胰腺炎，其中，最常见的病因是胆道疾病，其次，则是酗酒及医源性的创伤包括手术损伤、内镜操作等。近年来，高脂血症诱发的急性胰腺炎逐渐增多。其他的病因还有外伤、十二指肠病变如十二指肠憩室、高钙血症、药物因素（如他莫昔芬、雌激素等）的诱发，以及妊娠等。另外，有少数急性胰腺炎找不到原因，称特发性胰腺炎。

急性胰腺炎是因胰腺分泌的各种消化酶被各种因素异常激活，导致对胰腺组织本身及其周围脏器和组织产生消化，即"自我消化"作用。正常情况下，胰腺腺泡分泌的消化酶并不能引起自身消化，主要是有一系列的保护机制运作：①胰腺导管上皮有黏多糖保护。②胰酶在胰腺内主要以胰酶原的形式存在，胰酶原是没有活性的。③各种胰酶原以酶原颗粒的形式存在于胰腺腺上皮细胞内，酶原颗粒呈弱酸性，可以保持胰蛋白酶原的稳定形式。④在胰腺实质和胰管之间，胰管和十二指肠之间的胰液分泌压和胆管中的胆汁分泌压之间均存在着正常的压力梯度，维持胰管内胰液的单向流动，使胰液不会发生反流，Oddi括约肌和胰管括约肌也是保证压力梯度存在、防止反流的重要因素。总之，保持胰酶在胰腺内的非活化形式存在是维持胰腺正常运转的关键，任何原因诱发了酶原在胰腺内不适时地激活都将会启动急性胰腺炎的病程。

急性胰腺炎的发病机制复杂，在病情发展过程中，还有新的因素参与，促使病情进一步变化。至今，确切的发病机制尚不完全清楚，目前已了解的发病机制归纳如下。

（一）急性胰腺炎的启动因素

1. 胰酶被异常激活的机制　胆胰管内压力升高和胆汁反流的因素胆管和胰管在解剖学上的特异性

造成胆胰管的压力联动。通常，近 80% 的正常人群存在胆胰管的共同通道。当共同通道受阻时，可造成胆汁反流进入胰管；胰管出口的梗阻也会导致胰管内压力的升高。胆管内的结石梗阻在共同通道的末端，以及胆管癌、胰头癌、十二指肠乳头的病变，十二指肠镜逆行性胰胆管造影（ERCP）都可以导致胆胰管开口的梗阻和胰管内压力的升高。反流进入胰管的胆汁中的游离脂肪酸可以直接损伤胰腺组织，也可以激活胰酶中的磷脂酶原 A，产生激活的磷脂酶 A。它使胆汁中的卵磷脂成为有细胞毒性的溶血卵磷脂，引起胰腺组织的坏死。磷脂酶 A 除作用于胰腺局部，还作用于全身，引起呼吸和循环的功能障碍。弱碱性的胆汁也可以激活胰管内胰酶颗粒中的各种酶原，提前启动了胰酶的活性。胰管内压力的上升还可以破坏胰管上皮，使胰液逆向流入胰腺间质内，被激活的各种胰酶对胰腺组织产生自身消化，导致胰腺的坏死。急慢性的胆道系统炎症也会诱发十二指肠乳头的炎症性水肿、痉挛和狭窄，胆胰管内的压力升高，导致急性胰腺炎。

此外，十二指肠乳头周围的病变（如十二指肠憩室）、十二指肠穿透性溃疡、胃次全切除术后输入襻瘀滞症等都可以造成十二指肠腔内压力的升高，导致十二指肠内容物反流入胰管。因十二指肠内容物中含有肠激酶以及被激活的各种胰酶、胆汁酸和乳化的脂肪，一旦这些内容物进入胰管后，再激活胰管内胰液中的各种胰酶原，造成胰腺组织自身消化，发生急性胰腺炎。

2. 酒精中毒的因素　在西方国家，酒精中毒引起的急性胰腺炎约占总数的 25%。酒精中毒导致胰腺炎的机制尚未完全明确，大致归纳为以下几个方面：①酒精的刺激作用：大量饮酒刺激胰腺分泌增加，同时酒精可以引起 Oddi 括约肌痉挛，这样使胰管内压升高，导致细小胰管破裂，胰液进入胰腺实质，胰蛋白酶原被胶原酶激活，胰蛋白酶再激活磷脂酶、弹力蛋白酶、糜蛋白酶等，导致胰腺自身消化。②酒精对胰腺的直接损伤作用：血液中的酒精可直接损伤胰腺组织，使胰腺腺泡细胞变性坏死，蛋白合成能力减弱。

3. 高脂血症的因素　目前，国内外较为公认的高脂血症导致胰腺炎的机制有以下几点：①甘油三酯的分解产物对腺泡的直接损伤。高脂血症的患者游离脂肪酸产生过多，超出了白蛋白的结合能力，胰腺内高浓度聚集的游离脂肪酸就会产生细胞毒性，损伤胰腺腺泡细胞和小血管，导致胰腺炎的发生。此外，游离脂肪酸可以诱发胰蛋白酶原激活加速，加重腺泡细胞的自身消化和胰腺炎的病理损害。②当血清内血脂 > 2.15mmol/L 时，患者的血液黏滞度增高，Ⅶ因子活性、纤溶酶原激活抑制物活性增高，干扰纤溶，易于形成血栓。高脂血症也会激活血小板，产生缩血管物质血栓素 A_2，导致胰腺血液微循环障碍。而高脂血症中大分子的乳糜微粒可直接栓塞毛细血管，使胰腺缺血坏死。

4. 其他因素　急性胰腺炎的起病因素众多，发病机制也很复杂，目前尚未完全明晰。在不同的国家和地区，主要的发病因素也不相同。除以上较为常见的因素以外，还有暴饮暴食的饮食因素，外伤和医源性损伤的创伤因素，以及妊娠、高钙血症等有关的代谢因素，以及一些药物相关的药物因素、败血症相关的感染因素和精神因素等。

（二）导致急性胰腺炎病变加重的因素

80% 的急性胰腺炎患者属于轻型急性胰腺炎，这些患者保守治疗有效，经自限性的胰腺炎过程，很快能够恢复。但另外 20% 左右的患者，开始就呈现危及生命的临床表现，随着胰腺组织的出血、坏死及后腹膜大量炎性毒素液的渗出，病情急剧加重，全身代谢功能紊乱，出现肺、肾、心、脑多脏器功能障碍并继发局部及全身感染，最终导致患者死亡。是什么原因导致这部分患者病变加重，近年来研究揭示，尽管不同的始动因素诱发了急性胰腺炎，但在启动后的急性胰腺炎的进程上，它的病理生理过程是一致的，导致病变加重的因素也是相同的，而且这些因素又相互交叉、互相作用，使急性胰腺炎的病变严重化，病程复杂化。

1. 白细胞的过度激活和全身炎症反应　胰腺炎是一炎症性疾病，炎症介质和细胞因子过度释放是重症急性胰腺炎病情加重的重要因素。1988 年 Rind - ernecht 提出急性胰腺炎的白细胞过度激活学说。近年来的实验研究显示，巨噬细胞、中性粒细胞、内皮细胞和免疫系统均参与急性胰腺炎的病变过程，并诱发了多种细胞因子的级联反应。其中，单核巨噬细胞在损伤因子的刺激下，能够合成和释放多种细胞因子，如 TNF - α、IL - 1 等，也释放活性自由基及蛋白酶和水解酶，引起前列环素类物质、白三烯等炎症介质的分泌，引起和增强全身炎症反应。细胞因子在炎症反应中，能刺激粒细胞的活化，大量释放损伤性炎性介质，其中 PMN - 弹力蛋白酶含量增高，它能够降解细胞外基质中的各种成分，水解多种血浆蛋白，破坏功能完好的细胞，加重胰腺的出血、坏死和胰外脏器的损伤，并导致全身代谢功能的严重不平衡，临床上出现急性反应期症状，即形成了全身炎症反应综合征（SIRS），最终可导致多脏器功能衰竭（MOF），此时是重症急性胰腺炎病程第一阶段，也是重症急性胰腺炎的第一个死亡高峰。

2. 感染　患者度过急性胰腺炎急性反应期的全身代谢功能紊乱和多脏器功能不全后，接着要面临的是胰腺坏死灶及胰外脂肪组织坏死灶的感染和全身的脓毒血症，它是急性坏死性胰腺炎第二阶段的主要病变，也是急性胰腺炎患者的第二个死亡高峰时期。急性胰腺炎患者并发的局部和全身的感染多为混合性感染，主要的致病菌是来源于肠道的革兰阴性杆菌和厌氧菌。肠道菌群移位到胰腺和身体其他部位，是因为肠道黏膜屏障在急性胰腺炎的早期就受到破坏。急性胰腺炎发病早期血流动力学改变，使肠道供血减少、肠黏膜缺氧，黏膜屏障被损伤。早期的禁食治疗，也使肠黏膜绒毛的营养状态下降，加剧了肠道黏膜屏障的破坏，使得肠黏膜的通透性异常增加，细菌和内毒素移位到胰腺和胰外侵犯的坏死组织内，导致胰腺坏死灶继发感染、胰腺和胰周脓肿及全身脓毒血症。

3. 胰腺血液循环障碍的因素　有实验研究表明，胰腺的供血不足和胰腺的微循环障碍可以诱发和加重胰腺炎的发生和发展。在解剖上，胰腺小叶内中央动脉是唯一的胰腺腺叶的供血动脉，相互间缺少交通支。一旦中央动脉因各种原因导致供血障碍，容易发生胰腺小叶坏死，小叶内腺泡细胞的坏死会产生胰酶颗粒的释放和激活。在急性胰腺炎的病程中，胰腺血液循环障碍进一步加剧了胰腺坏死的发展，使病变加重。

4. 急性胰腺炎全身代谢功能的改变和对重要脏器的影响　轻型急性胰腺炎病变仅局限在胰腺局部，而重症急性胰腺炎的病变则以胰腺病变和胰外侵犯共同存在为特点。重症急性胰腺炎影响全身多脏器功能的途径是多因素的，大量胰酶释放入血、失控的炎症反应、微循环的障碍、再灌注的损伤、感染等都可以诱导多脏器功能不全。其中全身炎症反应综合征（systemic inflammatory response syndrome，SIRS）是多脏器功能不全的共同途径。在重症急性胰腺炎的早期，主要表现为循环系统、呼吸系统和肾功能受到影响。而到了感染期则全身多脏器和代谢功能均受伤害。

（1）对循环系统的影响：重症急性胰腺炎患者胰腺、胰周组织、腹膜后的大量液体渗出导致全身循环血容量的急剧丧失，造成低血容量性休克。同时，过度释放的损伤性炎性介质带来全身炎症反应综合征，炎症介质对心血管系统的作用和血液分布不均是休克的主要原因。因此临床上单纯的液体补充并不能有效地中止重症胰腺炎患者的休克病程。

（2）呼吸功能的影响：胰腺炎症激活的弹性蛋白酶促使全身免疫细胞释放大量的炎症介质，具有细胞毒性的细胞因子和炎症介质导致血管内皮和肺泡上皮的损伤。肺毛细血管内皮损伤后大量血浆成分渗透到肺间质和肺泡内。磷脂酶 A_2 的异常释放和激活，使卵磷脂转变成溶血卵磷脂，破坏了肺泡表面的活性成分，肺泡表面张力增加。以上原因造成肺的顺应性降低，患者可表现为进行性缺氧和呼吸困难。急性胰腺炎并发的肺损伤（acute lung injury，ALI）或急性呼吸窘迫综合征（acute respiratory distress syndrome，ARDS）是短时间内患者死亡的主要原因，约占死亡总数的近 60%。此外，重症胰腺炎患者腹腔内的大量渗出和肠壁水肿、肠蠕动障碍产生腹腔内的高压（intra abdominal hypertension，IAH），也迫使横膈抬高，影响了呼吸功能，造成呼吸困难和缺氧，这与 ARDS 有所不同。

（3）肾功能的影响：在重症急性胰腺炎早期，肾前因素是导致肾功能损伤的主要原因。急性炎症反应期的有效循环血量的相对或绝对不足引起严重的肾缺血，使肾小球滤过下降，肾组织缺氧。长时间的肾供血不足，以及全身炎症反应和感染的情况下，炎症介质也可以直接或间接导致肾功能损害，出现急性肾小管坏死。

（4）其他：对肝功能的影响是因为胰酶和血管活性物质及炎症介质通过门静脉回流入肝，破坏肝细胞，此外，血容量的不足也导致回肝血量的减少损伤肝细胞。胰头水肿可压迫胆总管导致梗阻性黄疸。脑细胞缺血、缺氧以及磷脂酶的作用使中枢神经系统发生病变。在严重的感染期，真菌感染也可带来烦躁不安、神志模糊、谵妄等精神神经症状。

（5）代谢的改变：重症急性胰腺炎的代谢性改变主要表现在低钙血症和高血糖。

血钙低于 1.87mmol/L（7.5mg/L）预示胰腺炎病变严重，预后不良。低钙血症往往发生在发病后的第三天。低钙血症的发生主要是因为胰周和腹膜后脂肪坏死区域发生钙盐皂化作用。由于血钙约半数与白蛋白结合，在低蛋白血症时也会导致总钙值降低。此外，胰腺炎时胰高血糖素的分泌增加，通过降钙素的释放和直接抑制钙的吸收可引起低钙血症。血钙严重降低代表脂肪坏死范围的增大，胰腺炎的胰周病变严重。

胰腺炎全程均可出现高血糖。胰腺炎早期多是因为机体的应激反应，胰高糖素的代偿性分泌所致。后期则是因为胰腺坏死、胰岛细胞广泛受到破坏、胰岛素分泌不足。

三、病理

急性胰腺炎的基本病理改变包括水肿、出血和坏死。任何类型的急性胰腺炎都具有上述 3 种改变，只是程度有所不同。一般急性胰腺炎在病理上分为急性水肿性胰腺炎（又称间质性胰腺炎）和急性出血坏死性胰腺炎。

1. 急性水肿性胰腺炎　肉眼可见胰腺呈弥漫性和局限性水肿、肿胀、变硬，外观似玻璃样发亮。镜下可见腺泡和间质水肿、炎性细胞浸润，偶有轻度的出血和局灶性坏死，但腺泡和导管基本正常。此型胰腺炎占急性胰腺炎的绝大多数，其预后良好。

2. 急性出血坏死性胰腺炎　大体上胰腺肿大，胰腺组织因广泛出血坏死而变软，出血区呈暗红色或蓝黑色，坏死灶呈灰黄、灰白色。腹腔伴有血性渗液，内含大量淀粉酶，网膜及肠系膜上有小片状皂化斑。镜检：胰腺组织呈大片出血坏死，腺泡和小叶结构模糊不清。胰导管呈不同程度扩张，动脉有血栓形成。坏死灶外有炎性区域围绕。当胰腺坏死灶继发感染时，被称为感染性胰腺坏死。肉眼可见胰腺腺体增大、肥厚，呈暗紫色。坏死灶呈散在或片状分布，后期坏疽时为黑色，全胰坏死较少发生。

四、分类

急性胰腺炎因发病原因众多，病程进展复杂，预后差别极大，因此，分类侧重的方面不同，分类的方法也就有所不同。

1. 病因学分类

（1）胆源性胰腺炎：由于胆管结石梗阻或胆管炎、胆囊炎诱发的急性胰腺炎。患者首发症状多起自中上腹或右上腹，临床上 50% 以上的急性胰腺炎都是胆道疾病引起。

（2）酒精性胰腺炎：因酗酒引起的急性胰腺炎，国外报道较多，西方国家约占急性胰腺炎的 25% 左右。

（3）高脂血症性胰腺炎：高血脂诱发的急性胰腺炎。近年来逐渐增多，正常人群如血脂高于 11mmol/L，易诱发急性胰腺炎。

（4）外伤或手术后胰腺炎：胆道或胃的手术、Oddi 括约肌切开成形术，ERCP 后诱发的急性胰腺炎。

（5）特发性胰腺炎：病因不明的急性胰腺炎，多数是微小胆石引起。

（6）其他：还有药物性急性胰腺炎、妊娠性急性胰腺炎等。

2. 病理学分类

（1）急性水肿性胰腺炎：又称急性间质水肿性胰腺炎。

（2）急性坏死性胰腺炎：又称急性出血坏死性胰腺炎。

3. 病程和严重程度分类

（1）轻型急性胰腺炎：仅为胰腺无菌性炎症反应及间质水肿，或有胰周少量炎性渗出。

（2）重型急性胰腺炎：指胰腺炎症及伴有胰周坏死、脓肿或假性囊肿等局部并发症出现，造成全身代谢紊乱，水、电解质、酸碱平衡失调，出现低血容量性休克等。

（3）暴发性急性胰腺炎：指在起病 48～72h 内经充分的液体复苏及积极地脏器支持治疗后仍出现

多脏器功能障碍的重症急性胰腺炎患者，病情极为凶险。

五、临床表现

急性胰腺炎起病急骤，临床表现的严重程度和胰腺病变的轻重程度相关，轻型胰腺炎或胆源性胰腺炎的初发症状较轻，甚至被胆道疾病的症状所掩盖。而重症胰腺炎在剧烈腹痛的临床表现基础上症状逐渐加重，出现多脏器功能障碍，甚至多脏器功能衰竭。

1. 腹痛、腹胀　突然出现上腹部剧烈疼痛是急性胰腺炎的主要症状。腹痛前，多有饮食方面的诱因，如暴饮暴食、酗酒和油腻食物。腹痛常为突然起病，剧烈的上腹部胀痛，持续性，位于中上腹偏左，也可以位于中上腹、剑突下。胆源性胰腺炎患者的腹痛常起于右上腹，后转至正中偏左。可有左肩、腰背部放射痛。病情严重的患者，腹痛表现为全上腹痛。腹痛时，患者常不能平卧，呈弯腰屈腿位。

2. 演变　随病情的进展，腹痛呈一种持续性胀痛，随后转为进行性腹胀加重。部分患者腹胀的困扰超过腹痛，少数老年患者可主要表现为腹胀。胰腺炎患者腹痛腹胀的强度与胰腺病变的程度相一致，症状的加重往往预示着病变严重程度的加重。

3. 恶心呕吐　伴随腹痛而来，恶心呕吐频繁，呕吐物大多为胃内容物，呕吐后腹痛腹胀症状并不能缓解为其特点。

4. 发热　多数情况下轻型急性胰腺炎及重型急性胰腺炎的早期体温常在38℃左右，但在胆源性胰腺炎伴有胆道梗阻、化脓性胆管炎时，可出现寒战、高热。此外，在重症急性胰腺炎时由于胰腺坏死伴感染，高热也是主要症状之一，体温可高达39℃以上。

5. 休克　在重症急性胰腺炎早期，由于大量的液体渗透到后腹膜间隙、腹腔内、肠腔内或全身的组织间质中，患者出现面色苍白、脉搏细速、血压下降等低血容量性休克症状，并尿量减少。此外，在重症急性胰腺炎的感染期，如果胰腺及胰周坏死感染，组织及化脓性积液不及时引流时，可出现感染性休克。有少数患者以突然的上腹痛及休克、伴呼吸等多脏器功能障碍和全身代谢功能紊乱为表现的发病特点，称为暴发型胰腺炎。

6. 呼吸困难　在重症急性胰腺炎的早期，一方面由于腹胀加剧使横膈抬高影响呼吸，另一方面由于胰源性毒素的作用，使肺间质水肿，影响肺的气体交换，最终导致呼吸困难。患者呼吸急促，呼吸频率常在30次/分以上，$PaO_2 < 60mmHg$。少数患者可出现心、肺、肾、脑等多脏器功能衰竭及DIC。

7. 其他　约有25%左右的患者会出现不同程度的黄疸，主要是因为结石梗阻和胰头水肿压迫胆总管所致，也可因胰腺坏死感染或胰腺脓肿未能及时引流引起肝功能不良而产生。此外，随着病情的进展，患者会出现少尿、消化道出血、手足抽搐等症状，严重者可有DIC的表现。

六、体格检查

1. 一般情况检查　患者就诊时呈急腹症的痛苦面容，精神烦躁不安或神态迟钝，口唇干燥，心率、呼吸频率较快，大多心率在90次/分以上，呼吸频率在25次/分以上，一部分患者巩膜可黄染，血压低于正常。

腹部检查：

压痛，轻型水肿性胰腺炎，仅有中上腹或左上腹压痛，轻度腹胀，无肌卫，无反跳痛。重症坏死性病例，全腹痛，以中上腹为主，上腹部压痛，伴中重度腹胀，上腹部有肌卫、反跳痛等腹膜炎体征。根据胰腺坏死的程度和胰外侵犯的范围，以及感染的程度，腹膜炎可从上腹部向全腹播散。左侧腰背部也会有饱满感和触痛。有明显的肠胀气，肠鸣音减弱或消失。重症患者可出现腹腔积液，腹腔穿刺常可抽到血性液体，查腹水淀粉酶常超过1 500单位。坏死性胰腺炎进展到感染期时，部分患者有腰部水肿。

一些患者左侧腰背部皮肤呈青紫色斑块，被称为 Grey – Turner 征。如果青紫色皮肤改变出现在脐周，被称为 Cullen 征。这些皮肤改变是胰液外渗至皮下脂肪组织间隙，溶解皮下脂肪，使毛细血管破裂出血所致，出现这两种体征往往预示病情严重。

2. 全身情况　胆源性胰腺炎患者如果有结石嵌顿在壶腹部，会出现黄疸。也有少数患者会因为炎症肿大的胰头压迫胆总管产生黄疸，但这种类型的黄疸程度较浅，总胆红素指数很少超过100mmol/L。

早期或轻型胰腺炎体温无升高或仅有低于38℃的体温。坏死性胰腺炎患者病程中体温超过38.5℃，预示坏死继发感染。

患者左侧胸腔常有反应性渗出液，患者可出现呼吸困难。少数严重者可出现精神症状，包括意识障碍、神志恍惚甚至昏迷。

重症坏死性胰腺炎在早期的急性反应期最易出现循环功能衰竭、呼吸功能和肾衰竭，此时会出现低血压和休克，以及多脏器功能衰竭的相关表现和体征，如呼吸急促、发绀、心动过速等。

七、实验室检查

1. 淀粉酶的测定　血、尿淀粉酶的测定是胰腺炎诊断最常用和最重要的手段。血清淀粉酶在急性胰腺炎发病的2h后升高，24h后达高峰，4~5天恢复正常。尿淀粉酶在发病的24h后开始上升，下降缓慢，持续1~2周。血尿淀粉酶在发病后保持高位不能回落，表明胰腺病变持续存在。很多急腹症都会有血清淀粉酶的升高，如上消化道穿孔、胆道炎症、绞窄性肠梗阻等，故只有血尿淀粉酶升高较明显时才有临床诊断的意义。使用Somogyi法，血淀粉酶正常值在40~110u，超过500u，有诊断急性胰腺炎的价值。测值越高，诊断的意义越大。

淀粉酶/肌酐清除率比值：淀粉酶清除率/肌酐清除率（％）=（尿淀粉酶/血淀粉酶）/（尿肌酐/血肌酐）×100％，正常人该比值是1％~5％，一般小于4％，大于6％有诊断意义。急性胰腺炎时，肾脏对淀粉酶的清除能力增加，而对肌酐不变，因此，淀粉酶/肌酐清除率比值的测定可以协助鉴别诊断。

2. 血清脂肪酶的测定　因血液中脂肪酶的唯一来源是胰腺，所以具有较高的特异性。发现血中淀粉酶和脂肪酶平行升高，可以增加诊断的准确性。

3. C反应蛋白，PMN-弹力蛋白酶的测定　C反应蛋白是急性炎症反应的血清标志物，PMN-弹力蛋白酶为被激活的白细胞释放，也反映了全身炎症反应的程度，因此，这两个指标表明急性胰腺炎的严重程度。48h的C反应蛋白达到150mg/L，预示为重症急性胰腺炎。

4. 血钙　由于急性坏死性胰腺炎周围组织脂肪坏死和脂肪内钙皂形成消耗了钙，所以，血钙水平的降低也侧面代表了胰腺坏死的程度。血钙降低往往发生在发病后的第2~3天后，如果血钙水平持续低于1.87mmol/L，预后不良。

5. 血糖　急性胰腺炎早期，血糖会轻度升高，是与机体应激反应有关。后期，血糖维持在高位不降，超过11.0mmol/L（200mg/dl），则是因为胰腺受到广泛破坏，预后不佳。

6. 血红蛋白和血细胞比容　急性胰腺炎患者血红蛋白和血细胞比容的改变常常反映了循环血量的变化。病程早期发现血细胞比容增加>40％，说明血液浓缩，大量液体渗入人体组织间隙，表明胰腺炎病情危重。

7. 其他　在胰腺炎的治疗过程中，要随时监测动脉血气分析、肝肾功能、血电解质变化等指标，以便早期发现机体脏器功能的改变。

八、影像学检查

1. B型超声检查　B超由于无创、费用低廉、简便易行而成为目前急腹症的一种普查手段。在急性胆囊炎、胆管炎、胆管结石梗阻等肝胆疾病领域，诊断的准确性甚至达到和超过CT。但是，B超检查结果受到操作者的水平、腹腔内脏器气体的干扰等影响。B超也是急性胰腺炎的首选普查手段，可以鉴别是否有胆管结石或炎症，是否是胆源性胰腺炎。胰腺水肿改变时，B超显示胰腺外形弥漫肿大，轮廓线膨出，胰腺实质为均匀的低回声分布，有出血坏死病灶时，可出现粗大的强回声。因坏死性胰腺炎时常常有肠道充气，干扰了B超的诊断，因此B超对胰腺是否坏死诊断价值有限。

2. CT检查　平扫和增强CT检查是大多数胰腺疾病的首选影像学检查手段。尤其是对于胰腺炎，虽然诊断胰腺炎并不困难，但对于坏死性胰腺炎病变的程度、胰外侵犯的范围及对病变的动态观察，则需要依靠增强 CT 的影像学判断。单纯水肿型胰腺炎，CT 表现为：胰腺弥散性增大，腺体轮廓不规则，边缘模糊不清。出血坏死型胰腺炎，CT 表现：肿大的胰腺内出现皂泡状的密度减低区，增强后密度减低区与周围胰腺实质的对比更为明显。同时，在胰周小网膜囊内、脾胰肾间隙、肾前后间隙等部位可见胰外侵犯。目前，CT 的平扫和增强扫描已是胰腺炎诊疗过程中最重要的检查手段，临床已接受 CT 影像学改变作为病情严重程度分级和预后判别的标准之一（表 11 - 1）。

表 11 - 1　Balthazar CT 分级评分系统

A 组：胰腺显示正常，为 0 级
B 级：胰腺局限性或弥散性肿大（包括轮廓不规则、密度不均、胰管扩张、局限性积液），为 1 分
C 级：除 B 级病变外，还有胰固的炎性改变，为 2 分
D 级：除胰腺病变外，胰腺有单发性积液区，为 3 分
E 级：胰腺或胰周有 2 个或多个积液积气区，为 4 分
　　　胰腺坏死范围≤30%，加 2 分
　　　胰腺坏死范围≤50%，加 4 分
　　　胰腺坏死范围 >50%，加 6 分
严重度分为三级：Ⅰ 级，0~3 分；Ⅱ 级，4~6 分；Ⅲ 级，7~9 分

九、穿刺检查

1. 腹腔穿刺　是一种安全、简便和可靠的检查方法，对有移动性浊音者，在左下腹和右下腹的麦氏点作为穿刺点，穿刺抽出淡黄色或咖啡色腹水，腹水淀粉酶测定升高对诊断有帮助。

2. 胰腺穿刺　适用于怀疑坏死性胰腺炎继发感染者。一般在 CT 或 B 超定位引导下进行，将吸出液或坏死组织进行细胞学涂片和细菌或真菌培养，对确定是否需要手术引流有一定帮助。

十、诊断

病史、体格检查和实验室检查可以明确诊断。急性水肿型胰腺炎，或继发于胆道疾病的水肿型胰腺炎，常不具有典型的胰腺炎临床症状。血尿淀粉酶的显著升高，结合影像学检查结果也可以确立诊断。通常，急性胰腺炎患者血尿淀粉酶大于正常值的 5 倍以上，B 超或 CT 检查胰腺呈现上述改变，可以诊断急性水肿型胰腺炎。

急性出血坏死性胰腺炎，又称重症急性胰腺炎，以及在此基础上出现的暴发性急性胰腺炎的概念，在 2006 年西宁第十一届全国胰腺外科会议上，中华医学会外科分会胰腺外科学组制订了《重症急性胰腺炎诊治指南》，可供临床指导：

急性胰腺炎伴有脏器功能障碍，或出现坏死、脓肿或假性囊肿的局部并发症者，或两者兼有。腹部体征包括明显的压痛、反跳痛、肌紧张、腹胀、肠鸣音减弱或消失。可有腹部包块，偶见腰胁部皮下瘀斑征（Grey - lurner 征）和脐周皮下瘀斑征（Cullen 征）。可以并发一个或多个脏器功能障碍，也可伴有严重的代谢功能紊乱，包括低钙血症，血钙低于 1.87mmol/L（7.5mg/dl）。增强 CT 为诊断胰腺坏死的最有效方法，B 超及腹腔穿刺对诊断有一定帮助。重症急性胰腺炎的 APACHE Ⅱ 评分在 8 分或 8 分以上。Balthazar CT 分级系统在 Ⅱ 级或 Ⅱ 级以上。

在重症急性胰腺炎患者中，凡在起病 72h 内经充分的液体复苏，仍出现脏器功能障碍者属暴发性急性胰腺炎。

十一、严重度分级

重症急性胰腺炎无脏器功能障碍者为 Ⅰ 级，伴有脏器功能障碍者为 Ⅱ 级，其中 72h 内经充分的液体复苏，仍出现脏器功能障碍的 Ⅱ 级重症急性胰腺炎患者属于暴发性急性胰腺炎。

十二、重症急性胰腺炎的病程分期

全病程大体可以分为三期，但不是所有患者都有三期病程，有的只有第一期，有的有两期，有的有三期。

1. 急性反应期　自发病至两周左右，常可有休克、呼衰、肾衰、脑病等主要并发症。

2. 全身感染期　2周~2个月左右，以全身细菌感染、深部真菌感染（后期）或双重感染为其主要临床表现。

3. 残余感染期　时间为2~3个月以后，主要临床表现为全身营养不良，存在后腹膜或腹腔内残腔，常常引流不畅，窦道经久不愈，伴有消化道瘘。

十三、局部并发症

1. 急性液体积聚　发生于胰腺炎病程的早期，位于胰腺内或胰周，无囊壁包裹的液体积聚。通常靠影像学检查发现。影像学上为无明显囊壁包裹的急性液体积聚。急性液体积聚多会自行吸收，少数可发展为急性假性囊肿或胰腺脓肿。

2. 胰腺及胰周组织坏死　指胰腺实质的弥漫性或局灶性坏死，伴有胰周脂肪坏死。胰腺坏死根据感染与否又分为感染性胰腺坏死和无菌性胰腺坏死。增强CT是目前诊断胰腺坏死的最佳方法。在静脉注射增强剂后，坏死区的增强密度不超过50Hu（正常区的增强为50~150Hu）。

包裹性坏死感染，主要表现为不同程度的发热、虚弱、胃肠功能障碍、分解代谢和脏器功能受累，多无腹膜刺激征，有时可以触及上腹部或腰胁部包块，部分病例症状和体征较隐匿，CT扫描主要表现为胰腺或胰周包裹性低密度病灶。

3. 急性胰腺假性囊肿　指急性胰腺炎后形成的有纤维组织或肉芽囊壁包裹的胰液积聚。急性胰腺炎患者的假性囊肿少数可通过触诊发现，多数通过影像学检查确定诊断。常呈圆形或椭圆形，囊壁清晰。

4. 胰腺脓肿　发生于急性胰腺炎胰腺周围的包裹性积脓，含少量或不含胰腺坏死组织。感染征象是其最常见的临床表现。它发生于重症胰腺炎的后期，常在发病后4周或4周以后。有脓液存在，细菌或真菌培养阳性，含极少或不含胰腺坏死组织，这是区别感染性坏死的特点。胰腺脓肿多数情况下是由局灶性坏死液化继发感染而形成的。

十四、治疗

近年来，对急性胰腺炎的病理生理认识逐步加深，针对不同病程分期和病因的治疗手段不断更新，使急性胰腺炎的治愈率稳步提高。由于急性胰腺炎的病因病程复杂，病情的严重程度相差极大，单一模式的治疗方案不能解决所有的急性胰腺炎病例。因此，结合手术和非手术治疗为一体的综合治疗才能收到预期的效果。总体来说，在非手术治疗的基础上，有选择的手术治疗才能达到最好的治愈效果。总的治疗原则为：在非手术治疗的基础上，根据不同的病因，不同的病程分期选择有针对性的治疗方案。

（一）非手术治疗

非手术治疗原则：减少胰腺分泌，防止感染，防止病情进一步发展。单纯水肿型胰腺炎，经非手术治疗可基本治愈。

1. 禁食、胃肠减压　主要是防止食糜进入十二指肠，阻止促胰酶素的分泌，减少胰腺分泌胰酶，打断可能加重疾病发展的机制。禁食、胃肠减压也可减轻患者的恶心、呕吐和腹胀症状。

2. 抑制胰液分泌　使用药物对抗胰酶的分泌。包括间接抑制和直接抑制药物。间接抑制药物有H_2-受体阻滞剂和质子泵抑制剂如西咪替丁和奥美拉唑，通过抑制胃酸分泌减少胰液的分泌。直接抑制药物主要是生长抑素，它可直接抑制胰酶的分泌。有人工合成的生长抑素八肽和生物提取物生长抑素十四肽。

3. 镇痛和解痉治疗　明确诊断后，可使用止痛剂，缓解患者痛苦。要注意的是哌替啶可产生Oddi

括约肌痉挛，故联合解痉药物如山莨菪碱等同时使用。

4. 营养支持治疗　无论是急性水肿性胰腺炎还是急性坏死性胰腺炎，起病后，为了使胰腺休息，都需要禁食较长的一段时间，因此营养支持尤为重要。起病早期，患者有腹胀、胃肠道功能障碍，故以全胃肠道外的静脉营养支持为主（TPN）。对不同病因的急性胰腺炎，静脉营养液的配制要有不同。高脂血症型急性胰腺炎，要减少脂源性热量的供给。一旦恢复肠道运动，就可以给予肠道营养。目前的观点认为，尽早采用肠道营养，尽量减少静脉营养，可以选择空肠营养和经口的肠道营养。肠道营养的优点在于保护和维持小肠黏膜屏障，阻止细菌的肠道移位。在静脉营养、空肠营养和经口饮食三种方法中，鼻肠管（远端在屈氏韧带远端20cm以下）和空肠造瘘营养最适合早期使用。无论是静脉营养还是肠道营养，都要注意热卡的供给、水电解质的平衡，避免低蛋白血症和贫血。

5. 预防和治疗感染　抗生素的早期预防性使用目前尚有争议。在没有感染出现时使用预防性抗生素，有临床研究证实并未减少胰腺感染的发生和提高急性胰腺炎的治愈率，反而长期的大剂量的抗生素使用加大了真菌感染的机会。我们认为，在急性水肿性胰腺炎，没有感染的迹象，不建议使用抗生素。而急性坏死性胰腺炎，可以预防性使用抗生素。首选广谱的、能透过血胰屏障的抗生素如喹诺酮类、头孢他啶、亚胺培南等。

6. 中医中药治疗　中药的生大黄内服和皮硝的外敷，可以促进肠功能早期恢复和使内毒素外排。50mL水煮沸后灭火，加入生大黄15～20g浸泡2～3min，过滤冷却后给药。可以胃管内注入，也可以直肠内灌注。皮硝500g，布袋包好外敷于上腹部，一天2次，可以促进腹腔液体吸收减轻腹胀和水肿，控制炎症的发展。

（二）针对性治疗方案

在上述急性胰腺炎基本治疗基础上，对不同原因、不同病期的胰腺炎病例，还要有针对性地治疗，包括对不同病因采用不同的治疗手段，对处于不同病期的患者采用个体化的治疗方案。

1. 针对不同病因的治疗方案

（1）急性胆源性胰腺炎的治疗：急性胆源性胰腺炎是继发于胆道疾病的急性胰腺炎，它可以表现为胆道疾病为主合并有胰腺炎症，也可以表现为以胰腺炎症状为主同时伴有胆道系统的炎症。对这类疾病，首先是要明确诊断，胆管是否有梗阻。

1）胆管有梗阻：无论是否有急性胆管炎的症状，都要外科手段解决胆道梗阻。首选手段是 ERCP + EST、镜下取石，有需要可行鼻胆管引流。内镜治疗不成功，或患者身体条件不适合十二指肠镜检查，可行开腹手术。开腹可切除胆囊、胆总管切开引流、胆道镜探查并取石。手术一定要彻底解除胆胰管的梗阻，保证胆总管下端和胆胰管开口处的通畅，这与急性梗阻性化脓性胆管炎的处理还是有区别的。

2）胆管无梗阻：胆囊炎症引起胰腺炎或胆管小结石已排出，胆总管无梗阻表现，可先行非手术的保守治疗，待胰腺炎病情稳定，出院前，可行腹腔镜胆囊切除术。

（2）急性非胆源性胰腺炎的治疗：单纯水肿性胰腺炎可通过上述保守治疗治愈。而急性坏死性胰腺炎，则要对病例进行胰腺炎的分期，针对不同的分期选用不同的方案。

（3）高脂血症性急性胰腺炎的治疗：近年来此类患者明显增多，因此在患者入院时要询问高脂血症、脂肪肝和家族性高脂血症病史，静脉抽血时注意血浆是否呈乳糜状，且早期检测血脂。对于该类患者要限制脂肪乳剂的使用，避免应用可能升高血脂的药物。甘油三酯 >11.3mmol/L 易发生急性胰腺炎，需要短时间内降到5.65～6.8mmol/L 以下。可使用的药物有小剂量的低分子肝素和胰岛素。快速降脂技术有血脂吸附和血浆置换等。

2. 对于重症急性胰腺炎，针对不同病期的治疗

（1）针对急性炎症反应期的治疗

1）急性反应期的非手术治疗：重症急性胰腺炎，起病后就进入该期，出现早期的全身代谢功能的改变和多脏器功能衰竭，因此该期的非手术治疗主要是抗休克、维持水电解质平衡、对重要脏器功能的支持和加强监护治疗。由于急性坏死性胰腺炎胰周及腹膜后大量渗出，造成血容量丢失和血液浓缩，同时存在着毛细血管渗漏，因此以中心静脉压（CVP）或肺毛细血管楔压（PWCP）为扩容指导，纠正低

血容量性休克，并要注意晶体胶体比例，减少组织间隙液体潴留。在血容量不足的早期，快速地输入晶胶体比例在 2 ：1 的液体，一旦血容量稳定，即改为晶胶体比例在 1 ：1 的液体，以避免液体渗漏入组织间隙。同时要适当控制补液速度和补液量，进出要求平衡，或者负平衡 300～500mL/d，以减少肺组织间质的水肿，达到"肺干燥"的目的。除上述的非手术治疗措施外，针对加重病情的炎性介质和组织间液体潴留，还可以通过血液滤过来清除炎性介质和排出第三间隙过多的体液。即在输入液体到循环血液中保持循环系统的稳定的同时，使组织间隙中的过多积聚的液体排除。

2）早期识别暴发性急性胰腺炎和腹腔间隔室综合征：在早期进行充分液体复苏、正规的非手术治疗和去除病因治疗的同时，密切观察脏器功能变化，如果脏器功能障碍呈进行性加重，即可及时判断为暴发性急性胰腺炎，需要创造条件，争取早期手术引流，手术方式尽量简单以渡过难关。

腹腔内压（intra - abdominal pressure，IAP）增加达到一定程度，一般说来，当 IAP≥25cmH$_2$O 时，就会引发脏器功能障碍，出现腹腔间隔室综合征（abdominal compartment syndrome，ACS）。本综合征常是暴发性急性胰腺炎的重要并发症及死亡原因之一。腹腔内压的测定比较简便、实用的方法是经导尿管膀胱测压法。患者仰卧，以耻骨联合作为 0 点，排空膀胱后，通过导尿管向膀胱内滴入 100mL 生理盐水，测得平衡时水柱的高度即为 IAP。ACS 的治疗原则是及时采用有效的措施缓解腹内压，包括腹腔内引流、腹膜后引流以及肠道内减压。要注意的是，ACS 分为胀气型（Ⅰ型）和液体型（Ⅱ型），在处理上要分别对待。对于Ⅰ型，主要采用疏通肠道、负水平衡、血液净化；Ⅱ型则在Ⅰ型的基础上加用外科干预措施引流腹腔液体。在外科手术治疗前，可先行腹腔灌洗治疗。腹腔灌洗治疗方法如下：在上腹部小网膜腔部位放置一进水管，在盆腔内放置一根出水管，持续不断地采用温生理盐水灌洗，每天灌洗量约 10 000mL，维持 10～14 天。这样可以使腹腔内大量的有害性胰酶渗液稀释并被冲洗出来。做腹腔灌洗特别要注意无菌操作，避免医源性感染。还要注意引流管通畅，记录出入液体的量，保持出入液量基本平衡或出水量多于入水量。

3）治疗中手术治疗的时机：在非手术治疗过程中，若患者出现精神萎靡、腹痛、腹胀加剧，体温升高，体温≥38.5℃，WBC≥20×10^9/L 和腹膜刺激征范围≥2 个象限者，应怀疑有感染存在，需做 CT 扫描。判断有困难时可以在 CT 导引下细针穿刺术（FNA），判断胰腺坏死及胰外侵犯是否已有感染。CT 上出现气泡征，或细针穿刺抽吸物涂片找到细菌者，均可判为坏死感染。凡证实有感染者，且作正规的非手术治疗，已超过 24h 病情仍无好转，则应立即转手术治疗；若患者过去的非手术治疗不够合理和全面时，则应加强治疗 24～48h，病情继续恶化者应行手术治疗。手术方法为胰腺感染坏死组织清除术及小网膜腔引流加灌洗，有胰外后腹膜腔侵犯者，应作相应腹膜后坏死组织清除及引流，或经腰侧作腹膜后引流。有胆道感染者，加做胆总管引流。若坏死感染范围广泛且感染严重者，需做胃造瘘及空肠营养性造瘘。必要时创口部分敞开。

（2）针对全身感染期的治疗

1）有针对性选择敏感的，能透过血胰屏障的抗生素如喹诺酮类、头孢他啶或亚胺培南等。

2）结合临床征象作动态 CT 监测，明确感染灶所在部位，对感染病灶，进行积极的手术处理。

3）警惕深部真菌感染，根据菌种选用氟康唑或两性霉素 B。

4）注意有无导管相关性感染。

5）继续加强全身支持治疗，维护脏器功能和内环境稳定。

6）营养支持，胃肠功能恢复前，短暂使用肠外营养，胃排空功能恢复和腹胀缓解后，停用胃肠减压，逐步开始肠内营养。

（3）腹膜后残余感染期的治疗

1）通过窦道造影明确感染残腔的部位、范围及比邻关系，注意有无胰瘘、胆瘘、肠瘘等消化道瘘存在。

2）强化全身支持疗法，加强肠内营养支持，改善营养状况。

3）及时作残余感染腔扩创引流，对不同消化道瘘作相应的处理。

3. 针对双重感染，即合并真菌感染的治疗　由于早期使用大剂量的广谱抗生素，加上重症患者机体免疫力低下，因此急性坏死性胰腺炎患者在病程中很容易并发真菌感染。尤其是肺、脑、消化道等深部真菌感染，并没有特异性的症状，临床上真菌感染早期难以判断。在重症胰腺炎患者的治疗过程中，如果出现不明原因的神志改变、不明原因的导管相关出血、气管内出血、胆道出血，不明原因的发热，就要高度怀疑有深部真菌感染存在。临床上寻找真菌感染的证据，是根据咽拭子、尿、腹腔渗液、创面等的涂片检查，以及血真菌培养，如果血真菌培养阳性或以上多点涂片有两处以上发现有统一菌株的真菌，即可诊断深部真菌感染。重症胰腺炎并发的真菌感染多数是念珠菌，诊断确立后，应尽早运用抗真菌药物。抗真菌药物首选氟康唑，治疗剂量为200mg，一天2次，预防剂量是一天1次。若氟康唑治疗无效，可选用两性霉素B。两性霉素B是多烯类广谱抗真菌药，主要的不良反应为可逆性的肾毒性，与剂量相关。还有血液系统的毒副作用，临床使用应注意观察血常规、电解质和肾功能。

（三）手术治疗

部分重症急性胰腺炎，非手术治疗不能逆转病情的恶化时，就需要手术介入。手术治疗的选择要慎重，何时手术，做何种手术，都要严格掌握指征。

1. 手术适应证

（1）胆源性急性胰腺炎：分梗阻型和非梗阻型，对有梗阻症状的病例，要早期手术解除梗阻。非梗阻的病例，可在胰腺炎缓解后再手术治疗。

（2）重症急性胰腺炎病程中出现坏死感染：有前述坏死感染的临床表现及辅助检查证实感染的病例，应及时手术清创引流。

（3）暴发性急性胰腺炎和腹腔间隔室综合征：对诊断为暴发性急性胰腺炎患者和腹腔间隔室综合征患者，如果病情迅速恶化，非手术治疗方法不能缓解，应考虑手术介入。尤其是对暴发性急性胰腺炎合并腹腔间隔室综合征的患者。但在外科手术介入前应正规非手术方法治疗24~48h，包括血液滤过和置管腹腔灌洗治疗。手术的目的是引流高胰酶含量的毒性腹腔渗液和进行腹腔灌洗引流。

（4）残余感染期，有明确的包裹性脓腔，或由胰瘘、肠瘘等非手术治疗不能治愈。

2. 手术方法

（1）坏死病灶清除引流术：是重症急性胰腺炎最常用的手术方式。该手术主要是清除胰腺坏死病灶和胰外侵犯的坏死脂肪组织以及含有毒素的积液，去除坏死感染和炎性毒素产生的基础，并对坏死感染清除区域放置灌洗引流管，保持术后有效地持续不断地灌洗引流。

术前必须进行增强CT扫描，明确坏死感染病灶的部位和坏死感染的范围。患者术前有明确的坏死感染的征象，体温大于38.5℃，腹膜刺激征范围超过2个象限以上，白细胞计数超过$20 \times 10^9/L$，经积极的抗感染支持治疗病情持续恶化。

通常选用左侧肋缘下切口，必要时可行剑突下人字形切口。进腹后，切开胃结肠韧带，进入小网膜囊，将胃向上牵起，显露胰腺颈体尾各段，探查胰腺及胰周各区域。术前判断胰头有坏死病灶，需切开横结肠系膜在胰头部的附着区。对于胰头后有侵犯的患者，还要切开十二指肠侧腹膜（Kocher切口）探查胰头后区域。胰外侵犯的常见区域主要有胰头后、小网膜囊、胰尾脾肾间隙、左半结肠后和升结肠后间隙，两侧肾周脂肪间隙，胰外侵犯严重的患者，还可以沿左右结肠后向髂窝延伸。对于以上部位的探查，要以小网膜囊为中心，分步进行。必要时可切断脾结肠韧带、肝结肠韧带和左右结肠侧腹膜。尽可能保持横结肠以下区域不被污染。胰腺和胰周坏死病灶常难以区分明显界限，坏死区常呈黑色，坏死病灶的清除以手指或卵圆钳轻轻松动后提出。因胰腺坏死组织内的血管没有完全闭塞，为避免难以控制的出血，术中必须操作轻柔，不能拉动的组织不可硬性拉扯。坏死病灶要尽可能地清除干净。清除后，以对半稀释的过氧化氢溶液冲洗病灶，在坏死病灶清除处放置三腔冲洗引流管，并分别于小网膜囊内、胰尾脾肾间隙、肝肾隐窝处放置三腔管。引流管以油纱布保护隔开腹腔内脏器，可以从手术切口引出，胰尾脾肾间隙引流管也可以从左肋缘下另行戳孔引出。术中常规完成"三造瘘"手术，即胆总管引流、胃造瘘、空肠造瘘。胆总管引流可以减轻Oddi括约肌压力，空肠造瘘使术后尽早进行空肠营养成为可能。术后保持通畅地持续地灌洗引流。灌洗引流可持续3~4周甚至更长时间。

规则全胰切除和规则部分胰腺切除现已不常规使用。坏死组织清除引流术后患者的全身炎症反应症状会迅速改善。但部分患者在病情好转一段时间后再次出现全身炎症反应综合征的情况，增强CT判断有新发感染坏死病灶，需再次行清创引流术。

再次清创引流术前，通过 CT 要对病灶进行准确定位，设计好手术入路，避免进入腹腔内未受污染和侵犯的区域。再次清创引流的手术入路可以从原切口沿引流管进入，也可以选肾切除切口和左右侧大麦氏切口，经腹膜外途径进入感染区域。

（2）胰腺残余脓肿清创引流手术：对于已度过全身感染期，进入残余感染期的患者，感染残腔无法自行吸收，反而有全身炎症反应综合征者，可行残余脓肿清创引流术。操作方法同坏死病灶清除引流术，只要把冲洗引流管放在脓腔内即可，也不需要再行"三造瘘"手术。

（3）急性坏死性胰腺炎出血：出血可以发生在急性坏死性胰腺炎的各个时期。胰腺坏死时一方面胰腺自身消化，胰腺实质坏死胰腺内血管被消化出血；另一方面大量含有胰蛋白酶、弹性蛋白酶和脂肪酶的胰液外渗，腐蚀胰腺周围组织和血管，造成继发出血。当进行胰腺坏死组织清创术时和清创术后，出血的概率更高，既有有活性的胰腺组织被清除时引起的创面出血，但主要是已坏死的组织被清除后，新鲜没有坏死栓塞的血管暴露于高腐蚀性的胰液中，导致血管壁被破坏出血。此外，在重症胰腺炎时，30% 的患者会发生脾静脉的栓塞，导致左上腹部门脉高压，左上腹部静脉屈曲扩张，一旦扩张血管被破坏常常导致致命性的出血。急性坏死性胰腺炎造成的出血常常来势凶猛，一旦出现常危及生命。治疗坏死性胰腺炎出血，可分别或联合采用动脉介入栓塞治疗和常规手术治疗。常规手术治疗可采用在药物治疗和介入治疗无效的情况下。手术主要是开腹缝扎止血手术，同时也要及时清除胰腺和周围的坏死组织，建立充分的腹腔和胰床的引流。

（刘永强）

第二节　慢性胰腺炎

慢性胰腺炎以胰腺实质发生慢性持续性炎性损害，可导致胰腺实质纤维化、胰管扩张、胰管结石或钙化等不可逆性形态改变，并可引起顽固性疼痛和永久性内、外分泌功能损失。迄今，对其发病机制、病理生理和发病过程仍不十分清楚，各种治疗方法包括手术治疗也仅限于针对慢性胰腺炎的并发症及改善症状，是至今难治的疾病之一。

一、病因

长期酗酒是引起慢性胰腺炎的主要原因。在西方国家 70%～80% 的病例与长期酗酒和营养不良有关。研究证明，在经常酗酒的人中，慢性胰腺炎的发病率比不酗酒的人高 50 倍。长期酗酒能使胰液分泌减少，蛋白质在胰液中的含量升高，重碳酸盐降低，以致胰液中的蛋白质沉淀于细小的胰管中引起堵塞、慢性炎症和钙化。在我国胆石性因素占了相当的比例。

4% 的甲状旁腺功能亢进症并发慢性胰腺炎，可能与高钙血症有关，因此慢性胰腺炎患者必须检测血钙浓度，特别在胰腺有钙化时。

慢性胰腺炎常与高脂血症，胰腺先天性异常，胰腺外伤或手术有关。

另一种类型发生于严重营养不良的儿童中，患者有腹痛和胰腺钙化，很少并发糖尿病，但逐渐发生胰腺功能不全，补充营养后胰腺病变能完全复原。有些慢性胰腺炎属于常染色体显性遗传，在一个家庭内可发生 2 个或 2 个以上的患者，其临床和放射学表现与酒精性胰腺炎相似。

二、病理

近代观点（Singh SM，1990 年）将慢性胰腺炎按其病理分为两类，即酒精性和梗阻性慢性胰腺炎。

1. 酒精性慢性胰腺炎　这在西方国家是一种常见类型。在早期可见胰腺小导管内有蛋白类物质沉积，后来碳酸钙加入，形成钙化。蛋白类物质堵塞小导管，使近端管腔扩张，周围实质有炎性浸润，最后腺泡组织消失，代之以纤维组织，胰腺出现萎缩和缩小。偶见导管的交替扩张和狭窄，呈串珠状表现。胰岛或可较长时间存在，但由于其周围纤维组织中的小静脉已栓塞，内分泌不能进入血液循环，故仍发生糖尿病。在疾病的后期，由于炎症反复发作纤维化使腺体实质变得坚硬，胰腺表面呈灰白色。在纤维化严重受累区域，胰腺小叶消失，切面呈白色，很少出血。主胰管分段或全程扩张，胰腺的超微结构提示腺泡细胞分泌亢进，成熟的酶原颗粒数减少，但前酶原数以及粗内质网、高尔基复合体、细胞核和核仁均增大，线粒体变大，导管和中心腺泡细胞数也增多。

2. 梗阻性慢性胰腺炎　胰腺导管梗阻可因乏特壶腹纤维化、乳头炎症、主胰管狭窄、肿瘤压迫等因素所致。Uscanga 发现纤维化组织由半衰期较短的胶原组成，故胰腺炎的梗阻性病变有时是可逆的，多数导管内无蛋白类物质堵塞。胰腺的外观同酒精性胰腺炎，但其镜检所见截然不同，病变弥散，无小叶解剖外貌，外分泌组织广泛受累，导管口径仍规则，无狭窄，大导管中度扩张而小导管仍正常大小，导管上皮完整，腔内空虚，很少有蛋白堵塞物或钙化。

三、临床表现

1. 腹痛　腹痛是慢性胰腺炎最主要的症状，90% 的病例诉腹痛，通常位于中上腹或左上腹并放射至背部。进餐后腹痛加剧。

腹痛的部位与胰腺病变的位置有关，胰头病变引起右上腹痛，胰体尾部病变时腹痛位于中上和左上腹部。背部放射痛提示炎症已扩展至腹膜后。腹痛常为持续性隐痛或剧痛，饮酒和饱餐可引起发作，每次发作持续数天。随着疾病的进展，发作的次数越来越频繁，持续的时间越来越久，腹痛的程度也越来越重，最终有 10% ~20% 患者腹痛也可消失，所谓"无痛性慢性胰腺炎"，但随之出现胰腺功能不全的症状，如脂肪痢和体重减轻。

2. 体重减轻　体重丧失也是慢性胰腺炎的重要症状之一，约发生于 75% 的病例，主要由于畏食和惧怕进食引起腹痛所致，其次，严重的胰腺病变可引起胰酶分泌减少和吸收不良。

3. 胰腺功能不全　胰腺内外分泌功能丧失 90% 以上，必然会引起吸收不良。脂肪痢是最常见的症状，粪便奇臭，量多且呈泡沫状，含大量脂肪颗粒。30% 左右患者并发糖尿病。

四、诊断和术前检查

诊断主要根据病史、体格检查，辅以必要的实验室检查和诊断操作（图 11-1）。绝大多数的慢性胰腺炎根据病史和体格检查就可作出诊断，为了进一步明确胰腺的结构改变，如胰腺钙化、肿块，胰管扩张或狭窄，胰腺囊肿等，应进行必要的放射学和超声检查，常规拍腹部 X 线平片，30% ~50% 可发现胰腺钙化。传统的低张十二指肠造影目前已被灰阶 B 超和 CT 所替代。

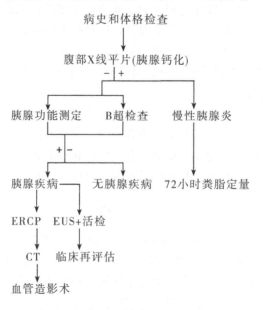

图 11-1　怀疑慢性胰腺炎时检查顺序

灰阶 B 超和 CT 对于明确胰腺的病变程度极有帮助，特别是灰阶 B 超具有较高的敏感性和特异性而无放射性的危害，故深受医师和患者的欢迎。若有腹水和胃肠胀气等干扰 B 超的检查时可改行 CT。

逆行胰胆管造影（ERCP）可直接发现胰管的扩张和狭窄，并能获得组织作活检，对于鉴别恶性肿瘤特别有裨益，且对选择手术方式帮助很大，但此种检查属于损伤性，在慢性胰腺炎时可引起较多并发症。

病史和体格检查

腹部 X 线平片（胰腺钙化）－＋胰腺功能测定＋－胰腺疾病 72h 粪脂检测 ERCPCT 血管造影术无胰腺疾病，B 超检查慢性胰腺炎 72h 粪脂定量。

确定诊断后，术前检查的目的是进一步评价胰腺内、外分泌功能，了解胰腺结构改变的程度，包括胰腺大小、形态、胰管狭窄和扩张的部位，有无假性囊肿等，以便选择合适的手术方式。

五、治疗

治疗原则：①控制症状，改善生活质量；②去除病因和纠正存在的胰管梗阻因素，保护胰腺功能；③预防和治疗并发症及寻找胰腺内、外分泌功能的替代治疗方法。

1. 手术适应证

（1）保守治疗难于控制的顽固腹痛者：CP 引起疼痛的机制尚未完全明了，主要的假说有黏稠的胰液和胰管结构的改变引起胰管内压力增高，支配胰腺的神经周围炎症以及胰腺炎性肿块内局部疼痛介质的释放等。有学者基于对 CP 自然病程的研究认为随着病程的进展，患者的胰腺会"燃尽"（burn out），大多数患者最终将不再腹痛，因此建议使用保守治疗，但最近通过对大样本的病例较长期的随访后，发现仅 50% 的患者腹痛可自然缓解，故应先以止痛药物治疗。按世界卫生组织推荐三阶梯治疗方案。其主要内容是："按需服药"和"按时服药"。第一阶梯表示疼痛程度很轻，给非麻醉性镇痛药如：阿司匹林、吲哚美辛、萘普生、布洛芬和甲氯芬那酸（抗炎酸钠）等。第二阶梯表示中等程度疼痛，可以给非麻醉性镇痛药和弱作用的麻醉性镇痛药如：可待因等。第三阶梯表示疼痛剧烈，所以要给强作用麻醉性镇痛药（如吗啡、哌替啶、美沙酮、氢化吗啡酮、羟二氢吗啡酮和二氢埃托啡等）和非麻醉性镇痛药。注意麻醉性镇痛药有成瘾性、药物依赖性和耐药性不能滥用。联合用药效果较好，如氯丙嗪＋曲马朵；吗啡＋酚妥拉明等用 Baxter 管给药 5mL/h。疼痛顽固不能控制且影响生活和工作者可考虑手术治疗。避免酗酒仍是关键。

（2）胰腺邻近器官受累引起并发症者：大约 10%～30% 的 CP 患者中胰头发生炎性肿块并累及邻近器官可能导致胆总管、十二指肠甚至横结肠的狭窄、阻塞，而门静脉、脾静脉受压则可引起狭窄、栓塞并导致门静脉高压症，并可继发食管胃底静脉曲张出血。

（3）胰腺假性囊肿：指应用内镜不能持久控制的伴有胰管病变的假性囊肿。

（4）胰管结石，胰管狭窄伴胰管梗阻。

（5）无法排除胰腺恶性疾病者：有时部分 CP 患者即使经过全面详尽的检查，仍无法排除胰腺癌的可能，须接受手术治疗。最近，欧洲与美国七个胰腺中心最初诊断为 CP 的 2015 例患者经 2 年以上的随访后，发现 16.5% 的患者最终确诊为胰腺癌，证实有部分病例继发于腺体的慢性炎症基础。因此，手术时应注意警惕胰腺癌的存在，术中快速冰冻切片和穿刺涂片对诊断有一定的帮助。

2. 手术方法的选择

（1）引流手术：适用于 CP 分类中的没有邻近器官并发症的大胰管性胰腺炎或胰石性胰腺炎和慢性阻塞性胰腺炎。单纯引流手术的方法主要有 Peustow 术式（胰管纵行切开与空肠作侧侧型 Roux－en－Y 吻合）或 DeVal 术式（横断胰尾，使与空肠作端端型 Roux－en－Y 吻合）。只要病例选择得当，尤其是主胰管扩张明显者，我们的实践经验提示效果较好。

（2）去神经治疗：内脏神经切除或神经节切除术对部分患者有效。凡无胰管扩张、囊肿及结石者，病变值于胰头部可行胰头丛切除术；病变位于胰体尾部可行左内脏神经及腹腔神经节切除。神经节切除可致内脏神经失调，且并发症多。单纯切除神经后 2 年复发率高。近年有人用胸腔镜行内脏神经切除术，钳夹和电凝 T_{5-9} 较大内脏神经和 T_{10-11}，较小内脏神经，并发症少。从理论上讲，去神经治疗有其理论依据，但远期效果不理想。因此，目前此法应用较少。

（3）胰十二指肠切除术：主要适用于胰头肿块及胰头多发性分支胰管结石和不能校正的 Oddi 括约肌狭窄等病例。手术方法主要为 Whipple 手术或 PPPD 手术。优点是能有效地控制腹痛症状，缓解率可达到 80% ~90%，能够解决周围器官的并发症，并能发现和根治胰腺癌。其缺点是手术创伤大，术后并发症发生率较高（5% ~15%），远期死亡率高（5 年死亡率为 20% ~40%），其原因可能与重建的消化道破坏了正常的肠 – 胰轴引起胰岛素分泌水平的降低，从而导致糖尿病的发生或恶化以及胰腺外分泌功能的丧失有关。

（4）保留十二指肠的胰头切除术（duodenum preserving resection of the head of the pancreas，DPRHP）：是目前所提倡应用于治疗 CP 右胰头肿块或周围器官并发症的一类手术方法。1972 年保留胰周器官（胃、胆总管和十二指肠）的 DPRHP 术式开始应用于临床，Beger 和 Frey 分别于 1980 年和 1987 年正式应用于治疗有胰头肿块或周围器官并发症的 CP。Beger 术式和 Frey 术式的相同点都是作胰头次全切除术（注意保留十二指肠降段的肠系膜血管）并保留胰周器官，不同点在于重建方式：前者在门静脉前方横断胰腺，并作胰体与空肠端端吻合，胰头残余部分与空肠侧侧吻合；后者不切断胰腺而作纵向切开胰管联合胰头残余部分与空肠的侧侧吻合。DPRHP 治疗 CP 的 5 年腹痛缓解率达到 85% ~95%，并能持久控制邻近器官的并发症。手术死亡率在 1.8% 以下，远期死亡率仅 3.6%。其最大的优点是保留了十二指肠，因为十二指肠不但是钙、铁等离子的吸收点，又是胃、胆及小肠正常运动和分泌的起搏点，就此保留了正常的生理性消化，术后 80% 左右患者的体重有所增加，70% 患者能恢复正常工作。可惜很多患者的病理改变不适合上述手术指征，慢性胰腺炎的治疗仍然是一个棘手问题，以病因治疗为主，在随访过程中还要与癌变相鉴别。

（5）全胰切除自体胰岛移植：对全胰腺广泛炎症改变和多发分支胰管结石的患者，不能通过局部切除或胰管切开等方式达到治疗目的者，可考虑全胰切除，自体胰岛移植，但此手术方法需慎重。

（刘永强）

第三节　胰腺癌及壶腹部癌

胰腺癌（pancreatic carcinoma）是一种预后很差的恶性肿瘤，目前尚无有效的筛查或早期诊断方法，确诊时往往已有转移，手术切除率低、预后差，死亡率几乎接近其发病率。近年来我国胰腺癌发病率有逐年上升趋势，据上海市统计，1972 ~2000 年，男性标化发病率从 4.0/10 万升至 7.3/10 万，女性从 3.1/10 万升至 4.9/10 万，发病率和死亡率分别从肿瘤顺位排列的第 10 位升至第 8 位和第 6 位。胰腺癌的发病率与年龄呈正相关，50 岁以上年龄组约占总发病数和死亡数的 93%。胰腺癌发病率男性略高于女性，发达国家高于发展中国家，城市高于农村。壶腹部癌是指胆总管末段、Vater 壶腹和十二指肠乳头的恶性肿瘤，比较少见，其临床表现和诊治措施与胰头癌有很多相似之处，故将其统称为壶腹周围癌。壶腹部癌因其梗阻性黄疸等临床症状出现早，较易及时发现和诊断，且恶性程度明显低于胰头癌，故壶腹部癌的手术切除率及 5 年生存率都明显高于胰头癌。

一、病因

胰腺癌的病因至今尚未明了。吸烟是唯一公认的危险因素，高蛋白、高脂肪饮食可促进胰腺癌的发生，糖尿病与胰腺癌密切相关，但糖尿病是胰腺癌的早期症状还是致病因素目前尚无定论。酗酒、慢性胰腺炎、胰腺癌家族史以及长期暴露于有毒化学物，可能是胰腺癌的危险因素。随着肿瘤分子生物学研究的深入，人们认识到胰腺癌的形成和发展，是由多个基因参与、多阶段、渐进性的过程，主要包括：原癌基因（K – ras 等）激活、抑癌基因（p5 – 3、p16、DPC4 等）失活和受体—配体系统（EGF、HGF、TGF – β、FGF、VEGF 等）的异常表达。Hruban 等结合病理、遗传学方面的研究成果，提出了胰腺癌演进模型，认为正常导管上皮经过胰管上皮内瘤变（pancreatic ductal intraepithelial neoplasia，Pan IN）的不同阶段，逐步发展成为浸润癌，伴随着多个基因和受体－配体系统的改变（图 11－2）。

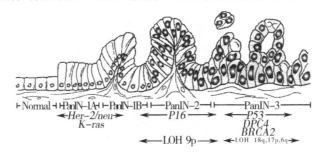

图 11－2　胰腺癌的演进模型

二、病理

胰腺癌好发于胰头部，约占 70%，其次为胰体部、胰尾部，少数可为全胰癌，约 20% 为多灶性。大多数胰腺癌质地坚硬、浸润性强，与周围组织界限不清，切面呈灰白色或黄白色。胰头癌可侵犯胆总管下端和胰管而出现黄疸，胰体尾癌早期无典型症状，发现时多已有转移。按病理类型分，80～90% 的胰腺癌为来自于导管立方上皮的导管腺癌，其次为来自腺细胞的腺泡细胞癌，常位于胰体尾部，约占 1%～2%，其他少见的有：黏液性囊腺癌、胰母细胞瘤、黏液性非囊性癌（胶样癌）、印戒细胞癌、腺鳞癌、巨细胞癌、肉瘤样癌以及神经内分泌癌、平滑肌肉瘤、脂肪肉瘤、浆细胞瘤、淋巴瘤等非上皮来源恶性肿瘤。壶腹部癌以腺癌多见，少见的有黏液腺癌、印戒细胞癌、小细胞癌、鳞状细胞癌、腺鳞癌等。

胰腺癌的转移可有多种途径。

1. 局部浸润　早期即可浸润邻近的门静脉、肠系膜上动静脉、腹腔动脉、肝动脉、下腔静脉、脾动静脉以及胆总管下端、十二指肠、胃窦部、横结肠及其系膜、腹膜后神经组织等。

2. 淋巴转移　不同部位的胰腺癌可有不同的淋巴转移途径，目前我国常用的是日本胰腺协会制订的胰周淋巴结分组及分站（图 11－3，表 11－2）。胰腺癌除直接向胰周围组织、脏器浸润外，早期即常见胰周淋巴结和淋巴管转移，甚至在小胰癌（<2cm），50% 的患者已有淋巴转移。华山医院胰腺癌诊治中心对胰腺癌淋巴转移特点研究后发现，胰头癌转移频率高达 71.2%，16 组阳性的淋巴结均为 16b1 亚组，胰腺癌在肿瘤尚局限于胰腺内时就可以发生淋巴结的转移，并且转移的范围可以较为广泛。故在胰腺癌的根治性手术中，不管肿瘤的大小如何，均应作广泛的淋巴结清扫。

3. 血行转移　可经门静脉转移到肝脏，自肝脏又可经上、下腔静脉转移到肺、脑、骨等处。

4. 腹膜种植　肿瘤细胞脱落直接种植转移到大小网膜、盆底腹膜。

表 11－2　胰腺癌淋巴结分站（日本胰腺协会 JPS，2003）

分站	胰头癌	胰体尾癌
1	13a, 13b, 17a, 17b	8a, 8p, 10, 11p, 11d, 18
2	6, 8a, 8p, 12a, 12b, 12p, 14p, 14d	7, 9, 14p, 14d, 15
3	1, 2, 3, 4, 5, 7, 9, 10, 11p, 11d, 15, 16a2, 16b1, 18	5, 6, 12a, 12b, 12p, 13a, 13b, 17a, 17b, 16a2, 16b1

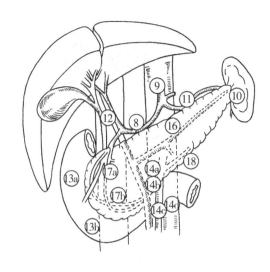

图 11 - 3 胰周淋巴结分组示意图

胰周淋巴结分组：1~6. 胃周　7. 胃左动脉周围　8. 肝总动脉周围（8a. 前上方 8b. 后方）　9. 腹腔干周围　10. 脾门　11. 脾动脉周围（11p. 脾动脉近端　11d. 脾动脉远端）　12. 肝十二指肠韧带中（12a. 肝动脉周围　12b. 胆管周围　12p. 门静脉周围）　13. 胰头后方（13a. 胰头后上　13b. 胰头后下）　14. 肠系膜上动脉周围（14p. 肠系膜上动脉近端　14d. 肠系膜上动脉远端）　15. 结肠中动脉　16. 主动脉旁（16a1. 膈肌的主动脉裂孔周围　16a2. 从腹腔干上缘到左肾静脉下缘　16b1. 从左肾静脉下缘到肠系膜下动脉上缘　16b2. 肠系膜下动脉上缘至髂总动脉分叉处）　17. 胰头前方（17a. 胰头前上　17b. 胰头前下）　18. 胰腺下缘

三、诊断

1. 临床表现

（1）腹痛与腹部不适：40%~70%胰腺癌患者以腹痛为最先出现的症状，壶腹部癌晚期患者多有此现象。引起腹痛的原因有：①胰胆管出口梗阻引起其强烈收缩，腹痛多呈阵发性，位于上腹部；②胆道或胰管内压力增高所引起的内脏神经痛，表现为上腹部钝痛，饭后 1~2h 加重，数小时后减轻；③胰腺的神经支配较丰富，神经纤维主要来自腹腔神经丛、左右腹腔神经节、肠系膜上神经丛，其痛觉神经位于交感神经内，若肿瘤浸润及压迫这些神经纤维丛就可致腰背痛，且程度剧烈，患者常彻夜取坐位或躬背侧卧，多属晚期表现。胰体尾部癌早期症状少，当出现腰背疼痛就诊时，疾病往往已至晚期，造成治疗困难，这一特点应引起重视。

（2）黄疸：无痛性黄疸是胰头癌最突出的症状，约占30%左右。胰腺钩突部癌因距壶腹较远，出现黄疸者仅占15%~20%。胰体尾部癌到晚期时因有肝十二指肠韧带内或肝门淋巴结转移压迫肝胆管也可出现黄疸。黄疸呈持续性，进行性加深，同时可伴有皮肤瘙痒、尿色加深、大便颜色变浅或呈陶土色。壶腹部癌患者几乎都有黄疸，由于肿瘤可以溃烂、脱落，故黄疸程度可有明显波动。壶腹部癌出现黄疸早，因而常可被早期发现、治疗，故预后要好于胰头癌。

（3）消瘦、乏力：由于食量减少、消化不良和肿瘤消耗所致。

（4）胃肠道症状：多数患者有食欲减退、厌油腻食物、恶心、呕吐、消化不良等症状。10%壶腹部癌患者因肿瘤溃烂而有呕血和解柏油样便史。

（5）发热：胰腺癌伴发热者不多见，一般为低热，而壶腹部癌患者常有发热、寒战史，为胆道继发感染所致。

（6）其他：无糖尿病家族史的老年人突然出现多饮、多食、多尿的糖尿病"三多"症状，提示可能有胰腺癌。少数胰腺癌患者可发生游走性血栓性静脉炎（lrouseau 综合征），可能与肿瘤分泌某种促凝血物质有关。

（7）体征：患者出现梗阻性黄疸后可有肝脏瘀胆性肿大。约半数患者可触及肿大的胆囊，无痛性黄疸如同时伴有胆囊肿大（Courvoisier 征）是壶腹周围癌包括胰头癌的特征，在与胆石症作鉴别时有一定参考价值。晚期胰腺癌常可扪及上腹部肿块，可有腹水征，少数患者还可有左锁骨上淋巴结肿大（Virchow's node）。

要特别注意一些胰腺癌发生的高危因素：①年龄大于 40 岁，有上腹部非特异性症状者，尤其伴有体重明显减轻者；②有胰腺癌家族史者；③突发糖尿病患者，特别是不典型糖尿病；④慢性胰腺炎患者；⑤导管内乳头状黏液瘤；⑥家族性腺瘤息肉病；⑦良性病变行远端胃大部切除者，特别是术后 20 年以上者；⑧胰腺囊性占位患者，尤其是囊腺瘤患者；⑨有恶性肿瘤高危因素者，包括吸烟、大量饮酒和长期接触有害化学物质等。

2. 实验室检查

（1）血清生化检查：胆道梗阻时，血清胆红素可进行性升高，以结合胆红素升高为主，同时肝脏酶类（AKP、γ-GT 等）也可升高，但缺乏特异性，不适用于胰腺癌早期诊断。血清淀粉酶和脂肪酶的一过性升高也是早期胰腺癌的信号，部分患者出现空腹或餐后血糖升高，糖耐量试验阳性。

（2）免疫学检查

CA19-9：是由单克隆抗体 116Ns19-9 识别的涎酸化 Lewis-A 血型抗原，它是目前公认的对胰腺癌敏感性较高的标志物。一般认为其敏感性约为 70%，特异性达 90%。CA19-9 对监测肿瘤有无复发、判断预后亦有一定价值，术后血清 CA19-9 降低后再升高，往往提示肿瘤复发或转移。但 CA19-9 对于早期胰腺癌的诊断敏感性较低。良性疾病如胰腺炎和梗阻性黄疸时，CA19-9 也可升高，但往往呈一过性。

CA242：是一种肿瘤相关性糖链抗原，其升高主要见于胰腺癌，敏感性略低于 CA19-9，但在良性疾病中 CA242 很少升高。

CA50：为糖类抗原，升高多见于胰腺癌和结直肠癌，单独检测准确性不如 CA19-9，故通常用于联合检测。

CA72-4：是一种肿瘤相关性糖蛋白抗原，胰腺、卵巢、胃、乳腺等部位的肿瘤中有较高表达，在胚胎组织中亦有表达，而在正常组织中很少表达。测定胰腺囊性肿块液体中 CA72-4 水平对鉴别黏液性囊腺癌与假性囊肿、浆液性囊腺瘤有一定价值。

CA125：是一种卵巢癌相关的糖蛋白抗原，也可见于胰腺癌。胰腺癌 CA125 的阳性率约为 75%，且与肿瘤分期相关，Ⅰ、Ⅱ期低，Ⅲ、Ⅳ期阳性率较高，因此无早期诊断意义。

POA：胰腺癌胚胎抗原，首先报道存在于胚胎胰腺肿块匀浆中的抗原，在肝癌、结肠癌、胃癌等组织中也可升高，早期敏感性低，中晚期胰腺癌可有较高的敏感性。因其特异性较差，目前应用受限。

PCAA：胰腺癌相关抗原，胰腺癌阳性率为 67%，胰高分化腺癌的阳性率高于低分化腺癌。

CEA：癌胚抗原，特异性低，敏感性 59%~77%。

其他可用于胰腺癌诊断的还有单克隆抗体 DU-PAN-2、恶性肿瘤相关物质 TSGF 等。华山医院胰腺癌诊治中心发现，通过联合测定 CA19-9、CA242、CA50、CA125 四种胰腺癌标志物，可以进一步提高胰腺癌诊断的敏感性和特异性，在临床诊治过程中，对可疑患者应予检测，以免遗漏诊断。

（3）基因检测：胰腺癌伴有许多癌基因和抑癌基因的改变，但大多处于实验室研究阶段，目前比较有临床应用价值的是 K-ras，80%~90% 的胰腺癌发生 K-ras 基因第 12 密码子位点的突变，临床上采用细针穿刺细胞活检标本或血液、十二指肠液、粪便标本进行检测，而通过 ERCP 获取纯胰液检测 K-ras 基因突变，能提高胰腺癌诊断的敏感性和特异性。其他研究中的基因有 p53、p16、Rb、nm23、DPC4、DCC、KAll 等。

3. 影像学检查　影像学检查是诊断胰腺癌的重要手段。虽然目前的影像学技术对检测出小于 1cm 肿瘤的作用不大，但各种影像学技术的综合应用可提高检出率。

（1）超声波检查：经腹壁 B 超扫描，无创伤、费用低廉，是诊断胰腺肿瘤筛选的首选方法。据统计资料其敏感性在80%以上，但对小于2cm的胰腺占位性病变检出率仅为33%。

胰腺癌超声检查表现为胰腺轮廓向外突起或向周围呈蟹足样、锯齿样浸润。较大的胰腺癌则有多种回声表现：多数仍为低回声型，部分可因瘤体内出血、坏死、液化或合并胰腺炎/结石等病理改变，其内出现不均匀的斑点状高/强回声（高回声型），或表现为实质性合并液性的病灶（混合回声型）以及边界不规则的较大的无回声区（无回声型）等。少数弥散性胰腺癌显示不均匀、不规则粗大斑点状高回声。胰腺癌后方回声常衰减，少数无回声型癌肿，其后方回声也可增强。胰腺癌间接超声影像包括癌肿压迫、浸润周围脏器和转移声像。如胰头痛压迫和（或）浸润胆总管，引起梗阻以上部位的肝内外胆管扩张和胆囊增大。由于胆道梗阻后的胆管扩张早于临床黄疸的出现，因此，超声检查可于临床出现黄疸前发现胆道扩张，可能有助于胰头癌的早期诊断。部分晚期胰体、尾癌因肝内转移或肝门部淋巴结转移压迫肝外胆管，也可引起胆道梗阻。胰腺癌压迫阻塞主胰管，引起主胰管均匀性或串珠状扩张，管壁较光滑，或被癌肿突然截断。如胰头癌挤压下腔静脉可引起下腔静脉移位、变形、管腔变窄、远端扩张，甚至被阻塞中断。胰体、尾癌则可使周围的门静脉、肠系膜上静脉和脾静脉受压、移位及闭塞，有时甚至引起淤血性脾肿大，门静脉系统管腔内也可并发癌栓。胰腺癌压迫周围脏器，可使其变形、移位。如胰头癌的肿块可使十二指肠环扩大。

（2）内镜超声（EUS）：对早期胰腺癌的诊断意义较大，可明显提高检出率，特别是能发现直径小于1cm以下的小胰癌，对<2cm诊断率可达85%以上，可弥补体外B超不足，有助于判断胰腺癌对周围血管、淋巴结、脏器的受侵程度，对提高诊断率、预测手术切除性有很大的帮助。EUS通过高频探头近距离观察胰腺，能避免气体、脂肪的干扰，其显示清晰程度与螺旋CT相仿，在评价淋巴结受侵更优于螺旋CT。同时经内镜超声可以进行细针穿刺抽吸细胞活检，尤其适用于不能手术切除胰腺癌的明确诊断，以便指导临床的放化疗。

（3）CT扫描：可发现胰腺内大于1cm的肿瘤，其符合率可达89%，是易为患者接受的非创伤性检查，故为胰腺癌诊断的首选方法和主要方法，且对判断血管受侵程度以及手术切除率有一定帮助。近年来，多层螺旋CT和灌注CT应用于胰腺癌的诊断和术前分期，准确性高，在评价血管受累方面甚至优于血管造影，能清晰地显示肿瘤边界与周围血管间关系，判断肿瘤不能切除的准确性达90%以上，通过三维成像重建方法，可以获取三维立体和旋转360°的清晰图像，从而提高术前分期诊断的可靠性。

胰腺癌的CT表现分为直接征象、间接征象和周围浸润征象：

1）直接征象：肿块是胰腺癌的直接征象。如果肿块偏于一侧则表现为胰腺的局部隆起。根据统计学资料，胰腺癌60%～70%位于胰头部，如胰头增大，钩突圆隆变形，则高度提示胰头癌。胰腺癌肿块边线不清，可呈等密度或不均匀稍低密度改变，增强后有轻度不均匀强化，但强化程度低于正常胰腺。由于胰腺癌的血供相对少，动态或螺旋CT增强扫描对上述征象显示更为清楚，表现为明显强化的胰腺实质内的低密度肿块，动态或螺旋CT增强扫描易于检出小于2cm的小胰腺癌。少数胰腺癌的血供可较为丰富，双期扫描时仅在动脉期表现为低强化密度，在门静脉期则逐渐强化与胰腺呈等密度改变，故双期螺旋CT增强扫描对发现这类胰腺癌是非常重要的。如果胰腺癌侵犯全胰腺则胰腺轻度不规则弥漫性增粗，较僵硬、饱满。

2）间接征象：胰管和胆总管扩张是胰头癌的间接征象。胰腺癌多来源于胰腺导管上皮，肿瘤易堵塞胰管造成远端的扩张。胰头癌早期可压迫和侵蚀胆总管壶腹部，表现为肿块局部的胆管管壁不规则，管腔变窄阻塞，出现胆总管、胰管远端扩张，即"双管征"。应用薄层扫描和高分辨扫描可更好地显示胰管和胆管扩张的情况。部分胰腺癌可合并慢性胰腺炎和假性胰腺囊肿。

3）周围浸润征象：①肿瘤侵犯血管：胰头癌常蔓延侵犯邻近的血管结构，使脾静脉、门静脉、腹腔静脉、肠系膜上动静脉以及肝动脉狭窄、移位和阻塞。胰周大静脉或小静脉的一些分支的阻塞可引起周围的侧支小静脉的充盈和扩张。近年来报道较多的胰头小静脉如胃结肠静脉（>7mm）、胰十二指肠前上静脉（>4mm）和胰十二指肠后上静脉（>4mm）等的扩张是值得重视的胰腺癌胰外侵犯的征象，如出现扩张则提示肿瘤不可切除。螺旋CT双期增强扫描可更好地显示胰头血管的受侵犯情况。②胰周脂肪层消失：正常胰腺与邻近脏器之间有低密度的脂肪层。当胰腺癌侵及胰腺包膜和（或）胰周脂肪时，脂肪层模糊消失。③胰腺周围结构的侵犯：胰腺癌肿块可推压或侵蚀邻近的胃窦后壁、十二指肠、结肠、肝门、脾门和肾脏等。胰腺癌侵犯腹膜可引起腹水，CT 表现为肝、脾脏外周的新月形低密度带。④淋巴结转移：常发生在腹腔动脉和肠系膜上动脉周围，表现为直径大于 1cm 的软组织小结节或模糊软组织影。腹主动脉、下腔静脉周围和肝门也是淋巴结转移好发的部位。

（4）经内镜逆行胰胆管造影（ERCP）：可显示胆管、胰管的形态，有无狭窄、梗阻、扩张、中断等表现。出现梗阻性黄疸时可同时在胆总管内置入支架，以达到术前减黄的目的，也可收集胰液或用胰管刷获取细胞进行检测。但 ERCP 可能引起急性胰腺炎或胆道感染，需引起重视。

（5）磁共振成像（MRI）：可发现大于 2cm 的胰腺肿瘤，但总体成像检出效果并不优于 CT。磁共振血管造影（MRA）结合三维成像重建方法能提供旋转 360°的清晰图像，可替代血管造影检查。磁共振胰胆管造影（MRCP）能显示胰、胆管梗阻的部位及其扩张程度，可部分替代侵袭性的 ERCP，有助于发现胰头癌和壶腹部癌。

（6）选择性动脉造影（DSA）：对胰腺癌有一定的诊断价值，在显示肿瘤与邻近血管的关系、估计肿瘤的可切除性有很大价值。

（7）正电子发射断层扫描（PET）：肿瘤部位摄取氟化脱氧葡萄糖（FDG）增加而呈异常浓聚灶，因此对胰腺癌亦有较高的检出率，且对于胰腺以外转移病灶的早期发现也有较好的价值。PET 可检查 2cm 以上的胰腺癌，现发现肿瘤大小与荧光脱氧葡萄糖的摄取率不一定相关。对糖尿病假阳性率高，但较 CT、B 超敏感度高，对肝转移灶和转移的淋巴结显示良好，可惜国内价格过高，目前尚在积累资料之中。

（8）X 线检查：行钡餐十二指肠低张造影，可发现十二指肠受壶腹部癌或胰头癌浸润和推移的影像。

（9）经皮肝穿刺胆道造影（PTC）：可显示梗阻以上部位的胆管扩张情况，对于肝内胆管扩张明显者，可同时行置管引流（PTCD）减黄。

4. 其他检查

（1）胰管镜检查（PPS）：PPS 是近二十年来开发的新技术，他利用于母镜技术将超细纤维内镜通过十二指肠镜的操作孔插入胰管，观察胰管内的病变，是唯一不需剖腹便可观察胰管的检查方法。1974 年 Katagi 和 Takekoshi 首先将经口胰管镜（PPS）应用于临床，90 年代以后，随着技术和设备的不断改善，特别是电子胰管镜的出现，使胰管镜的成像越来越清晰，可早期发现细微的病变。镜身也更加耐用，不易损坏。此外有的胰管镜还增加了记忆合金套管、气囊等附件，使胰管镜的操作更加灵活，并能够进行活检、细胞刷检。胰腺癌胰管镜下表现为：胰管壁不规则隆起、狭窄或阻塞，黏膜发红发脆、血管扭曲扩张。由于原位癌仅局限于导管上皮，无肿块形成，目前只有 PPS 可以对其作出诊断。随着内镜技术的不断发展，近年来胰管镜已进入临床使用，它可直接进入胰管内腔进行观察，并可收集胰液、脱落细胞进行分析，检测 K - ras 基因等。有报道可早期发现胰腺癌及壶腹部癌。但胰管镜操作复杂，易损坏，只能在有条件的大医院开展。

（2）细针穿刺细胞学检查：在 B 超、超声内镜或 CT 的导引下行细针穿刺细胞学检查，80% 以上可获得正确的诊断。

5. 临床分期

（1）2002 年国际抗癌联盟（UICC）制定的临床分期方法已被广泛接受和采用（表 11 - 3）。

表 11 - 3　UICC 胰腺癌临床分期（2002）

分期	T	N	M
0	T_{is}	N_0	M_0
I$_A$	T_1	N_0	M_0
I$_B$	T_2	N_0	M_0
II$_A$	T_3	N_0	M_0

分期	T	N	M
ⅡB	$T_{1 \sim 3}$	N_1	M_0
Ⅲ	T_4	任何 N	M_0
Ⅳ	任何 T	任何 N	M_1

注：T－原发肿瘤：T_x 原发肿瘤无法评估，T_0 无原发肿瘤证据，T_{is} 原位癌，T_1 肿瘤局限于胰腺，长径≤2cm，T_2 肿瘤局限于胰腺，长径 >2cm，T_3 肿瘤向胰腺外扩展，但尚未累及腹腔干或肠系膜上动脉，T_4 肿瘤累及腹腔干或肠系膜上动脉；N－区域淋巴结：N_x 区域淋巴结转移无法评估，N_0 无区域淋巴结转移，N_1 有区域淋巴结转移；M－远处转移：M_x 远处转移无法评估，M_0 无远处转移，M_1 有远处转移。

（2）日本胰腺学会（JPS）分期系统（表 11－4）于 2002 年修订后，较以前版本有所简化，故亦被较多学者采用。

表 11－4　JPS 胰腺癌临床分期（2002）

	M_0				M_1
	N_0	N_1	N_2	N_3	
T_{is}	0				
T_1	Ⅰ	Ⅱ	Ⅲ		
T_2	Ⅱ	Ⅲ	Ⅲ		
T_3	Ⅲ	Ⅲ	Ⅳa	Ⅳb	
T_4	Ⅳa				

注：T－原发肿瘤：T_{is} 原位癌，T_1 肿瘤局限于胰腺，长径≤2cm，T_2 肿瘤局限于胰腺，长径 >2cm，T_3 肿瘤累及以下任何一项：胆道（CH）、十二指肠（DU）、浆膜（S）、腹膜后组织，T_4 肿瘤累及以下任何一项：门静脉系统（PV）、动脉系统（A）、胰周神经丛（PL）、其他器官（OO）；N－区域淋巴结：N0 无区域淋巴结转移，N_1 有第 1 站淋巴结转移，N_2 有第 2 站淋巴结转移，N_3 有第 3 站淋巴结转移；M－远处转移：M_0 无远处转移，M_1 有远处转移。

四、治疗

1. 手术治疗　外科手术目前仍是胰腺癌的首选治疗方法。由于胰腺癌手术复杂、创伤大、并发症发生率高，而胰腺癌患者往往全身情况差，因此术前准备、围术期处理十分重要。上海华山医院外科采用 APACHE Ⅱ 和 POSSUM 评分系统对胰腺癌手术患者进行危机评分，按照评分结果，因人而异，积极给予保护性支持治疗，提高了胰腺癌治愈性切除水平。

胰腺癌患者半数以上有黄疸症状，对术前是否要减黄多年来一直有争议。严重黄疸可致肝肾功能损害、凝血机制障碍、免疫功能下降，患者对手术的耐受性差。因此，目前多数学者认为对术前血清总胆红素大于 171μmol/L 者应行术前减黄。减黄方法有：①PTCD（经皮肝穿刺胆管引流术）；②内镜下放置鼻胆管引流；③内镜下逆行置胆道支撑管内引流术；④胆囊或胆总管造瘘术。

（1）胰十二指肠切除术（pancreatoduodenectomy）：1935 年由 Whipple 首先提出，适用于Ⅰ、Ⅱ期胰头癌和壶腹部癌。胰十二指肠切除术的切除范围包括胰头（包括钩突部）、肝总管以下胆管（包括胆囊）、远端胃、十二指肠及部分空肠，同时清扫胰头周围、肠系膜血管根部，横结肠系膜根部以及肝总动脉周围和肝十二指肠韧带内淋巴结（图 11－4）。重建手术包括胰腺－空肠吻合、肝总管－空肠吻合和胃－空肠吻合，重建的方法有多种，最常见的是 Child 法：先吻合胰肠，然后吻合胆肠和胃肠。近年来报道胰十二指肠切除术的切除率为 15%～20%，手术死亡率已降至 5% 以下，5 年生存率为 7%～20%。

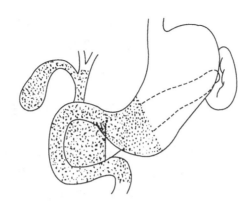

图 11 - 4　胰十二指肠切除术的切除范围

（2）保留幽门的胰十二指肠切除术（PPPD 术）：即保留了全胃、幽门和十二指肠球部，其他的切除范围与经典的胰十二指肠切除术相同。优点有：①保留了胃的正常生理功能，肠胃反流受到部分阻止，改善了营养状况；②不必行胃部分切除，十二指肠空肠吻合较简便，缩短了手术时间。但有学者认为该术式对幽门下及肝动脉周围淋巴结清扫不充分，可能影响术后效果，因此主张仅适用于较小的胰头癌或壶腹部癌、十二指肠球部和幽门部未受侵者。另外，临床上可发现该手术后有少数患者发生胃排空延迟。

（3）全胰切除术（TP 术）：胰腺癌行全胰切除术是基于胰腺癌的多中心发病学说，全胰腺切除后从根本上消除了胰十二指肠切除后胰漏并发症的可能性。但有糖尿病和胰外分泌功能不全所致消化吸收障碍等后遗症。研究表明全胰切除的近、远期疗效均无明显优点，故应严格掌握适应证，只有全胰癌才是绝对适应证。

（4）扩大的胰十二指肠切除术：胰腺癌多呈浸润性生长，易侵犯周围邻近的门静脉和肠系膜上动静脉，以往许多学者将肿瘤是否侵及肠系膜血管、门静脉作为判断胰腺癌能否切除的标志，因此切除率偏低。随着近年来手术方法和技巧的改进以及围术期处理的完善，对部分累及肠系膜上血管、门静脉者施行扩大胰十二指肠切除，将肿瘤和被累及的血管一并切除，用自体血管或人造血管重建血管通路。但该术式是否能提高远期生存率尚有争论。由于扩大胰十二指肠切除手术创伤大、时间长、技术要求高，可能增加并发症的发生率，故应谨慎选择。

（5）姑息性手术：对不能切除的胰头癌或壶腹部癌伴有十二指肠和胆总管梗阻者，可行胃空肠吻合和胆总管或胆囊空肠吻合，以缓解梗阻症状、减轻黄疸，提高生活质量。对手术时尚无十二指肠梗阻症状者是否需作预防性胃空肠吻合术，还有不同看法，目前一般认为预防性胃空肠吻合术并不增加并发症的发生率和手术死亡率。近年开展的胰管空肠吻合术对于减轻疼痛症状具有明显疗效，尤其适用于胰管明显扩张者。为减轻疼痛，可在术中行内脏神经节周围注射无水乙醇或行内脏神经切断术、腹腔神经节切除术。

（6）胰体尾切除术：适合胰体尾癌，但由于体尾部癌确诊时已多属晚期，故手术切除率很低。

2. 化学药物治疗

（1）全身化疗：以前应用最多的化疗药物是氟尿嘧啶，近年来吉西他滨（gemcitabine）开始应用于临床，现已成为胰腺癌化疗的一线用药，常用剂量为：吉西他滨 $1g/m^2$，30min 静脉滴注，每周 1 次，连续 3 周，4 周为一周期。目前也有主张以吉西他滨为基础的联合方案化疗，常用的方案有：吉西他滨 + 氟尿嘧啶，吉西他滨 + 多西他赛，吉西他滨 + 奥沙利铂，吉西他滨 + 伊立替康，吉西他滨 + 卡培他滨等。联合方案目前尚处于临床试验中，缺少大样本随机对照试验的支持。

（2）介入性化疗：可增加局部药物治疗浓度，减少化疗药物的全身毒性作用。胰腺血供主要来自腹腔动脉和肠系膜上动脉，介入化疗时选择性地通过插管将吉西他滨、氟尿嘧啶等化疗药物注入来自腹腔动脉的胰十二指肠上动脉、来自肠系膜上动脉的胰十二指肠下动脉以及胰背动脉或脾动脉。华山医院胰腺癌诊治中心近几年对局部进展期胰头癌行术前介入化疗，使手术切除率达40%以上。

（3）腹腔化疗：通过腹腔置管或腹腔穿刺将化疗药物注入腹腔，主要适用于术后防止肿瘤复发，而不能耐受全身化疗的患者。

3. 放射治疗

（1）术中放射治疗：术中切除肿瘤后用高能射线照射胰床，以期杀死残留的肿瘤细胞，防止复发，提高手术疗效。

（2）体外放射治疗：可用于术前或术后，尤其是对不能切除的胰体尾部癌，经照射后可缓解顽固性疼痛。近年随着三维适形放射治疗（3DCRT）、调强放射治疗（IMRT）、γ射线立体定向治疗（γ-刀）等放射治疗技术的不断发展，使得放射治疗照射定位更精确，正常组织损伤小，对于缓解症状疗效确切。

4. 其他治疗

（1）免疫治疗：研究表明，肿瘤的发生、发展伴随着免疫功能的低下，胰腺癌也不例外。因此，提高患者的免疫力也是治疗胰腺癌的一个重要环节。通过免疫治疗可以增加患者的抗癌能力，延长生存期。大致可分为三种：①主动免疫：利用肿瘤抗原制备疫苗后注入患者体内，提高宿主对癌细胞的免疫杀伤力；②被动免疫：利用单克隆抗体治疗，如针对 VEGFR 的单抗 bevacizumab、针对 EGFR 的单抗 cetuxirab 等；③过继免疫：将具有免疫活性的自体或同种异体的免疫细胞或其产物输入患者，临床上已有报道将从患者体液或肿瘤中分离出的淋巴因子活化的杀伤细胞（LAK 细胞）或肿瘤浸润的淋巴细胞（TIL 细胞），经体外扩增后回输患者，并取得一定疗效。

（2）基因治疗：基因治疗是肿瘤治疗的研究方向，主要方法有：反义寡核苷酸抑制癌基因复制、抑癌基因导入、自杀基因导入等，目前尚处于实验阶段，基因治疗应用于临床还有待时日。

国内外统计资料表明，胰腺癌的切除率及 5 年生存率目前仍较低，其主要原因在于胰腺癌起病隐匿，当产生症状就医时往往已是中晚期，肿瘤较大并可能已侵犯周围邻近器官和血管，造成肿瘤无法切除。上海华山医院胰腺外科采用减黄、介入治疗和手术切除方法——"三阶段疗法"治疗大胰头癌，取得了较好的效果。减黄可以改善肝功能；介入治疗可减轻门静脉、肠系膜上血管的受侵程度，使肿瘤缩小或界线相对清楚，为手术创造条件；手术则采取合理性的区域性胰十二指肠切除。采用该方法治疗，最长者术后已存活 2 年。总之，随着新理论、新技术的运用，推动了不能切除胰腺癌的综合治疗，继续深入研究将使原本无切除希望的胰腺癌得到根治或明显延长生存期。

（岳继利）

第四节　胰岛素瘤

胰岛 β 细胞形成的肿瘤称胰岛素瘤，占全部胰岛内分泌肿瘤中的 70% ~ 75%。分功能性和非功能性两类，前者由于分泌胰岛素和（或）胰岛素原过多，临床上以患者反复发作的空腹低血糖症状为特征；后者不分泌胰岛素而仅表现为上腹部肿块。胰岛素瘤是很少见的疾病，国外报道发生率为 0.8 ~ 0.9/100 万，但在胰腺内分泌肿瘤中最多见，其中恶性胰岛素瘤占 5% ~ 16%。

一、发病机制

胰岛素瘤的发病机制尚未明确，可能与下列因素有关：①基因突变：多发内分泌肿瘤 I 型（MEN - I）基因定位于染色体 11q13，为肿瘤的抑制基因。良恶性肿瘤均可表现突变，是胰腺内分泌肿瘤发生的早期。②原癌基因：主要的相关基因有 c - Myc、Ras、TGF - β 和 p53 等。胰岛 B 细胞瘤发生的早期，c - Myc 和 TGF - β 的激活促进了细胞的增生；而后期 Ras 的激活性突变和 p53 可能发挥着重要的作用。③细胞凋亡：胰岛细胞凋亡是诱导胰岛素瘤生成的重要因素。④生长因子、神经递质和胃肠激素生长因子在神经内分泌肿瘤生长中发挥重要作用。

二、病理

胰岛素瘤以孤立单个腺瘤为多见，约占90%，余下的可由胰岛B细胞增生、家族性多发性内分泌肿瘤Ⅰ型（MEN－Ⅰ）和β细胞癌引起。胰岛B细胞瘤在胰头、体和尾部的分布大致相等，仅1%~2%发生在十二指肠黏膜下层、肌层或胰腺周围的异位胰腺组织。外观呈灰白色、灰红色结节，有完整包膜，一般体积较小，约1~2cm，少数可长至15cm。光镜下显示肿瘤颇似体积增大的胰岛，细胞形态规则，沿血窦排列成索状。电镜下显示瘤细胞质内含有分泌颗粒；免疫组化染色可证实为胰岛素。β细胞癌比较少见，其诊断依据为包膜常有缺损，细胞异形明显，可呈浸润性生长，伴淋巴结或肝转移。多发的腺瘤近半数为2~3个，最多可达8个，布满整个胰腺的无数小肿瘤称之为胰岛素瘤病。多发性腺瘤常合并甲状旁腺腺瘤和垂体瘤，称之为多发性内分泌肿瘤（MEN）Ⅰ型。约50%的胰岛素瘤可由增生引起，尤多见于患糖尿病母亲的幼儿。

非功能性胰岛素瘤的病理组织学与功能性者很难区别，除共同有包膜形成和偶有钙化的明显特征外，病理切片尽管采取特殊染色在非功能性胰岛素瘤的细胞中也仅显示为β细胞。临床所见的瘤体多较大，一般直径为7~12cm，肿瘤的大体形态呈圆形或卵圆形，表面可凹凸不平，或为分叶状，但包膜多完整，与正常胰腺组织有明显的分界，且多向胰外生长。切面呈灰白或灰红色，有不同的出血或囊性变，镜检与功能性胰岛素瘤所见者相似。

三、临床表现

以低血糖表现为特征，多在清晨早餐前，或午后空腹时，或运动后发作；发作时血糖可低于2.8mmol/L，口服或注射葡萄糖后低血糖症状即缓解，上述典型表现称之为Whipple三联症，诊断不难。如低血糖发作频繁而严重，可出现神经精神症状，如头晕、嗜睡、精神恍惚、记忆力减退、反应迟钝、行为古怪，甚至抽搐、昏迷；最终导致脑部器质性病变，出现精神失常，此时即使切除肿瘤，症状也不能逆转。非功能性胰岛素瘤多无症状，偶感不适，经进一步检查后才被发现。

四、诊断

胰岛B细胞瘤的诊断主要有定性诊断和定位诊断。

1. 定性诊断　主要依靠临床表现和实验室功能测定。①Whipple三联症对胰岛素瘤的诊断很有价值。空腹及低血糖发作时血糖小于2.8mmol/L时，胰岛素高于71.75pmol/L（10mU/L）。②胰岛素释放指数（血浆免疫反应性胰岛素/血糖），95%胰岛B细胞瘤患者>0.3。③对于空腹血糖高于3mmol/L，但怀疑为本病的患者可行饥饿试验，禁食48h不发生低血糖者基本可除外该病。④其他试验：甲苯磺丁脲（D860）试验、胰高血糖素试验、亮氨酸试验等。实验室功能测定主要是证实有空腹低血糖和自主分泌的高胰岛素血症的存在。

2. 定位诊断　胰岛素瘤定位诊断比较困难，但对手术治疗有指导意义。

（1）非侵入性检查：①B超：B超是胰岛素瘤常用的筛查手段。B超诊断胰岛素瘤的敏感性一般在30%~70%。可显示直径大于1.5cm的肿瘤，对1.5cm以下的肿瘤则很难发现。可以通过反复多次检测、多切面探查、改变体位和注意易遗漏部位提高B超诊断率。②螺旋CT：快速扫描加动态显像可发现直径1~2cm的肿瘤。CT检查诊断胰岛素瘤的敏感性为30%~60%。③MR：MR软组织分辨力高，可行多参数、多序列成像。胰岛素瘤典型表现为T_1WI低信号影，T_2WI高信号影，准确率很高，它是手术前最佳的非侵入性检查方法。

（2）侵入性检查：①选择性动脉造影（SAG）：过去20余年，SAG一直被认为是胰岛素瘤定位诊断的"金标准"，阳性率可达50%~80%。②超声内镜（EUS）：EUS因探头距胰腺表面的距离不超过1cm，减少了胃肠道气体及其他软组织对胰腺的遮挡和干扰，提高了胰腺成像的清晰度，使胰岛β细胞瘤的检出率也提高了。EUS准确率高，对于直径大于1cm的病变检出率几乎可达100%，但是对于小于0.5cm的病变诊断仍有困难。③经皮经肝门静脉置管分段取血测定胰岛素（PTPC）：胰腺的静脉血回流到脾静脉、肠系膜上静脉及门静脉，胰岛素瘤附近的静脉血有胰岛素的升高，而远离肿瘤部位的静脉胰岛素则不高。利用 PTPC 技术取血测定胰岛素有利于对胰岛素瘤进行定位。④动脉刺激静脉取血（AS-VS）：在脾、肠系膜上及肝动脉分别插入导管，注入葡萄糖酸钙（0.025mEqCa^{2+}/kg 或 1mg Ca^{2+}/kg），30、60、120s 后在肝静脉取血测胰岛素，30 ~ 60s 内达到高峰，高于注射前 2 倍即有诊断价值。⑤术中定位：术中 B 超检查可大大提高胰岛素瘤确诊率和减少漏诊率，同时可以避免术中损伤血管及主胰管，敏感性最高达 91%，为术中的定位提供依据。

五、治疗

胰岛素瘤一旦确诊即有手术指征，应尽早手术切除以免长期反复发作而致脑部不可逆性损害。术前肿瘤定位非常重要，手术方式根据肿瘤的良性或恶性、单个或多发性，功能性或非功能性来决定。

1. 肿瘤局部摘除术　适用于浅表的单个良性肿瘤。切面缝合控制出血，邻近置一引流管预防胰漏。术中要注意钩突和近脾门处易遗漏的肿瘤。良性肿瘤有完整包膜，即使是较大的非功能性良性胰岛素瘤包膜亦完整，摘除时要注意主胰管和门静脉而不受损害，术后要保持引流通畅。

2. 胰体尾切除术　适用于深部的胰体尾部肿瘤，尤其是可疑恶性者，可行远侧胰体尾切除术，否则单纯切除深部的肿瘤易损伤胰管而引起胰瘘。

3. 胰十二指肠切除术　适用于位于胰头部的恶性胰岛素瘤，或较大的胰头部良性肿瘤不能保留主胰管无损者。

4. 恶性胰岛素瘤的处理　凡位于胰头部或胰体尾部恶性肿瘤必须分别作胰十二指肠切除或胰体尾切除。术中并作胰周围淋巴结清扫，并注意肝脏和远处有无转移。

5. 胰腺增生和多发性胰岛素瘤的处理　如多发肿瘤，局限在胰头或胰体尾者可分别作胰十二指肠切除或胰体尾部切除。对多发性肿瘤，我们在术中切除肿瘤后监测血糖，一般在 60min 内血糖可上升至 5 ~ 6mmol/L，即可判定为切除完全。

6. 术中探查　阴性时可行术中 B 超、PTPC 或 ASVS 作为判断肿瘤位置并指导手术切除的依据。如冰冻切除证实为弥散性增生时，可行 90% ~ 95% 胰腺次全切除术以缓解症状。

7. 以下情况无法手术者可考虑给予生长抑素及其类似物治疗　①老年患者，无法承受手术。②恶性肿瘤，有转移。③全身情况差，严重并发症。常见的生长抑素类似物有奥曲肽和善龙，分短效和长效制剂。

8. 已伴转移的恶性胰岛素瘤的处理　按肿瘤减负治疗的推想，尽量切除原发性肿瘤，术后用链脲霉素（streptozocin）和二氮嗪（diazoxide），前者是对胰腺恶性肿瘤的特异性抗癌药，破坏胰岛 β 细胞，后者可抑制 β 细胞释放胰岛素以控制低血糖。

（岳继利）

第五节　胰腺内分泌肿瘤（APUD 肿瘤）

胰腺内分泌肿瘤（pancreatic endocrine tumors，PET）又称胰腺 APUD 肿瘤，总发生率低于每年十万分之一。不同于胰腺外分泌肿瘤，胰腺内分泌肿瘤生物活性的特点是能分泌大量多肽激素或胺，进入血液循环后这些激素与它们的靶细胞膜上的特异受体有亲和力，通过酶系统激活靶细胞的生理活性，使患者产生不同的临床综合征。这些内分泌肿瘤往往只有一种激素是主要的，决定着患者的临床表现，并以其命名。胰腺内分泌肿瘤分成功能性和非功能性肿瘤，功能性肿瘤体积很小即可产生明显的全身症状，约占 70% ~ 80%；非功能性肿瘤往往是体检或腹部巨大肿块被发现的，约占 20% ~ 30%，这些非功能性肿瘤细胞并未丧失功能，实际上可能是它们分泌的多肽激素尚未激活，或靶细胞的受体被阻断或对这些激素不起反应。

胰腺内分泌肿瘤的发病机制还不清楚，多认为与遗传因素有关，目前发现 22q 和 3p 染色体的杂合缺失导致的某些基因丢失可能是胰腺内分泌肿瘤发生的机制之一，具体机制还有待进一步探讨。

　　胰腺内分泌肿瘤的诊断包括临床诊断、生化诊断、定位诊断和病理诊断，不同的胰腺内分泌肿瘤除具有各自的特征性表现外，又有复杂多样的临床特点，对于胰腺内分泌肿瘤产生不同激素引起的临床症状要有了解，并对这类肿瘤复杂性的认识和警惕是临床诊断的关键和前提。如果临床表现可疑，则需要进一步通过生化诊断进行明确。首先根据临床症状，进行相关激素的常规测定，如胰岛素瘤的胰岛素测定、胃泌素瘤的促胃液素测定等。对于激素水平升高不明显而临床表现又高度可疑的患者，可通过各种激发实验来验证，如胰泌素激发实验诊断胃泌素瘤等。除激素测定以外，免疫组化或放射免疫分析表明90%～100%的胰腺内分泌肿瘤患者血中铬粒素水平升高，其中铬粒素 A 是诊断胰腺内分泌肿瘤很有价值的指标。

一、分类

　　胰腺的体积在消化器官中虽然较小，位置较深，诊断相对比较困难。起源于胰腺 APUD 细胞的内分泌肿瘤，最近 30 多年来文献中报道逐渐有所增多。起源于胰腺 APUD 细胞的内分泌肿瘤种类很多，所分泌的肽激素也很复杂，Welbourn 等根据胰腺 APUD 肿瘤的功能基础，将这些肿瘤分为（表 11 -5）：

表 11 -5　胰腺内分泌细胞及其所分泌的激素

（1）正位细胞
α - 胰高糖素
β - 胰岛素
D_1 - 生长抑素
F - 胰多肽
EC - 5 - 羟色胺
（2）异位细胞
G - 促胃液素
血管活性肠肽（VIP）
ACTH
甲状旁腺素（PTH）
胃抑肽（GIP）
血管加压素
CCK

　　1. 正位胰腺内分泌肿瘤（entopic tumors）　　在正常的成人胰腺内存在 5 种内分泌细胞（表 11 -5）。每种胰腺内分泌细胞均能分泌一种特异的肽激素，当这些内分泌细胞形成肿瘤或增生时，就会产生过多的肽激素或胺，如 α 细胞瘤（胰高糖素瘤）产生过多的胰高糖素、β 细胞瘤（胰岛素瘤）产生过多的胰岛素、D1 细胞瘤（生长抑素瘤）、F 细胞瘤（胰多肽瘤）、EC 细胞瘤或肠嗜铬细胞类癌均分泌过多的相应激素。

　　2. 异位胰腺内分泌肿瘤（ectopic tumors）　　胰腺内分泌肿瘤所分泌的肽激素、胺或其他物质为其他腺体或组织的正常产物，但非胰腺的正常产物，则称为异位胰腺内分泌肿瘤。Zollinger - Ellison 综合征是异位胰腺内分泌肿瘤中最典型的例子。胰腺胃泌素瘤分泌的促胃液素在正常的成人胰岛细胞内是不存在的。换言之，在正常的成人胰腺内不存在 G 细胞。这些异位胰腺内分泌肿瘤绝大多数是恶性，它们所分泌的肽激素均是正常成人胰岛细胞不能分泌的多肽，称为肽激素分泌的异位现象，例如胰胃泌素瘤分泌的促胃液素、胰 VIP 瘤分泌的血管活性肠肽、胰 ACTH 瘤分泌的 ACTH、胰甲状旁腺素瘤分泌的甲状旁腺素、胰 CCK 瘤分泌的 CCK、胰 ADH 瘤分泌的血管加压素、ADH 和神经紧张素，这些异位分泌的多肽通常主要以多肽前体和大分子形式存在。

　　3. 多发性内分泌腺病（MEN）　　胰腺内分泌肿瘤分为散发性和遗传性两种类型。散发性胰腺内分泌肿瘤通常是单个肿瘤，而遗传性胰腺内分泌肿瘤多由于常染色体显性基因异常引起，通常是多个内分泌器官和系统的广泛增生或多个肿瘤，称为多发性内分泌腺病，包括 MEN Ⅰ 或 Werner 综合征，涉及垂体、甲状旁腺和胰腺；MEN Ⅱa（Sipple 综合征），涉及甲状腺髓状癌、肾上腺髓质的嗜铬细胞瘤以及继发性甲状旁腺增生，MEN Ⅱ b（Schinke 综合征）主要表现为甲状腺髓样癌，黏膜神经纤维瘤和嗜铬细胞瘤。

二、治疗

胰腺神经内分泌肿瘤的治疗原则：如果肿瘤没有转移，尽可能手术完全切除，术后应密切随诊，术后 3 个月检测血中相关激素水平，复查 CT 或 MRI；术后 1～3 年每 6 个月进行查体和激素水平测定，术后 4 年每年进行相关检查。如果还有相应的临床症状，给予奥曲肽治疗。如果肿瘤出现肝转移，肝转移病灶的治疗主要是肝叶的楔形切除；肿瘤无法手术切除者，多种药物的联合化疗方案较单一药物疗效好。目前常用药物是链脲菌素加 5－氟尿嘧啶，可同时使用干扰素，合用长效奥曲肽 20mg 每月 1 次肌注控制临床症状，可以逐渐加量或增加使用次数。

（一）正位胰腺内分泌肿瘤

1. 胰岛素瘤　见本章第四节内容。

2. 胰高糖素瘤　胰高糖素瘤（glucagonoma）又称高血糖皮肤综合征，是起源胰腺 α 细胞的一种 APUD 肿瘤，大多数为恶性，只占神经内分泌肿瘤的 1%。临床上主要表现为皮肤坏死性迁移性红斑，血糖增高，贫血，口角、唇、舌等部位的慢性炎症，指甲松动，外阴炎、阴道炎等，也称为高血糖皮肤综合征。早在 1942 年 Becker 描述了特异性皮疹伴发糖尿病等症状与胰腺肿瘤有关；而 1966 年 McGavran MH 应用电镜发现肿瘤细胞有仪细胞颗粒的特征，并用放免法测定切除的肿瘤组织中含有大量胰高血糖素，即将此病命名为胰高血糖素瘤。75%～80% 胰高糖素瘤患者表现为恶性，50% 患者就诊时已伴有转移。除了皮肤表现外，此类患者的临床表现主要有糖尿病和葡萄糖耐受异常、低氨基酸血症、40% 患者出现静脉血栓、20% 患者腹痛和腹泻、贫血、体重显著减轻。胰高糖素瘤患者血栓的发病率上升，导致肺栓塞严重者可致死亡。胰高糖素瘤的典型临床表现是皮肤坏死性迁移性红斑。这种皮损的特点是表皮粒层和透明层的大疱性损害，病变向四周扩展时中央有愈合和结痂倾向，好发于躯干、会阴和下肢。由于这种皮肤红斑常为间歇性，患者在就诊时可能尚未发生，因此诊断早期病例常很困难，如有怀疑应测定血浆胰高糖素水平。Mallinson 将胰高糖素瘤分为三种类型：①有皮肤综合征的胰高糖素瘤，患者有典型的坏死性红斑；②无皮肤综合征的胰高糖素瘤，患者仅有轻度糖尿病，血浆胰高糖素浓度升高；③有多腺综合征的胰高糖素瘤。胰高糖素瘤诊断依据：①胰高糖素瘤患者的血浆胰高糖素水平通常超过 1 000pg/mL，低于 150pg/mL 为正常，150～1 000pg/mL 可疑；②检测快速血糖和葡萄糖耐受实验有无提示糖尿病；③血常规检测有无贫血；④检测胰岛素、促胃液素、ACTH、VIP 排除 MEN Ⅰ 或合并其他内分泌肿瘤；⑤注射葡萄糖往往不能抑制胰高糖素的分泌，静脉注射精氨酸也不能激发胰高糖素的分泌。胰高糖素瘤药物治疗无效，唯一根治方法是切除胰腺肿瘤。部分患者肿瘤切除后，典型的皮肤损害和糖尿病常能迅速消失。手术减轻肿瘤负荷的患者，也能减轻临床胰岛细胞增生偶尔也可产生此综合征，如确定为胰岛细胞增生则需作次全远端胰切除术。恶性肿瘤不能切除或有肝转移时，可试用链佐星或达卡巴嗪（DTIC）全身化疗，同时肝动脉栓塞加化疗。

3. 生长抑素瘤　Larson 等于 1977 年报道胰腺生长抑素瘤（somatostatinoma），这种肿瘤主要由胰腺的 D 细胞组成，发病率低于四千万分之一。生长抑素是一种强力的抑制激素，能抑制胰岛素、促胃液素、胰高糖素、生长素、甲状腺刺激素以及其他许多胃肠道激素的释放。此外，它还可直接抑制靶细胞，如它能抑制外源性缩胆素刺激过程中的胆囊收缩和五肽胃泌素刺激壁细胞分泌胃酸。胰腺生长抑素瘤的临床症状和体征较模糊，称为抑制综合征：包括糖尿病、胆囊结石、脂肪痢、胃酸过少症，偶有贫血和体重减轻。血浆生长抑素大于 10ng/mL 可诊断生长抑素瘤，往往伴有胰岛素和胰高糖素等水平降低。治疗首先改善患者营养不良和高血糖，手术包括原发灶切除和转移灶切除减少肿瘤负荷，生长抑素治疗该肿瘤有效，可以降低血浆生长抑素水平，改善糖尿病和腹泻。长效生长抑素拮抗剂应用方便，有肝转移的患者亦可取得长时间生存率。进展期生长抑素瘤预后较差，平均生存不超过 2 年。

4. 胰多肽瘤　胰多肽瘤（pancreatic polypeptide，PP）是起源于胰腺 F 细胞的内分泌肿瘤，F 细胞是小颗粒的内分泌细胞，分布于胰岛细胞和外分泌细胞中。由于胰多肽瘤的临床症状很少，因此发病率远高于报道例数，巨大肿瘤可引起体重减轻、黄疸和腹痛。胰多肽主要作用于胰腺和胆囊，其作用与 CCK 相反，即抑制胆汁和胰液的分泌，对于胃酸分泌，胃排空速度以及血液中葡萄糖、胰岛素、胰高糖素水平并无明显影响。诊断依靠用放射免疫法测定血浆中的胰多肽浓度，大于 300pg/mL 提示有胰多肽瘤。治疗方法是首选肿瘤切除，巨大肿瘤减负荷手术亦可减轻临床症状，化疗可用链佐星和生长抑素。

5. 胰岛细胞类癌　胰岛细胞类癌是起源于 EC 细胞的肿瘤，具有分泌胺或多肽的功能，它所分泌的激素，包括 5 - 羟色胺（5 - HT）或 5 - 羟色氨酸（5 - HTP）引起典型的类癌综合征：阵发性面色潮红、腹泻、绞痛、毛细血管扩张、外周性水肿和发绀等。EC 细胞具有 APUD 细胞的特点，广泛分布于胃肠道、胰腺和肺。起源于前肠和胰腺的类癌与中肠类癌例如阑尾类癌不同，它产生类癌综合征并不一定提示肝脏有类癌转移。胰岛细胞类癌的治疗与其他胰岛细胞肿瘤一样主要是手术和化学治疗，但可采用生长抑素来控制类癌分泌的组胺以达到姑息治疗的目的，采用生长抑素可抑制五肽胃泌素刺激引起的面色潮红。对于分泌 5 - 羟色氨酸的胰岛细胞类癌可采用甲基多巴。

（二）异位胰腺内分泌肿瘤

1. 胃泌素瘤　见第九章第五节内容。

2. 胰腺血管活性肠肽瘤　胰腺血管活性肠肽瘤（VIPoma）是起源于 APUD 细胞的内分泌肿瘤，能分泌血管活性肠肽（vasoactive intestinal peptide，VIP），又称 WDHA 综合征、Verner - Morrison 综合征和胰性霍乱。临床上患者出现大量水样泻，每天平均 3L，腹泻液丧失大量钾和碳酸氢根出现低钾血症，其他还有昏睡、恶心和无力等。VIP 瘤往往诊断时已有转移，血 VIP 水平超过 1 000pg/mL 即可确诊，VIP 分泌有阶段性因此多次需要检测。治疗首先纠正水电解质，应用生长抑素降低 VIP 水平，减少腹泻。手术切除肿瘤是治愈胰腺 VIP 瘤的最可靠办法，大部分胰腺 VIP 瘤位于胰腺远端，可行胰腺远端切除术。术中如果胰腺未发现肿瘤，腹膜后和肾上腺应彻底仔细检查。50% 胰腺 VIP 瘤诊断时发现转移，治疗包括减负荷手术和化疗，化疗应用链佐星联合氟尿嘧啶，合并 α 干扰素可明显降低肿瘤大小，临床治疗有效率超过 50%。生长抑素治疗大多胰腺血管活性肠肽瘤敏感有效，80% 患者能抑制腹泻和纠正电解质紊乱，改善全身状况，能抑制转移灶的增长，但需常规切除胆囊。

3. 胰甲状旁腺素瘤　胰甲状旁腺素瘤（pancreaticparathyroidoma）是一种恶性功能性胰岛细胞瘤，所分泌的多肽具有甲状旁腺素样活性，引起类似甲状旁腺功能亢进症的临床症状：高钙血症、低磷血症、嗜睡或昏迷等。诊断较难，由于它分泌的多肽分子结构不一，标准的甲状旁腺 PTH 放射免疫法常不能测出，因此患者虽有高钙血症，但血浆 PTH 阴性，因高钙血症抑制正常甲状旁腺释放 PTH，静脉输液和磷酸盐能使血钙降低，并使 PTH 升至正常水平，这一现象提示甲状旁腺正常，而大分子 PTH 可能来自异位的肿瘤，必须进行详尽的放射学检查以确定异位瘤是否位于胰腺或肺以免不必要的颈部探查。治疗方法是手术切除胰甲状旁腺素瘤，链佐星能降低恶性胰甲状旁腺素瘤引起的高钙血症。患者发生高钙血症危象时需紧急输注生理盐水、磷酸盐、螯合剂、普卡霉素，甚至血液透析和手术。

4. 胰促肾上腺皮质激素瘤　胰腺 ACTH 瘤约占异位 ACTH 综合征的 4～16%，绝大部分是恶性的，可引起肾上腺皮质增生和继发性高可的松血症，临床上表现轻度库欣综合征。胰腺 ACTH 瘤往往合并有胃泌素瘤，预后不佳。这种恶性肿瘤在产生综合征前通常都已发生转移，需要仔细排除是否肝脏有转移。诊断方法是：①用放射免疫法测定血浆中高 ACTH 水平；②大剂量地塞米松不能降低血浆可的松浓度；③用 CT 确定隐藏在胰腺的肿瘤。诊断通常较晚，故很少能用手术根治。有些患者可采用两侧肾上腺切除术，也可应用甲吡酮抑制肾上腺皮质功能以达到姑息的作用。

5. 胰促生长激素释放激素瘤　胰促生长激素释放激素瘤（growth hormone - releasinghormoneoma，GHRHoma）可以刺激脑垂体分泌生长激素，造成肢端肥大症，但 MR 和 CT 示脑垂体和鞍部结构正常。最佳治疗方法是完整切除胰腺肿瘤，但是如果已有转移尽量切除肿瘤降低负荷，减轻对脑垂体的刺激。大部分此类肿瘤对生长抑素治疗有效。

6. 胰 GIP 瘤　这种胰岛细胞瘤能分泌胃抑肽（gastric inhibitory peptide，GIP），引起与 VIP 瘤相同的水泻综合征。胃抑肽是一种肠抑胃素（enterogastrone）。患者在口服葡萄糖后血中胃抑肽水平升高，促使胰岛素分泌增加，这种作用是胰 GIP 瘤产生消化性低血糖症状的发病机制。治疗方法是手术切除胰腺 GIP 肿瘤。

7. 分泌 CCK 的胰岛细胞增生症　Wilson（1973）报道 1 例胰岛细胞增生症。患者有腹泻、高胃酸分泌，但无溃疡。放射免疫法测出血浆 CCK 活性增高，但促胃液素浓度不高，小肠分泌也正常。显然这种能分泌 CCK 的胰岛细胞增生症与 Zollinger – Ellison 综合征及 Verner – Morrison 综合征不同。治疗方法是胰次全切除术。

8. 分泌血管加压素的胰岛细胞瘤　这种胰岛细胞瘤能分泌血管加压素或抗利尿激素，引起 ADH 综合征。临床表现水中毒和低钠血症，血清重量克分子渗透压浓度降低。测定血浆 ADH 浓度升高是确立诊断的可靠方法。另外一种胰岛细胞瘤可能分泌神经紧张素，促使毛细血管渗透性增高而导致水潴留，临床表现与 ADH 综合征很相似。治疗方法是切除胰腺中的肿瘤。

（三）胰多种激素分泌肿瘤

胰腺 APUD 肿瘤有时能分泌一种以上的多肽激素，对于这种现象直到最近才为大家所认识，大多数胰腺 APUD 肿瘤可能都有这种表现，它们分泌的激素可为正位内分泌和异位内分泌的错综复杂的结合，有的肿瘤甚至分泌六种激素。大多数病例每种激素都由特殊的内分泌细胞产生，但某些 APUD 细胞有时也能分泌一种以上的激素。由于某种不知的原因，临床综合征通常仅由一种激素引起，其他激素则为静止性而不产生临床症状。这与多发性内分泌腺病（MEN）临床上常同时表现多种综合征形成明显的对比。

（四）多发性内分泌腺瘤（MEN Ⅰ）

多发性内分泌腺瘤病 Ⅰ 型（multiple endocrine neoplasia Ⅰ，MEN Ⅰ）是一种常染色体显性遗传的内分泌肿瘤综合征，发病率约为一万分之一到十万分之一。MEN Ⅰ 主要临床表现有甲状旁腺腺瘤（以原发性甲状旁腺功能亢进为首发症状）、胃肠胰腺内分泌肿瘤（以胃泌素瘤和胰岛素瘤常见）和腺垂体瘤（以泌乳素瘤常见）。

MEN Ⅰ 中胰腺内分泌肿瘤的早期诊断相对困难，因为它们所处部位较深且多数体积很小。但这一类肿瘤有潜在恶性，因此其早期诊断、治疗又是十分重要的。定性诊断主要依据血促胃液素、胃酸、血糖等指标的检测，定位诊断相对困难可行 MRI 和腔内 B 超等辅助检查。目前总体而言，胃泌素瘤的手术成功率很低，而生长抑素治疗效果又很好，因此是否将手术作为首选还存在争议。其他胰腺内分泌肿瘤都建议首选手术治疗，尤其是胰岛素瘤，因为它是唯一对药物治疗不敏感的胰腺内分泌肿瘤。

（王纯涛）

参考文献

［1］ 王宇．普通外科学高级教程．北京：人民军医出版社，2015.

［2］ 唐博，吴凤金，杨秋军，高翠霞，张秀琳．实用临床医学外科学．北京：知识产权出版社，2013.

［3］ 倪世宇，苏晋捷，等．实用临床外科学．北京：科学技术文献出版社，2014.

［4］ 张延龄，吴肇汉．实用外科学（第3版）．北京：人民卫生出版社，2012.

［5］ 李敬东，王崇树．实用临床普通外科学．北京：科学出版社，2014.

［6］ 梁力建．外科学（第6版）．北京：人民卫生出版社，2010.

［7］ 赵玉沛．普通外科学．北京：人民卫生出版社，2014.

［8］ 徐国成，韩秋生，罗英伟．普通外科手术要点图解．北京：中国医药科技出版社，2013.

［9］ 杨玻，宋飞．实用外科诊疗新进展．北京：金盾出版社，2015.

［10］ 吴在德，吴肇汉．外科学（第7版）．北京：人民卫生出版社，2010.

［11］ 黎介寿．普通外科手术学．北京：人民军医出版社，2005.

［12］ 姜洪池．普通外科疾病临床诊疗思维．北京：人民卫生出版社，2012.

［13］ 林擎天．普通外科临床解剖学．上海：上海交通大学出版社，2015.

［14］ 陈孝平，易继林．临床医师诊疗丛书：普通外科疾病诊疗指南（第3版）．北京：科学出版社，2014.

［15］ 黄志强，金锡御．外科手术学（第3版）．北京：人民卫生出版社，2010.

［16］ 吴孟超，吴在德．黄家驷外科学（第7版）．北京：人民卫生出版社，2008.

［17］ 王志明，孙维佳．普通外科学住院医师手册．北京：科学技术文献出版社，2009.

［18］ 王新刚．现代临床普通外科手术学．西安：西安交通大学出版社，2014.

［19］ 黄志强，金锡御．外科手术学．北京：人民卫生出版社，2005.

［20］ 李南林，凌瑞．普通外科诊疗检查技术．北京：科学出版社，2016.

［21］ 杨春明．实用普通外科手术学．北京：人民卫生出版社，2014.

［22］ 刘新文．临床普通外科诊疗指南．西安：西安交通大学出版社，2015.

［23］ 王水，丁永斌．外科手术基本技术彩色图解．南京：江苏科学技术出版社，2013.

［24］ 杨雁灵．普通外科基础手术精讲．北京：科学出版社，2017.

［25］ 苗毅．普通外科手术并发症预防与处理（第4版）．北京：科学出版社，2016.

［26］ 苗毅．普通外科手术彩色图解．南京：江苏科学技术出版社，2013.

［27］ 金中奎．胃肠外科围术期处理．北京：人民军医出版社，2015.

［28］ 梁力建．胆道外科手术学－普通外科多媒体系列．北京：人民军医出版社，2013.

［29］ 林擎天，黄建平．消化外科临床解剖与常用手术技巧．上海：上海交通大学出版社．

［30］ 李春雨．肛肠外科学．北京：科学出版社，2016.

［31］ 李春雨，汪建平．肛肠外科手术学．北京：人民军医出版社，2015.

［32］ 高志靖．普通外科临床经验手册．北京：人民军医出版社，2014.